JN335237

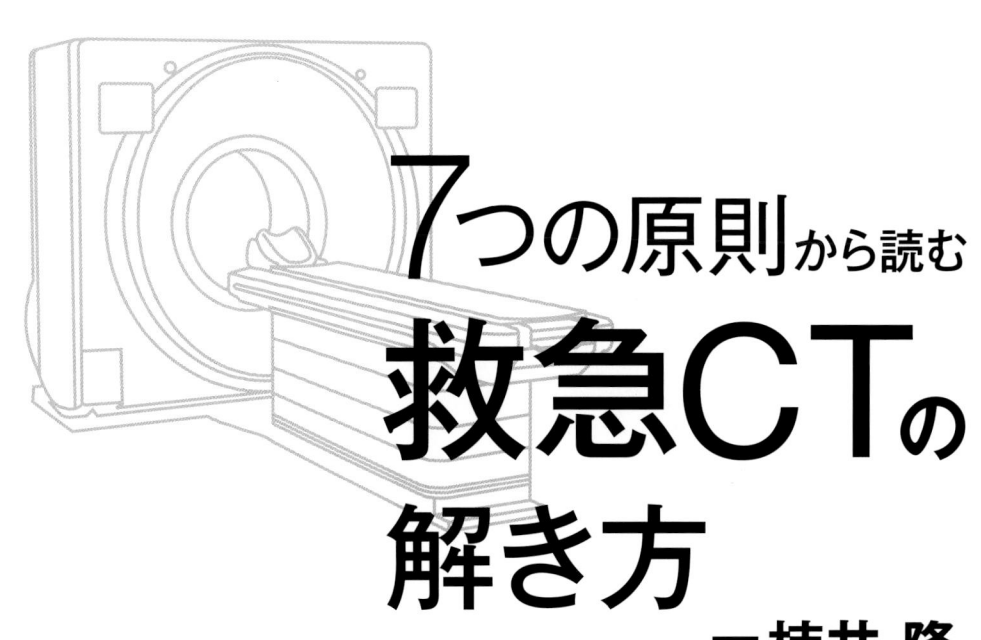

7つの原則から読む
救急CTの解き方

著 楠井 隆
（長浜赤十字病院 副院長）

文光堂

序文

　不動産の宣伝で「駅やスーパーが近い」というのは売りの一つである．便利だからで，日常的に利用することが想定されている．「病院が近い」というのもポイントとなるが，これは「いざというときに安心だから」である．すなわち日常的に通うのではなく例外的に必要になったとき利用することが想定されている．医療には予防もあり，日頃の健康管理が重要であることは言うまでもないが，「のど元過ぎれば熱さ忘れる」のが人の常で，「忘れた頃に（突然）やってくる災い」の一つである病気にいついかなるときでも対応してくれることを医療機関に望む人が多いのである．

　医療人は医療には予防，健診，慢性疾患の治療や管理，その他重要なことが多くあることを十分に認識しているが，自らを健康と認識する住民の多くは「いざというとき」の医療，すなわち救急医療の充実を最も強く期待している．その救急医療が崩壊の危機に瀕しているといわれる．それも特に一般的な診療時間外の問題が大きい．これは救急医療に対する要求が増大しているにもかかわらず医師をはじめ十分な人員や予算が確保できないことが最大の要因であると考えられる．

　理想は救急専門医を中心とするチームが交代勤務で24時間カバーすることである．しかし，わが国で特に診療時間外は，救急を専門としない（他の診療科を専門とする）医師が交替でカバーしているのが実情である．筆者も普段は患者を直接診察しない放射線科医でありながら救急の当直にも参加している．正直いって体力の面でも負担であるが，何より専門外のことを一人で処理しなければならないことの負担が著しい．

　画像診断を専門としない医師にとって，救急当直や時間外での画像診断が大きな負担となっていることは想像に難くない．本書は救急で多用されるCTに関して，いかに見落としや誤診を防ぐかとの観点から書いたものである．第1部では救急特有のポイントを7つ挙げ，第2部では見逃すと重大な結果を招く疾患について解説，第3部では主な受診動機ごとに解説した．最後に第4部はクイズ形式で示唆に富む症例を示した．

　CTはMRと比しコントラストが不十分で造影CTが有用な場合が多い．一方，時間外の診療体制では造影CTに制限があったり，造影CT適応の判断に不慣れであったりするために非造影CTのみで済まされることも少なくない．救急疾患では非造影CTに所見があることが多いため，造影CTなら容易に診断できる疾患の非造影CTでの所見について特に力点を置いて解説した．

　本書が救急や時間外診療を担当する医師，さらには放射線技師，看護師など多くのスタッフの一助となれば幸いである．

　　平成26年7月吉日

　　　　　　　　　　　　　　　　　　　　　　　　　　　　　　楠井　隆

目次

第1部 救急・時間外CT 7原則　　1

❶ 出血，血管，血流に注目せよ　　6

図解1　非造影CTで，血栓，血腫とも血管内の血液より高吸収── 8
図解2　脳卒中の場合── 9
図解3　大動脈解離の場合── 10
図解4　活動性の出血── 11
図解5　肺塞栓の場合── 12
図解6　腸管の絞扼と造影効果── 13

❷ 時間軸を考慮せよ　　14

図解1　急性疾患の経過── 18
図解2　出血に関して── 19
図解3　外傷初期診療の流れ── 20
図解4　外傷CTの見方── 21

❸ 空気・ガスの分布を読め　　22

図解1　気脳症── 24
図解2　気胸・縦隔気腫・皮下気腫── 25
図解3　縦隔気腫── 26
図解4　腹腔内遊離ガス像── 27
図解5　軟部の気体── 28
図解6　脈管の中の気体── 29
図解7　紛らわしい正常像── 30
図解8　肺の含気と肺気腫について── 31

❹ 脂肪内の変化に気を配れ　　32

図解1　観察ウィンドウ── 34
図解2　皮下の変化── 35
図解3-1　脂肪濃度上昇がキーとなる疾患：胆嚢炎，憩室炎など── 36
図解3-2　脂肪濃度上昇がキーとなる疾患：液体漏出── 37
図解3-3　脂肪濃度上昇がキーとなる疾患：外傷── 38
図解3-4　脂肪濃度上昇がキーとなる疾患：血管病変── 39
図解3-5　脂肪濃度上昇がキーとなる疾患：その他── 40

❺ 大きくなった構造に着目し，その原因を考察せよ　　41

図解1-1〜3　腔の拡張── 43
図解2　心拡大── 46
図解3-1〜3　実質臓器の腫大── 47
図解4　壁肥厚── 50

❻ 画像所見と臨床像の不一致に注意せよ　　51

図解1-1〜4　検討の流れの例── 53

❼ 一つの画像を複数回読め　57

図解 1-1, 2　救急での偶発発見病変例
　　　　　　——59

図解 2-1, 2　偶発発見腫瘍と対応
　　　　　　——61

図解 3-1, 2　最後にもう一度ここを
　　　　　　チェック——63

第2部　見落としが重大な結果につながることが多い疾患　65

❶ 内因性くも膜下出血　70

図解 1-1, 2　基本の画像——74
図解 2-1, 2　横断像で動脈瘤のみえる位置——76
図解 3-1, 2　少量くも膜下出血の例——78
図解 4　動脈瘤破裂以外の内因性くも膜下出血の原因——80
図解 5　内因性と外傷性の鑑別——81

❷ 脳ヘルニアとそのリスク　82

図解 1　重篤例——86
図解 2　外傷例——87
図解 3　被殻出血例——88

❸ 大動脈解離　89

図解 1-1〜3　基本の画像——93
図解 2　急性期の問題：破裂，虚血——96
図解 3　慢性期の問題：径の拡大と再解離——97

❹ 大動脈瘤破裂　98

図解 1　基本の画像——102
図解 2　囊状大動脈瘤と造影剤血管外漏出——103

図解 3　破裂に伴う大動脈壁の変化，胸部大動脈瘤破裂——104
図解 4-1, 2　切迫破裂の考え方——105

❺ その他の内因性の出血　107

図解 1　喀　血——110
図解 2　吐　血——111
図解 3　下　血——112
図解 4　婦人科的出血——113
図解 5　尿路出血——114
図解 6　腫瘍出血——115
図解 7　その他の出血——116

❻ 肺塞栓　117

図解 1-1　基本の画像：大きくない肺塞栓——121
図解 1-2　基本の画像：下肢深部静脈血栓症——122
図解 2　非造影CTでの所見——123

❼ その他の急性血管閉塞　124

図解 1　急性心筋梗塞・急性冠動脈症候群——128
図解 2　急性上腸間膜動脈閉塞——129
図解 3　腎梗塞・脾梗塞など——130
図解 4　内臓動脈解離——131
図解 5　下肢動脈急性閉塞——132

図解 6　上大静脈症候群── 133	図解 1-4　鑑別診断時の正常虫垂 ── 155
図解 7　門脈系閉塞── 134	図解 1-5　さまざまな正常虫垂── 156

❽ 絞扼性イレウス　　135

図解 1　基本の画像── 139

❿ 消化管穿孔　　157

図解 2-1　主な絞扼の機序：腸管・間膜が小孔を通過/腸重積── 140

図解 1　基本の画像── 161
図解 2-1,2　上部消化管穿孔── 162
図解 3-1,2　下部消化管穿孔── 164

図解 2-2　主な絞扼の機序：捻転 ── 141

⓫ 咽頭周囲膿瘍, 急性喉頭蓋炎　166

図解 3-1　索状物による絞扼── 142
図解 3-2　内ヘルニア・閉鎖孔ヘルニア ── 143
図解 3-3　捻　転── 144
図解 3-4　腸重積── 145
図解 3-5　外ヘルニア── 146
図解 3-6　クローズドループ── 147

図解 1　解剖の要点── 169
図解 2　扁桃周囲炎── 170
図解 3　咽後膿瘍── 171
図解 4　喉頭蓋炎── 172
図解 5　その他── 173

⓬ 気胸, 縦隔気腫, 皮下気腫　174

❾ 急性虫垂炎　　148

図解 1-1,2　気　胸── 177
図解 1-3　気胸の原因── 179
図解 2-1,2　縦隔気腫── 180

図解 1-1　軽症例── 152
図解 1-2　穿孔例── 153
図解 1-3　汎腹膜炎── 154

第3部　シナリオごとの着目点　　183

❶ 外　傷　　186

Ⅰ　頭部外傷 ……………………… 189	図解 1-4　頭蓋内出血：脳内出血・挫傷性出血── 194
図解 1-1　頭蓋内出血：急性硬膜外血腫── 191	図解 1-5　頭蓋内出血：種々の出血の混在── 195
図解 1-2　頭蓋内出血：硬膜下血腫── 192	図解 2　小児の急性硬膜下血腫── 196
図解 1-3　頭蓋内出血：外傷性くも膜下血腫── 193	図解 3-1,2　慢性硬膜下血腫── 197
	図解 4　頭蓋骨骨折── 199
	図解 5　頭蓋底の孔── 200
	図解 6　側頭骨正常解剖── 201
	図解 7　側頭骨骨折── 202

図解 8-1	顔面骨骨折：前頭骨骨折，鼻篩骨骨折——203
図解 8-2	顔面骨骨折：頬骨骨折——204
図解 8-3	顔面骨骨折：鼻骨・鼻中隔骨折——205
図解 8-4	顔面骨骨折：眼窩骨折——206
図解 8-5	顔面骨骨折：下顎骨折——207
図解 9	歯科的外傷——208

Ⅱ 頸部外傷 …… 209

図解 1	気道損傷——210
図解 2	頸部の軟部損傷——211
図解 3	頸部刺創——212

Ⅲ 胸部外傷 …… 213

図解 1	肺損傷——214
図解 2	外傷性心損傷——215
図解 3-1,2	胸部大動脈損傷——216
図解 4	横隔膜損傷——218
図解 5	肋骨・胸骨骨折——219
図解 6	胸壁動揺——220

Ⅳ 腹部外傷 …… 221

図解 1-1,2	腎損傷——223
図解 2-1	尿路損傷——225
図解 2-2	膀胱損傷——226
図解 3-1,2	肝損傷——227
図解 4-1,2	脾損傷——229
図解 5-1,2	膵損傷——231
図解 6-1,2	消化管および腸間膜損傷——233

図解 7-1〜6	骨盤骨折——235
図解 8-1〜4	脊椎骨折——241
図解 9-1,2	環軸椎骨折——245
図解 10	脊椎分離症——247
図解 11	脆弱性による圧迫骨折——248
図解 12-1,2	四肢骨折——249
図解 13	筋損傷——251
図解 14	外傷性副腎出血——252
図解 15-1〜4	刺創——253

❷ 脳卒中　257

Ⅰ 脳出血 …… 261

図解 1-1	脳出血：皮核出血・視床出血——262
図解 1-2	脳出血：脳幹出血——263
図解 1-3	脳出血：小脳出血・皮質下出血——264
図解 1-4	脳出血：血管奇形——265
図解 1-5	脳出血：動脈瘤——266

Ⅱ-1 脳梗塞 …… 267

図解 2-1	脳梗塞：基本の画像——269
図解 2-2,3	脳梗塞：早期虚血サイン——270
図解 2-4	脳梗塞：小梗塞——271
図解 2-5	脳梗塞：静脈性梗塞——272

Ⅱ-2 脳梗塞：脳幹および小脳の梗塞 …… 273

| 図解 1 | 脳梗塞：脳幹・小脳梗塞——274 |

Ⅲ 鑑別診断 …… 275

| 図解 1 | 陳旧性梗塞——276 |

図解 2 　②脳腫瘍　③石灰化── 277

❸ 発熱と発熱を伴う病態　278

I　頭頸部疾患による発熱 ……… 280

図解 1-1, 2　髄膜炎── 281
図解 2　脳膿瘍と脳室炎── 283
図解 3　副鼻腔炎── 284
図解 4　中耳炎・乳突洞炎── 285
図解 5-1　口腔疾患に伴う発熱── 286
図解 5-2　歯根尖周囲膿瘍── 287
図解 6-1　リンパ節炎── 288
図解 6-2　リンパ節炎（結核性）── 289
図解 7　川崎病── 290

II　軀幹部疾患による発熱 ……… 291

図解 1-1　肺胞性肺炎── 292
図解 1-2　気管支肺炎── 293
図解 1-3　間質性肺炎── 294
図解 1-4　肺膿瘍── 295
図解 1-5　粟粒結核── 296
図解 1-6　過敏性肺炎── 297
図解 2　膿　胸── 298
図解 3　急性肝炎・肝周囲炎── 299
図解 4　肝膿瘍── 300
図解 5-1, 2　胆嚢炎── 301
図解 6-1　胆管炎── 303
図解 6-2　胆道系のガス── 303
図解 7-1　腎盂腎炎── 305
図解 7-2　腎膿瘍── 306
図解 8　感染性腸炎── 307
図解 9　クローン病── 308
図解 10-1, 2　腹膜炎── 309
図解 10-3　腹膜炎・臍炎── 310

図解 11　卵管卵巣炎── 312

III　その他の原因による発熱 …… 313

図解 1　椎間板炎── 314
図解 2　関節炎── 315
図解 3　褥　瘡── 316
図解 4-1, 2　蜂窩織炎── 317
図解 5　術後創感染── 319
図解 6-1, 2　術後縫合不全── 320
図解 7-1, 2　悪性リンパ腫── 322

❹ 頭痛とその他の頭頸部の症状　324

図解 1-1　頭痛：脳腫瘍── 329
図解 1-2　頭痛：低髄圧症候群── 330
図解 1-3　頭痛：副鼻腔炎── 331
図解 1-4　頭痛：中耳炎── 332
図解 2　めまい・嘔気・嘔吐── 333
図解 3　痙　攣── 334
図解 4-1　頸部痛── 335
図解 4-2　頸部痛・頸部腫脹── 336
図解 5-1　嚥下痛と嚥下困難── 337
図解 5-2　嚥下困難── 338
図解 6-1, 2　異物誤嚥・誤飲── 339

❺ 胸痛とその他の胸部の症状　341

図解 1-1, 2　胸痛：冠動脈 CTA と
　　　　　　 triple rule out ── 344
図解 1-3　胸痛：肺炎・胸膜炎── 346
図解 1-4　胸痛：肋骨・肋軟骨疾患
　　　　── 347
図解 2-1　呼吸困難・低酸素血症
　　　　── 348
図解 2-2　呼吸困難・低酸素血症：肺野
　　　　── 349

図解 2-3	呼吸困難・低酸素血症：気道―― 350
図解 2-4	呼吸困難・低酸素血症：心不全―― 351
図解 3	その他―― 352
図解 4	喀　血―― 353

❻ 腹痛とその他の腹部の症状　354

図解 1	胃潰瘍―― 358
図解 2	胃潰瘍穿孔，出血―― 359
図解 3	十二指腸潰瘍―― 360
図解 4	十二指腸潰瘍穿孔―― 361
図解 5	胆石発作―― 362
図解 6	総胆管結石―― 363
図解 7-1〜5	急性膵炎―― 364
図解 7-6	自己免疫性膵炎―― 369
図解 8-1,2	尿路結石―― 370
図解 9-1,2	イレウス―― 372
図解 10	虚血性腸炎―― 374
図解 11	その他の腸炎―― 375
図解 12	憩室炎―― 376
図解 13	腹膜垂炎―― 377
図解 14	排卵出血―― 378
図解 15	卵巣軸捻転―― 379
図解 16	卵巣囊腫破裂―― 380
図解 17	異所性妊娠―― 381
図解 18	その他の腹部の症状―― 382
図解 19	急性腰痛・腰背部痛―― 384

第4部　示唆に富む症例　385

症例 1	家人の目前で突然倒れたという高齢者―― 387
症例 2	自宅で倒れていた 60 代女性―― 391
症例 3	朝食後，突然倒れた高齢男性―― 395
症例 4	通常みないような造影剤の分布―― 399
症例 5	発熱を主訴に来院した高齢者―― 403
症例 6	血痰で来院した高齢女性―― 409
症例 7	腹部激痛の高齢男性透析患者―― 413
症例 8	突然の腹痛で来院した女性―― 417
症例 9	摂食不良と発熱で来院した 1 歳女児―― 421
症例 10	全身倦怠感を主訴に来院した高齢女性―― 425
症例 11	頭部外傷の 60 代男性―― 431
症例 12	交通事故で受傷の 60 代女性―― 435
症例 13	労災事故症例―― 441
症例 14	高速道路での交通事故症例―― 445
症例 15	末期胃・左腎重複癌患者―― 451

第1部

救急・時間外CT 7原則

救急・時間外CT 7原則

- 救急・時間外の医療体制は，理想的には交代制勤務などにより十分な休養を確保したうえ，十分な人員が確保されるべきである．それでも，通常勤務時間帯と同等の人員を夜間や休日に配置することは不合理である．まして，わが国の多くの施設では，医師が不足している，予算が不足している，救急の体制整備が叫ばれるようになって日が浅いなど多くのハードルがあり，救急・時間外に配置されている医師は数も休養も不十分なのが現状であろう．特に時間外は多くの場合，1名あるいは少数の医師による当直勤務が常態化している．
- 救急は文字通り，時間外の診療も基本は翌営業日まで待てない急性の病態を取り扱うのが基本である．ことに，医師の診察の結果，CTを撮影することになった症例では，急性の症状・所見が必ず存在するはずである．そういった急性の病態は急激に進行するものであり，対処を誤るとしばしば重大な結果を招く．CTが病態の正しい評価・把握のきっかけとなることは少なくないが，逆に読影力の差が患者の予後を大きく左右することもまれではない．
- 本書は，救急や時間外の医療に携わる医師，放射線技師のために，このように多くの危険にさらされた時間帯の，CT読影の着目点，考え方をまとめたものである．
- 第1部では，考え方の基本として，

> 1. 出血，血管，血流に注目せよ
> 2. 時間軸を考慮せよ
> 3. 空気・ガスの分布を読め
> 4. 脂肪内の変化に気を配れ
> 5. 大きくなった構造に着目し，その原因を考察せよ
> 6. 画像所見と臨床像との不一致に注意せよ
> 7. 一つの画像を複数回読め

の7原則を掲げた．これらを常に実践することにより，見落としやそれによる悪い結末を避けようというわけである．もちろん，個々の症例，個々の事例ではこれら以外に着目する点は多いと思われるが，注意事項は少ないほうがよい．欲をいえば3原則程度にしたかったのだが，医療は複雑でそうもいかない．

本論の前に〜救急の特性〜

- 急性の病態の大部分にはなんらかの急性の症状が存在する．多くの場合，複数の症状があり，おのおのに経過，いくつかの身体所見，随伴症状が伴っている．
- 「昨日から腹痛がある．最初は上腹部痛であったが，数時間前から右下腹部痛が主となってきた．右下腹部痛となってからは徐々に強くなっている」などというのが症状と経過で，通常は最初の問診で聞き出せる．これに基づき診察して得られる身体所見は，右下腹部の圧痛，反跳痛などで，再度問診すると，歩くときに響くなどという症状も聴取される．
- これで自信をもって急性虫垂炎と診断できるなら，即，手術である．しかし，不確実な診断に基づく不要な手術を避けるのが近年の考え方であり，少なくとも検体検査データで炎症反応が高いことを確認する．さらに小児などではUSで，妊婦などではUSまたはMRで画像診断し，腫大した虫垂を同定したうえで手術に臨むのが一般的になってきている．CTは右下腹部痛の鑑別診断が多岐にわたり，被曝の害が比較的小さい高齢者やUSでの診断が困難な肥満した成人などを中心に適応とされることが多い（実際にはより広い適応が検討されている．また，CTはUSやMRより再現性が高く，理解しやすいため，安易に施行されることも多い）．なお，近年合併症がない軽症の急性虫垂炎では手術よりも抗菌薬での治療を，破裂した後時間が経過し限局した膿瘍を形成するものでは画像ガイド下ドレナージを優先するなど，外科的手術以外の方法が有用であるとする報告も散見され，今後CTは，診断のためだけではなく，治療法選択のツールとなることも考えられる．
- 急性の病態は急激に進行するため，症状も比較的はっきりしたものが多く，しばしば疾病の本質を指し示す．したがって，救急では診断の大部分は症状の聴取と身体所見の評価で行われ，画像診断はその確認のために行われるのが原則である．その中でCTは被曝の害と，時に造影剤の副作用のリスクを代償に，高い再現性をもって短時間に広い範囲の画像を理解しやすい形で提供できる．

- 手術療法をはじめ，多くの治療法には不可逆的な要素や副作用が伴う．そのような治療を行うに際しては，副作用がほとんどない治療を行う場合に比べ，より正確で，より確信度の高い診断が求められる．このような場合も，より高度な手術などをナビゲートできる診断法としてCTが適応されることが少なくない．
- 高齢者，糖尿病患者などでは，症状の発現のしかたが軽微・非典型的であることが多い．また，意識障害，認知障害を含む精神疾患を有するもの，年少の小児では症状が的確に表現されないことが一般的である．このような患者の場合，聴取できた症状と身体所見のみでは十分に鑑別診断を絞りきれないことが多い．患者の状態が重症・重篤と考えられるなら，CTを含む画像診断で迅速に評価する必要が生じてくる．なお，小児については被曝とのリスクのバランスを考慮することが特に重要である．
- 救急でよく遭遇する状況のうち，画像診断を含む精査が必要となる可能性が高いものをRed flags，誤診の背景となりうるものをYellow flagsとして示す．

🚩 Red flags

- **急激（瞬間的）に発症した疼痛など**
  - ➡ くも膜下血腫，動脈解離，肺塞栓など血管性の病態
- **意識障害**
  - ➡ 脳血管障害以外に不整脈など心原性，迷走神経反射，てんかん，血糖異常，薬物中毒・薬剤性など多くの病態が考えられる．また，病歴の聴取・診察が困難
- **急性の神経症状**
  - ➡ 内因性でも外因性でも大部分が頭部CTの適応
- **外傷に伴う意識障害（GCS≦13）**
  - ➡ 頭部CTの適応
- **急速に悪化する症状**
  - ➡ 迅速な診断が必須
- **著しく異常なバイタルサイン**
  - ➡ 蘇生術と並行した診断が必須
- **急性の疼痛**
  - ➡ 急激でなくても経験ない程度の強い痛みは要注意

- ◎ 酸素投与に反応不良な低酸素血症
  - ➡ 正常画像との組み合わせで考えるべき疾患あり
- ◎ 高エネルギー外傷
  - ➡ 十分な経過観察が必須．US(FAST法)，CTも適宜組み合わせる

🚩 Yellow flags

- ◎ 軽度の見当識障害
  - ➡ 時に意識障害として有意．問診が困難で信頼性に欠ける
- ◎ 広範囲の擦過傷を伴う外傷
  - ➡ 皮膚は深部より痛いため深部の痛みがマスクされる
- ◎ 軽微でも悪化する症状
  - ➡ 放置すればさらに悪化することが予想される
- ◎ 他施設を含め受診歴がない患者
  - ➡ 受診へのハードルが高いにもかかわらず受診するだけの理由がある．比較データがない
- ◎ 時間外，特に深夜の不定愁訴
  - ➡ 受診するだけの理由がある．診る方は腹が立つ
- ◎ 高齢者，2歳以下など小児
  - ➡ 症状が十分訴えられない，症状が非典型
- ◎ 泥酔，薬物中毒その他
  - ➡ 外傷などアルコール・薬物など以外の病態を見逃しやすい
- ◎ 日本語が母国語でない外国人，聾唖者
  - ➡ 十分な問診が困難
- ◎ よく知らない方言を話す人
  - ➡ 日本語だと安心して誤解するリスクがある
- ◎ 他に重症・手のかかる患者がいる
  - ➡ 応援を頼む以外に良い方法はない
- ◎ 家族以外に付き添われてきた人
  - ➡ 提供される情報などの信頼性を検証する必要がある

1

出血，血管，血流に注目せよ

POINT ❶ 非造影CTでは

- 出血でも血栓・塞栓でも**凝固した血液**は急性期には血管内の血液より**高吸収**である．
- 脳梗塞では**中大脳動脈**の高吸収に注意．
- **大動脈解離**では三日月状の高吸収（偽腔血栓型解離：偽腔が血栓化していない場合，非造影CTでフラップを検出することは時に困難）．
- **外傷**などでは胸水，心囊水，腹水など**液体貯留をみたら出血を疑う**．その場合，液全体の吸収および，特に高吸収な部分に着目．

- 動脈・静脈の閉塞がもたらす二次的な変化にも注意．多くの場合，**浮腫，腫脹**を伴う．
- 肺塞栓時の**右心負荷**所見，腸間膜動脈閉塞時の上腸間膜静脈の虚脱など心血管系への影響が読影のポイントとなることが少なくない．大動脈以外の動脈解離では周囲脂肪の濃度上昇を伴う．
- 絞扼性である可能性があるイレウス，外傷時の血管周囲の挫傷など，血管病変の原因となりうるような所見が先に発見されたときに，血管に着目してさらに読影したり，造影検査を追加したりする．

- くも膜下血腫と大動脈解離については，無関係な症状と感じても常に念頭に置いておくこと（特に突然発症の場合）．

- 撮像範囲に含まれるなら常に観察するとよい血管は，**中大脳動脈，大動脈，上下大静脈，心腔**などである．他も症状，病態によって血流・血管異常の可能性は常に念頭に置いておくことが望ましい．

POINT❷ 造影CTでは

- 肺動脈，大動脈，末梢血管おのおのに異なる**最適なタイミング**で造影検査を行うことが重要．必要に応じて複数回撮影する．また，可能な場合，胸部では心電図同期を行うとアーティファクトを低減できる．
- タイミングの目安は肺動脈で造影剤注入開始10〜15秒，大動脈で20〜30秒，末梢血管で40秒程度であるが，必ずしも一定はしない．

- **活動性の出血**を疑う症例では造影剤の**血管外漏出**をみる．この場合遅延相（70〜180秒後）も撮像するとより確実である．**動脈瘤，動静脈短絡，腫瘍**など出血の原因が描出されることもある．

- 偽腔閉塞型大動脈解離では非造影CTのほうがわかりやすいことも少なくない．したがって大動脈解離を疑う場合は造影CTだけではなく，造影前のCTも撮像しておく．
- 中大脳動脈の血栓も非造影CTのほうがわかりやすいことが多い．

- 血栓・塞栓などでは血管の造影に**欠損**がみられたり，**狭窄，閉塞が直接描出**されたりする．側副路の描出が目立つ場合，急性病変でない可能性が高い．

- 血管の閉塞・高度狭窄では血管の還流域**実質の造影の変化**がみられる→これには全く濃染しない場合のほか，濃染不良・遅延，濃染亢進（特に静脈閉塞の場合）．特に消化管など腹部臓器では重要．

図解 1 非造影CTで，血栓，血腫とも血管内の血液より高吸収

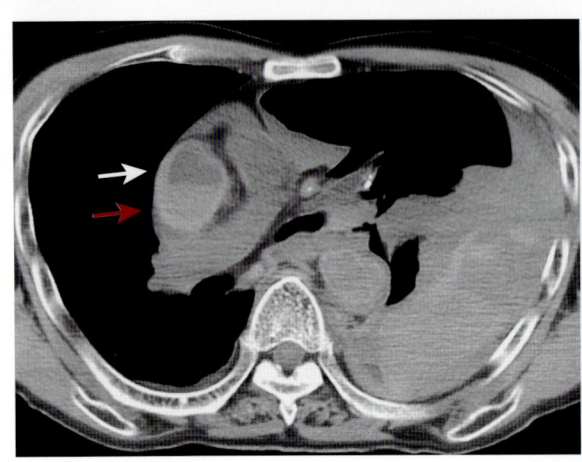

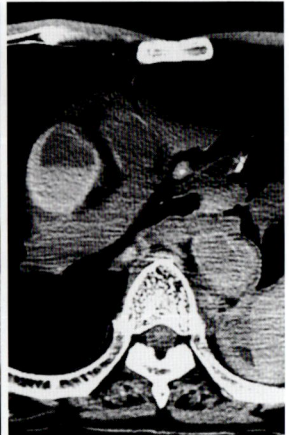

　これは胸部大動脈解離症例の死後CTである．左は軀幹部用の観察ウィンドウ（ウィンドウ幅：WW＝350，ウィンドウレベル：WL＝20），右は頭部用観察ウィンドウ（WW＝90，WL＝35）．上行大動脈内に腹側低吸収（白矢印），背側高吸収（赤矢印）の液面形成がある．

　ヘマトクリットを想起させる像であるが，背側は就下し血餅となった部分，腹側は残りの血漿（血清）成分である．左胸腔内の血腫も背側に凝血が，腹側に血清主体の部分が分かれてみえる．下行大動脈では液面の形成はなく，正中寄りに虚脱変形し，比較的低吸収の内容を含む真腔が，左に三日月状の偽腔がみられる（偽腔は内皮に覆われていないため凝血しやすい．

　なお，上行大動脈白矢印先端付近にも偽腔の高吸収あり）．左右の比較では凝固した血液は頭部用の観察ウィンドウのほうが容易に認識できる．

　この画像は血腫において**凝血の過程でヘマトクリットが100％に近くなることにより高吸収にみえる**ことを示している．血栓・塞栓でも同様である．

1 出血，血管，血流に注目せよ

図解2 脳卒中の場合

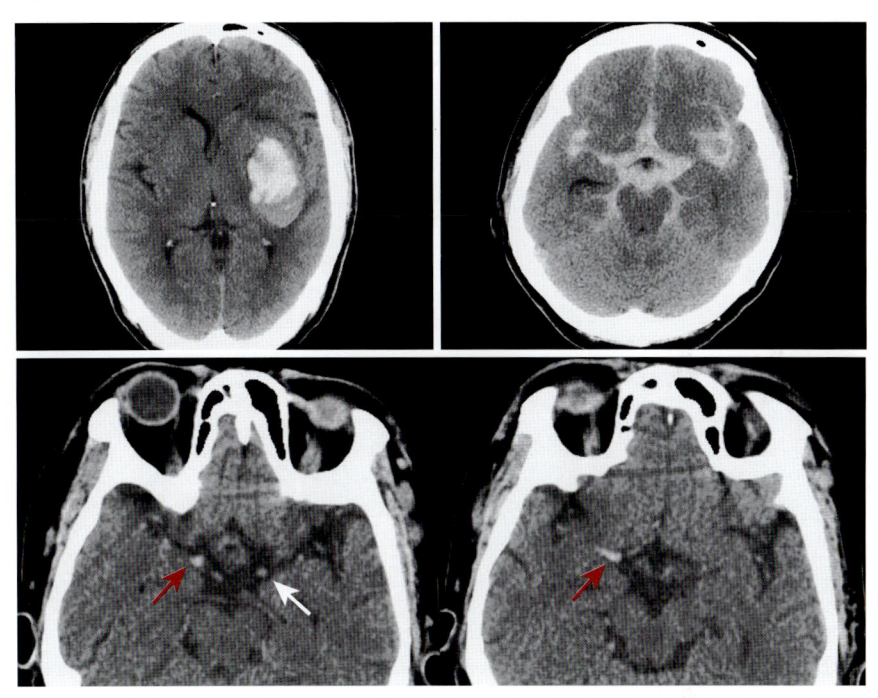

上段左：左被殻出血，上段右：くも膜下血腫，左中大脳動脈分岐部動脈瘤（左シルビウス裂付近で相対的に低吸収に描出されている），下段：右中大脳動脈梗塞

　脳卒中では脳出血，脳梗塞，くも膜下血腫の鑑別がCTの役割である．急性期の血腫は脳実質より明らかに高吸収となることが一般的で，認識は比較的容易である．脳梗塞では，梗塞巣の吸収低下を捉えることが多いが，急性期には血管内の血栓による高吸収が唯一の所見となることもある（下段：赤矢印）．このような場合，t-PAの適応となる可能性が高く，迅速に評価する必要がある．なお，正常血管の吸収は貧血の有無などによっても変化するため，必ず他の血管（例えば下段左：白矢印）と比較すること．

9

図解3 大動脈解離の場合

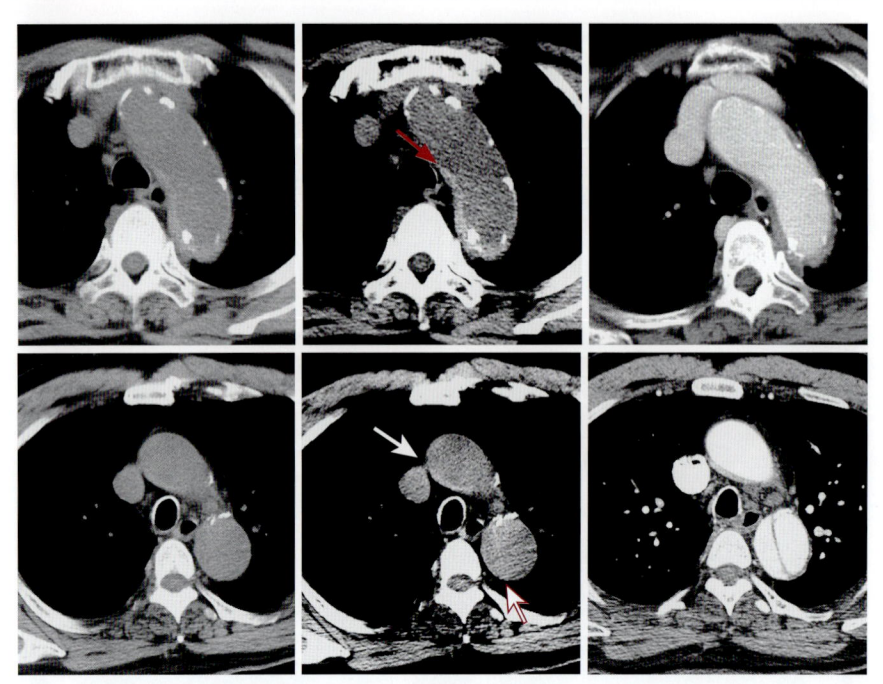

上段：偽腔血栓型大動脈解離，下段：偽腔開存型解離．いずれも左から非造影CT通常ウィンドウ，非造影CT頭部用ウィンドウ，造影CT

　偽腔血栓型の場合，他の原因での血栓と同様，高吸収（上段中央：赤矢印）に描出される．造影では大動脈壁がやや厚いだけにみえる．偽腔が血栓化していても，さらに解離が進行することはまれではない．一方，偽腔が開存している場合，フラップを検出することとなるが，非造影CTではしばしば認識困難（この例では下段中央：赤窓矢印）である．積極的に造影CTを撮影することが望まれる．なお白矢印の位置にわずかな偽腔内の血栓がある．

1 出血，血管，血流に注目せよ

図解 4 活動性の出血

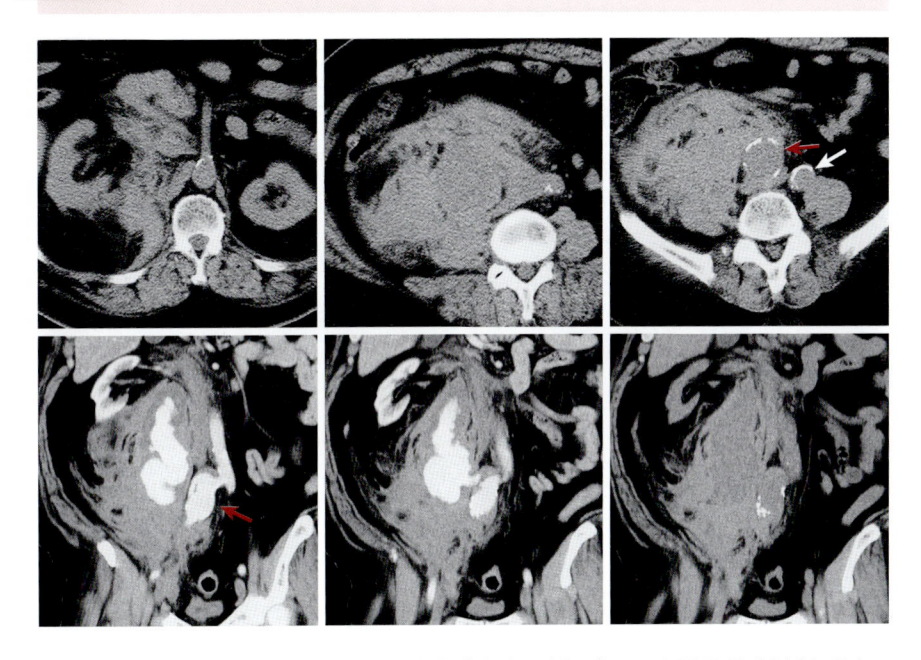

　これは右総腸骨動脈瘤破裂による後腹膜出血の例である．右総腸骨動脈（上段右：赤矢印）は対側（同白矢印）に比し倍以上太く，紡錘状の動脈瘤といえる．その外側に軟部濃度域があるが，筋や血管内容に比し高吸収で，血腫であることがわかる．血腫の頭側は腎門レベルに達する（上段左）が大動脈には動脈瘤はなく，上記右総腸骨動脈瘤の破裂が疑われる．上段中央で血腫中心部は周囲と比べ低吸収で，血管内容と同等の吸収を呈するが，非造影CTでもこの部が凝結した血腫でないことが診断でき，仮性動脈瘤や活動性の出血が推測される．

　下段はいずれも同症例の再構成冠状断である．動脈瘤は造影CT（下段左：赤矢印）に描出されている．破裂部は造影CT（下段中央）にみるように動脈瘤の頭側部で，そこより血管外に漏出した造影剤が描出されている．造影前CT冠状断（下段右）との比較で，造影剤の漏出が造影前に「凝血していない部分」としたところとほぼ一致することに注意．なお，このような例では早晩造影CT（または血管造影）が必要である．

11

図解 5 肺塞栓の場合

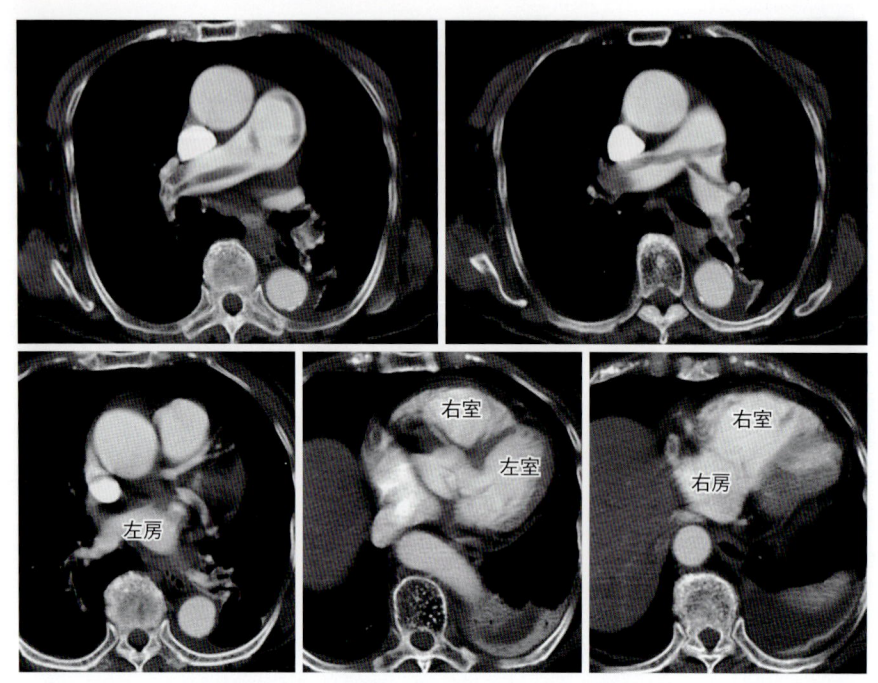

上段：造影後CT肺動脈レベル，下段：造影後CT心腔レベル

　典型的な鞍状の肺塞栓の場合，造影CTでは**造影欠損像**として容易に認識することができる．血栓が末梢のみに分布する場合はより慎重な読影が必要である．非造影CTでは血栓の診断は困難であるが，左室，左房に比し右室，右房が大きいなど，右心負荷の所見を的確に捉えれば疑うことは可能である．胸部CTでは心腔，大血管の大きさは常に評価するようにしたい．

　なお，四肢動脈，内臓動脈の急性閉塞は**造影CTで血管の途絶像**として捉えられる．冠動脈の評価に関しては心電図同期が必要である．

> 図解 6　腸管の絞扼と造影効果

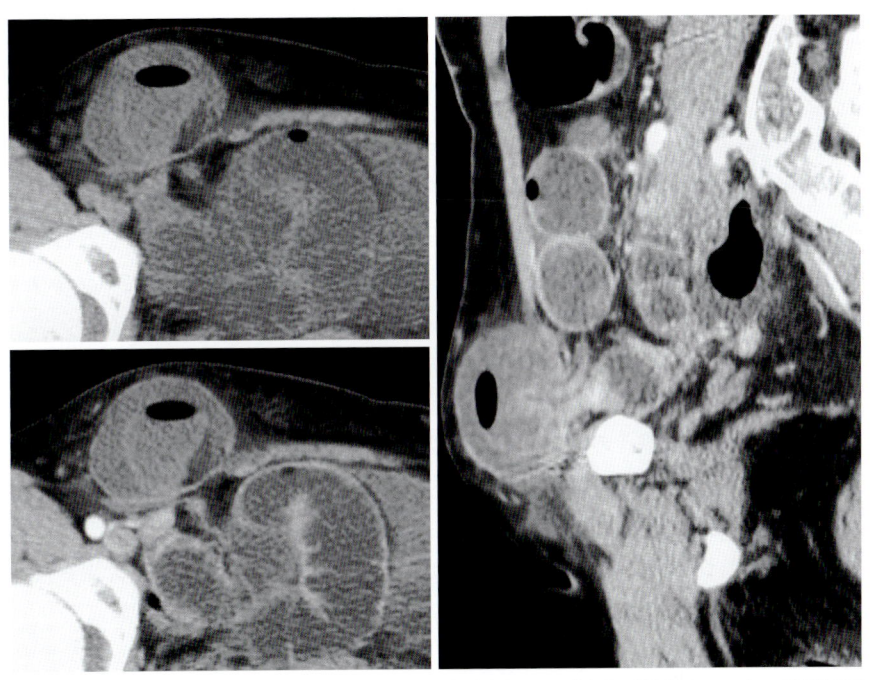

右鼠径ヘルニア嵌頓による絞扼例．左上：非造影CT，左下：造影CT，右：造影CT再構成矢状断

　小腸にほぼ一様な拡張があり，一部が鼠径部に脱出している．ヘルニア嚢内に液体貯留がみられ，造影前にも絞扼の可能性が考えられる．造影剤投与後腹腔内の腸管壁が濃染するのに対し，脱出腸管は濃染しておらず，絞扼が疑われる．このように**消化管などの管腔臓器，肝，膵，腎，脾などでは造影CTにおける濃染により血流を評価する**．なお，絞扼性イレウスの場合，静脈が先に閉塞するため，造影効果はむしろ患部で強くなることもある．また，脳血流関門のため，脳実質は正常でも濃染しない．

2 時間軸を考慮せよ

POINT ①

- 急性疾患の自然経過には，①一定以上に悪化せず自然軽快が期待できるもの，②悪化し続ける，または，自然軽快しないもの，③加速度的に悪化するもの，④突然発症のもの，などがある．
- ①は放置してよいが，②，③では重症化や合併症の防止，早期治療が重要である．これらの鑑別はしばしば困難．②，③の可能性を十分考慮することが重要．
- ④には出血，梗塞その他血管系の障害，外傷が含まれる．
- ②〜④，特に④については，不可逆的変化が大きくなる以前の早期に治療を開始することが肝要である．
- 悪化し続けている病態の場合，発症からCT撮像の時間が短いほど，撮影後さらに悪化する可能性が高い．

- 救急では**重症度以外に緊急度が重要**である．悪化速度が速い病態，梗塞・虚血などタイムリミットがある病態，重篤な合併症をきたしうる病態の緊急度が高い．

- **突然発症**の場合，**くも膜下血腫や脳出血，脳梗塞，急性心筋梗塞・急性冠動脈症候群，大動脈その他動脈解離，肺塞栓，絞扼性イレウス**については常に除外すること．これらは早期の治療開始が望まれる．**非典型的な症状も少なくない．**

- **重症の外傷**では，病院到着当初から順に，1)蘇生の必要性の評価と実施，2)活動性の出血など生命予後に大きな影響を与える損傷の評価と治療，3)より根本的な評価と治療，4)再評価と治療方針の修正と評価，治療の目標が変化する．CTは2)および後に使用される．

POINT❷ 重要な突然発症の病態

- 突然発症なら症状にかかわらず，常に以下の病態を考慮する．
- **脳梗塞**：t-PAの適応となる場合，治療開始に発症後3時間未満の制限があるばかりでなく，1分でも早いほうがよいと考えられる．
- **急性心筋梗塞**：PCIや緊急バイパス手術を行う場合，発症後90分以内に行うことが望ましいとされる．
- **くも膜下出血**(脳動脈瘤破裂)：急激な頭痛で発症する．CTでの検出率は発症当日は高いが，時間の経過とともに低下．なお，急激な頭痛で改善傾向がある場合，いわゆる予告出血(動脈瘤からのごく少量の出血)のことがあるが，この場合もCTでの検出は困難である．CTで検出できない場合，脳脊髄液検査を行う．
- **脳内出血**：血腫の完成まである程度の時間(通常数十分から数時間)がかかる．必要に応じて経過観察を行う．なお，慢性硬膜下血腫では完成まで1〜2ヵ月かかる．
- **動脈解離**：急激に発症することが一般的であるが，非典型的な発症様式も少なくない．救急で撮影したCTに写っているなら大動脈は常に観察したい．まれに小動脈単独の解離をみることもある．
- **急性動脈閉塞**：側副血行がみられない部位では短時間のうちに梗塞に陥る．塞栓症では瞬間的に発症するが，血栓では発症の瞬間は特定できないことも多い．CTAで診断されることが多い．
- **肺塞栓**：典型的には急激に発症するが，非典型例も多い．酸素投与に反応しない低酸素血症をみることが多い．下肢深部静脈血栓症の臨床所見があれば強く疑われるが，そうでない場合も否定はできない．早急にCT肺動脈造影を行う．なお，ショックに陥っている肺塞栓はただちにカテーテル処置を行うか，胸骨圧迫など蘇生を行う必要があり，CTを行う余裕はないと考える．
- **大動脈瘤破裂**：急激な疼痛，急な血圧低下などで疑う．出血が少量であったり，切迫破裂例では非造影＋造影CTを行っても診断困難な場合もある．大動脈周囲脂肪のわずかな濃度変化に注意し，動脈瘤の存在と疼痛で疑う．

POINT❸ 典型的な発症の時間経過

- 秒単位
  - ▶気道閉塞，心肺停止，多くの心血管イベント（出血，血管閉塞，解離）.
  - ▶外傷.
  - ▶結石の落下，消化管穿孔・絞扼などに伴う症状の発現.

- 分単位
  - ▶急性心筋梗塞，脳梗塞，ショックを伴う肺塞栓.
  - ▶大量出血，脳ヘルニアにつながる頭部外傷，その他最重症外傷.
  - ▶アナフィラキシー，緊張性気胸.

- 数分−時間単位
  - ▶急性心筋梗塞・急性冠動脈症候群の一部，脳梗塞の一部.
  - ▶肺塞栓，消化管その他の虚血，イレウスの多く，急性アレルギー.
  - ▶外傷の二次的障害.

- 時間単位
  - ▶劇症の炎症性疾患・感染症.
  - ▶消化管穿孔に伴う腹膜炎，尿路・胆管など閉塞.
  - ▶比較的低速の出血，頭蓋内出血の一部.

- 日単位
  - ▶多くの急性疾患・多くの感染症.
  - ▶外傷後の遅延性・遷延性の変化.

- 週単位
  - ▶自己免疫疾患の多く，サルコイドーシス，炎症性腸疾患.
  - ▶間質性肺炎の多く，非定型抗酸菌症，その他亜急性の炎症性疾患.
  - ▶慢性硬膜下血腫.

- 月−年単位
  - ▶結核，多くの悪性腫瘍，変性疾患の多く．

POINT 4-1 治療開始までの時間の目安

- 気道閉鎖　　　　　ただちに気道確保など蘇生術を行う．
- 心肺停止　　　　　ただちに心肺蘇生を行う．
- 緊張性気胸　　　　ただちに穿刺，脱気を行う．
- ショックを伴う肺塞栓　ただちに右心カテーテルで血栓除去，または，心肺蘇生に準じ胸骨圧迫．
- アナフィラキシー　ただちにアドレナリン，気道確保など，事前に可能性が予測される場合は準備が必要．
- ショック　　　　　速やかに輸液を開始．必要に応じ他の蘇生手技を追加．
- 急性心筋梗塞　　　PCI（経皮的冠動脈形成術）は90分以内に開始することが望ましい．
- 脳梗塞　　　　　　t-PAを使用するなら3時間以内（厳密な評価のもとでは4.5時間以内）に開始する．
- 大量出血　　　　　輸液は可及的速やかに開始．止血は90分以内の完了が目標．

POINT 4-2 同日にも経過観察CTが必要となる場合の例

- 脳出血，頭部外傷において初回CTを発症・受傷後短時間に撮影した場合．
- 脳出血，頭部外傷において初回CT後，意識，神経症状が悪化．
- 外傷で胸腔・心嚢・腹腔などに出血があり，FASTなどで増加．
  - ▶初回CTで原因が特定できる場合はその治療後に増加．
- 初回CT後におけるバイタルサインの説明できない悪化．
- 消化管穿孔が疑われた初回CTが陰性で，症状・所見が改善しない．

図解1 急性疾患の経過

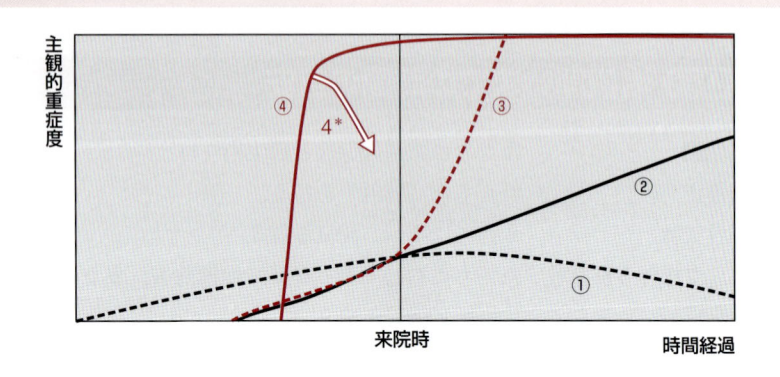

```
主観的重症度 ↑
                    ④
                     ↘ 4*
                              ③
                                        ②
                        ①
          来院時              時間経過 →
```

重症度は必ずしも単純に評価できるわけではないが，ここでは直線的な指標として表現している．

①黒破線：自然軽快が期待できるもので，上気道炎など軽症のウイルス感染，合併症のない膀胱炎などが含まれる．

②黒実線：肺炎など，悪化傾向が続く病態である．

③赤破線：加速度的に悪化するもので，重症膵炎（漏出した膵液で膵を含む組織障害が起こる），虫垂炎（入口部閉塞による内圧上昇が血行障害を，それがさらなる内圧の上昇を引き起こし，最終的には破裂する）など悪循環の病態をもつもの，咽頭周囲膿瘍，劇症肝炎のように経過に伴って重篤な合併症のリスクが高くなるものなどが含まれる．

④赤実線：突然発症の病態であるが，胆管，尿路などの結石以外の大部分は，出血，血管閉塞，解離など血管・循環系の異常を伴うものが多い．それぞれの疾患には非特異的・非典型的な症状での発症も多く，「突然発症」のみが診断のきっかけとなることも少なくない．「○○をしているときに急に」「殴られたように」「いきなり」などの表現に注意．

外傷も④に含まれる．軽症例では4^*のように受傷時の症状が強いが，その場合も含め，系統的に評価することが重要である．

図解 2　出血に関して

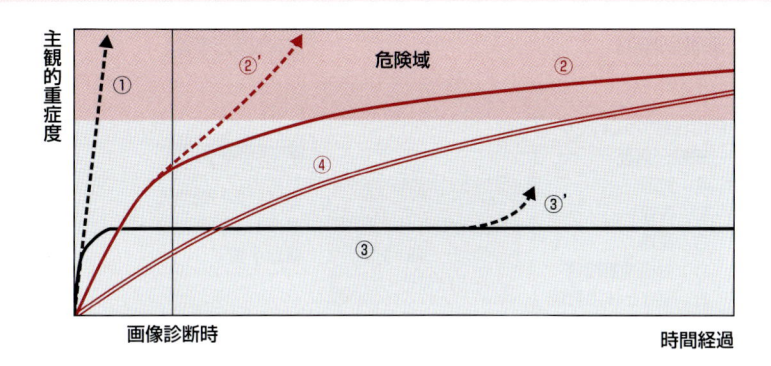

重症度は出血量と二次損傷との主観的な総和として表現している．

大量出血は血圧低下，循環不全などに直結するが，それからさらなる二次的な組織損傷を引き起こす．

①黒破線：出血速度が速い場合，来院前に死亡したり，蘇生術に反応せず，画像診断の対象とならない場合が多い．

②赤実線：血圧低下からショック状態で来院し，蘇生術・輸液に反応する場合，血圧低下や血腫周囲の組織圧上昇のため，速度は低下するとしても止血していないことが一般的である．この場合，循環不全，貧血などのため，組織虚血の状態となり（②'赤破線），二次的な損傷が加わってくる．

③黒実線：来院前に止血している場合，局所以外の損傷は少ないと考えられるが，頭蓋内などでは圧迫による障害が問題となる．時に再出血（③'黒破線）が起こることがある．

④赤二重線：③に比し緩徐な出血であっても，止血していなければ，数時間のうちに生命予後に関わる危険な状況となりうる．初回の画像診断のみでは的確に③と④を鑑別できないため，臨床・画像両面での注意深い経過観察が必要である．

図解 3　外傷初期診療の流れ

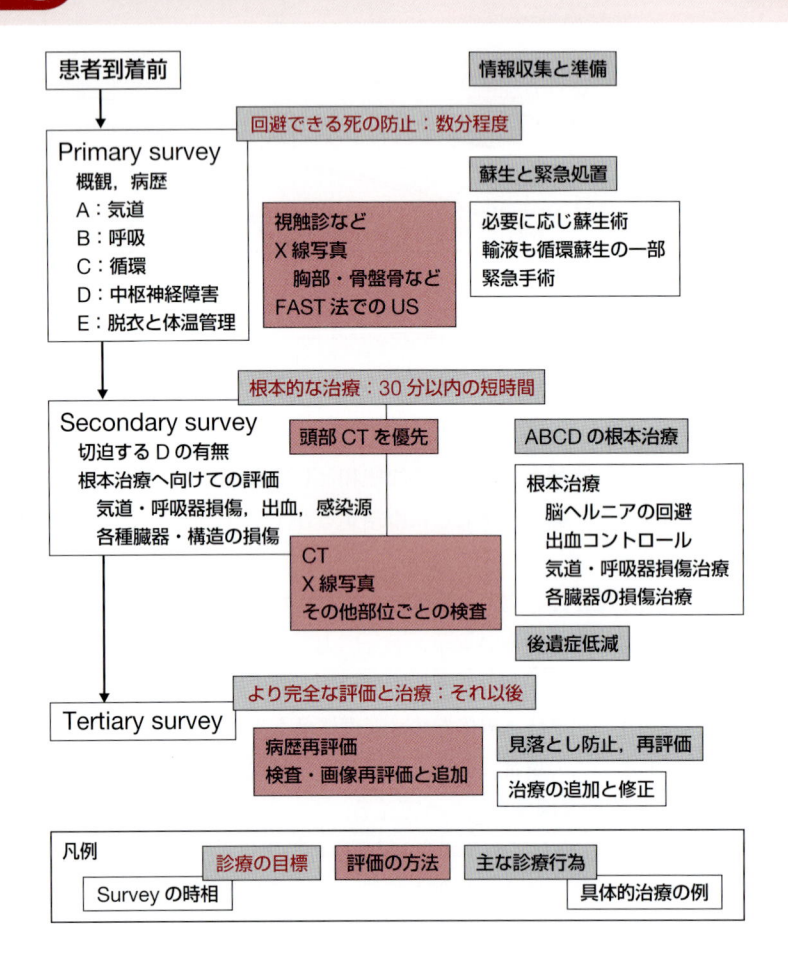

```
患者到着前 ──────────────── 情報収集と準備
     │
     │        ┌─ 回避できる死の防止：数分程度 ─┐
     ▼
Primary survey
  概観，病歴                       蘇生と緊急処置
  A：気道           視触診など      必要に応じ蘇生術
  B：呼吸           X線写真         輸液も循環蘇生の一部
  C：循環             胸部・骨盤骨など  緊急手術
  D：中枢神経障害    FAST法でのUS
  E：脱衣と体温管理
     │
     │        ┌─ 根本的な治療：30分以内の短時間 ─┐
     ▼
Secondary survey
  切迫するDの有無    頭部CTを優先    ABCDの根本治療
  根本治療へ向けての評価              根本治療
    気道・呼吸器損傷，出血，感染源      脳ヘルニアの回避
    各種臓器・構造の損傷                出血コントロール
                      CT              気道・呼吸器損傷治療
                      X線写真          各臓器の損傷治療
                      その他部位ごとの検査
                                     後遺症低減
     │
     │        ┌─ より完全な評価と治療：それ以後 ─┐
     ▼
Tertiary survey
                    病歴再評価         見落とし防止，再評価
                    検査・画像再評価と追加  治療の追加と修正
```

凡例：　診療の目標　　評価の方法　　主な診療行為
　　　　Surveyの時相　　　　　　　　　　　　具体的治療の例

図解 4 外傷CTの見方

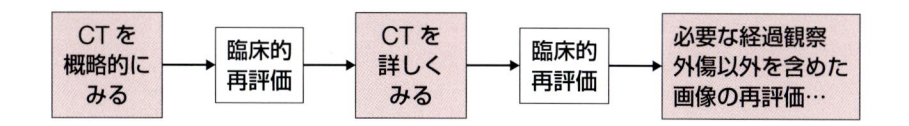

CTを概略的にみる → 臨床的再評価 → CTを詳しくみる → 臨床的再評価 → 必要な経過観察 外傷以外を含めた画像の再評価…

【まず評価すること】

頭部CT ⇨ 大きな血腫，広範囲の浮腫をチェック．さらに鞍上槽の変形など脳ヘルニアの可能性を考察．受傷後短時間での撮像の場合，症状悪化時，1～数時間後などにCT再撮影が必要なことも多い．特に急性硬膜外血腫，実質内の挫傷性出血は増大傾向が続くことが多い．

頸椎CT ⇨ 横断像以外に矢状断なども併用して観察．椎体の骨折以外に，棘突起，椎弓，関節突起，軸椎歯状突起骨折や脊椎周囲の血腫にも注意．軽微な所見でも精査が済むまでは有意な骨折として扱う．

軀幹部CT ⇨ 気道損傷，大きな気胸，胸壁動揺（フレイルチェスト）をチェック．心嚢，胸腔，腹腔の液体貯留をチェック．骨盤骨骨折をチェック．肝・脾・膵損傷をチェック，その他の損傷をチェック．液体貯留をみたら出血と思う．造影剤の血管外漏出があれば積極的治療を考える．特に受傷後短時間の撮影であれば早急に治療を開始する．

【後から評価すること】

頭部CT ⇨ 少量の出血につき再評価，必要に応じCT再撮影．実質内の血腫の分布から実質損傷を推定．顔面骨，側頭骨，歯なども評価する．

その他のCT ⇨ 液体貯留はごく少量であっても出血やその原因である実質臓器（肝，脾，膵，腎など）や心・大血管の損傷を示すことがある．肋骨，脊椎横突起などの骨折や胸壁・腹壁などの小さな血腫では，随伴する可能性のある臓器損傷につき，注意深く評価する．血行動態とCT上の出血量が一致しない場合，外出血を再評価，少量の液体貯留でも有意とする．損傷部位によっては，感染その他合併症のリスクも評価．必要な経過観察を計画する．

3 空気・ガスの分布を読め

POINT ①

- **通常，真の体内には気体・ガスは分布しない**
  - ▶消化管，気道など正常で気体・ガスが分布する部は体外と連続する．

- **異常なガスをみたら**
  - ▶体外との交通
    - 気道・消化管の破綻，刺創や開放創，副鼻腔壁・側頭骨骨折．
  - ▶異常なガスの発生
    - ガス産生菌による感染．
  - ▶静脈内などでは医原性も多い．

- **気泡状のガス**
  - ▶細菌によるガス産生や消化管破綻部位直近でみることが多いので，要注意．特に**液体と混在する気泡**は大部分感染，または感染物の所見．

- **気道破綻の原因**
  - ▶気胸ではブラ，肋骨骨折（外傷の場合）などがみられる．
  - ▶気胸を伴わない縦隔気腫，皮下気腫ではCTでの原因特定は時に困難．

- **刺　創**
  - ▶十分早期にCTを撮影すると，刺入部から入った空気が観察され，刺入経路が推定できる場合がある．また，乾いた木片など含気の多い異物も，空気に近い濃度として捉えられる．

- **体外との連続性や感染がなく，正常でもガスが分布しうる構造**
  - ▶椎間板，胸鎖関節，仙腸関節など関節，胆石．

POINT ❷

- **肺の含気**：正常肺はCT値で−850程度(吸気の程度で異なる)で，脂肪を含む軟部組織よりはるかに低吸収であるが，空気の−1,000よりは有意に高吸収．

- **低吸収となる変化**：空洞，ブラ，気胸，中枢気道などは空気と同じ吸収を呈する．気腫，air trappingでは肺野の吸収は低下(背景肺と比べ明らかに低吸収を呈する．気腫の場合，定量的には吸気の程度によりCT値−900ないし−970未満を閾値に病変と評価される)．Air trappingは呼気時撮影ではより明瞭である．

- **高吸収となる変化**：肺炎，腫瘍，無気肺，胸水など他の異常では肺野のX線吸収は上昇．

- **画像と呼吸機能**：正常なX線吸収を呈する肺の体積は，正常に換気されている肺の体積に近い．異常が高吸収であろうと，低吸収であろうと，その分，正常に機能する肺は減少すると考える．なお，スリガラス影に関しては間質性肺炎のようにCT値によらず，その全範囲を異常と考えるべき場合と，肺出血の一部のようにCT分解能以下の浸潤影が広く分布しており，CT値に比例した体積が異常と考えられる場合がある．

- 画像上正常な肺の体積と血液ガスの指標…PaO_2，SaO_2などを比較する．

- 正常に換気されている肺の体積が減少しており，血液ガスが不良の場合，換気の改善を試みる．気道確保，酸素投与，補助換気のほか，意識状態・呼吸抑制の評価，呼吸に伴う疼痛などの評価も行う．これらに反応しない場合，以下と同様の可能性も考えられる．

- 正常に換気されている肺の体積に比し血液ガスが不良の場合，ガス拡散異常，血流異常(肺塞栓など)を考慮し，必要に応じ追加検査を行う．この場合，CT画像も正常・異常の誤判定が起こりうるごく淡いスリガラス影(ウイルス性肺炎など急性間質性肺炎，過敏性肺炎の初期を想定)などに注意して再評価する．また，血流異常を疑う場合は造影CT・CTAなどを行う．

図解 1 気脳症

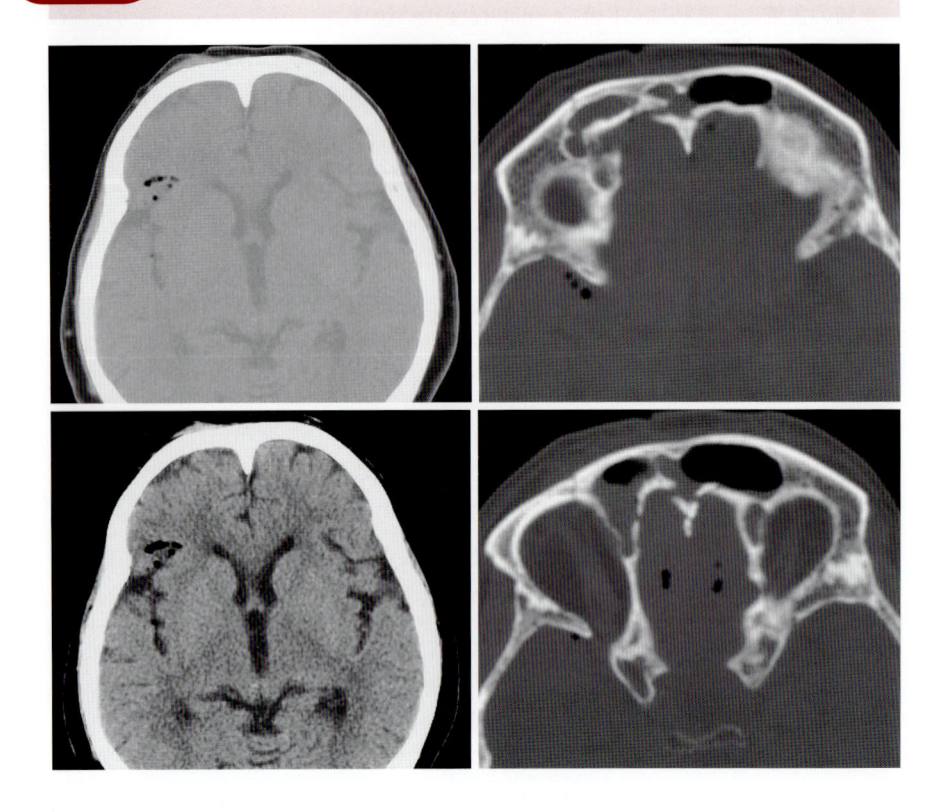

　頭蓋内に気体が存在するのは異常で，気脳症と呼ばれる．
　その起源は，体外，副鼻腔，中耳，上咽頭など頭蓋外からの侵入およびガス産生菌による産生である．
　外からの侵入の原因としては，外傷，医原性のほか，副鼻腔炎・中耳炎の波及がある．いずれにしても気体の存在は感染の可能性と関連する．
　上段左：躯幹部用の観察ウィンドウ（ウィンドウ幅：WW＝350，ウィンドウレベル：WL＝20）では気泡の認識は容易である．一方下段右のように頭部用観察ウィンドウ（WW＝90，WL＝35）では脳脊髄液とやや紛らわしい．骨用のウィンドウ（WW＝2,000，WL＝350）では前頭洞壁などに骨折がみられるほか，気泡の認識も容易である．

図解2 気胸・縦隔気腫・皮下気腫

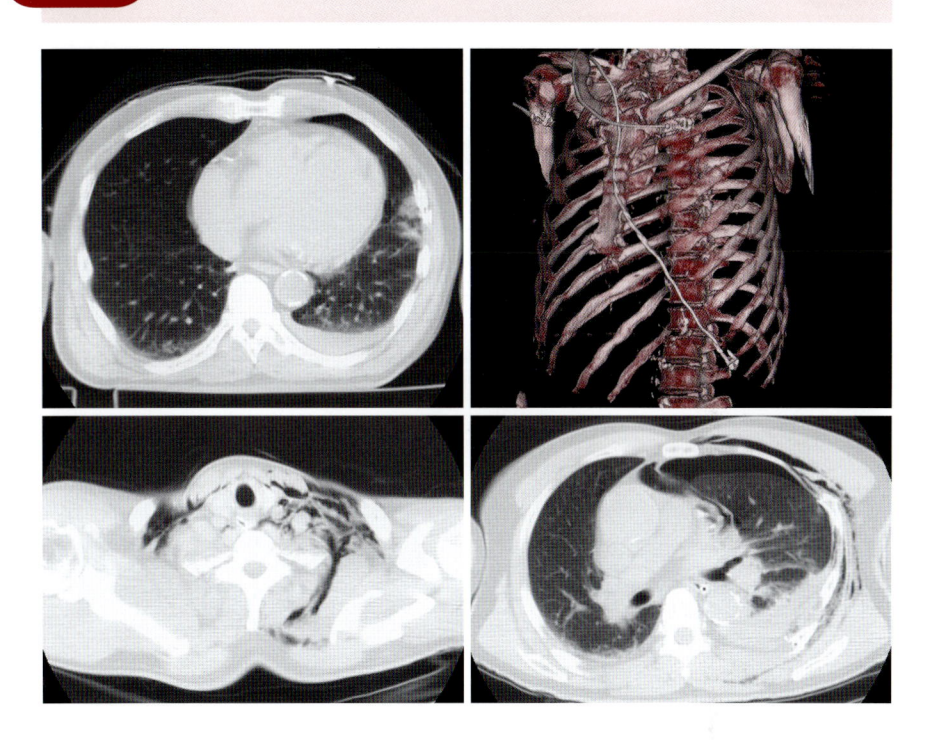

　皮下，縦隔，後腹膜，胸腔，腹腔などにも正常ではガスはみられない．胸部鈍的外傷では多発肋骨骨折，気胸，皮下気腫，縦隔気腫が合併して起こることが多い．

　上段は受傷後30分程度で撮影された単純CT．上段左は肺野用観察ウィンドウ（WW＝1,500，WL＝－600）であるが，左下葉の挫傷とみられる浸潤影，少量の胸水，または血胸，ごく少量の気胸がみられる．3D-VR（ボリュームレンダリング）画像（上段右）では複数の肋骨に骨折がみられる．

　下段は3時間後のCTであるが，気胸は増加し，胸部，頸部の皮下気腫，縦隔気腫が目立ってきている．

　外傷ではこれら気体の逸脱の大部分は気道からのものであるが，増大により呼吸機能低下，緊張性気胸となることもあり，経過観察が重要である．

図解 3 縦隔気腫

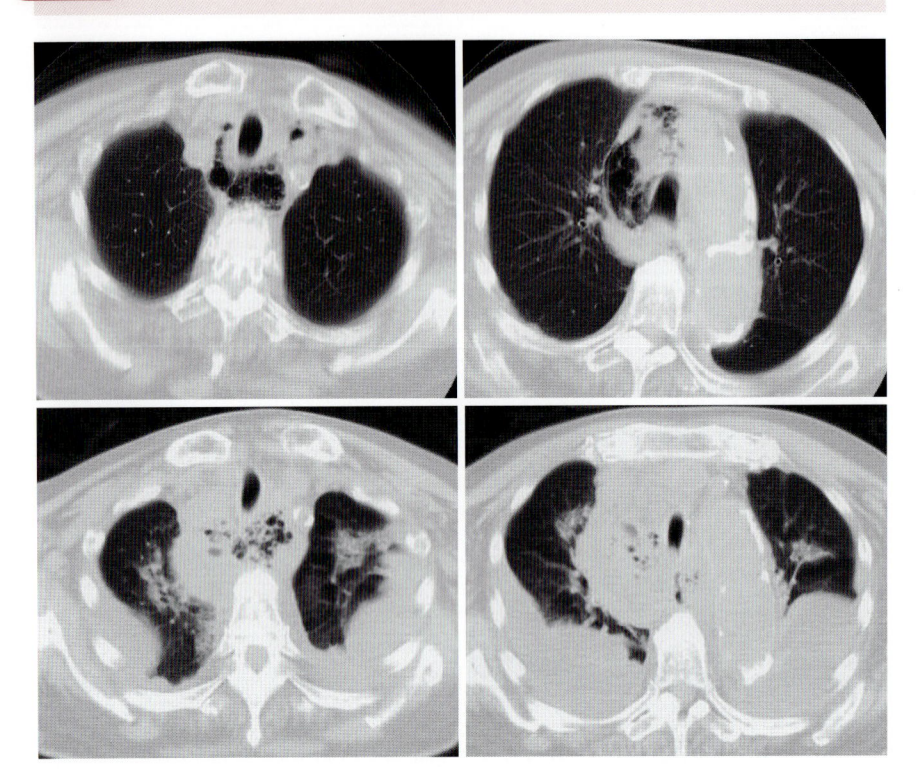

　縦隔気腫は咽頭，喉頭や肺を含む気道以外に，食道など消化管が原因となることもある．後者では感染の合併に注意する．

　気道の内容はほぼ完全に気体のみであるのに対し，消化管内容は液体・固体成分を含む．また，当初漏出物がほぼ気体のみであっても，感染やそれに伴う炎症反応により滲出液などが出てくれば，気体以外のものがみられるようになる．

　気体・気泡は気道や消化管，皮膚の破綻を示唆する．**気体・気泡＋液体・固体は感染を示唆する**．ちなみに，消化管内容，喀痰なども気体・気泡＋液体・固体の形態を呈するが，これらも感染物である．

　上段は内視鏡後の縦隔気腫，下段は1週間後炎症反応がみられたときのもの．

図解 4　腹腔内遊離ガス像

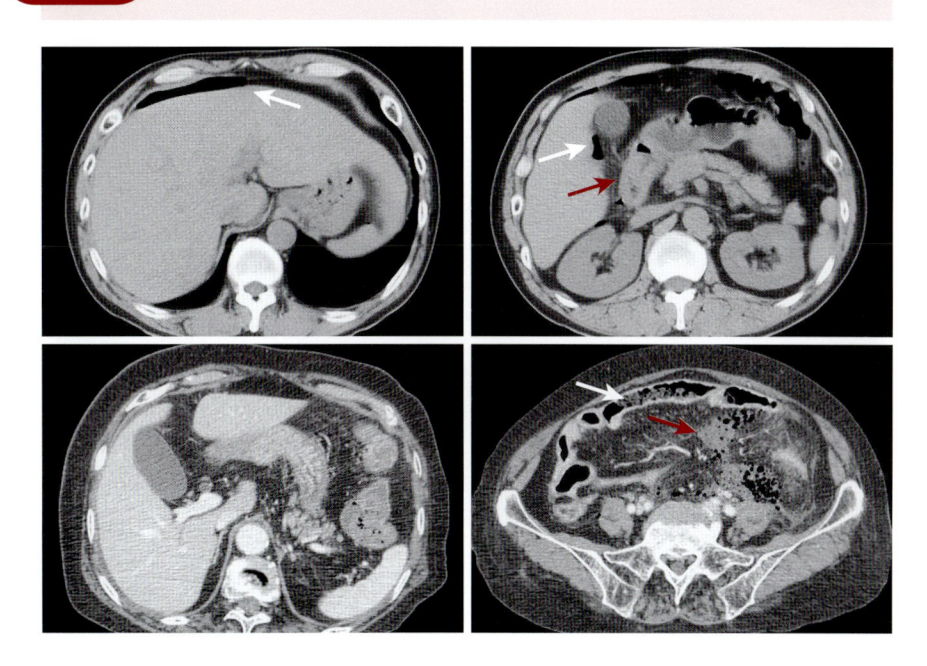

　腹腔内には正常であれば気体は存在しない．存在すれば腹腔内遊離ガス像と呼ばれる．基本的には重力に従って分布する．臥位では腹腔の最も腹側に位置する（上段左：白矢印）が，腹腔の複雑な形状を反映して，肝背面，肝門部周囲，網嚢内，腸間膜間などにもみられる．

　最も多く，最も重要な消化管穿孔では穿孔部位が上部消化管か否かの鑑別が重要である．

　上段の例では十二指腸球部に壁肥厚がみられる．炎症の存在を示す壁肥厚は，穿孔の直接的な所見である壁の不連続性より見いだしやすい所見である．

　下段の例では腹腔最腹側には遊離ガスはみられない（下段左）が，S状結腸間膜内に気泡と液体の混在（下段右：赤矢印）がみられる．これは腸管外に漏出した内容物である．近傍の横行結腸内容（同白矢印）と同様の様相であるが，腸管内容の場合，周囲に腸管壁が描出されている．

| 図解 5 | 軟部の気体 |

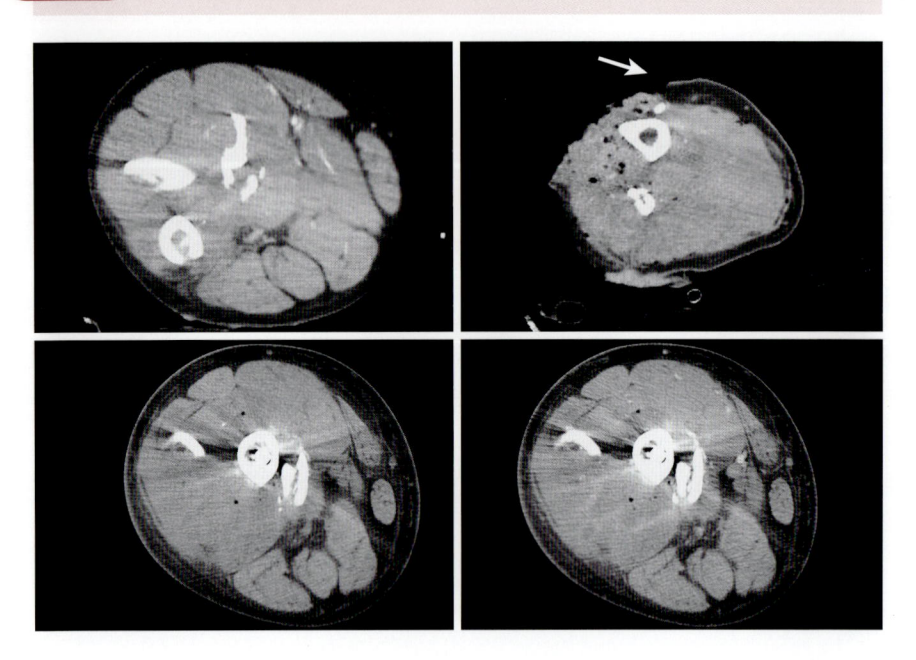

　四肢や背部など軟部には気道や消化管もなく，気体がみられるとすれば裂創，刺創など皮膚が破綻した場合，およびガス産生菌による感染である．

　これは交通事故症例で，大腿骨（上段左）に閉鎖性骨折があるほか，下腿（上段右）に開放性骨折がみられる．皮膚に欠損（上段右：白矢印）があり，下腿骨周囲にまで気泡が分布している．血管損傷などのため下腿は切断され，大腿は髄内釘にて治療された．

　その後大腿の腫脹と炎症反応高値がみられた．その時点での非造影CT（下段左：上段左とほぼ同じレベル）で大腿骨周囲に過剰な軟部濃度域とその中に気泡が描出されている．造影後（下段右）軟部濃度域周囲に濃染があり，膿瘍化した感染巣であることがわかる．

　この例でも**気泡＋軟部濃度域**が感染を示しているといえよう．また，膿の粘稠性などのため，気泡が重力に従わない分布をしていることにも着目する．

| 図解 6 | 脈管の中の気体 |

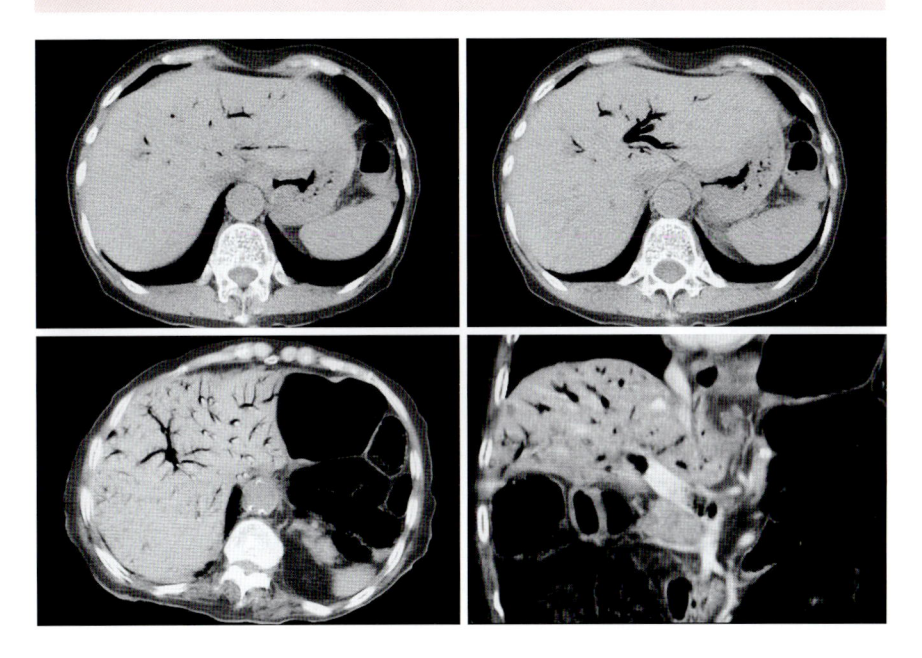

体循環静脈系に注射時に混入した気体がみられることはあっても，それ以外では通常脈管内に気体は存在しない．

その中で胆管内の気体（上段）は遭遇する機会が比較的多い．原因は胆道系処置に伴う医原性が多いが，既往がない場合感染の可能性を考える．

肝門脈系のガス（下段左：横断像，下段右：冠状断）は明らかに異常である．消化管虚血に伴うものは，関連してみられる腸管気腫症とともに予後不良の所見である．他には消化管内圧上昇，消化管の炎症などでみられることもある．上記胆管内の気体に比し，末梢まで分布，必ずしも重力に従わずに分布，腔がより直線的であることが特徴である．

尿路，膀胱，脳脊髄液内などの気体は医原性のものが少なくないが，医原性や外傷性でなければ重篤な感染を示唆する所見である．

図解 7 紛らわしい正常像

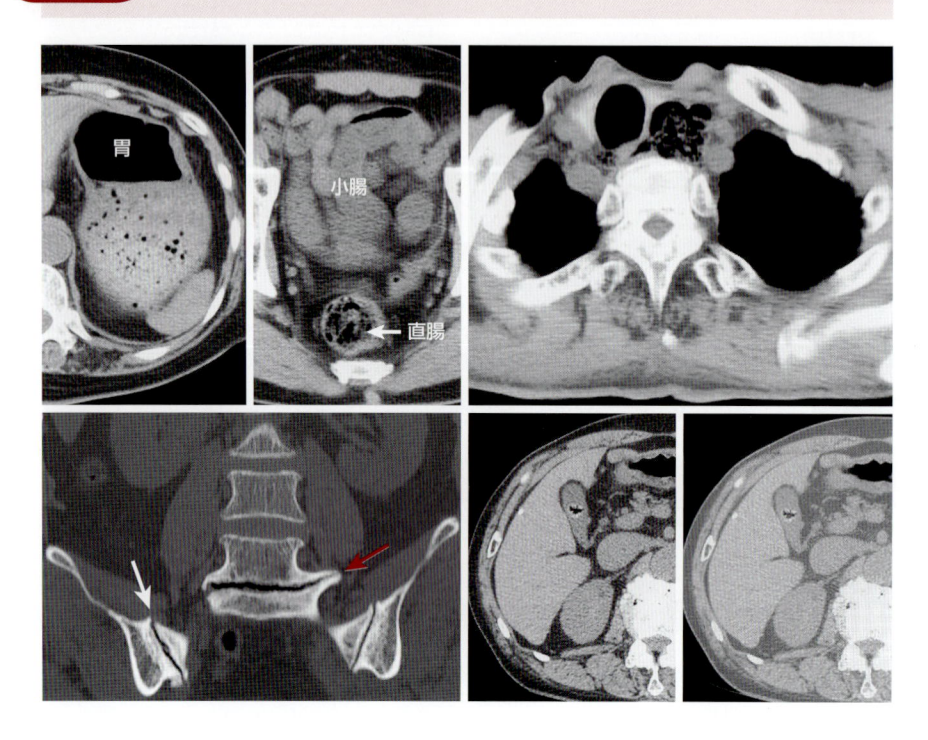

　正常の消化管内容には気体と液体が混在することが多い．小腸気泡の混在は目立たないことも多い（上段中央）が，食物と混在する空気が残る胃（上段左）と，水が吸収され消化管内細菌によるガス産生もみられる大腸では気泡が目立つ．

　憩室（上段右：頸部食道憩室例）では異常なガス像・気泡像と紛らわしい．

　変性した椎間板には気体が混入することがある（下段左：赤矢印）が，これは荷重の変動により陰圧となったときをきっかけに，椎間板内に溶解している気体が気相となったもので，vaccum phenomenonと呼ばれる．肩鎖関節，仙腸関節（同白矢印）などにも同様の変化がみられることがある．

　胆石が割れて内部に気体が入ること（下段中央：通常ウィンドウと，下段右：肺野ウィンドウ）がある．典型的には結石が3つに割れるが，その形からMercedes-Benzサインとも呼ばれる．

図解 8 肺の含気と肺気腫について

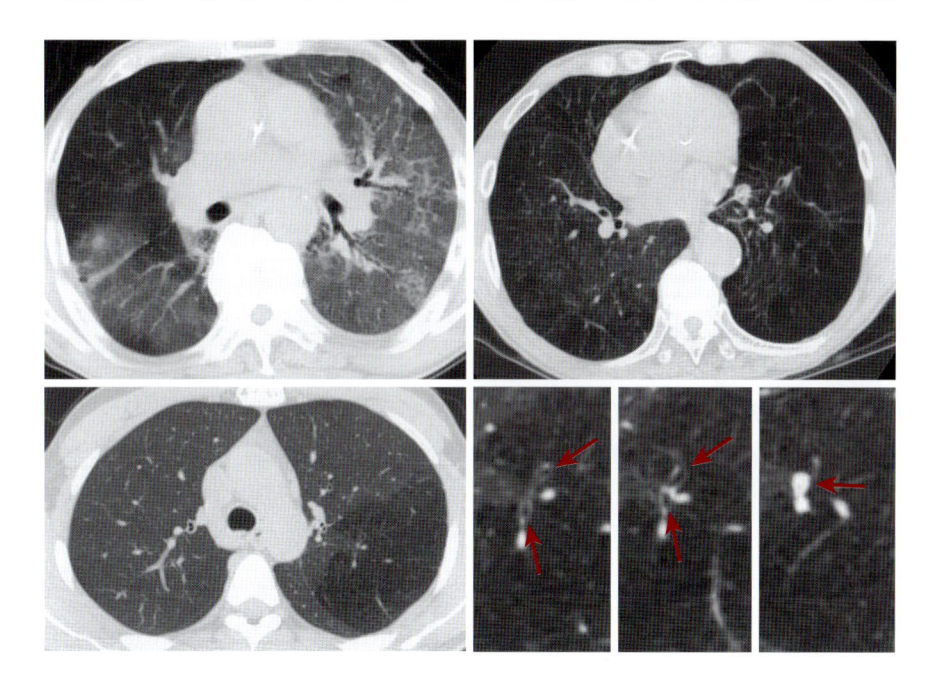

　正常な含気・換気のある肺の体積は血液の酸素化に直接関連する．CTでは肺野の吸収が異常な領域は，酸素化に十分寄与していない可能性がある．

　上段左は急性間質性肺炎の例である．広範なスリガラス影がみられるが，特に間質性肺炎では浸潤影濃度でなくても，酸素化が低下している場合が多く，色調よりは分布で重症度を評価すべきである．肺胞性肺炎初期でも同様の傾向がある．

　上段右は重症肺気腫であるが，過膨張となり，X線吸収が低下した肺野も機能は低下していると考えられる．

　下段は気腫が部分的にみられる例である．下段右では同部の気管支を赤矢印で示す（左が頭側：遠位）が，中枢で気管支が閉塞している．この例は瘢痕・肉芽腫による閉塞であったが，異物などでも同様の所見が認められる．

　浸潤影濃度の部分以外に，スリガラス影の部分や逆に吸収が低下した部分も酸素化が低下していることが多いことに注意する必要がある．

4

脂肪内の変化に気を配れ

POINT ❶

- **CTでは脂肪と軟部組織・水ははっきり区別される**
  - ▶皮下脂肪も臓器周囲の脂肪もCT値は−150から−50程度で比較的均一．
  - ▶内部の血管，神経などがみえることも多い．

- **脂肪に異常があればCT上その濃度は上昇する**
  - ▶脂肪組織に水・軟部組織のX線吸収が混じれば，濃度上昇として捉えられる．このような事象には，外傷および出血，炎症，腫瘍の進展などがある．

- **適切な観察ウィンドウ**
  - ▶脂肪内の変化を観察するためには，その濃度変化が認識できる観察ウィンドウ（例えばウィンドウ幅：WW＝350，ウィンドウレベル：WL＝0）で読影する必要がある．

- **主な病態**
  - ▶炎症・炎症の波及，消化管，尿路などの穿孔，外傷（挫傷，出血など），静脈閉塞や絞扼によるうっ血，動脈解離，腫瘍の浸潤．

- **留意点**
  - ▶頭蓋内には基本的には脂肪はみられない．頭部用の観察ウィンドウ（例えばWW＝90，WL＝30）は頭蓋内の観察には有用．他の部位については脂肪内の観察ができずリスクを伴う．頭蓋内に脂肪がみられた場合，外からの混入，類皮嚢胞，脂肪腫などの腫瘍を考える．

- **主な着目点**
  - ▶ **炎症の周囲**　虫垂炎，憩室炎，胆嚢炎，穿孔，急性膵炎，蜂窩織炎，膿瘍
  - ▶ **液体の漏出**　急性期水腎，急性膵炎，尿路等損傷
  - ▶ **血流障害**　絞扼部の腸間膜，軸捻転時の間膜，全身・下腿など浮腫
  - ▶ **腫瘍周囲**　腫瘍浸潤病巣
  - ▶ **外傷関連**　血腫，挫傷，外傷に続発する感染巣・液体の漏出
  - ▶ **血管周囲**　静脈閉塞，小動脈解離，血管炎，感染性動脈瘤

図解 1　観察ウィンドウ

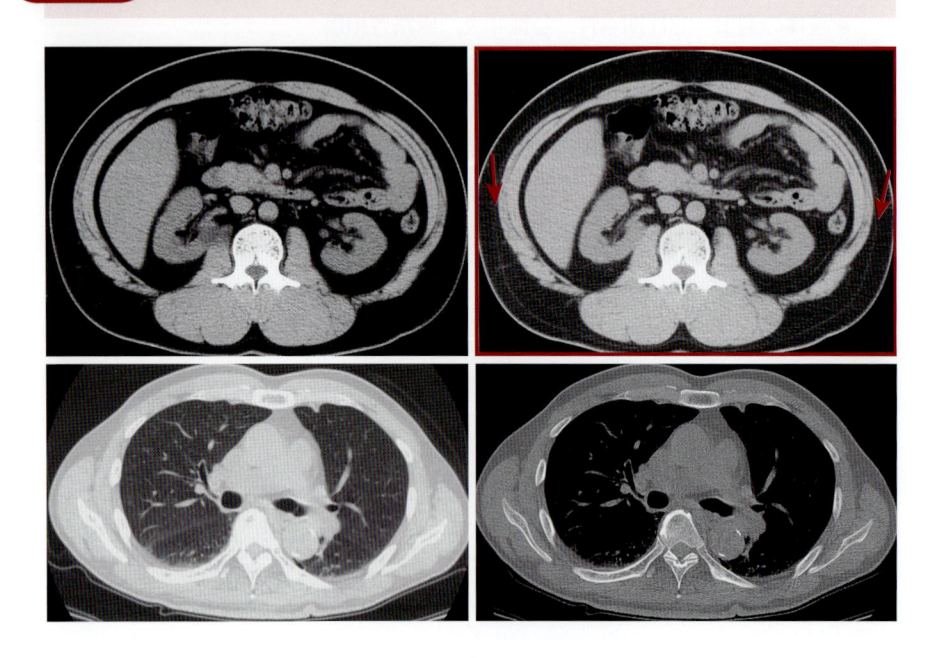

　脂肪は皮下，筋間，腸間膜，腎門部，後腹膜，縦隔などにみられる．

　肝など実質臓器内を詳細に観察する場合，やや狭いウィンドウ（ウィンドウ幅：WW＝300，ウィンドウレベル：WL＝50など）が使用されるが（上段左），これでは脂肪の内部は十分観察できない．肝内の観察に適したものより多少広く，中心が低値（画像が明るい）観察ウィンドウを使用すると，脂肪の内部構造もよく描出される．上段右（WW＝350，WL＝0）では皮下脂肪内に皮下筋膜（赤矢印）が描出されている．

　肺野用の条件（下段左：WW＝1,500，WL＝−600）では脂肪と軟部組織や水との区別は可能である．骨用の条件（下段右：WW＝2,000，WL＝350）でも同様であるが，正常部で骨髄が軟部組織より低吸収に描出されている場合，注意深い観察により，病変部での骨髄脂肪の消失に気づくことができる場合がある．

　脳の観察に適したウィンドウ（WW＝90，WL＝35）では脂肪，水，空気の区別は困難である．通常頭蓋内には脂肪は存在しないため，このような条件での観察でも問題は生じない．

図解 2　皮下の変化

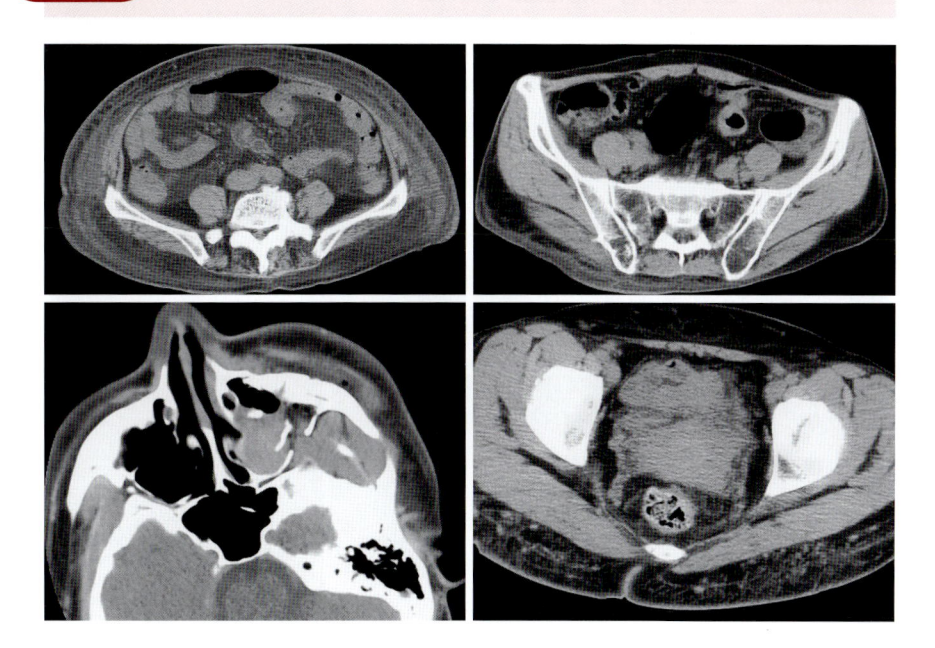

　上段左：全身浮腫に伴う場合，リンパ路のうっ滞やリンパ路からの漏出を反映して，脂肪内に網状の濃度上昇がみられる．重力に従い，背側優位に分布することが多い．

　上段右：褥瘡例．炎症が強い部では比較的一様な濃度上昇となる．一方病変辺縁部などでは毛羽立ち様にみえることが多い．

　下段左：顔面挫傷例．血腫や漿液腫（seroma）は軟部濃度（血腫はより高吸収）にみえ，それらの辺縁はやはり毛羽立ち様である．

　下段右：皮下血管腫・血管奇形例．血管腫，血管奇形は比較的広い範囲に分布することも少なくないが，正常組織と混在する傾向にあり，腫瘍との印象に乏しい場合もある．無症状の場合もあるが，時に疼痛の原因となる．

　皮膚，皮下の変化の多くは視触診でも評価可能である．
　CTでは脂肪内の濃度・X線吸収の増加として捉えられるが，質的な診断は病歴，診察所見と総合的に評価するべきである．

図解 3-1 脂肪濃度上昇がキーとなる疾患：胆嚢炎，憩室炎など

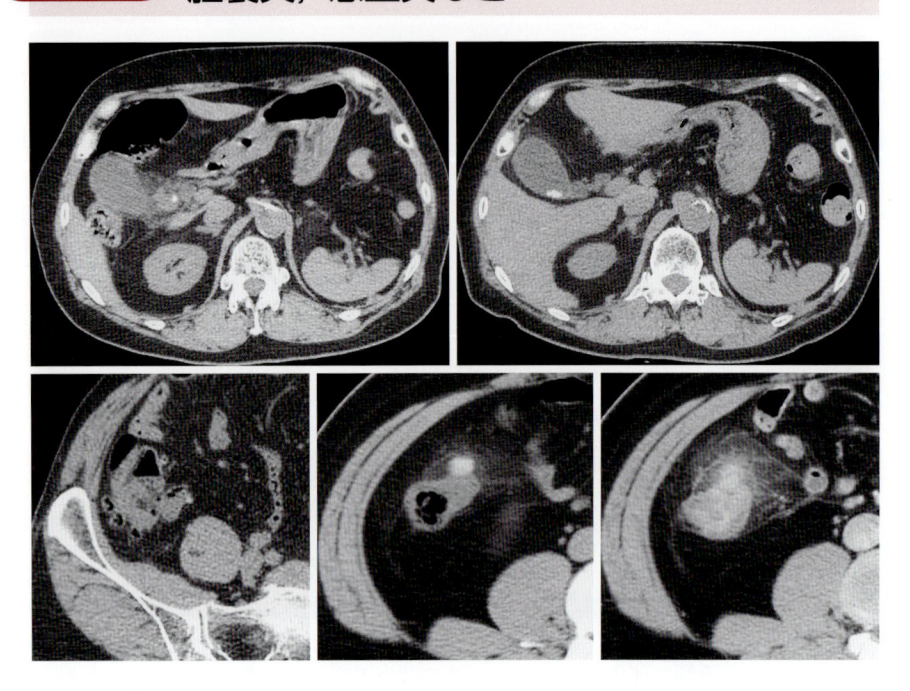

　胆囊炎は結石などにより入口部がチェックバルブ様に閉塞することを契機に内圧上昇，静脈還流低下，炎症の悪化，さらなる内圧上昇と悪循環に陥る病態である．炎症が周囲に波及すると，胆囊周囲の脂肪の濃度が上昇する．

　上段左では結石は胆囊頸部に嵌頓し，周囲脂肪の濃度上昇もみられる．保存的に軽快後の上段右では結石の嵌頓は解消し，周囲脂肪も正常化している．

　消化管憩室の大部分は粘膜が筋層を超えて漿膜側に脱出したもので，壁は薄く，入口部はごく狭い（下段左）．大きさは一定せず拡張・腫大を画像で診断することは困難であるが，臨床上問題となるような憩室炎であれば，周囲の脂肪濃度上昇で診断できる（下段中央・下段右）．炎症の進展・悪化により，より広い範囲に濃度上昇がみられるようになり，膿瘍や穿孔・穿通の原因となることもある．

　虫垂炎，卵管・卵巣炎など他の感染性疾患でも脂肪の濃度上昇は炎症の周囲への波及を示す重要な所見となる．

| 図解 | **3-2** | 脂肪濃度上昇がキーとなる疾患：
液体漏出

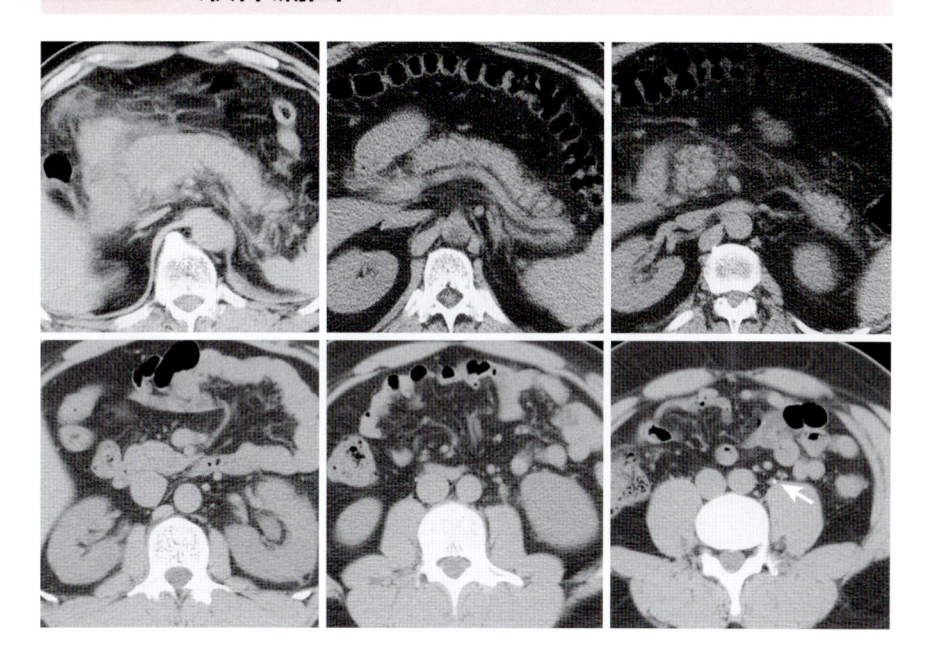

　膵炎では膵周囲への膵液の漏出とそれに伴う炎症が，膵辺縁の不明瞭化や周囲脂肪の濃度上昇として捉えられる．上段左の重症例では比較的容易に認識できる．軽症例（上段中央）では膵辺縁の平坦化（腫大の所見），不明瞭化が多少みられる程度である．この例では直近尾側で膵体部がみえなくなった部（上段右）の脂肪内にスジ状の濃度上昇がみられる．

　膵炎例では症状，血中・尿中膵酵素なども参考に見落とさないように努力する．

　なお，重症度評価のためには造影剤投与を行う．また，初診時軽症でも72時間以内は重症化がありうるので留意する．

　水腎は腎盂・尿管の拡張として捉えられるのが基本像であるが，急性期には拡張よりも周囲脂肪の変化が主像となることがある．下段右矢印に小結石があり，下段左では腎の腫大，腎盂の拡大，腎周囲の毛羽立ち像が，下段中央では腎，尿管周囲の毛羽立ち像がみられる．類似の変化は腎盂腎炎でもみられる．

| 図解 3-3 | 脂肪濃度上昇がキーとなる疾患：外　傷 |

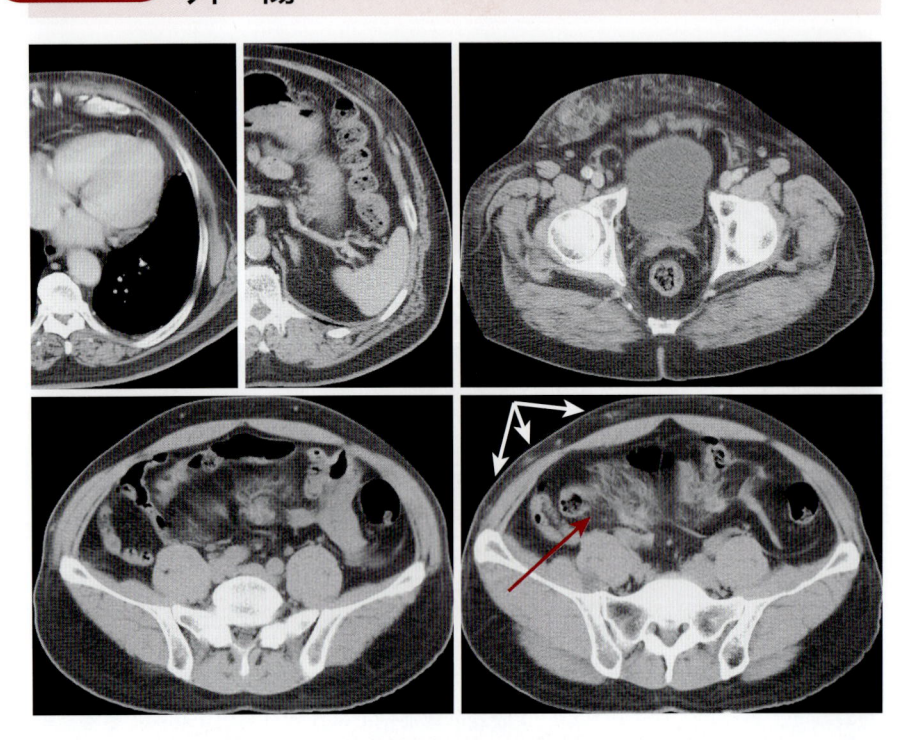

　上段は，交通外傷例．下腹部腹側皮下およびその左端付近から右上に伸びる形の皮下脂肪濃度の上昇がある．分布からシートベルトによる損傷と考えられる．この例では腰部の水平なベルトは十分に低い位置にあった，すなわち正しく装着されていたとみられる．ベルトの水平部が頭側にずれているとベルトと脊柱の間に挟まれて，腹腔内正中の構造が損傷されることがある．

　下段も交通外傷例である．上の例と同様にシートベルトの着用はされていたが，やや頭側にあったとみられ，皮下にもわずかな脂肪濃度上昇（白矢印）がみられる．しかし，目立つのはむしろＳ状結腸間膜と考えられる腹腔内正中付近の脂肪濃度上昇（赤矢印）である．比較的高吸収に描出されており，挫傷による滲出液でなく出血が主体であると考えられる．

4 脂肪内の変化に気を配れ

図解 3-4 脂肪濃度上昇がキーとなる疾患：血管病変

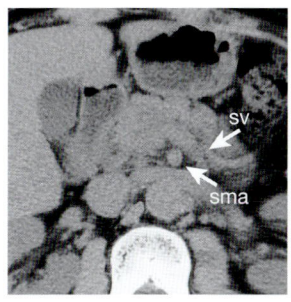

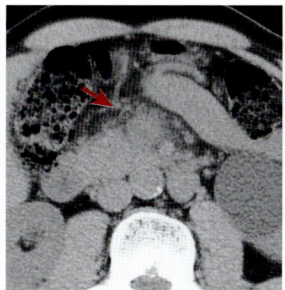

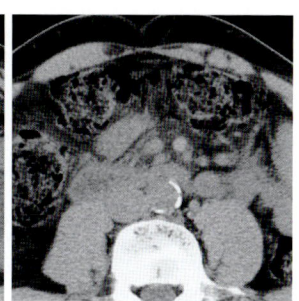

　上段中央：赤矢印付近の脂肪は，皮下や腎周囲の脂肪に比し高濃度である．この部は腸間膜根部にあたるが，周囲の脂肪濃度上昇が軽いより頭側（上段左）では脾静脈（sv），上腸間膜動脈（sma）などが描出され，上段中央の赤矢印付近が上腸間膜静脈であることがわかる．したがって，この例では上腸間膜静脈周囲の脂肪濃度が上昇していることになる．上段右にみられるその末梢では血管内容のX線吸収が高く，新鮮な血栓と考えられるが，上段中央の赤矢印の付近はある程度経過した血栓である．

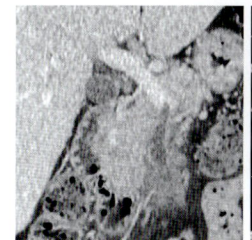

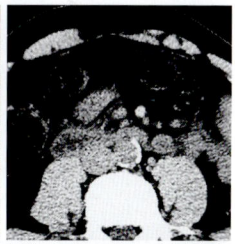

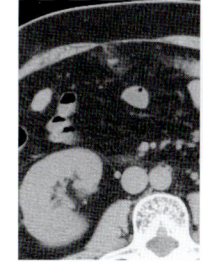

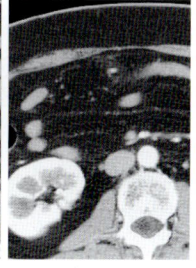

　造影CT冠状断では血栓の存在は明らかである（中段左）．非造影CTでも頭部用観察ウィンドウでは新鮮血栓の同定は容易であるが，周囲脂肪の変化は読影できない（中段右）．

　小動脈の解離は必ずしもまれではなく，ごく急性に発症した疼痛では留意したい疾患の一つである．下段は大網動脈解離の例．左は非造影CT，右は造影動脈相．拡張した動脈と周囲脂肪の濃度上昇がみられる．

39

図解 3-5 脂肪濃度上昇がキーとなる疾患: その他

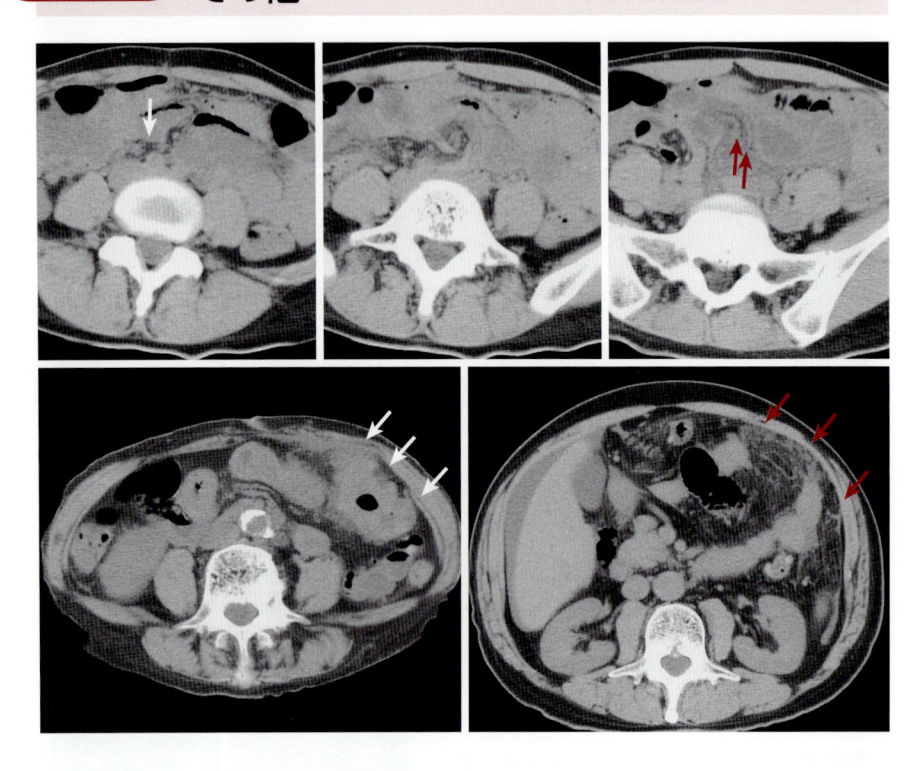

　絞扼性イレウスでは血管，特に静脈が締め付けられることによりうっ滞し，腸間膜脂肪の濃度が上昇する．上段中央の中程に渦巻き状の像（whirl sign）がみられる捻転による絞扼の例であるが，より近位の腸間膜（上段左：白矢印）に比し，遠位の腸間膜（上段右）は高濃度で，近傍小腸の辺縁が不明瞭になっている．なお，上段右の赤矢印は腸間膜内に配列した血管である．イレウス例で，腸間膜の脂肪濃度が上昇している場合は，必ず絞扼の可能性を考慮し，造影CTを撮影し精読する必要がある．

　必ずしも救急での診断が多いわけではないが，腫瘍も浸潤や播種により脂肪の濃度を上昇させる．下段左は漿膜を越えて浸潤した大腸癌の例である．白矢印の付近に全周性の壁肥厚がみられるが，その辺縁は不明瞭で近傍の脂肪に濃度上昇がみられる．下段右は胃癌の播種例で，赤矢印付近の大網の脂肪に濃度上昇がみられる．

5 大きくなった構造に着目し，その原因を考察せよ

POINT ❶

- 疾病，外傷により腫大・拡大する構造，萎縮・虚脱・粉砕・消失する構造があるが，大きくなるもののほうが気づきやすい．短時間で効率よく読影するためには大きくなったものにまず着目する（表）．なお，肺についてはこの原則は適合しない．

- 腔の拡張では下流をみる．**拡張の最下流**に壁肥厚，結石など原因がみられることが多い．拡張の最下流が見いだせない場合や緊満感がない腔の拡張では，機能性の病態（交通性水頭症，麻痺性イレウスなど）も考慮する．

- 実質臓器の腫大では，**炎症**，**浮腫**，**出血**，**うっ血**，腫瘍，肥大などが考えられるが，急性疾患では前四者が重要である．
- 腔の**壁肥厚も実質臓器の腫大と同様に考える**．浮腫によるものと炎症性細胞浸潤を含む実質性のものがある．

- **静脈**については拡張の原因の考察はしばしば有用．心不全や静脈圧迫などによる**うっ血**，炎症や腫瘍による**血流増加**などで拡張する．一般に非造影CTでは血流増加は動脈の増生よりも静脈の拡張として捉えられることが多い．
- **動脈**では拡張自体が異常（動脈瘤，動脈硬化性変化）である場合もある．

- **極端に大きくなっている場合はリモデリングを伴う慢性の変化**を考える（例：著しい心拡大…慢性心不全，軽度の心拡大と肺水腫…急性心筋梗塞など急性心不全．著しい尿路拡大…慢性または先天性水腎，軽度の尿路拡大と腎辺縁の毛羽立ち…急性水腎）．

表　主な拡大の目安

	定性的評価	計測での目安
脳室	側頭角，後頭角が容易にみえる．脳溝が狭小化	Evans index＞0.3 　側脳室前角の最大幅/同一平面における頭蓋内板間の最大幅 第三脳室横径＞10 mm
左室	丸みを帯びる	腔の最大短軸径で5 cm
左房	急性では拡大より肺水腫が主像となることもある	前後径＞4 cm
右室	右室が心尖部まで分布，肺動脈が大動脈より太い	
下大静脈	肝より尾側まで丸くみえる	前後径15 mm
肺	横隔膜の平坦化	
肝	正常で鋭角になる下角が鈍化	
脾		Spleen index＞40 　脾門部を通る斜位冠状断での最大径とそれに直行する径の積
膵	辺縁に小葉構造による凹凸がなくなり平坦化	頭部：3 cm 体部：2 cm
腎	個人差が大きく左右，過去画像など比較によることが望ましい	頭尾11 cm，左右5〜6 cm，前後4〜5 cmが目安
胆管	並走する肝門脈より太い	総胆管＞7 mm
膵管		主膵管＞3 mm
小腸	径が一様になる．蠕動が消失	＞3 cm
大腸	径が一様になる	＞6 cm
虫垂	内容がほぼ液体のみとなる	径＞6 mm

空欄：実用的な目安が知られていない．

- 大きくなった構造およびその周囲の異常の観察のみで病態が説明できない場合には，他の構造を含め画像全体を再評価する．

図解 1-1 腔の拡張

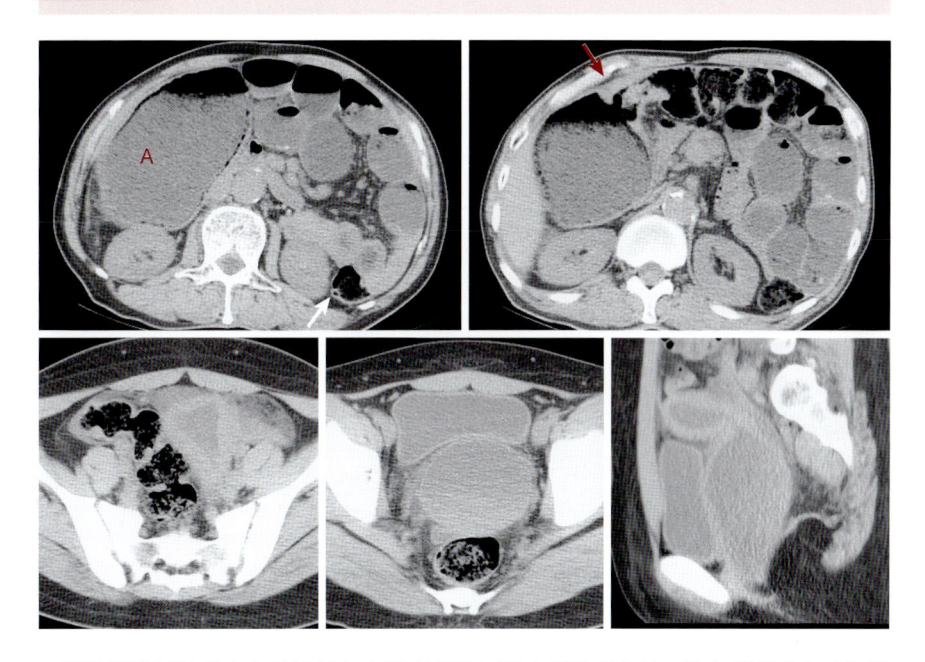

管腔構造は液体または液状の内容を下流に流す機能があり，流れが悪くなると拡張する．閉塞や狭窄が原因である場合，拡張部の最下流に位置する．上段は小腸から上行結腸に拡張があるイレウスの例である．上段左では小腸，上行結腸（**A**）には拡張が目立ち，下行結腸（白矢印）にはみられない．上段右：赤矢印の付近で拡張−非拡張が遷移するが（遷移点），そこに癌による全周性の壁肥厚がある．消化管は有意に拡張すると径が一様となる．小腸 3 cm，大腸 6 cm がその目安である．

下段左では子宮腔の拡張が捉えられている．下段中央は下流にあたる腟を通る断面であるが，それも著明に拡張している．矢状断（下段右）では子宮，腟の腔全体の拡張が描出されており，閉塞は腟口であることがわかる．下腹部痛を主訴に救急を受診した 12 歳女児の処女膜閉鎖例である．なお，注意深く観察すると拡張した腟腔内容の内背側はわずかに高吸収で液面を形成している．内容が血性で経血であることを示している．

図解 1-2 腔の拡張

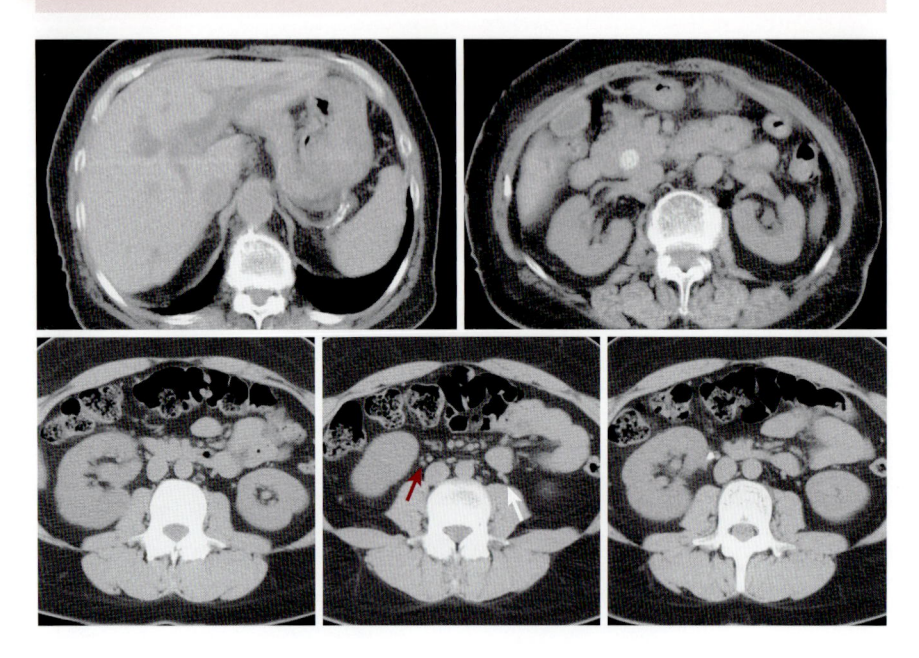

　胆道は肝からの胆汁の導管である．下流の閉塞により拡張することがあるほか，胆摘後や慢性胆嚢炎などでも拡張する．胆嚢はこれにつながる胆汁の一時保管場所として機能するが，胆嚢頸部，胆嚢管，総胆管の閉塞のほか長期絶食などでも拡張する．上段左では非造影CTでも認識できる程度に胆管の拡張がみられるが，総胆管も下部まで拡張，下端部に結石（上段右：高吸収）がみられる．

　水腎症では腎盂や腎杯が拡張し，丸みを帯びてくる．急性水腎の症例では腎自体も腫大していることが多い．腎の大きさには加齢性変化や個人差がみられるため，対側，過去画像などと比較のうえ診断することが望ましい．下段右は右腎門レベルの非造影CTで，右腎盂に拡張がみられ腎の腫大も伴う．下段中央は左腎下極レベルであるが，右（赤矢印），左（白矢印）の尿管は同等に細く拡張はみられない．拡張の原因はこの間にあるとみられるが，下段右で右腎盂尿管移行部付近に結石が描出されている．

5 大きくなった構造に着目し，その原因を考察せよ

図解 1-3 腔の拡張

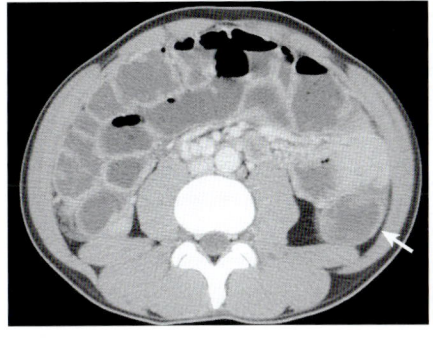

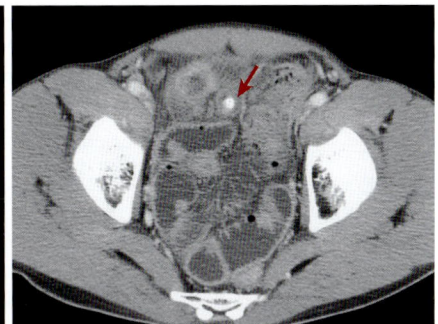

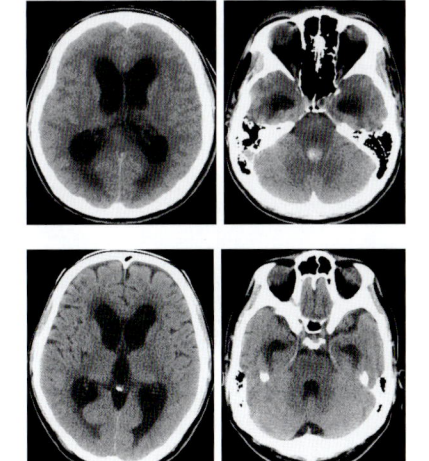

麻痺性イレウスでも腸管の拡張はみられるが，それらの径は一定ではなく，そのため緊満感がない．また，遷移点が見いだせず，大腸まで拡張することが多い．

上段は虫垂炎に伴う腹膜炎例．上段左：白矢印のように下行結腸も拡張している．上段右：赤矢印は虫垂炎内の糞石である．腸管の麻痺は腹膜炎のほか，術後，膵炎など腸管周囲の炎症，腸炎などでみられる．なお，膵炎では脾彎曲付近までの拡張になることが典型的である

水頭症も腔の拡大であるから，同様に流れの順にみていくとよい．流れは側脳室→第三脳室→中脳水道→第四脳室→ルシュカ孔・マジャンディ孔である．

中段は第四脳室腫瘍（中段右 高吸収）による水頭症例である．

下段は正常圧水頭症または交通性水頭症と呼ばれる病態．流れの順でいえば上記のさらに下流は，(脳表の)くも膜下腔，上矢状洞付近のくも膜顆粒(ここで吸収される)であるが，吸収が障害されることによって起こる．くも膜下出血，髄膜炎，手術，外傷後などに起こる二次性のものと特発性のものがある．

図解 2 心拡大

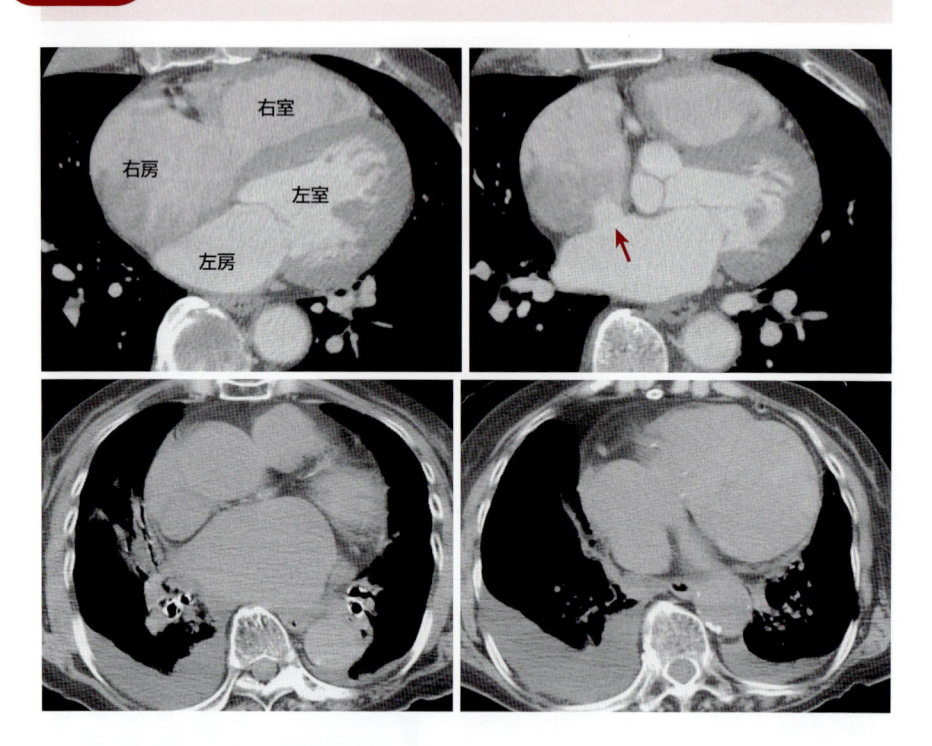

（画像：上段左に右房・右室・左房・左室のラベル付きCT、上段右に赤矢印付きCT、下段に両側胸水を伴うCT 2枚）

　心房中隔欠損（上段：心臓CT）．右房に最も目立つ形で，左右心室・心房のすべてが拡大している．左室壁は軽度肥厚（左室肥大）している．赤矢印の付近に左房から右房への血流がみられる．先天性心疾患であるが，成人発症例も少なくない．

　心筋梗塞後の慢性心不全（下段）．左房は著明に拡大（左）し，左室も拡大（右）する．右心の拡大はあまり目立たない．両側に胸水もみられる．

　慢性心不全では著明な心拡大をみることが多いが，これはリモデリングの所見である．急性心筋梗塞など急性心不全では肺水腫など循環不全の所見が主となり心拡大は比較的軽度である．

　右心は左心不全やシャントの結果拡大することもあるが，左心の拡大を伴わない場合は肺塞栓，肺動脈高血圧，急性右冠動脈領域梗塞などを考える．右心拡大時には上下大静脈などにも注目すること（右心不全でこれらも拡大）．

図解 3-1 実質臓器の腫大

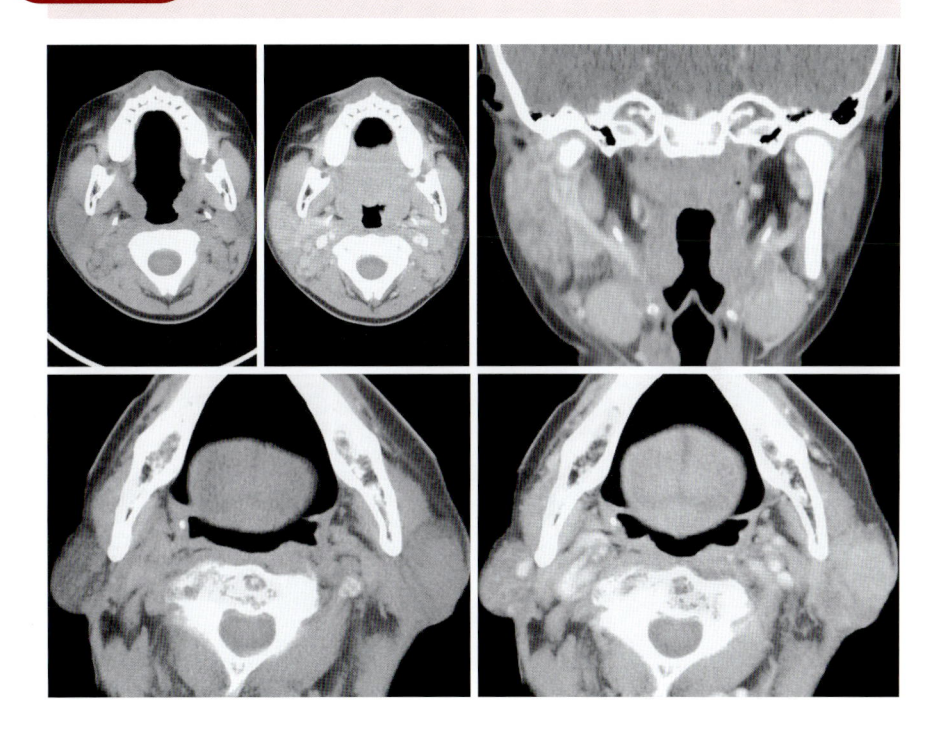

　実質臓器の腫大で，左右にあるものでは左右を比較すると見落としを少なくすることができる．

　腫大の原因のうち，臓器全体の炎症，機能異常によるものは構造全体が一様に腫大する．炎症の場合は造影CTで正常・対側より強く濃染することが多い．上段は右耳下腺炎の例である．左の非造影CT，中央の造影CTとも対側と比し，右耳下腺は大きい．中央および右の造影CT冠状断では，濃染も強い．なお，顎下腺に関しては左右差がみられない．

　下段の例（左：非造影CT，右：造影CT）でも左右の比較で左耳下腺に腫大があることは容易に認識できる．上段の例と異なり，濃染は一様でなく，結節状に一部が目立つ．その後のMR，生検を含む精査で，耳下腺癌と診断された．腫瘍や膿瘍では病変は一様でなく，構造内の一部に限局することが多い．

| 図解 **3-2** | 実質臓器の腫大 |

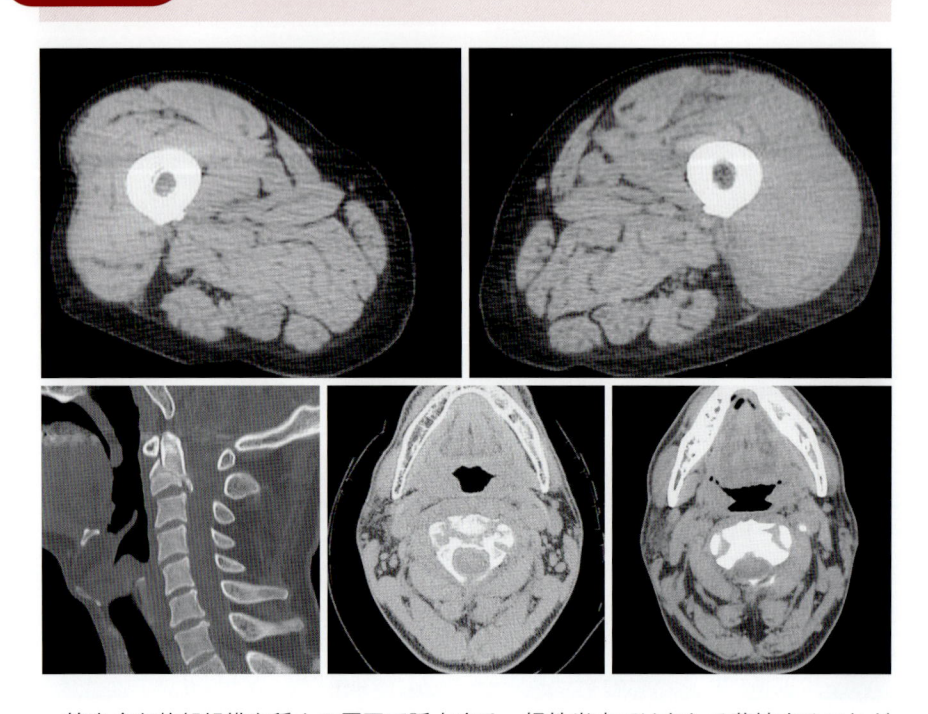

　筋を含む軟部組織も種々の原因で腫大する．慢性炎症ではむしろ萎縮することが多いが，細菌性筋膜炎，化膿性筋炎など急性の炎症性疾患では腫大がみられる．腫瘍，浮腫（全身性および静脈閉塞などによる局所性）も腫大の原因となる．外傷では血腫による腫大が重要．この場合も左右の比較が有用であるが，他に，筋束間の脂肪の消失なども診断のきっかけとなりうる．上段は左外側広筋内血腫の例．抗凝固薬服用患者で，明らかな外傷の記憶はないとのことであった．

　外傷例において頸椎周囲の軟部組織の腫大は特に重要である．下段の例では下段左：矢状断に示すように，軸椎椎体から歯状突起に粉砕上の骨折があるが，下段中央の初診時CT横断像では頸椎周囲の筋が腫大してみえる．治療後のCT（下段右）と比較すれば腫大がよくわかる．頸椎の外傷は往復で外力が加わるむち打ち様の機転をとることが多く，重症例でも偏位が自然整復していることもまれではない．偏位のない骨折は見落としがちであるが，周囲の軟部腫脹に着目すれば検出感度を高めることができる．

図解 3-3 実質臓器の腫大

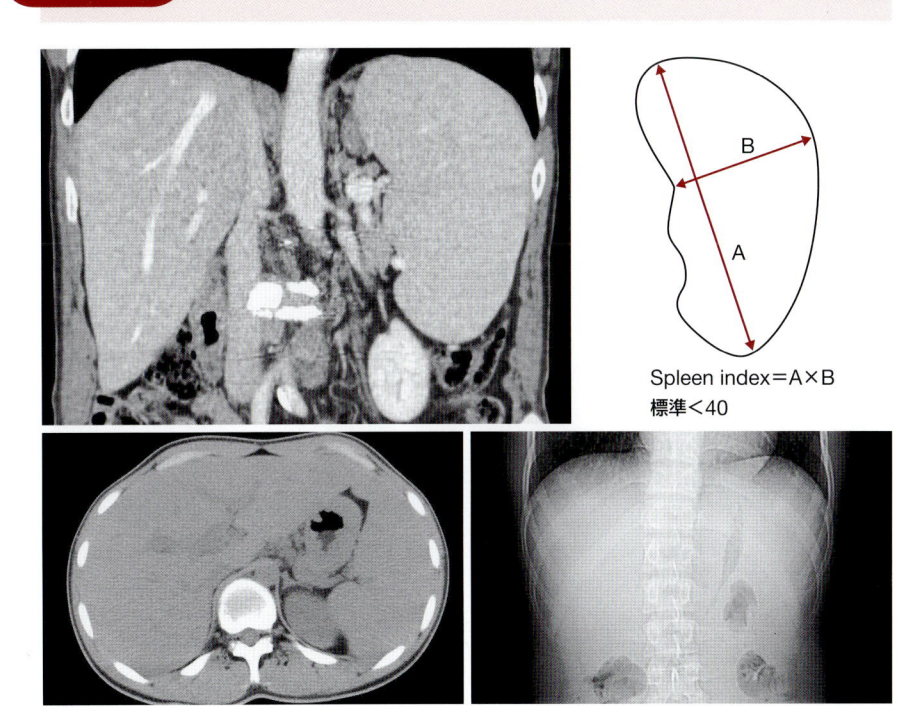

Spleen index＝A×B
標準＜40

上段：脾腫は脾門部を通る冠状断での計測で評価する．なお，USでは頭側が十分観察できないことが多いため，尾側半分のみでの計測も使用される．

原因には，肝硬変など肝門脈圧亢進，慢性リンパ性白血病や溶血性貧血，髄外造血など血液疾患，伝染性単核球症やマラリアなど感染症，悪性リンパ腫など腫瘍，その他がある．

下段：肝腫大にはわかりやすい基準はない．これは，肝が球形とはかなり異なり，軟らかく，形状の個体差が大きいためと考えられる．横断面では辺縁の鈍化などを診断根拠とするが，むしろスカウト像で全体的な大きさをみるほうがわかりやすい場合も多い．

急性肝炎など感染症，腫瘍，糖原病・アミロイドーシスなど蓄積病，髄外造血含む血液疾患などで腫大する．

図解 4 壁肥厚

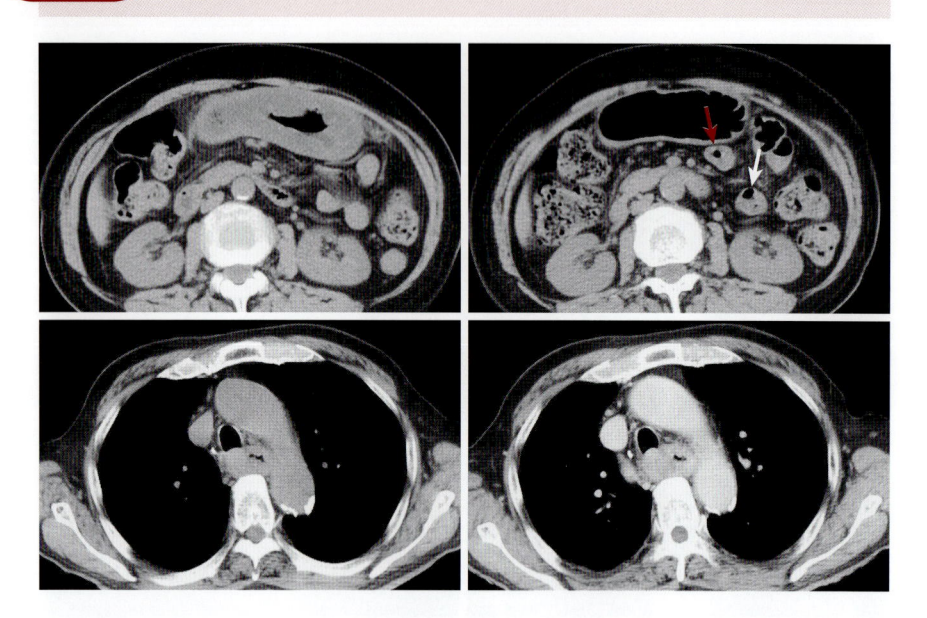

上段：アニサキスによる胃の壁肥厚．非造影CTで胃に広い範囲の壁肥厚（左）があり，周囲脂肪の濃度上昇を伴う．肥厚した壁は筋より低吸収で，細胞浸潤より浮腫の成分が主体とみられ急性炎症が示唆される．数日後の経過観察時の非造影CT（右）で壁肥厚はほぼ消失している．

管腔構造の壁は通常数mm未満であり，正常部との比較を含めCT上目立ってみえる場合は肥厚しているといえる．しかし，消化管においては蠕動による収縮時（上段右赤矢印）には拡張時（例えば上段右白矢印）よりも厚くなる．胃穹窿部から体部大彎では粘膜が折りたたまれることによりかなり厚くみえる場合もある．内容が空虚な消化管の壁肥厚は即断できないと考える．

下段：食道癌．胸部上部食道に全周性の壁肥厚あり．非造影CT（左）で全層が筋と同等のX線吸収を示し，造影（右）では全体に濃染する．実質性の壁肥厚と考えられる．

6 画像所見と臨床像の不一致に注意せよ

POINT ❶

- 救急・時間外に画像診断を行う場合は以下の手順を守ること
  - ▶臨床像の把握と画像診断適応の決定.
  - ▶臨床像に基づく読影.
  - ▶画像での異常所見に関連する**問診・診察**などの追加.
  - ▶臨床像のすべてが画像所見と矛盾しないか考察.
  - ▶矛盾の原因を考察.
  - ▶これらの過程で臨床像に関する新たな情報があれば画像を**再読影**.

- 一見して非造影CT所見と臨床像が食い違うことが多い疾患の例

  肺塞栓：造影（CTA）を行えば診断は容易だが，非造影CTで肺野のみをみると問題を指摘しにくい．まれではあるが血管内リンパ腫などでも同様．また，過敏性肺炎，ウイルス感染を含む間質性肺炎，中毒などでは肺野所見に比し著しく強い呼吸困難がみられる.

  腸間膜動脈血栓症：強い腹痛に対し，非造影CTではほぼ正常にみえる．圧痛に乏しいなど診察所見にも症状と矛盾するのが特徴.

  軽症または初期の急性膵炎：膵炎初期には膵腫大が唯一の所見となるが，膵臓の大きさは個人差があるため，比較できる画像がないと正常にみえることもある.

  大動脈解離による脳梗塞：麻痺，意識障害などは一致するが，異常な血圧，嘔気・嘔吐，胸痛など脳梗塞のみで説明できない症状がある.

POINT❷ 危険な短絡の例

- 主訴：上腹部痛，CT所見：胆石
  胆石の存在のみでは上腹部痛の原因とはいえず，鑑別診断には上部消化管病変，膵炎など消化器疾患のほか，急性心筋梗塞，肺炎なども含まれる．
  胆石が原因なら，画像では胆嚢の拡張，緊満，壁肥厚，周囲脂肪の濃度上昇などがみられる．
  CTにて胆嚢の位置が特定された後の診察では，大部分は圧痛が見いだせる．

- 主訴：発熱，CT所見：両側肺底部の気管支血管周囲影や浸潤影
  特に高齢者では肺炎像のすべてが活動性のある新たな肺炎を示すとは限らない．
  画像では過去画像との比較が有用．胆嚢炎，尿路感染，褥瘡などの除外も必要．
  症状・所見では喀痰，聴診所見との対比（気管支肺炎では呼吸雑音が目立つ，肺胞性肺炎では呼吸音減弱が主像）．

- 主訴：片麻痺，CT所見：なし
  脳梗塞と短絡すると胸部大動脈解離による梗塞例にt-PAを使用することにもつながる．
  画像では内頸動脈領域の広い梗塞であるにもかかわらず，中大脳動脈などに血栓が見いだせないことから気づかれることがある．
  症状・所見では胸痛，高血圧，低血圧，ショック，悪心・嘔吐など脳梗塞に非典型な事象があることが多い．

- 主訴：意識障害および喘鳴，CT所見：肺水腫
  心原性の病態以外にくも膜下血腫の可能性がある．
  画像では頭部CTを撮影すれば問題ない．
  心電図ではびまん性のST変化をみることが多い．心電図のみでの鑑別疾患は心筋炎などであるが，サイトカインストームのため肺水腫やST変化が起こるくも膜下血腫では血圧が高いことが多い．
  蘇生術でアドレナリンを使用した場合にも肺水腫がみられることがある．

図解 1-1 検討の流れの例

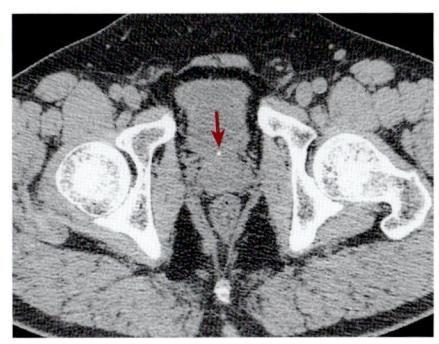

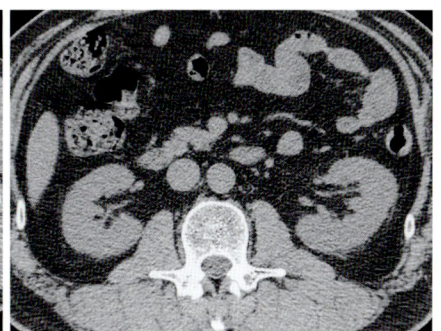

症例：30代男性．下腹部痛．一時嘔気があったが収まっている．触診では圧痛その他有意な所見なし．

CT所見：図左は非造影CTの膀胱付近．赤矢印付近に小さな高吸収がみられる．

不一致：臨床症状「下腹部痛および嘔気」から消化器疾患を念頭にCTを行ったが，画像所見では消化器には著変なく，膀胱内に小結石が疑われる．

臨床情報再検討：そこで再度問診すると腹痛は瞬間的に起こり，当初は左背部にも違和感があったとのことであった．

画像情報再検討：再度CT画像を検討すると，明らかな水腎はないものの，左腎周囲にわずかな毛羽立ち様の脂肪濃度上昇がみられる（図右）．

総合評価：左尿管結石が膀胱まで排石されたのちの状態と考えられた．

経過：結石は小さく，短時間のうちに尿とともに排出された．

コメント：尿路結石はCTでほぼ全例診断できるが，排石後の診断は画像のみでは困難なこともある．疼痛に関しては急激な発症は特に重要なポイントとなるが，結石などのほか，解離や出血を含めた血管性の病態を示唆することも多い．問診に際しては急性と急激の違いに留意する必要がある．

図解 1-2 検討の流れの例

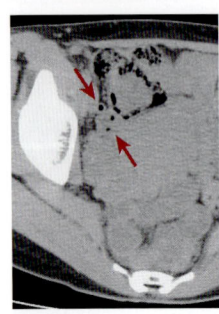

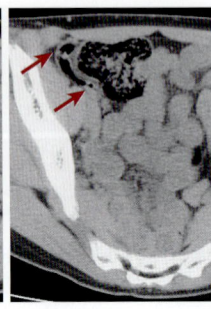

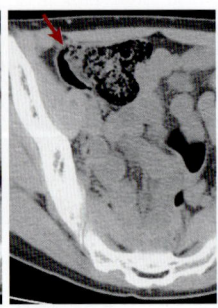

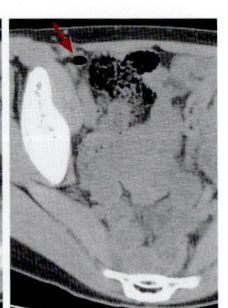

症例：30代女性．1日前からの上腹部痛．徐々に下腹部痛出現．明らかな圧痛はみられなかったが，疼痛が強く，急性虫垂炎など除外のためCTを施行．

CT所見：非造影CTの虫垂（赤矢印）付近．左から順に虫垂入口部から先端．虫垂は最大1cm程度と標準上限6mmより太い．

不一致：臨床所見は「マックバーニー点圧痛，反跳痛なし」であり，CT所見とは必ずしも一致しない．

臨床情報再検討：そこでCTでの虫垂の位置を参考に再度触診．やはり圧痛，反跳痛などはみられず．採血データでも炎症反応亢進がみられなかった．

画像情報再検討：再度CT画像を検討すると，虫垂は太いが内容は気体中心で，径も一定しない．すなわち，緊満はしておらず，入口部の閉塞はないと考えられる．壁にも肥厚がない．よって，虫垂炎の可能性は低い．

総合評価：虫垂炎は除外される．総合的に，他にも有意な所見はなかった．

経過：短時間の観察で症状も改善傾向であったため帰宅させたが，特に問題はなかった．

コメント：本例では画像のみ，臨床情報のみでも正しい結論が得られると思われるが，反復しながら総合評価することで確実性が高くなる．

図解 1-3　検討の流れの例

症例：80代女性．発熱を主訴に来院．経過中一時嘔気・嘔吐あり．右下肺野で呼吸音減弱．腹部の圧痛ははっきりしない（認知症あり）．

CT所見：右中葉，右下肺に air bronchogram を伴う浸潤影濃度があった．

不一致：CTでは嘔気・嘔吐を説明する所見がない．画像は必ずしも嘔吐に伴う誤嚥性肺炎の像ではない．

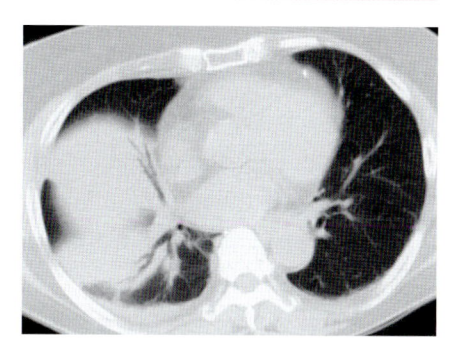

画像再検討：スカウト像（下段左）で右横隔膜が著明に上昇する．肺野の所見は肺炎ではなく，無気肺とも考えられる．だとすれば右上腹部に疼痛をきたすような疾患の可能性があるが，最尾側の断面（下段右）で胆嚢壁肥厚が見いだされた．

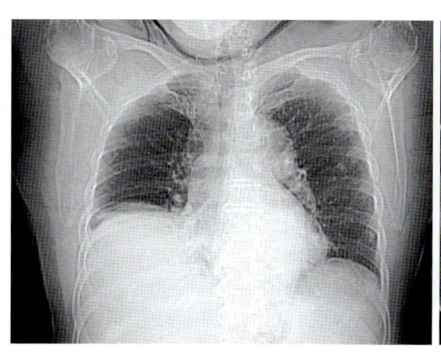

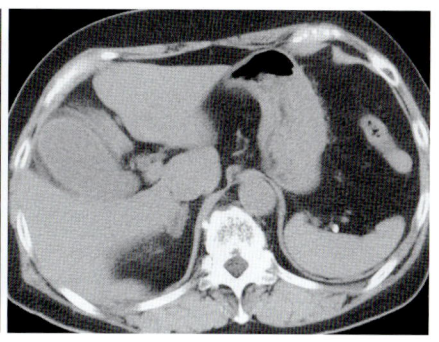

臨床情報再検討：USにて胆嚢内の結石．同部の圧痛が確認された．

総合評価：胆石胆嚢炎．

コメント：腹痛時には肺底にしばしば無気肺が起こる．発熱が主訴となっている場合，肺炎との鑑別は時に困難である．高齢者（特に認知症がある場合）の発熱では肺炎，胆道系感染，尿路感染，褥瘡の可能性は常に考慮したい．この例では「不一致」というより「臨床情報不十分」と認識すべきである．

図解 1-4 検討の流れの例

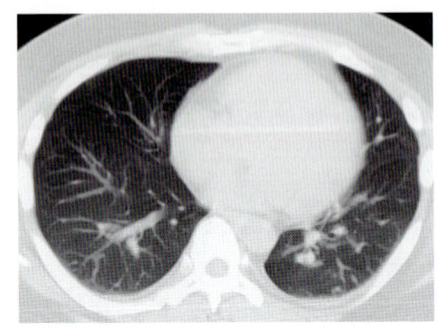

症例：60代男性．呼吸困難を主訴に来院．呼吸促迫はあるが，胸部聴診所見に著変なし．SaO₂低下，酸素投与で十分改善しない．血圧などは正常．

CT所見：肺野に異常なし．

不一致：肺野に呼吸困難の原因を示す所見がない．

画像再検討：この症例では造影剤副作用歴などのため造影CTは撮影されなかったが，肺動脈本幹は上行大動脈より太く（下段左），右室は心尖部まで分布（下段中央：右室拡大の所見）している．上下大静脈にも緊満があり，右心負荷があると考えられる．肺血流シンチグラフィー（下段右）にて肺塞栓が確認された．

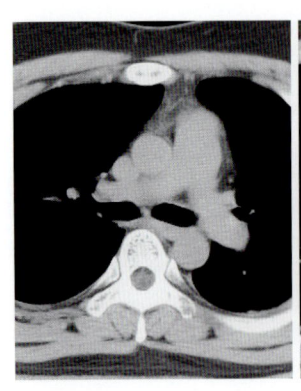

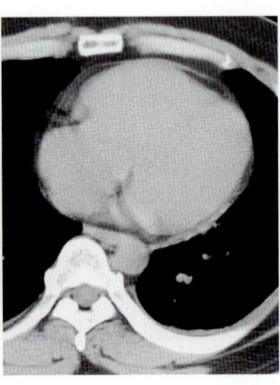

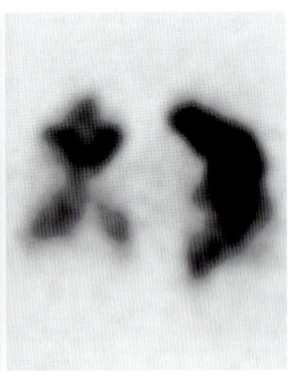

臨床情報再検討：FDP，D-ダイマー上昇，心筋虚血マーカー正常など．

総合評価：肺塞栓．

コメント：呼吸困難の原因には呼吸器疾患以外に循環器疾患，体液異常，代謝異常などがあるが，肺野に問題がない場合には他を考える必要がある．なお，気道異物に関しては一見正常なCT肺野像を呈することがある．

7 一つの画像を複数回読め

POINT❶ 3回の読影

❶撮影直後：
▶ 臨床症状に基づき，急性症状に関連する所見を重点的に読影．
▶ 外傷を含めた重症例では，気道，呼吸，循環，出血などに関する所見は意識して読影．

❷患者を帰宅させるとき，または，それまでに手が空いたとき：
▶ 急性症状に関連し，①臨床的に，②画像所見から鑑別診断の対象となる疾患が正しく除外されていることを再確認．
▶ 撮像範囲に含まれているなら，脳動脈瘤破裂，大動脈解離，肺塞栓，急性虫垂炎，消化管穿孔の可能性などについても意識して除外．外傷例では少量の体腔液貯留（＝出血）やCTで認識可能な軟部の腫脹，脂肪の濃度上昇（＝出血：特に頸椎周囲，腸間膜など）にも十分な注意を払う．

❸翌日など：
▶ これまでと同様の評価を繰り返すほか，急性疾患診断目的は無視してスクリーニング検査として再読影する．この時には腫瘤影など偶発的な所見にも十分な注意を払う．スクリーニングに慣れた画像診断医が読影することが望ましい．
▶ CT撮影には無視できない程度の被曝が伴う．CTが適応となった病態で被曝は正当化されているとはいえ，同じ画像が最大限に利用されなければならない．
▶ 偶発的に病変が発見された場合，必要な精査を行うことはもちろんであるが，一般的なスクリーニングの指針などを参考に，過剰診療にならないよう配慮する必要もある．

POINT❷ 重症外傷の場合

- **Secondary survey 前半**
  - ▶外傷診断手順により，頭部CTを優先して撮影した場合は，血腫，脳浮腫と脳ヘルニアの危険性を評価．
  - ▶気道損傷，気胸など気道，呼吸器の異常を評価．
  - ▶心嚢，胸腔，腹腔の液体貯留を評価．
  - ▶出血が疑われる場合は出血源を特定．
  - ▶大量出血につながる骨盤骨などの骨折をチェック．
  - ▶頸椎骨折など脊髄損傷や脊椎不安定性に関連する所見をチェック．

  以上は異常が見つかればただちに処置または追加検査（経過時間などにより必要がないと判断できる場合は除く），さらなる読影は並行して行う．

- **Secondary survey 後半，Tirtiary survey**
  - ▶それぞれの臓器，構造の評価．特に受傷機転，状況などを考慮する．
  - ▶損傷が見つかれば受傷機転を考察，それに基づき隣接構造の損傷は重点的に観察．
  - ▶消化管損傷では，受傷後短時間では所見がはっきりしないことが多い．

  CTを撮影した症例では，所見がなくても十分な時間（例えば数時間）経過を観察する．

  観察中状態が変化した場合，新たな症状・臨床所見が明らかになった場合などでは，それまでに撮像された画像の再評価も行う．**必要に応じ再検査も行う．**

- **帰宅前の再読影，翌日などの再読影は前項に準じる**

  病院到着時から継続してバイタルサインが安定しており，症状，身体所見などで重大な損傷が否定的であるが，除外のためにCTを撮像するのであれば，帰宅前など遅い時間の撮影がよい．体動防止など画質にも留意のうえ，外傷以外の病変も含めて読影する．

図解 1-1 救急での偶発発見病変例

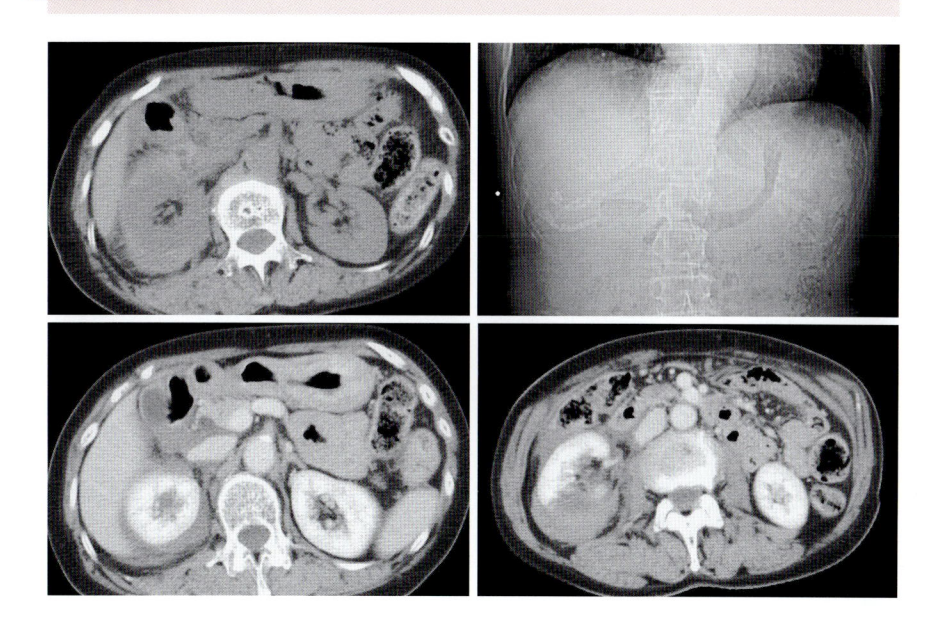

交通外傷にて搬送された症例

　非造影CTで右腎周囲に高吸収あり(上段左)，被膜下を中心とする血腫と考えられる．同じスライスで胃壁は全体に肥厚しているが，スカウト像(上段右)では体部から幽門前部に拡張不良があることがわかる．造影CTでは肥厚した胃壁は全体に濃染しており(下段左)，腫瘍性の変化と考えられる．腎下極側(下段右)には破裂・挫滅により造影不良となった損傷部が描出されている．

　本例ではCT撮像直後には胃病変には気づかれなかった．しかし，重症外傷例の当初の読影では気道・呼吸器・循環器の損傷，出血など生命維持に直結する所見，骨折やその他臓器損傷など外傷に関連する所見が優先して読影されるのはきわめて自然である．一方，CT撮影にはX線被曝もあり，撮像された画像は最大限に利用する必要がある．この目的のためには例えば(初回読影を放射線科医が行っていても)翌日放射線科医が再読影するなどの体制整備が必要である．

図解 1-2 救急での偶発発見病変例

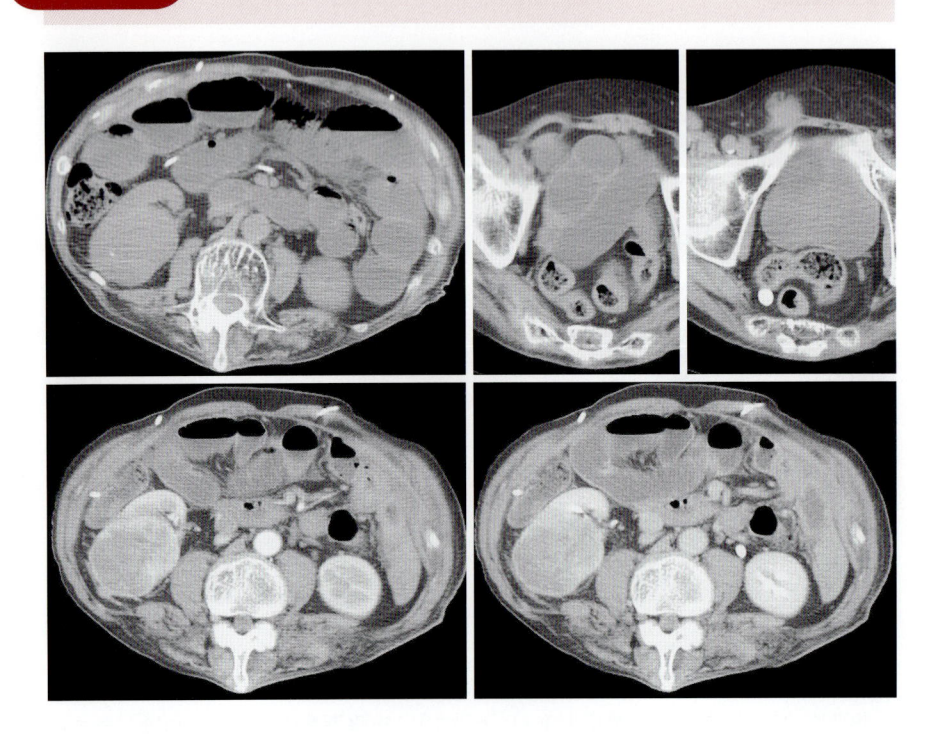

急性腹症にて搬送された症例

　非造影CTで，小腸に著明な拡張がみられるほか，右腎に腫瘤が疑われる（上段左）．右に鼠径ヘルニアがあり，これを原因とするイレウスと考えられる．これに関しては用手的還納が可能であった．なお，上段左の腹壁，腹腔内の高吸収はVPシャントチューブである（上段中央，右）．

　急性疾患が軽快した後，右腎腫瘤の評価のため行われたCTが下段である．数cmの辺縁明瞭・平滑で早期からよく濃染する腫瘤がみられる．腎細胞癌である．

　救急でのCTでは慢性疾患に関してただちに精査をする必要はない．当初は救命措置が最優先，次に急性疾患の治療が優先される．慢性疾患については，それ自体が急性の病態や短期予後に関連しない限り，精査，治療とも後日に行うのが妥当である．

図解 2-1 偶発発見腫瘍と対応

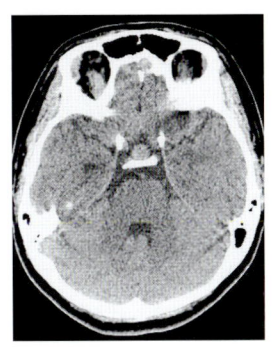

下垂体腫瘍
鞍上部腫瘍など近傍病変まで含めると比較的高頻度．

■**下垂体腫瘍**
発見のポイント
　救急では鞍上槽は重点的に観察すべき場所．
　鞍上槽に達する腫瘤やわずかに高吸収なトルコ鞍内腫瘤として発見される．
精査
　ホルモンレベルチェック
　　プロラクチン，IGF-1，FSH，LH．
　　デキサメタゾンで抑制後のコルチゾール．
　MRで精査：正確な位置，性状．
　視野検査，脳神経症状のチェック．
治療対象
　ホルモン異常，神経圧迫症状，増大傾向．

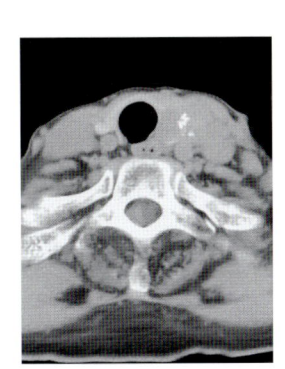

甲状腺腫瘍
非常に高頻度．

■**甲状腺腫瘍**
発見のポイント
　非造影CTで，正常甲状腺はヨード摂取のため筋より高吸収となるが，腫瘍はそれより低吸収であることが多い．また，石灰化が発見のきっかけとなることもある．
精査
　ホルモンレベルチェック
　　T_3，T_4，TSH
　　髄様癌ではCEA，カルシトニンも
　USで精査，必要に応じ，吸引細胞診
　不整・不明瞭な辺縁，非造影CTで低吸収，USで著しい低エコー，硬さ，浸潤，転移の所見などが悪性を示唆．＜14歳，＞70歳は要注意．
治療対象
　悪性またはその疑い．ホルモン産生はまれ．

図解 2-2 偶発発見腫瘍と対応

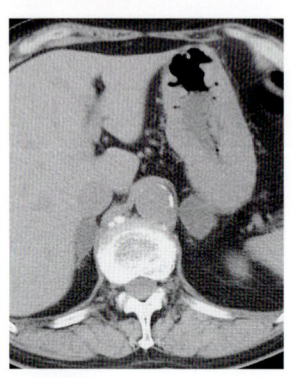

副腎腫瘍
画像検査での有病率は0.5〜5％程度.

■副腎腫瘍
発見のポイント
　副腎はごく小さな構造であるが，注目すれば比較的小さな腫瘤も辺縁の異常として捉えられる.
精査
ホルモンレベルチェック
　尿・血中メタネフリン，アルドステロン・レニンレシオ，コルチゾール，ACTH，デキサメタゾン抑制試験など
MR，シンチグラフィーで評価
　通常腺腫はCTで低吸収（CT値＜10），MRで脂肪の存在が証明される．増大傾向または＞4cmは悪性の可能性を考える.
手術適応
　褐色細胞腫，悪性またはその疑い，有症のホルモン異常（両側性を除く，なお無症候性例の手術適応には議論がある）.

その他の腫瘍
　検診の方法としてCTは，喫煙者における低線量CTによる肺癌のスクリーニング以外有用とはされていない．しかし，偶発的な悪性腫瘍の発見が予後の改善に寄与する可能性は低くない．浸潤・転移などの所見を伴えば悪性の診断は事実上確実といえるが，そうでない場合は検診受診歴・病歴なども考慮し，過剰診療にならない配慮も必要である.
　通常十分スクリーニングされないもの→肺癌，膵癌，卵巣癌
　CTでの偶発発見が多いもの→乳癌，肺癌，消化器癌，腎癌，肝腫瘍，リンパ腫
　急性症状と関連することが多いもの→肺癌，消化器癌，胆道癌，膵癌，肝腫瘍，リンパ腫

図解 3-1 最後にもう一度ここをチェック

● 鞍上槽

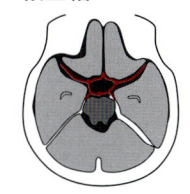

変形の有無：下行テント切痕ヘルニアのリスク
高吸収：動脈瘤破裂によるくも膜下血腫，中大脳**動脈**などの高吸収：血栓の存在
ウィリス輪：**動脈瘤**の存在
他のスライスでは正中偏位などにも注意

● 大血管

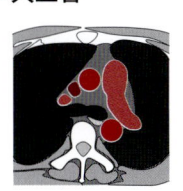

大動脈腔内の三日月状高吸収：解離
大動脈内のフラップ：解離
大動脈周囲脂肪の濃度上昇：血管炎など
肺動脈拡張：肺動脈高血圧，肺塞栓
肺動脈腔内の高吸収：肺塞栓
上下大静脈拡張：右心不全，肺塞栓など

● 心 臓

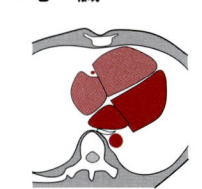

左房拡大：心不全，心房細動との関連
右心拡大：肺動脈高血圧，肺塞栓
心嚢液：急性では心タンポナーデ．時に心筋や冠動脈に所見があることもある

● 乳 腺

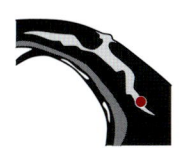

乳癌は有病率が高く，発見されれば比較的予後良好な腫瘍である
CTでは濃染される腫瘤，スピキュラを伴う腫瘤などとして描出される
定期検診が推奨されており，受診歴も参考にし，過剰診療にならない配慮も求められる

● 肺 野

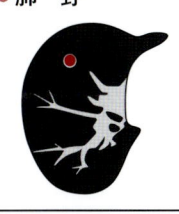

CTの直接の目的が肺・気道以外である場合，肺野の観察はおろそかになりがちである．一方，主病変が肺以外の場合も肺の合併症は多く，十分な評価が必要である
さらに，肺癌は早期発見困難であるために予後不良な腫瘍である．腹部CTの場合も検査範囲内で肺野を観察したい

| 図解 3-2 | 最後にもう一度ここをチェック |

● 腸間膜

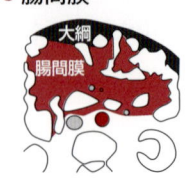

脂肪濃度上昇の有無，リンパ節腫大
　イレウスの場合は腸間膜脂肪濃度上昇は時に絞扼を示唆する．腹痛例では非造影CTの注意深い観察で血管系の異常に気づく可能性もある（特に腸間膜根部）

● 大　腸

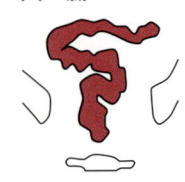

壁肥厚，拡張など
　小腸に比し，大腸はCTでその全長を観察することは比較的容易である．腹痛など腹部症状の症例では，症状と関連する疾患の有無を念頭に，それ以外では有病率の高い大腸癌の除外などを考慮し，観察したい

● 虫　垂

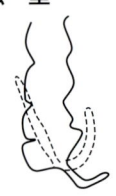

急性虫垂炎は頻度が高い疾患であるが，見逃されることも多い
　腹痛時のCTで他の原因が見いだされたときも正常虫垂を同定しておくことが望ましい
　なお，虫垂の向きは一定しておらず，時に左側にあるなど，位置も右下腹部とは限らない

● 膵　臓

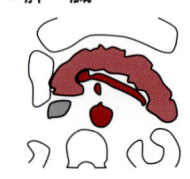

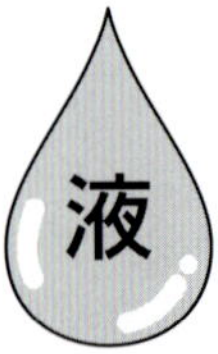

膵癌は検診時もUSなどで観察されるが，早期発見は容易ではなく，予後は不良である．CT，特に非造影CTの検出能は決して高くはないが，早期発見のよい機会と捉えて十分に観察したい．総胆管，膵管の拡張にも注意

● 腹水など

外傷では胸水，心嚢水も
　生殖年齢の女性では少量の腹水は生理的であるが，それ以外ではなんらかの異常を示唆する可能性がある
　外傷では少量であっても液体貯留は出血である可能性があり，特にCT撮影が受傷後短時間である場合には要注意である．
　併せて少量の気胸，腹腔内遊離ガス像についても再度チェックしたい

第2部

見落としが重大な結果につながることが多い疾患

見落としが重大な結果に
つながることが多い疾患

- 救急，時間外で扱う状況の大部分は急性疾患であり，慢性疾患の場合はその急性増悪である．診察時に悪化し続けていることも多く，そのような病態を見逃し放置すると，さらに悪化することが多い．
- これらには蘇生でいわれるいわゆるABC(D)に関連するものと，自然軽快が望めず加速度的に悪化する病態が含まれる．

ABC(D)に関するもの

- 蘇生術でいうAは急性**気道**閉塞に関連する病態である．比較的頻度が高い内因性の病態では急性喉頭蓋炎が重要である．外傷では気道損傷，気道内出血も重要であるが，これらはCT検査以前に十分に評価されていることが原則である．

- Bは急性**呼吸**不全に関連する病態であるといえる．その中で初期診断が重要となることが多いものとしては，両側気胸，緊張性気胸，急性の肺炎症性疾患，肺外傷などが挙げられる．緊張性であるかどうかにかかわらず，気胸の診断にCTは必ずしも必要ないと考えられる．緊張性気胸は徒手的診察で，気胸およびその経過観察はX線写真で行うのが妥当である．肺の炎症性疾患のうち，ウイルスなどの感染を含む間質性肺炎ではX線写真，CTいずれでもごく淡い濃度変化がみられるのみで認識が困難なことも多い．最初の読影で異常を見いだせなくても，そのことと矛盾する臨床所見を重要と考え，慎重に診断する必要がある．このようなアプローチは肺塞栓を見落とさないためにも重要である．外傷に関しては合併損傷や経過中に合併する感染など含めた合併症にも留意して評価する必要がある．

- C**循環**に関しては，各種梗塞・血栓症および出血や血管の破綻・損傷が重要である．後者には動脈瘤や動静脈奇形や解離に関連する内因性，外傷に関連する出血や血管の破綻・損傷がある．梗塞，血管閉塞では短時間のうちに二次的な臓器損

傷が進行することとなり，血管の破綻・損傷では自然に止血しない限り出血は続き，やがてショック，さらにそれに伴う多臓器不全が起こってくる．すなわち，出血は一瞬にして起こる病態ではなく，瞬間的に始まり，悪化を続ける病態といえる．なお，動脈解離では破裂に伴う出血も真腔閉塞などに伴う虚血も起こしうる．
- これら血管・血流に関連する病態はいずれにしてもタイムリーな治療開始が必須であり，救急・時間外では常にそれらの可能性を考慮しつつ，診療を進めることが重要である．

- Dは外傷に関してはガイドラインでも取り上げられている．**中枢神経**系の病態では頭蓋が閉鎖空間であるために血腫，浮腫などの圧迫による障害の拡大があることを考慮する必要がある．すなわち，一次損傷の部位は大略非可逆的であるが，それらの圧迫による二次損傷は減圧開頭などにより回避可能な場合がある．外傷以外では出血と比較的広い範囲の脳梗塞が問題となるが，萎縮がなく頭蓋容積に余裕がない若年の患者で特に重要である．血腫も浮腫も初回検査以後増悪することもあるため，時間経過に留意した対処が必要となる．

自然軽快が望めないもの

- ABCDに関連しない病態では悪化傾向が強いもの，特に自然軽快が望めないものを考える．
- 急性虫垂炎は救急医療の視点では自然軽快が望めず，悪化傾向が続く疾患の一つである．急性虫垂炎では虫垂入口部の閉塞があり，それが炎症発生の発端となると考えられるが，いったん炎症が起こると，それによる浮腫性の壁肥厚で入口部閉塞は悪化，内圧は上昇，静脈血流を中心に還流が低下，腔内への分泌物が増加，内圧がさらに上昇と悪循環となり，破裂するまで軽快しない．破裂すると汎腹膜炎など広範な感染となるが，発症後の時間とともにその危険は増大する．的確な早期診断と早期治療開始が必要となる．一方，診断の基本的所見は入口部の閉塞に伴う腔の拡大と炎症に伴う壁肥厚，周囲への炎症の波及所見となるが，いったん破裂すると虫垂自体の所見は軽快し，認識困難になることも多い．また，臨床的には右下腹部痛などが典型的であるが，病初期には上腹部痛が主体で直接的には可能性を想起することができない．したがって，病初期，破裂後とも診断困難

な場合がある．ほかの消化管破綻を伴う病態も広範な感染を伴うこととなり，的確な診断が必要である．
- 同様に咽頭周囲膿瘍では，周囲に気道や頸椎−頸髄など重要な構造が多く，炎症の波及があると危険である．
- 一般に，炎症，感染の初発の臓器ではそこから外へ進展するまでの間に，炎症波及に対する複数の比較的強固なバリアがあるが，いったん，それが破綻すると，比較的容易に広範囲に広がることになる．腹腔，胸腔ではバリアが全く存在しないが，頸部間質や縦隔でもバリアとなる構造には乏しい．外傷でも咽頭，中枢気道，食道などの損傷により感染物が間質に入り込んだ場合には縦隔洞炎となり，放置すれば死に至ることもある．

- 以上，比較的見逃されやすく，見逃すと重大な結果を引き起こす病態を列挙した．救急・時間外では，これらについては症状，臨床所見の如何にかかわらず，意識して除外する必要がある．
- 筆者が学生のころ，婦人科で「どんな症状を訴えていても女性を見たら妊娠を疑え」と習った．風邪症状でも皮膚症状でも，というのである．指さし確認の精神で，可能性につき常に意識的に除外診断を行うように心がけたい．

本章で取り上げる病態

❶ 内因性くも膜下出血
❷ 脳ヘルニアとそのリスク
❸ 大動脈解離
❹ 大動脈瘤破裂
❺ その他の内因性の出血
❻ 肺塞栓
❼ 急性血管閉塞（急性心筋梗塞・急性冠動脈症候群，四肢動脈血栓症，腸間膜動脈塞栓症，腸間膜静脈塞栓症，腎梗塞，脾梗塞）
❽ 絞扼性イレウス
❾ 急性虫垂炎
❿ 消化管穿孔
⓫ 咽頭周囲膿瘍，急性喉頭蓋炎
⓬ 気胸，縦隔気腫，皮下気腫

そのほかに考慮すべき病態

- 低血糖，ケトアシドーシス，血糖関連の異常，その他
- 甲状腺クリーゼ，副腎クリーゼ，内分泌関連の異常，その他
- 急性腎不全，電解質異常
- 薬物中毒，薬物副作用
- 髄膜炎，ギラン・バレー症候群，中枢神経系急性炎症性疾患，その他
- 緑内障，眼科的外傷
- 高病原性鳥インフルエンザなど新型ウイルス感染
- 急性膵炎（重症および劇症）
- 妊娠合併症
- 精巣・卵巣など消化管以外の軸捻転
- 外傷時の少量の出血（特に受傷後短時間でのCTの場合）
- 外傷時の感染のリスク（消化管，中枢気道，耳鼻科領域・歯科領域の外傷）

内因性くも膜下出血

原因

- 頭蓋内の血管病変により血管が破綻して，くも膜下腔に出血する．
- 原因としては脳動脈瘤破裂が大多数．動静脈奇形などの血管奇形，もやもや病，血管炎，脳出血からの波及，その他もある．

病態

- 動脈瘤は局所の血管の脆弱性や血行動態により，血管の分岐部や屈曲部に形成される．時に解離に続発することもある．
- いったん形成された動脈瘤は増大する傾向にあり，それに伴い破裂の危険が増大する．
- 動静脈奇形は先天的な形成異常であるが，血流が増加すること，動脈血流がより弱い静脈に直接かかることにより破裂する．
- これらの場合は破裂により動脈血圧での出血が起こる（通常比較的大量）．
- 血腫の存在自体は髄膜刺激を起こす（頭痛，頸・背部・下肢痛，項部硬直，悪心・嘔吐）．
- 出血が大量であれば脳圧が亢進する（頭痛，意識障害，悪心・嘔吐）．
- 脳圧が脳灌流圧を上回ると意識障害，痙攣が起こる．
- 血腫の変性などに伴って放出される物質によって血管攣縮が起こると，脳の虚血や梗塞が起こる（意識障害，麻痺，死亡）．
- 放置すれば高率に再出血する．その場合，血管攣縮のリスクが特に高い．
- 強い疼痛のため，交感神経が極度に刺激される（心電図異常，肺水腫）．
- 血腫により髄液の還流・吸収が阻害され，正常圧水頭症が起こる．髄液吸収の阻害はくも膜顆粒周囲の二次的炎症・瘢痕収縮によっても起こる．

治療の目標

- 再出血の防止が最も重要(血圧コントロール，動脈瘤コイリング・クリッピング，血管奇形など塞栓術，手術).
- 全身管理，血管攣縮など合併症予防・治療.
- 正常圧水頭症が生じればドレナージ(腰椎または脳室)，脳室腹腔シャントなどが行われる.

症　状

- **突然の強い頭痛**が基本症状.「ハンマーで殴られたように突然の」「今まで経験したことがないような強さの」と形容されるが，頭痛は軽く，一過性のこともある．頭痛のピークは10分以内とされる.
- 突然の頭部の圧迫感や突然の比較的軽い頭痛として発症する場合もある.
- 突然ではない発症もあるが，1時間以内に最強に達し，自然に改善しない.
- 意識障害. これで第三者により発見されることもある.
- 意識障害に伴う外傷.
- 悪心・嘔吐．悪心を伴わない嘔吐.
- **項部・頸部・背部痛，下肢痛，項部硬直など髄膜刺激症状**がみられることが多い.
- 血圧は通常上昇.
- しばしば心電図異常，肺水腫がみられる(特に意識障害時に注意).
- 痙攣.
- 羞明.
- 麻痺，構音障害，知覚障害，複視，視野欠損などの神経症状．血腫による圧迫，動脈瘤による圧迫，脳圧亢進や血管攣縮に伴う虚血により起こる.

前駆症状

- 頭痛．時に予告出血による頭痛があり，その場合，通常のくも膜下出血に比し軽度で改善傾向があるが，突然の頭痛として発症する．悪心・嘔吐，羞明，項部痛などを伴うこともある.
- 眼痛.
- 複視，視野欠損.

- 脳梗塞(動脈瘤内での血栓形成，動静脈奇形やもやもや病でも起こる).
- 麻痺，知覚障害は梗塞のほか，動脈瘤による脳の圧迫でも起こる.

以下を伴う頭痛は特に注意

- 40歳以上で初発(経験したことがないタイプの頭痛を含む).
- 目撃者のある突然の意識障害.
- 頸部痛，項部痛，項部硬直.
- 労作時の発症.
- 救急車で来院.
- 嘔吐.
- 高血圧：拡張期血圧≧100mmHgまたは収縮期血圧≧160mmHg.

見落とさないために

1. 臨床編
- 「突然の」「今まで経験したことがない」がキーワード.
- **強くない頭痛や圧迫感などでも上記が当てはまればCTを考慮.**
- 頭痛を訴える場合，くも膜下出血を疑わないとしても，救急・時間外診療では**髄膜刺激症状，項部硬直**は必ずチェック(あればCT，**腰椎穿刺**).
- 意識障害の場合は中枢神経以外の原因を除外したのちCT.
- 意識障害＋神経症状などでは脳卒中としてCTで評価.
- 意識障害＋心電図異常(特に広範囲のST変化)，意識障害＋血圧上昇ではくも膜下出血も鑑別診断に含まれる.
- 外傷例ではその原因としてくも膜下出血による意識障害などを考える.
- 頭痛患者を帰宅させる前に，動脈瘤の再出血の死亡率が非常に高いことを想起する(慢性頭痛に対する過剰診療も不可).

2. 他の疼痛でも
- 疼痛に関しては，いつから，どこが，どの程度，どのように痛むか，起こり方が突然であったか否か，初発後の変動，症状を悪化させる，または改善する要因，前駆症状の有無などを聴取し，必ず記載するようにする.

3. CT編
- 通常，発症1日以内に撮影すればCTの診断能は高い.

- 予告出血や出血がごく少量の場合CTで必ず描出されるとは限らない．**鞍上槽付近でウィリス輪に着目し注意深く観察すると**，動脈瘤そのものが動脈瘤好発部位近傍に見いだせる場合がある（ただし読影に時間をかけるより腰椎穿刺などを行ったほうがよい．CTのみで終わる場合は十分注意）．
- **発症翌日以後のCTの検出能は高くない**（翌日以後まで受診を待てるような軽症例の割合が多くなることも一因である：腰椎穿刺などを行う）．
- **髄膜刺激症状**があればCT陰性でも**腰椎穿刺**を行う（髄膜炎も除外）．
- 「突然の」「今まで経験したことがない」など発症様式や血圧上昇，救急車での来院その他から**臨床的にくも膜下出血を疑う場合**，CTが陰性でも積極的に腰椎穿刺（血性髄液またはキサントクロミーがみられる）やMR（T2*強調像やサセプタビリティ強調像でわずかな血腫が，MRAで動脈瘤などが描出される）を行う．動脈瘤に関してはCTAも有用である．
- 脳内血腫や硬膜下血腫を合併する例もある．そのような血腫周囲にもくも膜下出血が伴わないか十分注意する（あればMRA，CTAを行う）．
- 外傷例で脳槽の一様な高吸収，大量のくも膜下出血は内因性の可能性を考える．

図解 1-1　基本の画像

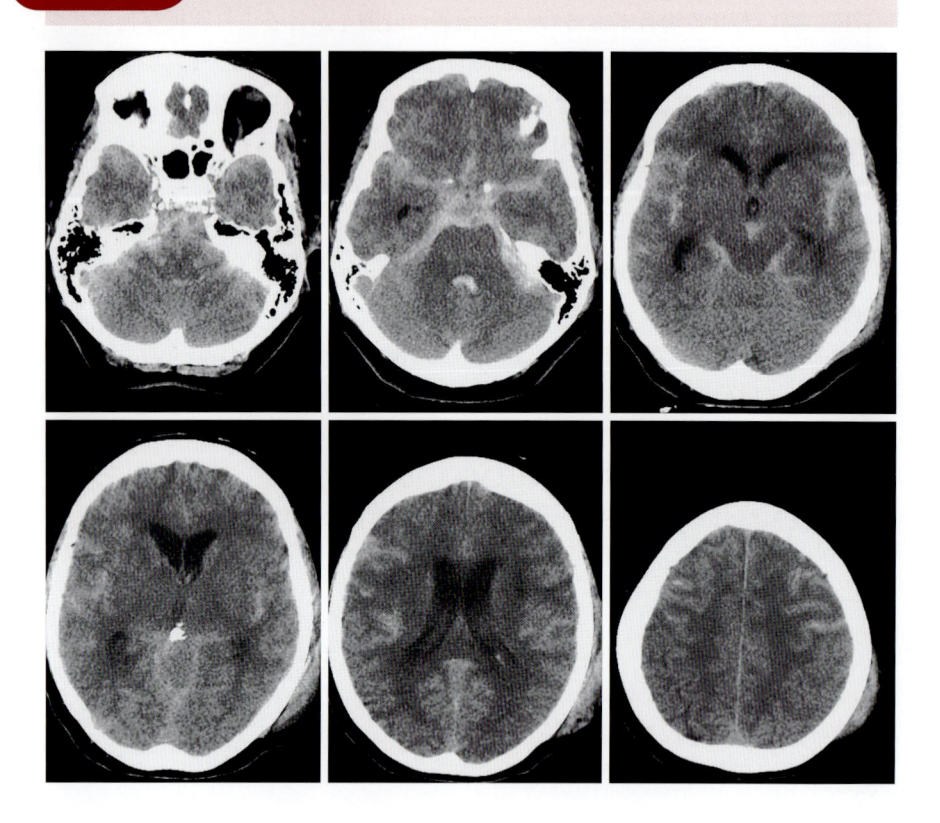

動脈瘤破裂は，太い血管の破綻であり，それに伴うくも膜下出血の出血は大量となることが一般的である．

これは意識不明の状態で発見された中年男性．

非造影CT（上段左が尾側）でほぼすべての脳槽，脳溝が高吸収となっている．脳溝に比し側脳室は大きいが，これは交通性水頭症の所見で，しばしばくも膜下出血に合併する．

この例では左側頭部の皮下にも血腫がみられるが，意識消失に伴う外傷と推測される．

1 内因性くも膜下出血

図解 1-2 基本の画像

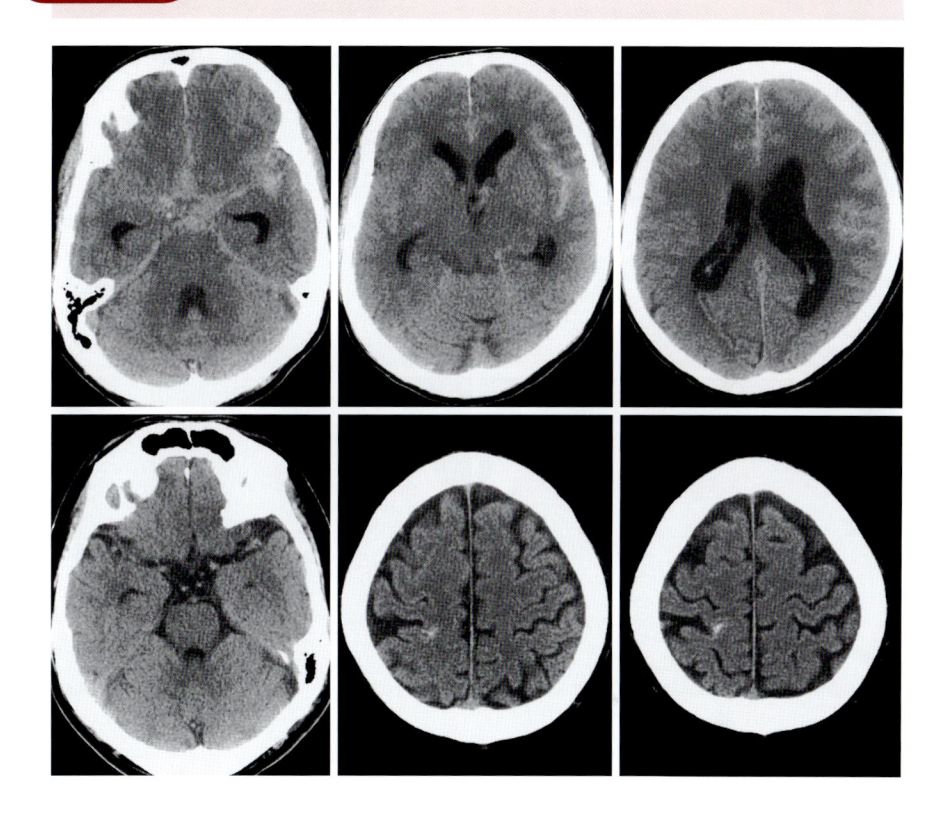

　上段の例でもくも膜下出血は広い範囲に分布するが，左シルビウス裂に目立つ．血腫の分布は発症後CT撮像までの体位などにも影響されるため必ずしも破裂動脈瘤の位置を示唆するとはいえないが，この例では左中大脳動脈分岐部に動脈瘤がみられた．

　外傷性くも膜下出血では破綻する血管が末梢の小血管であり，軽症例では出血量は比較的少ない．下段は筆者自身が自転車で転倒したときのもの．血腫は鞍上槽にはみられず，右の脳溝に少量みられるのみである．

なお，少量のくも膜下血腫であっても外傷歴がなければ精査が必要である．

第2部 見落としが重大な結果につながることが多い疾患

図解 2-1 横断像で動脈瘤のみえる位置

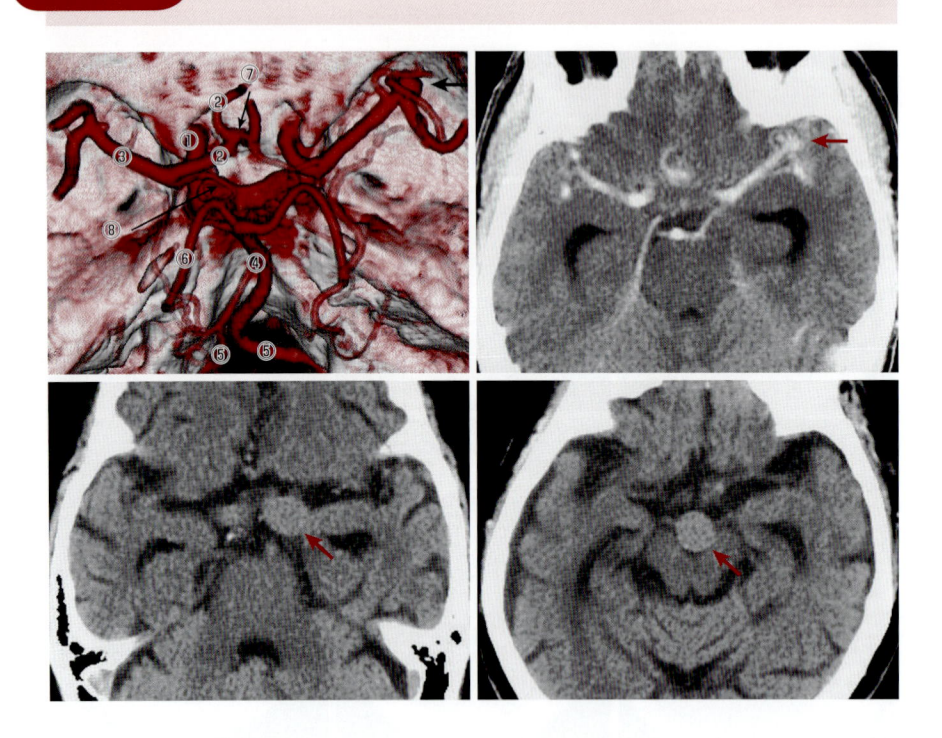

　上段左はCTAの3D画像(上からの像をCT断面に合わせて左右反転)．脳の主要な血管は，①内頸動脈，②前大脳動脈，③中大脳動脈，④脳底動脈，⑤椎骨動脈，⑥後大脳動脈，⑦前交通枝，⑧後交通枝である．動脈瘤はこれらの分岐部・合流部にできることが多い．中大脳動脈分岐部，椎骨動脈−後下小脳動脈分岐部などを除き，動脈瘤の好発部位は鞍上槽付近である．この例では左中大脳動脈分岐部に動脈瘤(黒矢印)がみられる．上段右は左と同じ症例の造影CT．動脈瘤は中頭蓋窩吻側端付近にある(赤矢印)．
　下段左は非造影CTで描出された**左内**頸動脈後交通枝分岐部の未破裂動脈瘤(赤矢印)．下段右は非造影CTで描出された脳底動脈分岐部の未破裂動脈瘤(赤矢印)．

動脈瘤の大部分はウィリス輪を含め，頭蓋底の血管分岐部にできる．

1　内因性くも膜下出血

図解 2-2　横断像で動脈瘤のみえる位置

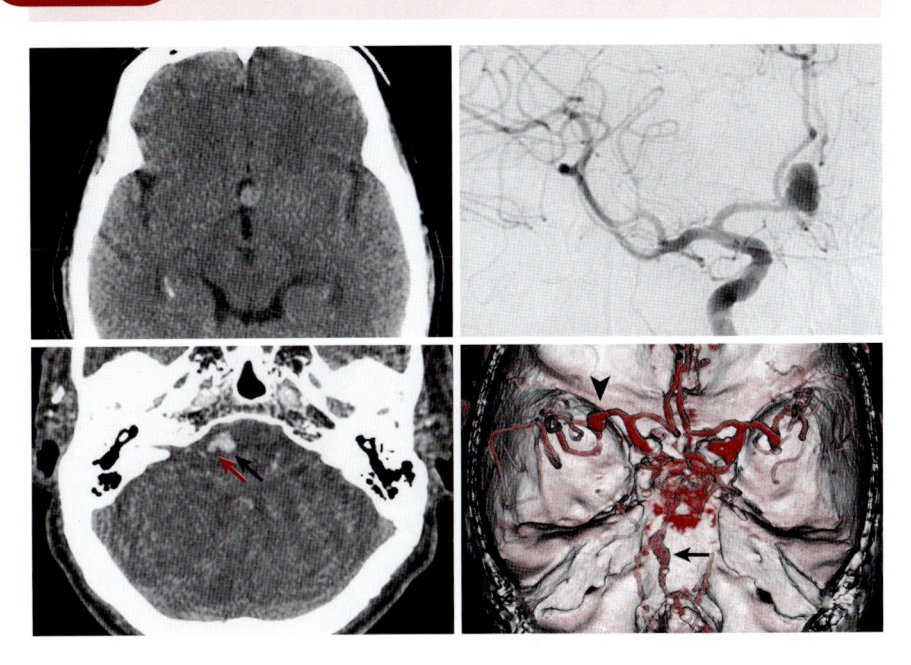

　上段：前交通枝動脈瘤．血管造影（上段右）では前交通枝の位置に1cm弱の大きな動脈瘤が捉えられている．これは，1週間前に突然の強い頭痛があった症例．非造影CTでくも膜下出血はみられないが，前交通枝の位置に動脈瘤とみられる軽度高吸収の小腫瘤影が捉えられている．**前交通枝の位置は鞍上槽やや前方（吻側），やや頭頂側である**．発症当日の検査でない場合，CTでのくも膜下出血の検出能は低下する．「突然」という発症様式に特に注意する．

　下段：右中大脳動脈および右椎骨動脈−後下小脳動脈分岐部の動脈瘤．CTA（左：横断像，右：VR像）左：黒矢印は椎骨動脈−後下小脳動脈の，右：黒矢頭は中大脳動脈の動脈瘤．左：赤矢印は右後下小脳動脈である．椎骨動脈から脳底動脈は後頭蓋窩の脳幹腹側を走行する．この領域では，後下小脳動脈起始部と脳底動脈遠位端の動脈瘤が多い．

　非造影CTで動脈瘤自体を指摘することは容易ではないが，その努力は見落としを減らすことに寄与すると考えられる．

図解 3-1 少量くも膜下出血の例

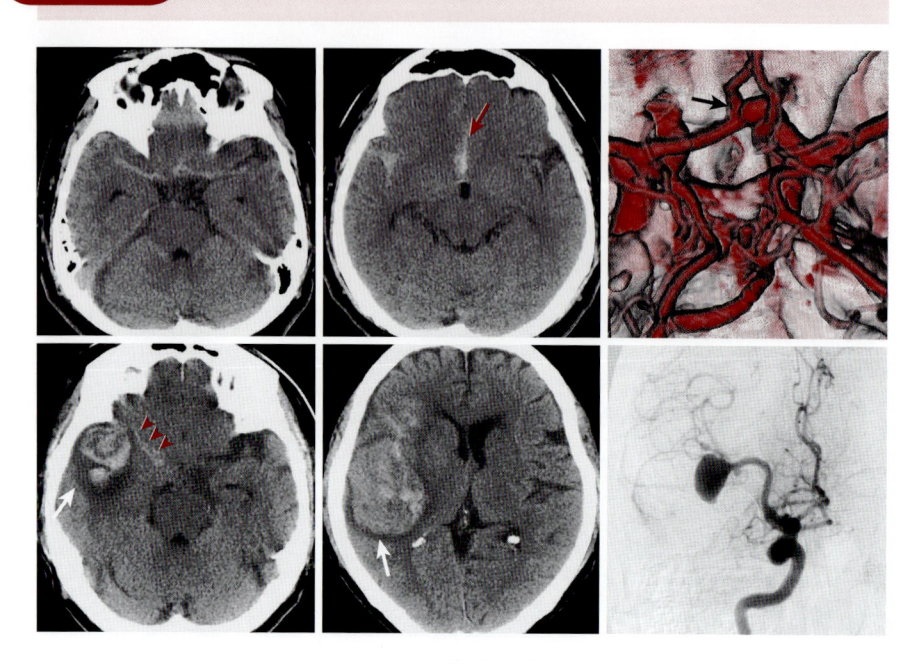

　上段：前交通枝動脈瘤による比較的少量のくも膜下出血．前交通枝の位置はウィリス輪の前端で鞍上槽よりわずかに吻側（前）となる．したがって，ごく少量の出血の場合，大脳半球間裂隙下端後頭側（中央：赤矢印）にみられることが多い．この例では鞍上槽全体を埋めるような出血はみられない（左）．CTA（右）では動脈瘤は黒矢印の部に描出されている．

　下段：右中大脳動脈分岐部動脈瘤破裂例．左不全麻痺，構語障害，頭痛で発症．この例では右側頭葉の皮質下血腫（左，中央：白矢印）が目立つ．これによる圧迫で鞍上槽は変形し狭くなっており，テント切痕ヘルニアが切迫していることがわかる．右シルビウス裂（左：赤矢頭）に少量のくも膜下出血もみられる．動脈瘤破裂を疑って血管造影（右）を行ったところ，中大脳動脈分岐部に大きな動脈瘤が見いだされた．

　少量のくも膜下出血は動脈瘤近傍に分布することが多く，その分布を念頭に観察すれば見落としが少なくなる．

1 内因性くも膜下出血

図解 3-2 少量くも膜下出血の例

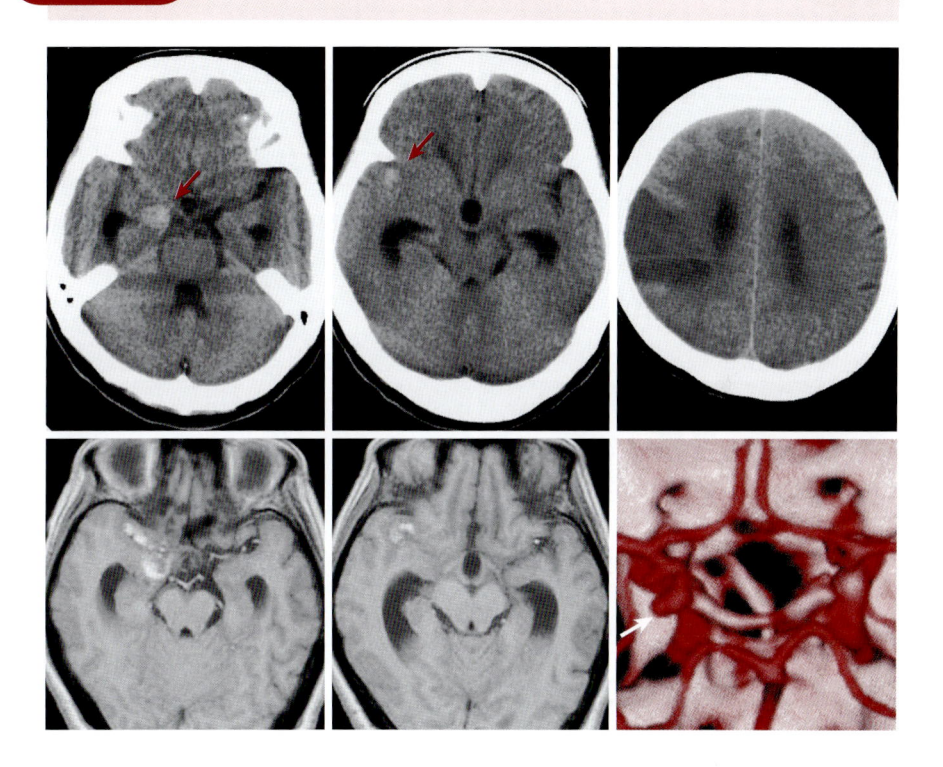

　左片麻痺，見当識障害で来院した例．前日強い頭痛があったという．非造影CTで右前頭-頭頂葉（上段右）に梗塞巣とみられる低吸収域あり．対側に比し脳溝が消失しており，浮腫があると考えられることから急性期の梗塞と考えられる．これに加え，右シルビウス裂，鞍上槽右には高吸収（上段左，上段中央：赤矢印）あり．梗塞巣内には高吸収なく，出血性梗塞とは異なり，くも膜下出血と考えられる．

　少量のくも膜下出血はCTでは時に認識しにくいが，MRではT1強調像（下段左，下段中央）での高信号，T2*強調像での低信号として描出される．

　動脈瘤はCTA（下段右）では右後交通枝分岐部（白矢印の付近）に捉えられている．なお，梗塞はくも膜下出血に伴う血管攣縮によるものと考えられる．

79

図解 4　動脈瘤破裂以外の内因性くも膜下出血の原因

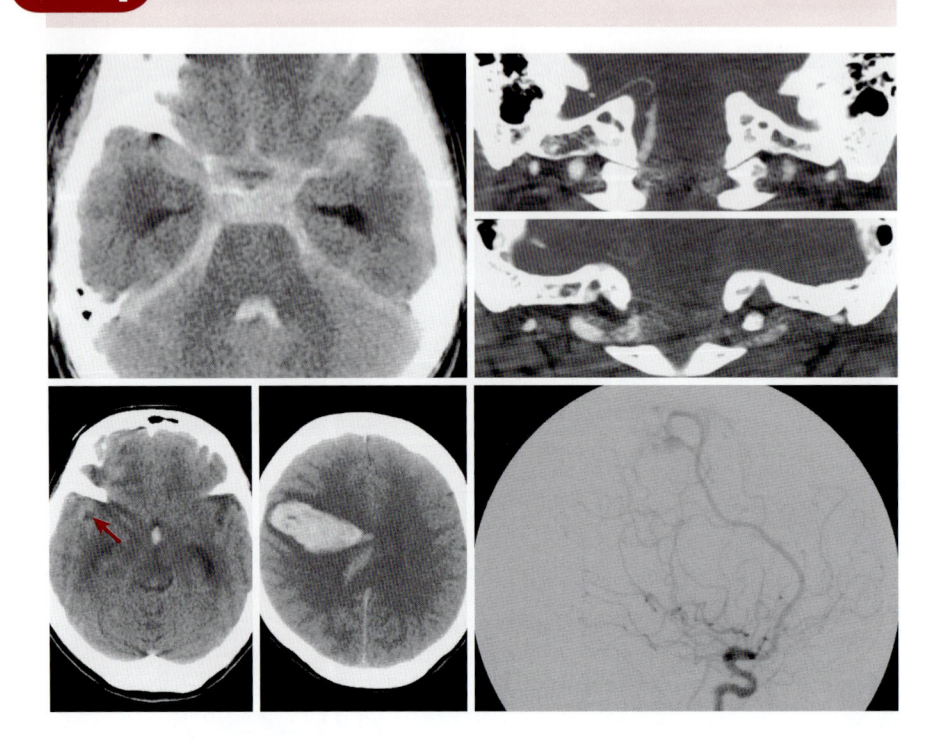

　上段：脳動脈の**解離**もくも膜下出血の原因となる．脳動脈解離はほかの小動脈解離と同様に出血よりは閉塞が問題となることが多いが，時にくも膜下出血の原因となる．上段の例では脳槽に広く血腫が分布し，第4脳室内にも侵入している（左）．CTAでは，頭蓋内に入るレベルで**左椎骨**動脈が造影されなくなっている．偽腔が明瞭に描出されているわけではないが，解離による出血と考えられる．

　動静脈奇形もくも膜下出血の原因となるが，通常は脳実質内の血腫が主像となる．下段は頭痛，左片麻痺，見当識障害で発症した症例だが，くも膜下出血は左：赤矢印の付近の少量で，右前頭葉皮質下の出血および脳室内の血腫が目立つ．右内頸動脈造影側面像（右）では中大脳動脈領域の太い異常血管と，静脈の早期造影が捉えられている．なお，動静脈奇形の出血がくも膜下出血のみになる場合は，動脈瘤の好発部位と異なる部位にみられることもあり，見落とされる可能性がある．

図解 5　内因性と外傷性の鑑別

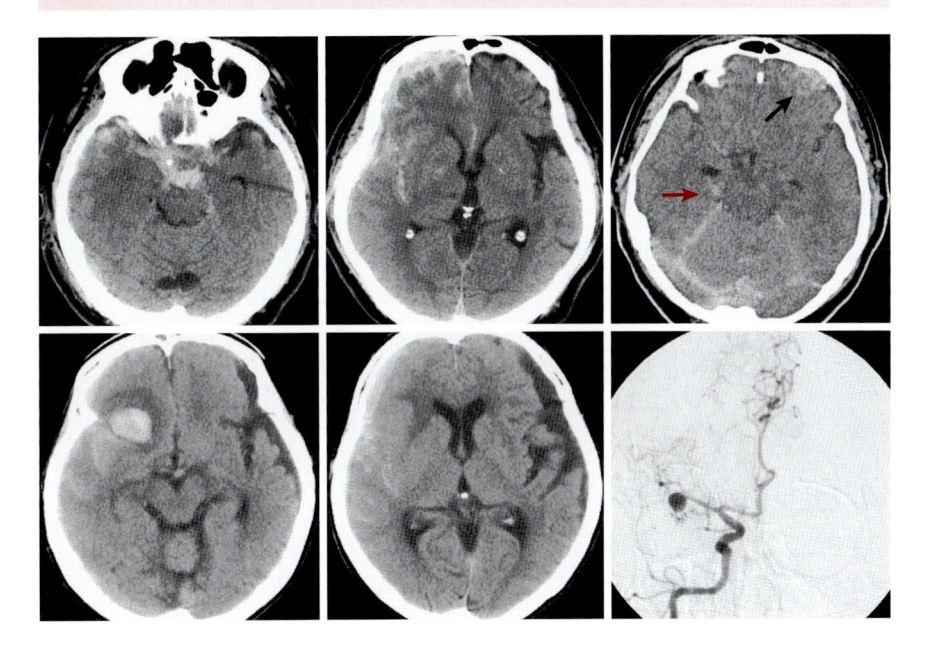

　外傷性くも膜下出血では硬膜下血腫，硬膜外血腫，挫傷性出血など，くも膜下腔以外にも多彩な血腫を伴うことが多い．

　上段左，中央は交通外傷例で硬膜下血腫，くも膜下出血がみられる．くも膜下出血は少量ではなく，動脈瘤破裂・くも膜下出血・意識消失に伴う外傷の可能性も考慮される．上段右も交通外傷例であるが，赤矢印の部に少量のくも膜下出血がみられる．近傍小脳天幕が厚くみえるのは硬膜下血腫による．黒矢印の部にもくも膜下出血，挫傷性出血あり．

　下段は右中大脳動脈分岐部動脈瘤破裂例であるが，くも膜下出血のほか，皮質下出血，硬膜下血腫も伴っている．

多彩な出血の混在は外傷を示唆するが動脈瘤破裂を否定する根拠にはならない．

2 脳ヘルニアとそのリスク

定　義

- 脳ヘルニアは脳の一部が正常の位置からほかに脱出した状態である．テント切痕ヘルニア，小脳扁桃ヘルニア，大脳鎌下ヘルニア，蝶形骨縁ヘルニアがある．前二者では脳幹その他の圧迫を生じ，短時間に重症化する．特にテント下切痕ヘルニアは遭遇する機会も多く，救急での重要性が高い．

原　因

- 占拠性病変
    - ▶血腫，腫瘍などの腫瘤のほか，脳浮腫なども原因となる．
    - ▶頭蓋腔の中で脳圧が不均等に亢進することが直接の原因である．

病　態

- テント切痕ヘルニアでは，テント前縁部を越えて側頭葉内側部が嵌入する下行性と，小脳の一部が押し上げられてテント前縁部を越える上行性とがある．よく遭遇するのは前者である．
- いずれの場合もテント前縁と斜台などで形成されるテント上，テント下の移行部は狭いため，嵌入物により脳幹や後大脳動脈などの血管が圧迫される．
- 小脳扁桃ヘルニアでは小脳下部が大後頭孔に嵌入する．延髄が圧迫される．
- 大脳鎌下ヘルニア，蝶形骨縁ヘルニアは通常特定の構造の圧迫を伴わず，病態としてよりも占拠性病変の存在やmass effectを示す所見としての意義が大きい．

治療の目標

- いったん完成した脳ヘルニアの治療は困難である．
- 進行が緩徐な例では呼吸抑制などに対処しつつ，原因疾患の治療を行うことによ

り，不可逆的変化を最小限にすることができる．
- 急性の病態が対象となる救急では，脳ヘルニアは急激に進行する．
- 救急では切迫例，早期例の漏れのない拾い上げと，その時点での減圧開頭を含む治療や進行予防が主眼となる．
- ただちに手術とならない場合も慎重に経過観察する必要がある．

症　状

- 意識障害の出現や進行．
- 呼吸抑制，自発呼吸消失．
- 動眼神経麻痺，同側または対側瞳孔散大，片麻痺，病的反射（テント切痕ヘルニアの場合）．
- 除脳硬直（テント切痕ヘルニアの場合）．

原因疾患の症状

- 意識障害．
- 片麻痺．
- 頭痛，悪心・嘔吐，その他，脳圧亢進の症状・所見．

見落とされないために

- 救急では脳ヘルニアは急速に進行することが多いため，画像として**脳ヘルニアの状態になる前に診断する必要がある**．
- 頭蓋内以外の出血や外傷では，乳幼児を除けば高齢になるほど重篤化する可能性が高くなる．脳ヘルニアのリスクに関しては，頭蓋の容量に余裕がない若年者に高い場合があり，年齢因子が盲点になりやすい．
- 画像の読影の時点で，発症または受傷後の**経過時間**が重要なポイントとなるが，診察，撮影，読影に関わるすべてのスタッフの間で十分に情報を共有する必要がある．
- 外傷では併存するほかの損傷に気をとられ評価がおろそかになる場合がある．

注意すべき点

- CT撮影が発症または受傷後短時間．

- 動脈性の出血が想定される病態.
  - ▶高血圧性出血(一般的な脳内出血の大部分).
  - ▶急性硬膜外血腫.
  - ▶動静脈奇形などによる出血,動脈瘤破裂に伴う脳内出血.
  - ▶腫瘍からの出血.
- 動脈性でなくても,急性硬膜下血腫は高リスクである.
- CT撮影時に低下していた血圧がその後改善.
- 若年者.
- 広範な脳梗塞,その他脳浮腫.
- 撮影時の意識障害.特にヘルニア以外に意識障害を説明する病態が見いだせる場合.

正しく診断するために

1. 臨床編
- 救急では常に意識障害,神経症状の評価を系統的に行う.
- 最も軽い意識障害は失見当識であり,家人などによる「いつもと様子が違う」との訴えであることも少なくない.
- 発症または受傷の時刻を聴取または推定し,記載する.
- 出血傾向や抗凝固薬・抗血小板薬の服用歴も重要である.

2. CT編
- **頭部CTにてなんらかの占拠性病変がある場合には,必ず脳ヘルニアのリスクを評価する.**
  - ▶特に外傷では少量の出血であっても慎重に評価する.
- CT撮影時には発症または受傷からの経過時間が認識されているのが望ましく,少なくとも読影時には意識する.なお,不明の場合は短時間と考える.
  - ▶出血傾向や抗凝固薬・抗血小板薬の服用がある場合,経過時間が長くとも出血が持続することがある.
- テント上の病変では下行テント切痕ヘルニアの可能性がある.
  - ▶出血が少量であっても増大の可能性が考えられる.特に動脈性出血,外傷性出血,腫瘍からの出血には注意.
  - ▶梗塞でも出血性梗塞や出血性梗塞への変化,高度脳浮腫,非交通性水頭症など

によりヘルニアが起こる可能性があり，これらは急性期には時間とともに悪化する．
- 直接的な所見としてはテント切痕部などへの嵌入の描出がある．
- 切迫の所見にも留意する
  - ▶強い mass effect
  - ▶鞍上槽の変形
  - ▶水頭症の併存
  - ▶脳溝の消失（特に患側のみの場合）
- 若年者では発症・受傷前から脳溝，脳槽の占める体積は小さく，比較的少量の出血などでも脳ヘルニアをきたしうる．

3. CT後
- 緊急手術の適応となる場合は迅速に対応．
- そうでない場合でも意識障害の悪化，神経症状，眼球運動障害などを主眼に慎重に経過観察する．
- 悪化があれば再評価（CT）または治療．

図解 1　重篤例

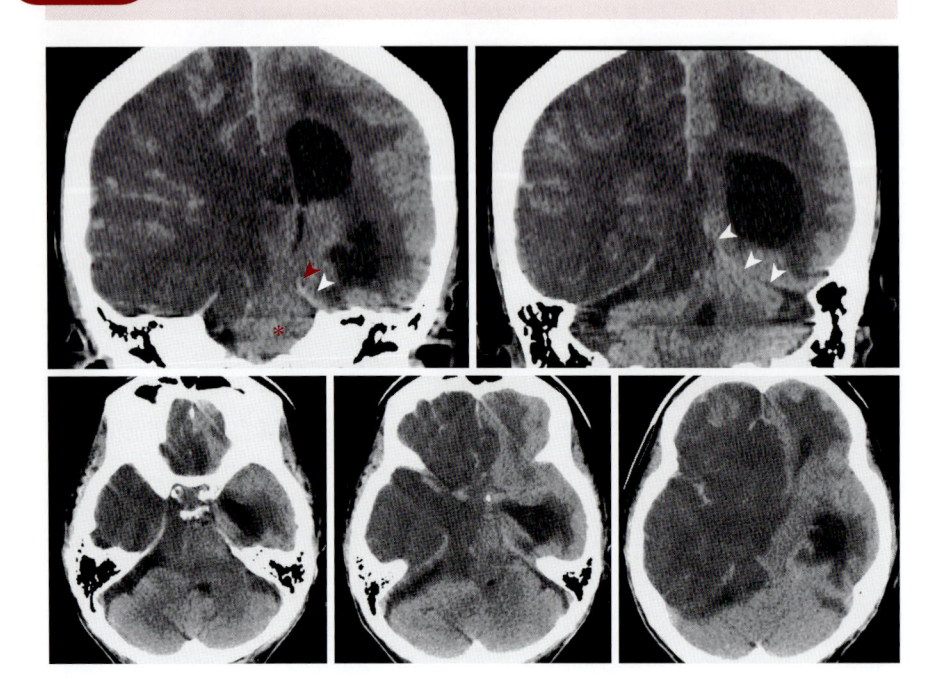

　テント上の構造が，テント前縁などからなるテント上・テント下の移行部を越えて嵌入した状態が下行性テント切痕ヘルニアである．

　これは右大脳半球全域の急性脳梗塞後の浮腫により，ヘルニアをきたした高齢者の症例である．右大脳半球は全体が低吸収となっている．上段：冠状断．テントは対側のものを赤および白矢頭で示すが，前縁（赤矢頭：患側では上段右でも辺縁が捉えられている）の部分を越えて上から下へはみ出す形の低吸収がみられる．嵌入した右側頭葉内側部である．脳幹（＊）は強く圧迫されている．

　横断像でも全域が低吸収となっている右大脳半球の内側部が，テント切痕を越えてテント下に嵌入している様が捉えられている．脳槽・脳溝は全体にみられなくなっているが，鞍上槽も消失している（下段）．

　右半球の圧迫により，正中構造は大きく左に偏位（下段右：正中偏位）している．上段左にみるように，この偏位は大脳鎌下ヘルニアの状態であることがわかる．

2 脳ヘルニアとそのリスク

図解2 外傷例

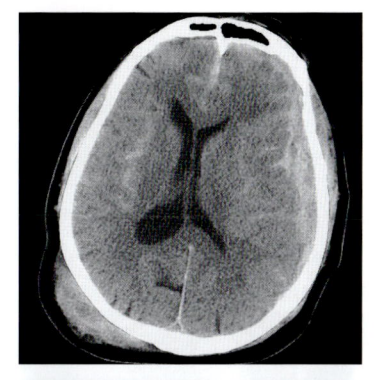

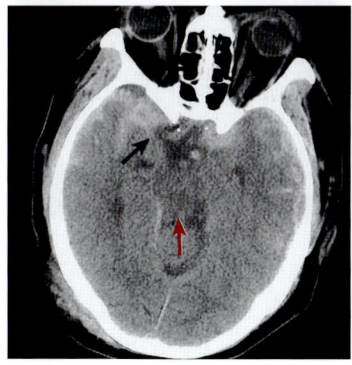

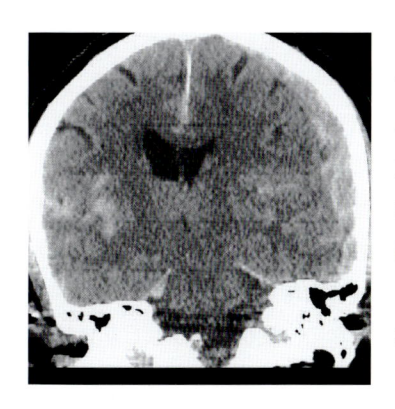

交通外傷例である．

左図では左後頭部に皮下血腫があり，直接受傷部と考えられる．コントラクー（contrecoup）外傷部にあたる右前頭から側頭部を中心に急性硬膜下血腫，くも膜下血腫などがみられ，正中構造は対側に偏位している．

左中心に脳溝は消失傾向である．

頭蓋内出血を伴う外傷例であり，ヘルニアのリスクを読影する．

鞍上槽は消失はしていないが，左側が大きく変形し，狭小化している．すなわち，対側では外に向かって鋭角をなす中大脳動脈近位付近の部分（中段：黒矢印）が左ではみられず，同部に血腫もある．

その後方では脳幹（中段：赤矢印）が左側頭葉内側部により圧迫され，変形（赤矢印よりは前左）している．

ことに若年者，受傷・発症後，短時間のCTでは鞍上槽のわずかな変形にも留意したい．

冠状断ではテント切痕レベルから，直近頭側で左側頭葉内側により脳幹が対側に押されている．十分なコントラストがないため，大脳がテント切痕を越えて嵌入していると断定はできないが，少なくともヘルニアが切迫していることは容易に認識できる．

この例ではこの直後に緊急手術が行われたが，脳挫傷もあり，大きな後遺症を残した．

87

| 図解 3 | 被殻出血例 |

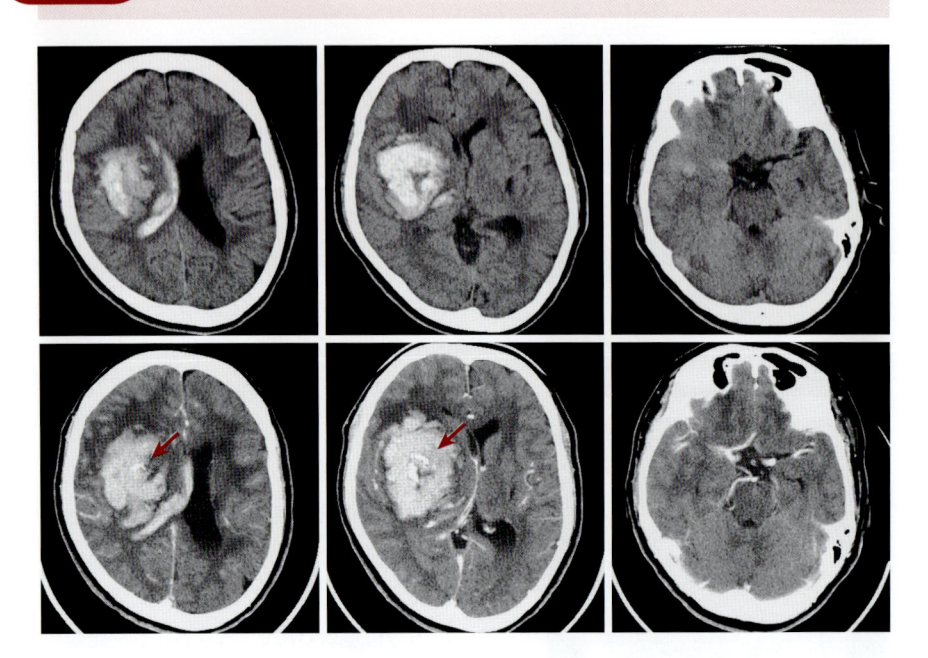

内因性の脳出血でも，発症後短時間でCTを撮影した場合や抗凝固薬，抗血小板薬などを服用中の場合には，CT後も血腫は増大し続けている可能性がある．

上段は左片麻痺，ろれつ障害，意識レベル低下などで来院した抗凝固治療中患者の初診時CTである．右被殻に大きな血腫（左，中央）があり，脳室に穿破している．同側の脳溝は狭小化目立つが，正中偏位はごくわずかである．この時点では鞍上槽（右，中央の低吸収）の変形もごくわずかである．

下段は30分後に行われた造影CTである．血腫は増大し，同側の脳溝はほぼ消失，正中偏位も目立ってきている．血腫中央部には造影剤の血管外漏出も捉えられている（赤矢印）．この時点でもなお鞍上槽の変形は軽度であるが，すでに血腫が大きく，増大速度も速く，さらに造影剤血管外漏出もみられることから，下行テント切痕ヘルニアが切迫した状態と考えられる．なお，この時点では眼球運動障害や呼吸抑制などテント切痕ヘルニア特有の症状はみられない．症状にかかわらず血腫増大リスクが高いときには短時間でのCT再検が必要である．

大動脈解離

定　義

- なんらかの理由で，大動脈壁の中膜が二層に剝離することにより二腔になった状態．もともとの腔を真腔，新たな腔を偽腔という．偽腔に血流のある偽腔開存型（ごく一部に血流のあるULP：ulcerlike projection型を含む）と血流がない偽腔閉塞型を含む．上行大動脈を含むA型と含まないB型に分けられる．

病　態

- 解離により大動脈壁は脆弱化し，その部で大動脈の拡張，さらには破裂が起こる．破裂では心囊腔，縦隔，左右胸腔，後腹膜などへの出血があるが，死亡例では心囊腔，胸腔への破裂が多い．心囊腔へ破裂すると心タンポナーデとなる．
- 上行大動脈近位が好発部位の一つであるが，その拡張により大動脈弁閉鎖不全が生じ，心不全を起こす．
- 通常分枝の大部分は真腔に連続するが，偽腔開存型では偽腔のほうが大きいことが多い．偽腔による真腔や分枝入口部の圧迫・閉塞や，損傷フラップによる閉塞，血栓形成などにより虚血を起こす．虚血は冠動脈，脳動脈，脊髄動脈，腹部内臓動脈，下肢動脈などでみられるが，全身に症状が起こりうる．
- 疼痛により交感神経が刺激される．一方，大動脈径の拡張に伴う反射により副交感神経が刺激される．心不全などが起これば血圧が低下する．
- 急性期(発症から2週間)には死亡率が高い．特に最初の48時間は高リスクである．慢性期には動脈瘤化，再解離などが問題となる．
- 偽腔には内皮がないため，凝固が亢進し，DIC(播種性血管内凝固症候)となる．

治療の目標

- 致死率の高い病態であり，救命が第一の目標となる．

- 緊急手術や緊急ステント留置の適応となることが多い（A型および破裂の危険や合併症があるB型など）．
- 解離の進行，破裂の防止：手術など以外では血圧コントロールが重要．
- 合併症の治療，予防．

症　状

- **突然の強い胸痛，腰背部痛**が基本症状．「**引き裂かれるような**」痛みであることが典型．時に解離の進展に伴って疼痛が移動する．
- 疼痛は比較的軽度のこともあり，10％程度の症例では全くみられない．
- 疼痛は解離が進行するときに強く，解離の進行がないと軽くなる．
- 破裂を伴うと病院到着前に死亡することも多いが，ショック，心タンポナーデなどを呈する．
- 大動脈弁閉鎖不全や心タンポナーデによる急性の心不全症状（呼吸困難，血圧低下，ショック，意識障害）などが前面に出ることもある．
- 全身のいずれかの部の虚血症状で発症することもある．中枢神経系の梗塞では麻痺が，他では疼痛が前面に出る．虚血の疼痛は持続性でしばしば解離痛より強い．
  - ▶ **急性心筋梗塞**：バルサルバ洞に解離が及ぶことによる．
  - ▶ **脳梗塞**：腕頭動脈，左内頸動脈，左鎖骨下動脈の閉塞・狭窄．頻度としては右内頸動脈領域の梗塞が多い．
  - ▶ **対麻痺**：脊髄動脈の虚血．
  - ▶ **腎梗塞，消化管虚血に伴う疼痛**：各内臓動脈の閉塞による．
  - ▶ **下肢急性虚血**：解離が腸骨動脈に及ぶことによる．
  - ▶ **末梢神経麻痺**：末梢神経の虚血による．
- **意識障害**：循環動態，極度の疼痛，迷走神経反射，脳梗塞など種々の病態による．
- **反回神経麻痺**：拡大または瘤化した大動脈または血腫による圧迫．
- **嚥下困難**：上記と同様の圧迫．
- 血圧は疼痛などのために上昇することも，反射や循環動態のため下降することもある．
- **喀血，血痰**：中枢気道などへの穿通，心不全による．
- **DIC**：内皮がない偽腔内での血栓形成，破裂などによる出血による．
- **発熱**：血管の炎症，凝固・線溶系の亢進に伴って熱発してくることがある．

- 診察所見では四肢血圧の不同，大動脈弁閉鎖不全の心雑音，心不全徴候，検査所見では白血球，ヘマトクリット，CRP，D-ダイマーなどが重要．

☆**典型的な疼痛のほか**，ショック，心不全，**脳梗塞を含む全身のあらゆる部の虚血症状**，その他が主訴となる場合がある．特に疼痛がない，または軽い場合に注意を要する．

見落とさないために

1．臨床編
- 診断のためには**非造影CTおよび造影CT（CTA）が必要**．
- 検出はUS，XPでもある程度可能．特に血行動態不安定の場合，USでの診断が重要．他に，心筋逸脱酵素，凝固系を含む血液検査，心電図も必要．
- 典型的な疼痛を有する例や重篤感のある症例では診断につながる検査が実施されないことはまれ．
- 前胸部痛＋心電図異常で急性心筋梗塞と診断できる場合にも，解離の可能性は常にチェックすること（特に動脈硬化やその危険因子が乏しい場合）．
- 若年者の突然の胸背部痛では，マルファン症候群様体型にも留意．
- 疼痛がないか軽度，意識障害や神経症状，胸背腰部以外の疼痛が前面に出るときに見落とされる症例が多い．
- 脳梗塞，急性対麻痺ではその評価のルーチンに大動脈解離の除外を組み込む．
- 意識障害の鑑別診断では表面的な原因の背景に大動脈解離がある可能性を常に意識する．
- 救急では血圧は左右両側で測る．

2．CT編
- 非造影CT＋造影CTが行われれば診断は容易である．
  - ▶腹部の症状が前面にある場合には，心・大血管は撮影されていても読影されないことがあるので注意➡**心・大血管は写っていれば必ずみよう**．
- 非造影CTのみに終わる場合は，CT施行時に大動脈解離を疑っていない場合が多いが，その場合も**心・大血管は必ず注意深く観察する**．
- 非造影CTで偽腔閉塞型の場合は，大動脈壁付近の**三日月型の高吸収**に注意➡頭部用の観察ウィンドウなら発見は比較的容易．

- 非造影CTで偽腔開存型解離を発見することはやや困難である．
  - ▶解離したフラップに動脈硬化性石灰化があれば，その内腔側への偏位をみる．
  - ▶フラップは石灰化がない場合にも腔内の血液と異なる濃度（多くは高吸収）に描出されることが多い．偽腔の一部にみられる血栓にも注意．
- 心囊液・心タンポナーデ，胸水，大動脈周囲の血腫などにも注意．
- 偽腔閉塞型では，造影CTのみを行うと動脈硬化性プラークなどと区別できない場合があるため，非造影CTも行うこと．
- 偽腔の血流は真腔に比し遅いため，動脈相で偽腔が濃染しない場合，遅延相も撮像する．

3 大動脈解離

図解 1-1 基本の画像

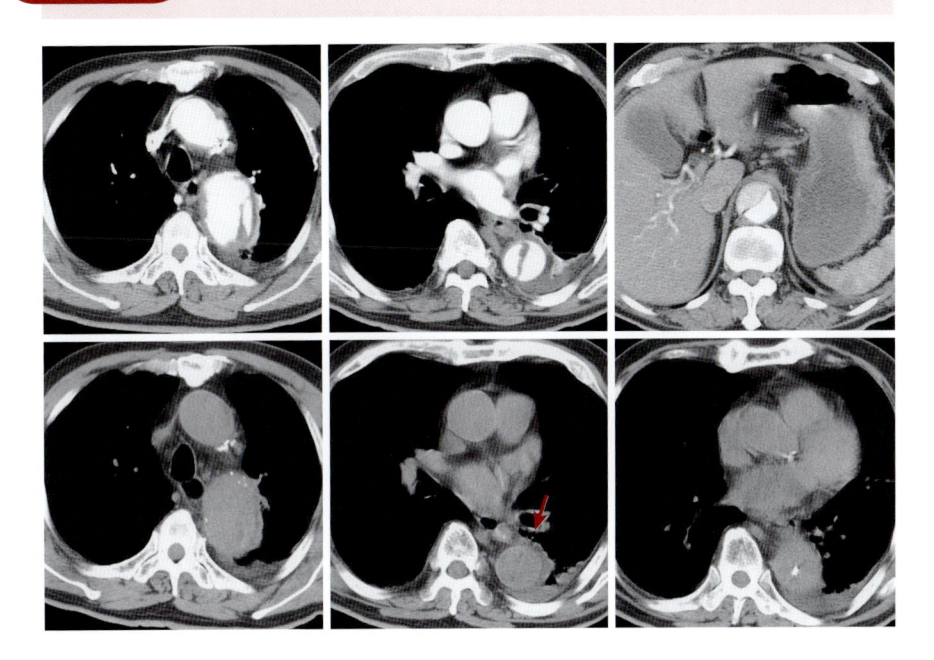

上段：**造影CTであれば解離の診断は容易**である．解離に伴うフラップ，真腔および偽腔が描出されるほか，大動脈径の拡大，周囲脂肪の濃度の上昇，周囲の液体貯留・血腫などが観察される．偽腔の血流は真腔の血流より遅いことが一般で，造影では真腔，偽腔の濃染の程度が異なることも多い（右）．

下段：大動脈解離は30％に疼痛がみられないなど，非典型的な症状での発症も多く，CT施行時に積極的に疑われているとは限らない．このため非造影CTでの発見が重要である．非造影CTでは径の拡大や周囲脂肪の変化，血腫・液体貯留などは造影CTと同様に観察できる（左）．この例では偽腔の近位端に当たる下行大動脈近位に拡張が目立つが，その付近の偽腔にわずかな血栓もみられる．**フラップに関しては，わずかに高吸収の薄い構造としてみられることが多いが，濃度差は小さく（中央・赤矢印），発見は困難である．内膜に石灰化がある場合（右）**には比較的容易に発見できる．救急・時間外にはいかなる理由であっても撮影されたCTに大動脈が写っているなら，それを観察し，解離の発見に努める必要がある．

第2部 見落としが重大な結果につながることが多い疾患

図解 1-2 基本の画像

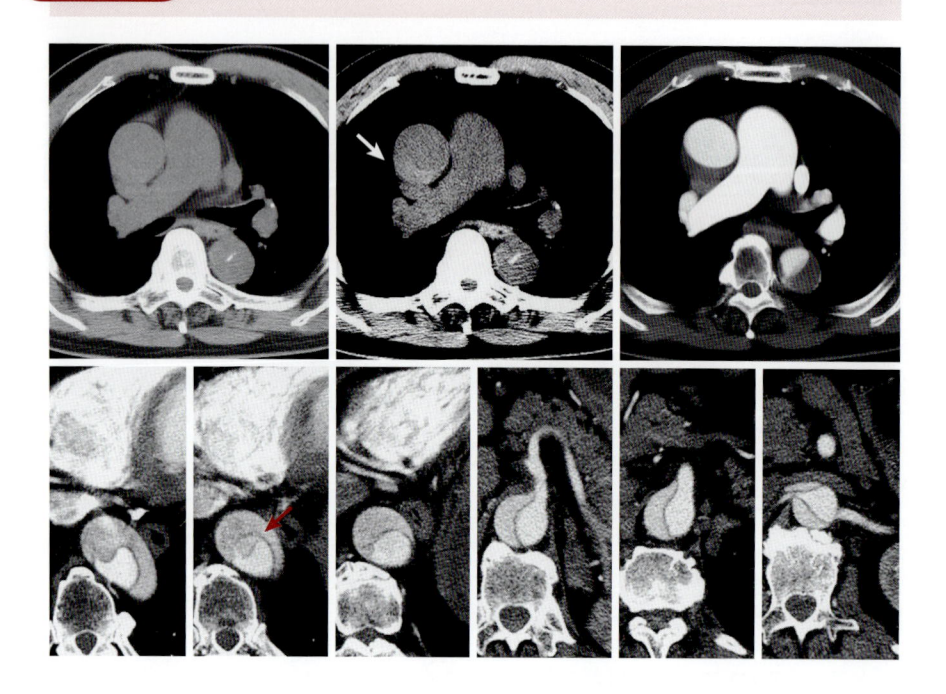

　偽腔に血栓化があると，血栓のヘマトクリットが100％に近くなることなどにより，わずかに高吸収にみえる（上段左）．頭部用の観察ウィンドウ（上段中央：白矢印）で観察するとわかりやすいが，それでも発見は常に容易とはいえない．造影CTでは新旧問わず，血栓化した偽腔も，動脈硬化によるプラークやそれに伴う壁在血栓も同様に造影欠損像（上段右）として捉えられ，時に誤認の原因となる．大動脈解離を疑う場合，造影CTのみならず造影前CTも撮像すべきである．偽腔の一部が血栓化する場合，偽腔の近位端または遠位端にみられることが多い．

　下段は横隔膜直上から腎動脈分岐までの連続像である．左から二つ目のパネルでフラップが二重にみえるが，上下を比較すると，これは収縮期と拡張期でフラップの位置が異なることによるアーティファクトと考えられる．偽腔と真腔では通常偽腔が大きいが，多くの主要な分枝は真腔から供血される．

　この例は上行大動脈にも解離あり，スタンフォードA型である．

3 大動脈解離

図解 1-3 基本の画像

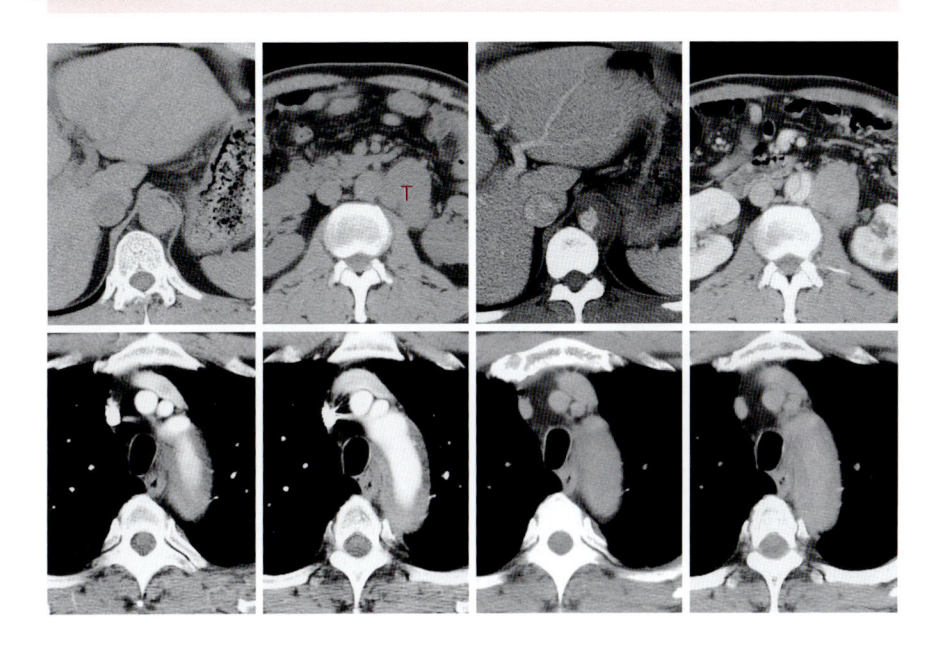

　この例の偽腔は，胸部では大部分が血栓化，腹部では開存している．上段左2パネルは造影前CT，上段右2パネルは造影後のほぼ同じ部位である．造影では横隔膜レベルの大動脈偽腔は血栓化，尾側は開存していることが容易にうかがえる．一方，非造影CTでは尾側のフラップの小さな石灰化が捉えられているのみである．なお，Tは転移とみられるリンパ節腫大（原発不明）．

　腹部造影CTで撮像された最上のスライスに解離があったため，胸部CTが追加された（下段）．左2パネルは造影剤を再投与して行ったCTA時の画像．右2パネルは腹部造影CTの20分後に造影剤を追加せずに行った撮像である．いずれでも血栓化した偽腔の存在は指摘できるが，CTA時には偽腔が左鎖骨下動脈起始部に及んでいることが明らかに認識できるのに対し，右2パネルでははっきりしない．大動脈解離の有無に関しては造影の質が多少悪くても診断できるが，治療法選択に関わる評価については良い造影時相での撮像が欠かせない．

　解離時には凝固，線溶とも亢進しており，血栓化した偽腔の再開通・増大もある．

図解 2 急性期の問題：破裂，虚血

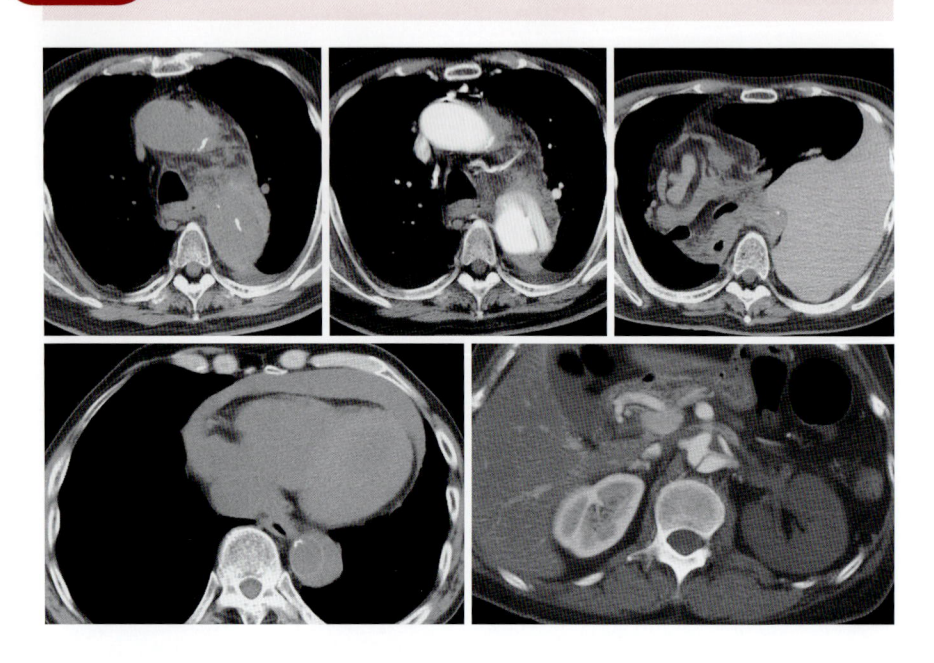

 解離後急性期の問題点は**破裂**と**虚血**である．

 上段は急激な胸背部痛で来院した高齢者である．非造影CT（左）で下行大動脈近位に大動脈壁から遊離した石灰化がみられるほか，大動脈の壁外に軽度高吸収の血腫とみられる像が捉えられている．造影（中央）では解離はよりわかりやすい．造影剤の血管外漏出はみられないが，造影前CTと総合するとすでに破裂していると診断される．この時点で救命のためには緊急手術しかないが，この例は間もなく急変し，亡くなった．死後CT（右）では左胸腔に大量の血腫がみられた．

 胸腔・後腹膜以外への出血では心嚢腔が重要である．急性の液体貯留では100mL程度でも**心タンポナーデ**（下段左）となり，循環不全に陥る．下行大動脈の偽腔は真腔よりわずかに高吸収で，心嚢腔もそれと同様の吸収を示している．

 破裂と並んで虚血も重要な合併症であり，その症状が初発となることもまれではない．下段右は大動脈解離による腎梗塞の例．他に心筋梗塞，脳梗塞，下肢虚血などでの発症がみられる．

3 大動脈解離

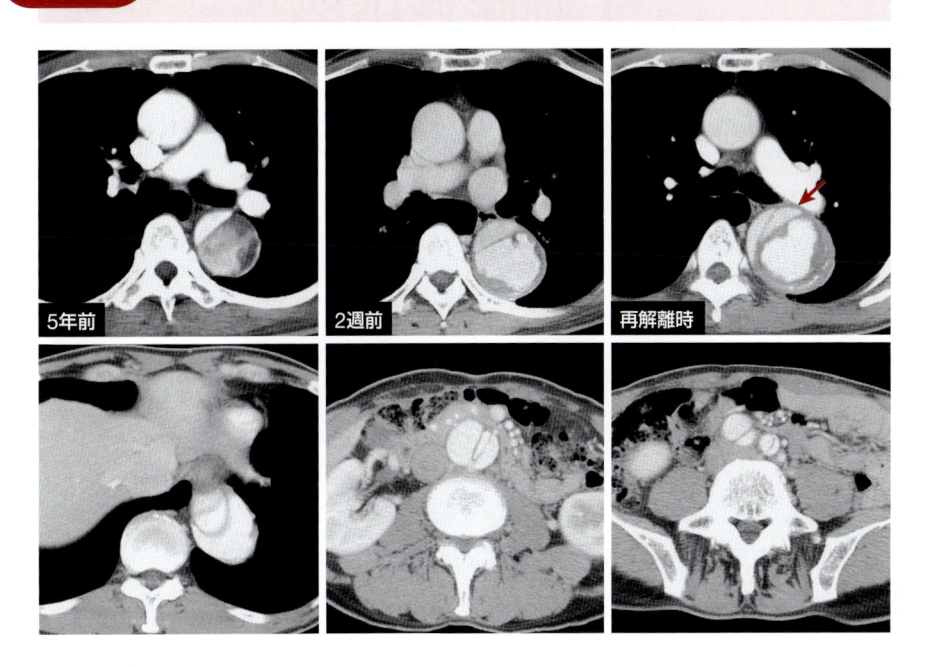

> **図解 3** 慢性期の問題：径の拡大と再解離

5年前　　　2週前　　　再解離時

　解離後偽腔が完全に血栓化した場合，慢性期には血栓が徐々に吸収または器質化し安定する．特に吸収された場合はCTでも全く認識できなくなることもある．偽腔が開存している場合を中心に解離後は大動脈壁は部分的に脆弱化しているため，その部が拡張する傾向にある．この点に関しては大動脈瘤に準じて経過観察し，手術適応となった場合は外科的処置を行う．

　上段は解離後偽腔が血栓化することなく安定しており，経過観察していたが，その後再解離した下行大動脈近位横断像である．径に関しては5年前から2週前にかけて増大はしているが緩徐である．再解離後は急激に径が増大している．2週前のCTではフラップ付近に潰瘍形成を伴うプラークがあり，新たな解離の形成に関与したものと考えられる．再解離時の真腔は赤矢印の小さな腔である．

　下段は同じ例の再解離後の腹部CTである．偽腔は左右総腸骨動脈まで連続し，腹部大動脈全長で真腔は狭い．

　再解離でも初回解離と同様，大動脈破裂の危険性および虚血に留意する．

4 大動脈瘤破裂

定 義

- 大動脈瘤は，大動脈が全周性に拡張または局所的に突出した状態．
- 紡錘状大動脈瘤＝全周性の拡張では外径が正常（胸部で30mm，腹部で20mm）の1.5倍を超える場合を瘤と定義する．
- 嚢状大動脈瘤＝局所的な突出では大きさに下限はない．

病 態

- 大動脈は中膜に弾性線維を多く含み，心臓の収縮期には受動的に拡張，拡張期には弾性により収縮する．脈圧は壁の張力に大きく影響する．
- 大動脈に炎症，先天性結合織異常，粥状硬化，中膜損傷などの脆弱性があると，全体または一部の拡張が起こる．
- 拡張部にはラプラスの法則でより大きな張力が働くため，拡張は進行し，最終的には瘤化する．瘤は徐々に増大する傾向にあるが，それに伴い破裂の危険が増大する．
- 胸腔，腹腔への破裂では大量の失血が瞬時に起こるため，救命の可能性はほとんどない．心嚢腔への破裂でも心タンポナーデのため，病院到着前に死亡することが多い．
- 縦隔，後腹膜への出血では組織圧が高まることにより，ある程度一時的な止血が起こることがあり，この場合は救命の可能性がある．

治療の目標

- 救命することが第一の目標．
- 合併症を回避することがその次に求められる．
- 方法としては破裂部を含む大動脈瘤を除去，人工血管で再建する手術と，ステン

トによる治療があるが，後者を緊急に行える施設は少ない．
- 非手術・非ステント例での救命率は極めて低いが，その場合や術前の管理としては血圧コントロールが重要．

症　状

- 疼痛，ショック，拍動を伴う腫瘤触知，または圧迫症状が古典的三徴候．
- 疼痛は上行大動脈では前胸部，下行大動脈では背部，腹部では腰背部，腹部にみられる．
- 疼痛は切迫破裂や破裂時にみられるが，必ずしも突然発症とは限らない．
- 血圧低下に伴う失神や意識障害が主症状の場合もある．
- 来院までに死亡する症例が少なくとも2/3，病院到着例でも過半数は死亡するとされている．

前駆症状・未破裂時症状

- 破裂の前駆症状としては疼痛がある．大動脈瘤がすでに診断されている患者で，同部の疼痛を訴える場合には切迫破裂を考える必要がある．
- 破裂前は無症状であることも少なくない．
- 基本の症状は瘤による圧迫によるものと，腹部では拍動性腫瘤の触知である．圧迫症状としては以下のものがある．
  - ▶上大静脈症候群による顔面などの腫脹・うっ血．
  - ▶反回神経麻痺による嗄声．
  - ▶食道圧迫による嚥下困難．
  - ▶気道圧迫による喘鳴・呼吸困難・咳嗽などがある．
  - ▶腹部消化管圧迫による食欲不振，悪心・嘔吐．
  - ▶尿路の圧迫による水腎，腎機能低下．
- 上行大動脈では大動脈弁閉鎖不全，さらに心不全を合併することもある．
- 瘤内での血栓形成に伴う腎，足趾などの虚血．
- 下大静脈などの圧迫による静脈血栓症．

大動脈瘤の危険因子

- 65歳以上で，特に四肢動脈硬化を有するもの．

- 喫煙.
- 慢性閉塞性肺疾患.
- 高血圧.
- マルファン症候群，エーラス・ダンロス症候群，膠原病，血管炎.
- 家族歴.

見落とさないために

1. 臨床編
- ショック状態で来院した患者の系統的な検索を徹底する.
  - ▶ 輸液を含む心肺蘇生術の必要性と範囲を評価，実施，反応の評価.
  - ▶ 身体所見，USで診断可能な病態の除外（心原性ショックの大部分，閉鎖性ショックの内緊張性気胸，心タンポナーデ，肺塞栓）．上行大動脈や腹部大動脈も可能な限り観察.
  - ▶ 外傷におけるFASTに準じてUSで胸腹部をチェック.
  - ▶ 心肺蘇生に反応し，ある程度の安定が得られる場合にはUSでの評価の一部をCTで行うことも有用.
- ショックではない状態で来院した場合は，**胸背部痛，腰背部・腹痛**などに注意.
- 全身倦怠を主訴に徒歩にて来院した破裂大動脈瘤例もある.
- 大動脈瘤がすでに診断されている場合，**疼痛が出現すれば切迫破裂や破裂**を強く疑う.
- 同様に疼痛のある部に大動脈瘤が発見された場合も切迫破裂や破裂を強く疑う.

〈CT前に見いだされた場合〉
- 施設ごとにCTを行う基準・手順，行わずに手術や転送などに進む基準・手順，転送の基準・手順などを定めておき，それに従って対処する.
- 心肺蘇生後も不安定な場合，最小限のUSなどで最小限の診断を行った後手術を行う.

2. CT編
- 大動脈瘤自体の存在診断は非造影CTで十分行える（定義が外径による）.
- 状況が許せば手術計画に有用な造影CTを施行する.
- 切迫破裂では動脈瘤壁内，直近に血腫による高吸収がみられることがあるが，常に診断できるわけではない．**大動脈瘤＋疼痛で切迫破裂と考える.**

- すでに破裂していても少量の場合は診断は困難．破裂が動脈瘤の最大部よりも上下端などにもみられることに留意し，大動脈辺縁の不整や周囲脂肪の消失につき，慎重に検討する．
- 原因不明のショックに対しCTを行った場合は，気道，肺・胸腔などとともに心臓，大血管は必ず最初に注意深く観察する．敗血症性ショックなどに比し短時間での対処が必須．

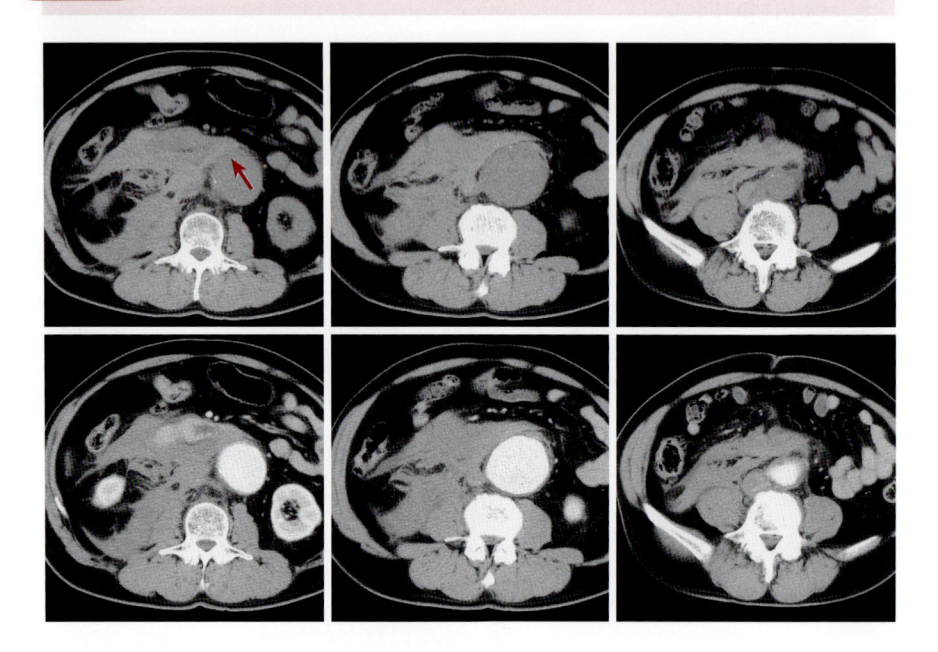

第2部 見落としが重大な結果につながることが多い疾患

> 図解 1 基本の画像

　大動脈破裂例のうち，生存中に病院に到着，CTまで行えた症例では，活動性の出血を示す造影剤の血管外漏出はみられないか，あってもわずかであることが基本である．仮に大量・高速の出血が続いているとすれば，生命の維持は不可能だからである．止血は組織内圧と血圧に依存するため，輸液などで血圧が改善すれば出血も活発化するという性格のものである．
　したがって，大動脈瘤があり，後腹膜出血を認めれば破裂と考え，さらに，造影剤の血管外漏出像がなくても出血は活動性と考える必要がある．緊急手術の適応となるが，造影CTは動脈瘤と腎動脈など大動脈の主要分枝との位置関係の把握，手術に使用する人工血管（またはステントなど）のサイズ決定のために有用である．
　この症例（上段：造影前，下段：造影後．左が頭側で，上下は同じレベル）では右大腰筋腹側，上行結腸間膜や十二指腸より背側を主に，腎周囲には入り込まない形で大動脈内容より高吸収の血腫が分布している．破裂部位は上段左：赤矢印のあたりとみられ，この付近のみ大動脈周囲の脂肪が消失している．

4　大動脈瘤破裂

図解 2　嚢状大動脈瘤と造影剤血管外漏出

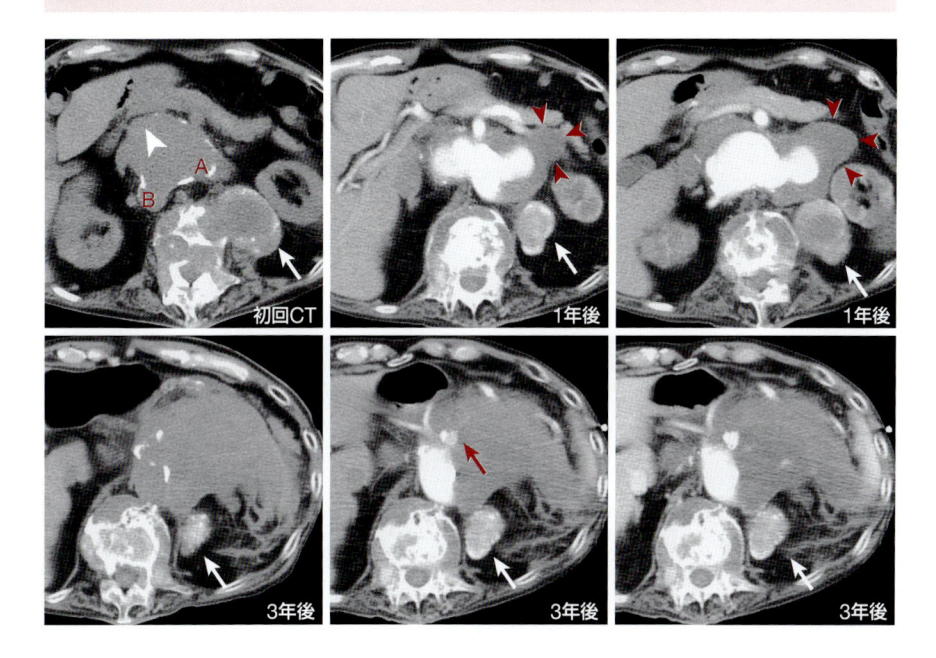

複雑な形状の嚢状腹部大動脈瘤例

上段左：初回CT，上段中央，右：1年後造影CT動脈相，左側が頭側．下段は破裂時（初回CTの3年後）のCT．左から造影前，早期動脈相，後期動脈相．

初回CT（上段左）では大動脈がAからBに走行，白矢頭の方向に偏心した突出がみられる．このような偏心性または嚢状の瘤の破裂のリスクは高い．1年後（上段中央，右）には瘤は増大し，さらにその上にも嚢状瘤または仮性瘤（赤矢頭）が形成されており，破裂のリスクは極めて高いと考えられた．しかし，全身状態が不良であったため，積極的な治療は行われなかった．なお，上段：白矢印は脊椎椎間板炎に伴う大腰筋膿瘍（初回に最も目立つ）である．

3年後に破裂で来院した．破裂部位は瘤の頭側端（下段中央：赤矢印）である．同部は早期動脈相では淡く濃染，後期動脈相ではより強く濃染しているほか，近傍外側にもわずかな造影剤漏出がみられる．CTで造影剤漏出がみられる場合も，動静脈シャントや仮性瘤を形成しなければ，出血速度は低い．

第2部 見落としが重大な結果につながることが多い疾患

図解 3 破裂に伴う大動脈壁の変化，胸部大動脈瘤破裂

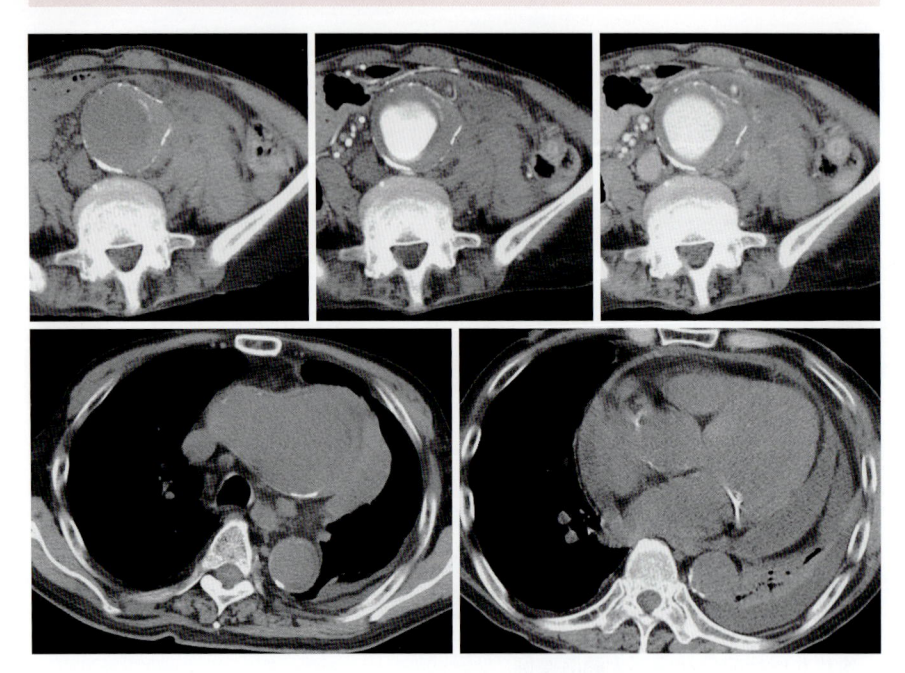

　上段は腹部大動脈瘤破裂例．左から造影前，早期動脈相，後期動脈相．
　造影剤の血管外漏出の所見はみられないが，破裂部位とみられる位置に限局した大動脈の膨隆，壁の石灰化が途切れる像があり，その部が破裂部位であると推定できる．この例のように破裂部位が容易に同定できることはまれである．すなわち，切迫破裂の段階で，CTのみで破裂が切迫していることを診断することは極めて困難と考えられる．
　下段は囊状胸部大動脈瘤破裂例．左は動脈瘤のレベル，右はその尾側．動脈瘤周囲の縦隔に大動脈内容より高吸収の三日月状の軟部影があり（左），大動脈瘤破裂に伴う血腫とみられる．より高頻度にみられる紡錘形の大動脈瘤に比し，囊状動脈瘤の破裂の危険性は高いとされる．胸部大動脈を取り囲む縦隔は比較的薄い構造で，その周囲はより低圧の胸腔が取り巻く．胸部大動脈瘤の破裂では比較的容易に胸腔や心嚢腔に穿破し（右），致死的出血となる．この例でも救命はできなかった．

4 大動脈瘤破裂

図解 4-1 切迫破裂の考え方

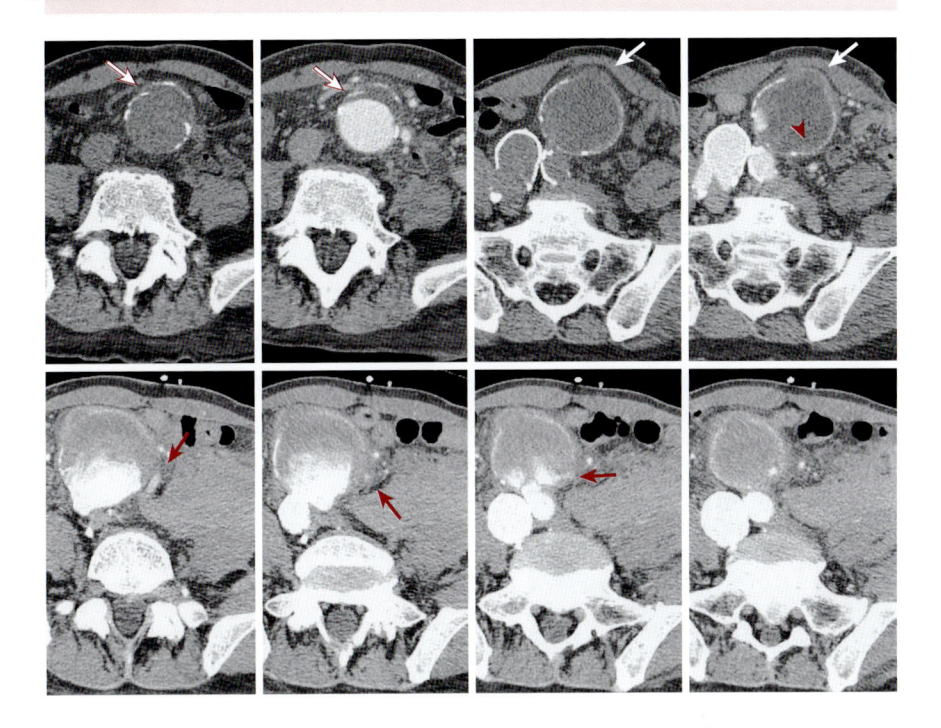

上段：破裂前日，腹痛にて来院時のCT．左から瘤頭側部造影前，同造影後，瘤尾側寄り造影前，同造影後．下段：破裂時の造影CT，左側が頭側．

下段で左後腹膜に大きな血腫がみられる．造影剤の血管外漏出はわずかであるが，赤矢印で示す高吸収で，尾側から頭側に向かい，下段左の赤矢印の方向に血腫に連続している．

上段のCTの時点で大きな大動脈瘤と腹痛があり，切迫破裂の状態であったと考えられる．白矢印付近には限局した膨隆とその周囲の脂肪のX線吸収の上昇があり，また，赤窓矢印付近には石灰化が不連続にみえる部分がある．最終的な破裂部は赤矢頭付近と考えられるが，そこには切迫破裂の明らかな所見を見いだすことはできない．大動脈瘤の存在と疼痛の組み合わせで，疼痛に関してほかに合理的な説明がなければ切迫破裂と考えるべきである．本例は緊急手術により救命できた．

105

図解 4-2 切迫破裂の考え方

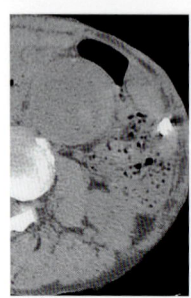

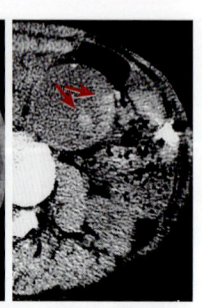

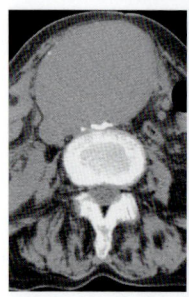

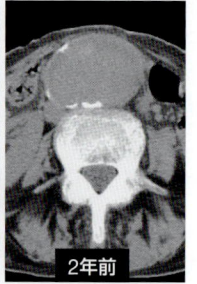

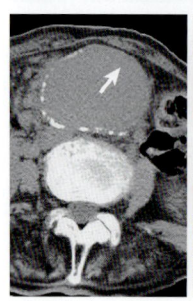

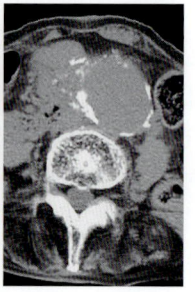

上段：**壁付近の新鮮な血栓**．破裂が切迫する部位では内膜などの損傷があり，血栓が生じる．大動脈壁付近の高吸収（赤矢印）は新しい血栓の存在を示唆する．

中段：**短期間での増大**．ラプラスの法則により，血管においていったん生じた径の不均一は経過とともに拡大する傾向にある．動脈瘤は一般に徐々に増大するが，大きくなるほど増大速度が速まり，破裂の危険も高くなる．一般に年1cm以上の増大で破裂の可能性が高まるとされるが，より速い増大や**疼痛**を伴う場合は切迫破裂を考える．なお，画像では切迫破裂状態かどうかはわからない．

下段：**石灰化の分布**．大動脈瘤の大部分は動脈硬化に伴うものである．したがって動脈瘤の部分を含め，大動脈全周に石灰化がみられることが多い．石灰化は動脈硬化病変の中では慢性的な変化であるが，急速に拡大した部分にはみられない．下段左のようにより拡大の目立つ部分（白矢印）に石灰化がみられない場合，その部分の増大は特に速いと考えられ，破裂の危険性は高い．これに疼痛などが伴えば切迫破裂と診断する．

大動脈周囲の脂肪の濃度の上昇など少量の出血の所見を含め，切迫破裂に関する所見は非造影CTのほうが認識しやすいことが多い．

5 その他の内因性の出血

概　要

- 脳出血, 大動脈解離, 大動脈瘤以外の内因性出血の多くは, 気道, 消化管, 尿路, 性器などへの出血で, 少量でなければ症状から異常の存在は検知されやすい.
- これら以外の出血の頻度は低いが, 動脈性の出血であれば死亡の危険もあり, 的確に診断する必要がある.
- 動脈瘤, 動静脈奇形, 腫瘍の破裂, 筋などからの出血, その他が原因となる.
- 近年, 脳梗塞や急性心筋梗塞の二次予防を含む動脈硬化関連疾患, 心房細動, ステント治療後などのために抗凝固治療を継続する患者が増えているが, これらを含む凝固障害時には出血に伴う危険が格段に増大する.

病　態

- 喀血は結核など感染, 気管支拡張症など炎症性疾患, 動静脈奇形など血管の病態, 腫瘍, 凝固異常などで起こる.
- 喀血で失血死に至ることはまれであるが, 大量になると窒息の危険がある.
- 消化管出血は胃潰瘍など消化性潰瘍によるもの, 静脈瘤など血管性の病態, 腫瘍からの出血などがある.
- 消化管出血のうち, 吐血として発症するのは上部消化管由来, 下血として発症するのは通常大腸由来であるが, ショックを伴う大量の出血では上部消化管からのものでも下血となることがある.
- 大動脈以外の動脈瘤の破裂は比較的大量の出血となるが, 大動脈瘤に比べると出血の速度は遅い. 過半数が病院到着前に死亡するというようなことはないが, 死亡の危険は無視できない.
- 肝細胞癌など腫瘍の破裂も, 大量出血につながる.

治療の目標

- ショックの程度・出血量に応じ，輸液を含む適切な蘇生措置を行う．
- 可能な限り速やかに出血源を特定し，止血を行う．
- 止血には内視鏡によるもの，血管内治療(塞栓術)によるもの，手術がある．

症　状

- 喀　血
  - ▶血液または血性の痰が喀出される．通常鮮紅色である．
  - ▶発症前から他の呼吸器症状を伴う場合とそうでない場合がある．
  - ▶後者では血管性の病態を考える必要がある．
- 吐　血
  - ▶血液または血性の吐物が嘔吐される．マロリー・ワイス症候群では鮮紅色，ほかは喀血に比し黒い色調が基本．
  - ▶出血はしばしば大量でショックを伴う．吐出された以上の出血も珍しくない．
  - ▶消化性潰瘍が原因の場合，まれに穿孔を伴う場合がある．
- タール便
  - ▶黒色の便が排泄される．
  - ▶上部消化管または小腸または右半結腸が出血源．
  - ▶通常大量出血ではなく，血行動態は安定している．
- 下　血
  - ▶血液または血性の便が排泄される．
  - ▶大腸，特に左半結腸から直腸，肛門が原因．その場合，通常大量出血ではない．
  - ▶ショックを伴う場合は，上部消化管からの出血の可能性が高い．
- 性器出血
  - ▶産後など特別の場合を除いては，大量出血はまれ．
  - ▶婦人科疾患に伴う出血では性器出血がないか少量のこともある．
- 尿路出血
  - ▶動静脈奇形，血管筋脂肪腫や膀胱癌など腫瘍からの出血は時に大量．
  - ▶大量出血では血尿以外に，凝血塊により尿路の通過障害が起こり，激痛を起こす(尿管・膀胱タンポナーデ)．

5 その他の内因性の出血

- ●その他の出血
  - ▶ショックまたはプレショック．
  - ▶1,000mLを超える出血でも全身倦怠感を主訴とする場合がある．
  - ▶疼痛．
  - ▶肝細胞癌破裂など腹腔内出血では腹部膨満．
  - ▶筋内などの出血ではその腫脹と疼痛．

見落とさないために

1. 臨床編
- ●喀血，吐・下血，性器出血，尿路出血などの場合，異常の存在を認識することは容易．
- ●体内に留まる出血が問題となる．
- ●ショック，プレショックの場合，状態を安定させたのち，必ず原因を究明する．
- ●全身倦怠感，意識レベル低下などでも，高齢者，特に抗凝固・抗血小板療法を行うものでは出血の可能性を常に念頭に置く．
- ●疼痛があればその付近に血腫や出血源がある可能性が高い．

2. CT編
- ●ショック，プレショックで循環血液量減少性のものを疑うが，病歴や身体所見から原因が特定できない場合，CTの適応となる．
- ●全身倦怠感などでCTを撮影した場合も出血を念頭に置くこと．
- ●非造影CTでは，**通常の液体貯留より高吸収の液体貯留や後腹膜，縦隔，筋内などの腫瘤**に注意する．
- ●急性の状態変化で来院した患者で液体貯留，腫瘤をみた場合には，出血，血腫の可能性を必ず考察する．
- ●下血であっても，ショックなど血行動態が変化している場合には上部消化管の出血が多く，CTが有用な場合がある．
- ●造影CTでは出血部位の特定に努める．
- ●CTでの消化管出血部位の特定はしばしば困難で，内視鏡などが適応になる場合はそれらを優先する．
- ●尿路出血では，症状を伴えば良性，伴わなければ悪性のことが多いが，例外もあり，注意すること．
- ●出血・血腫による尿路の閉塞は激痛を伴うことが多く，尿路タンポナーデと呼ばれる．この場合，速やかに出血原因を特定し，閉塞を解除する必要がある．

図解 1　喀　血

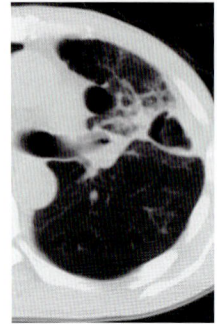

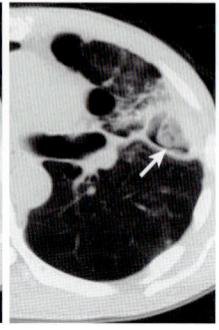

最近でも活動性結核や，本例のようなアスペルギルス症などの肺構造の破壊や**空洞を伴う感染**は，喀血の原因として重要である．白矢印の部には空洞内の真菌球がみられる．

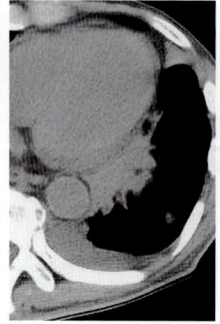

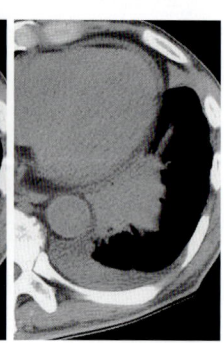

肺癌などの**腫瘍**でも喀血をきたすことがある．また，救急・救命の見地からはあまり問題にならない，より少量の出血である血痰が，肺癌診断のきっかけとなることも少なくない．

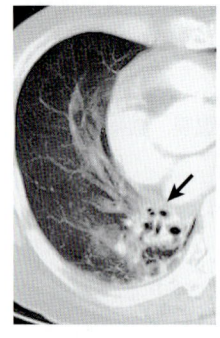

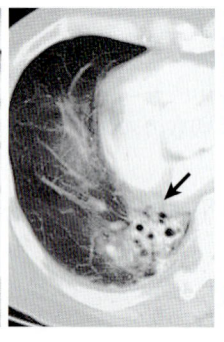

気管支拡張症は慢性炎症と関連し，それに伴う気管支動脈の拡張などのため喀血の原因となる．この例では黒矢印の付近で右下葉は全体が無気肺となっており，気管支拡張を伴う．近傍（右中葉）に**スリガラス影**がみられるが，これは吸い込まれた血液である．

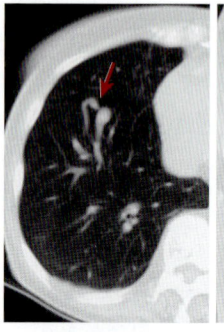

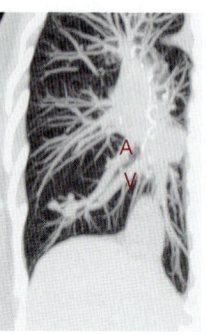

動静脈奇形による出血は脳内のみならず，肺でも起こりうる．本例では赤矢印の付近に拡大した血管がみられる．冠状断ではそれらが右肺動脈（**A**），右下肺静脈（**V**）と連続していることがわかる．本例は出血・喀血前に発見された．

5 その他の内因性の出血

図解2 吐血

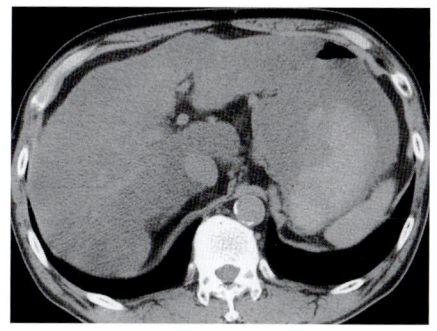

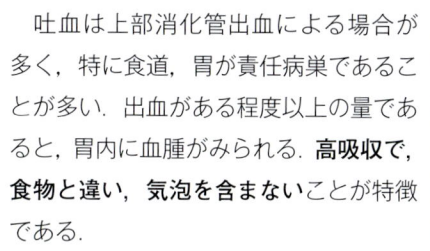

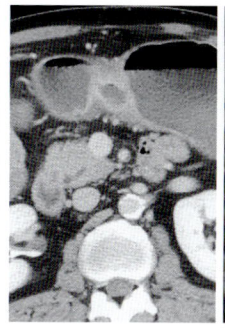

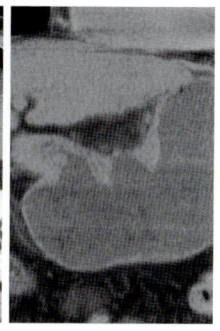

吐血は上部消化管出血による場合が多く,特に食道,胃が責任病巣であることが多い.出血がある程度以上の量であると,胃内に血腫がみられる.**高吸収で,食物と違い,気泡を含まない**ことが特徴である.

胃潰瘍で,この例のように潰瘍自体が描出されることは比較的まれである.所見があるとすれば,壁肥厚のほうが描出されることが多いといえよう.潰瘍壁の造影効果はしばしば亢進している.

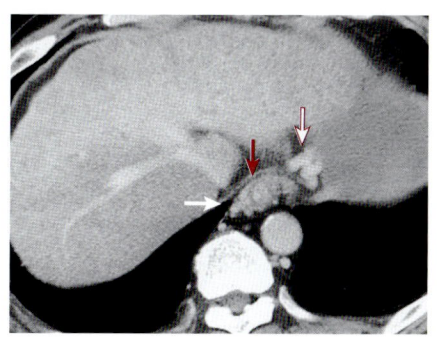

食道静脈瘤も大量出血の原因となる.CTでは左胃静脈流域(赤窓矢印)から奇静脈系(白矢印)の静脈の拡張,食道壁内での静脈瘤自体(赤矢印)の濃染がみられる.胃静脈瘤では脾腎静脈短絡やそれに連続する静脈瘤の描出がみられる.

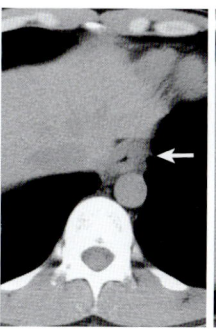

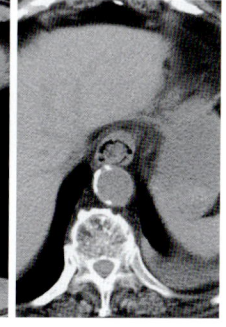

マロリー・ワイス症候群も吐血の原因となる.CTでは食道-胃境界付近の壁肥厚(白矢印)が捉えられるが,注意深く観察しないとわかりにくい.右のCTのように食道の裂創に伴う壁内ガスがみられることもある.

111

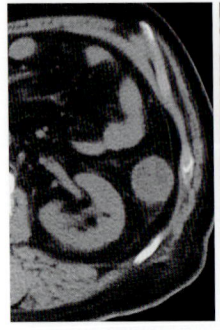

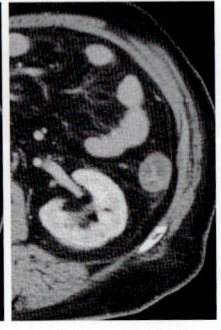

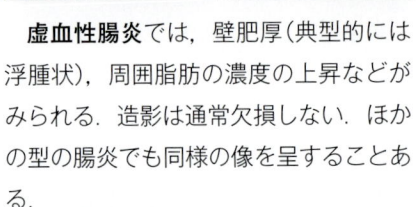

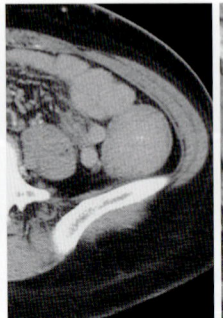

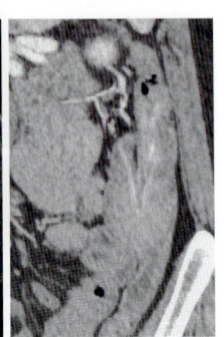

第2部 見落としが重大な結果につながることが多い疾患

図解 3 下　血

虚血性腸炎では，壁肥厚（典型的には浮腫状），周囲脂肪の濃度の上昇などがみられる．造影は通常欠損しない．ほかの型の腸炎でも同様の像を呈することある．

大腸腫瘍では腸管内の腫瘍の描出や腸管の壁肥厚がみられる．下血となる程度の出血は進行癌に多く，しばしば近傍のリンパ節腫大も伴う．この例では重積を合併している．

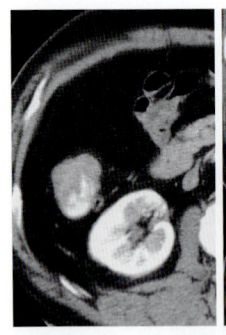

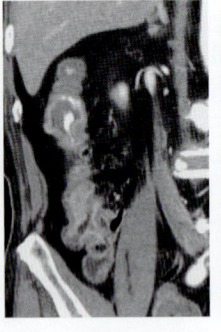

憩室炎に伴う出血をCTで特定することはしばしば困難である．膿瘍形成や破裂を伴う例と異なり，憩室入口部の閉塞は伴わず，周囲脂肪の濃度の上昇もみられない．活動性の出血であれば造影剤の血管外漏出がみられる．

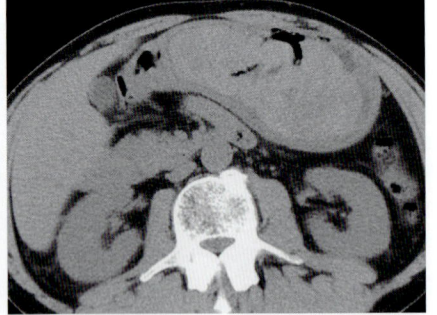

上部消化管出血でも下血をきたすことがある．血液が赤色を保って肛門に達するには出血が大量である必要があり，CTでは上部消化管に大量の血腫がみられる．逆に**ショックを伴う下血**ではまず，**上部消化管出血を疑う**必要がある．

112

5 その他の内因性の出血

図解 4 婦人科的出血

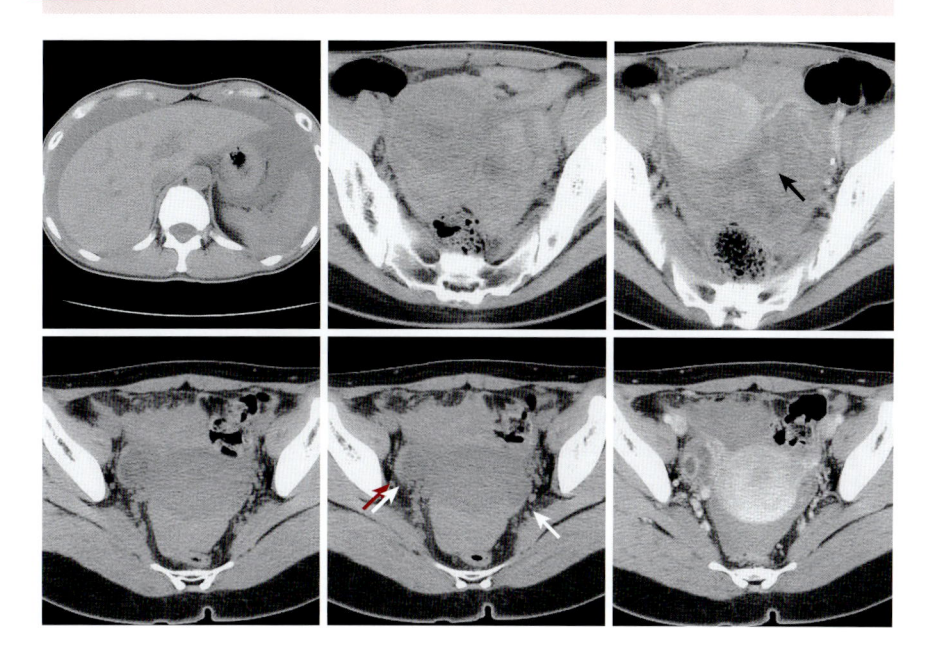

　妊娠可能年齢の女性を中心に，婦人科的出血にもしばしば遭遇する．性器出血を伴わない場合も年齢・性別および下腹部痛，ショックなどの組み合わせから積極的に疑う必要がある．大量腹腔内出血がみられることがまれではない．非造影CTでは腹水と紛らわしい場合もある（上段左）が，水（CT値＝0，胆嚢や膀胱内容に近い）よりも高吸収である場合には血性腹水を疑う．液体貯留の分布をくまなく観察し，骨盤腔の液体の吸収が高い（上段中央）ようなら婦人科疾患が考えられる．妊娠反応陽性であった本例の造影CTでは上段右：黒矢印の部に胎嚢とみられるリング状の濃染があり**異所性妊娠（子宮外妊娠）**と診断できる

　排卵時の出血は時に大量となる．下段の例では非造影CTで骨盤腔に高吸収の液体貯留（下段左，中央）がみられる．卵巣は白矢印の付近であるが，造影（下段右）では右卵巣に発達した卵胞または黄体と考えられるリング状の濃染像がある．赤矢印の高吸収近傍からの出血と推定される．

　内膜症性嚢胞の出血や破裂，卵巣軸捻転なども腹腔内出血の原因となる．

113

図解 5 尿路出血

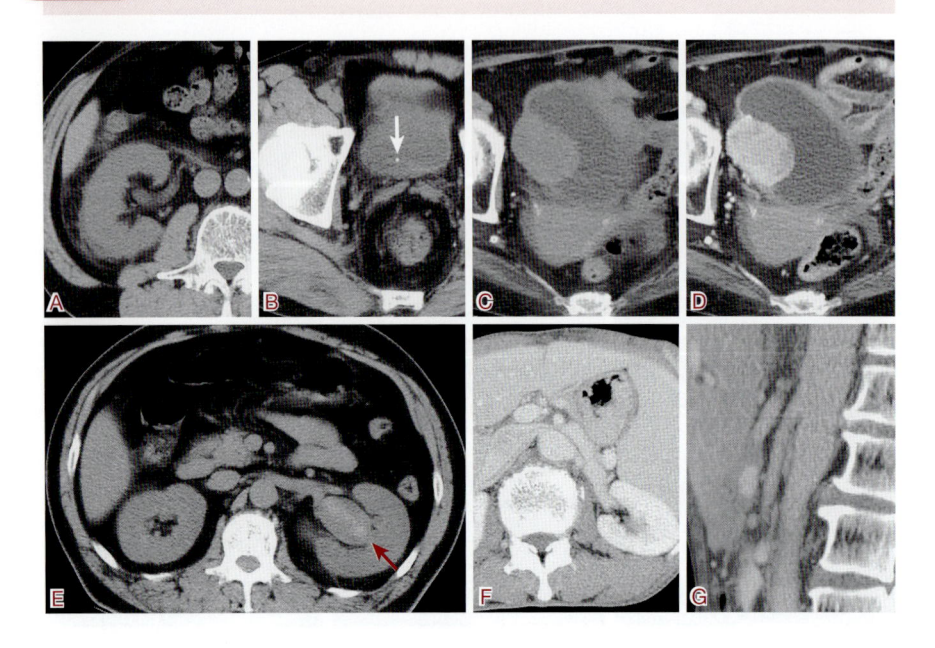

　血尿を主訴として来院する場合，疼痛などの症状を伴えば急性の良性疾患であることが多い．Aのように水腎があれば尿路結石を疑うが，その大部分は明らかな高吸収として捉えられる．結石は時にBの白矢印のように尿管膀胱移行部や膀胱内にあるので注意を要する．一方，症状がない場合を中心にC（非造影CT），D（造影CT）の膀胱癌のような腫瘍が見いだされることもある．症状がない血尿は精査の対象となるが，救急で行う必要はない．

　悪性腫瘍でも，急性の疼痛をきたす場合がある．Eは急性の左側腹部痛で来院した腎盂癌の例である．非造影CTで左腎盂は拡大するが，そのX線吸収はAと異なり，腎実質に近い．特に赤矢印で示す部に吸収の高い部があるが，これは血腫で，その周囲の腎実質とほぼ等吸収の部は腎盂の移行上皮癌であった．この例では急激な出血のため，腎盂の内圧が高くなり，疼痛をきたしたと考えられる．F，Gは上腸間膜動脈による左胃静脈の圧迫に伴う左腎静脈高血圧の例である．肉眼的血尿の原因となる．上腸間膜動脈と大動脈のなす角度が18度未満となるのが診断基準である．

5　その他の内因性の出血

| 図解 6 | 腫瘍出血

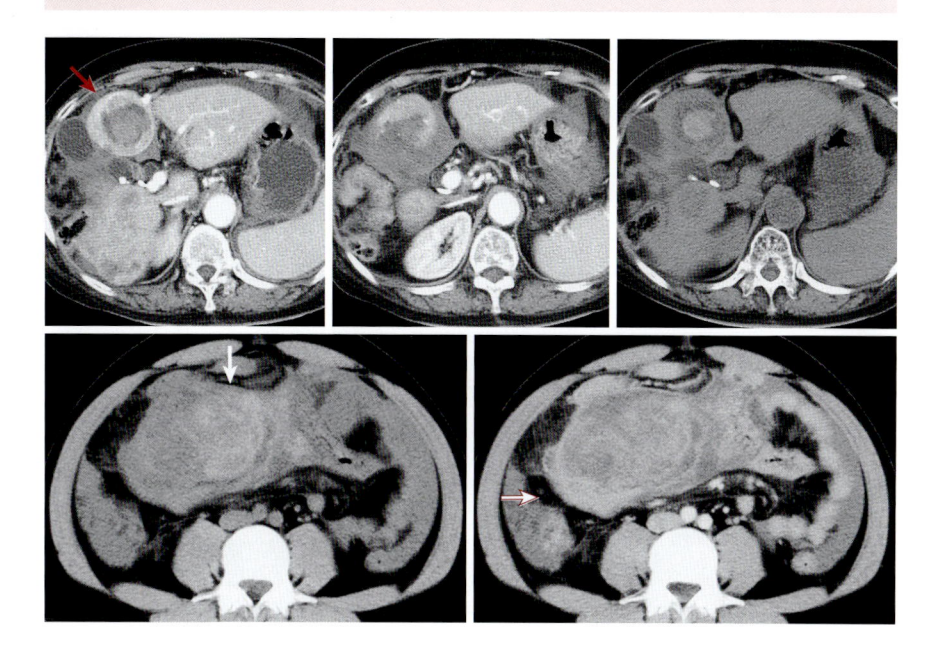

　肝細胞癌など腫瘍からの出血はしばしば遭遇する内因性の出血である．出血が腫瘍内に留まっている場合には疼痛が主症状となるが，腫瘍が破裂した場合（破裂が出血の原因である場合を含む）にはショックなど循環動態の変動を伴う．
　上段は肝細胞癌破裂例．肝S4の腫瘍（左：赤矢印）は辺縁中心に濃染するが，尾側のスライス（中）では造影効果に破綻がみられる．非造影CT（右）では腫瘍の中心部，造影CTで低吸収にみえた部分は高吸収で，腫瘍内の血腫である．造影で肝周囲に分布する液体は非造影CTでは肝に近い吸収を呈しているが，水（胆嚢内容・膀胱内容など）より高吸収の液体貯留は血性を疑う必要がある．
　下段はGIST破裂例．非造影CT（左）で両側結腸溝などに比較的高吸収の液体貯留があり，中腹部正中付近には高吸収を（白矢印）含む大きな不均一な腫瘍がみられる．造影CT（右）では造影前に高吸収であった部には造影効果みられず，この部は血腫，腫瘤辺縁部（赤窓矢印など）には造影あり腫瘍と考えられる．

115

第2部 見落としが重大な結果につながることが多い疾患

図解 7　その他の出血

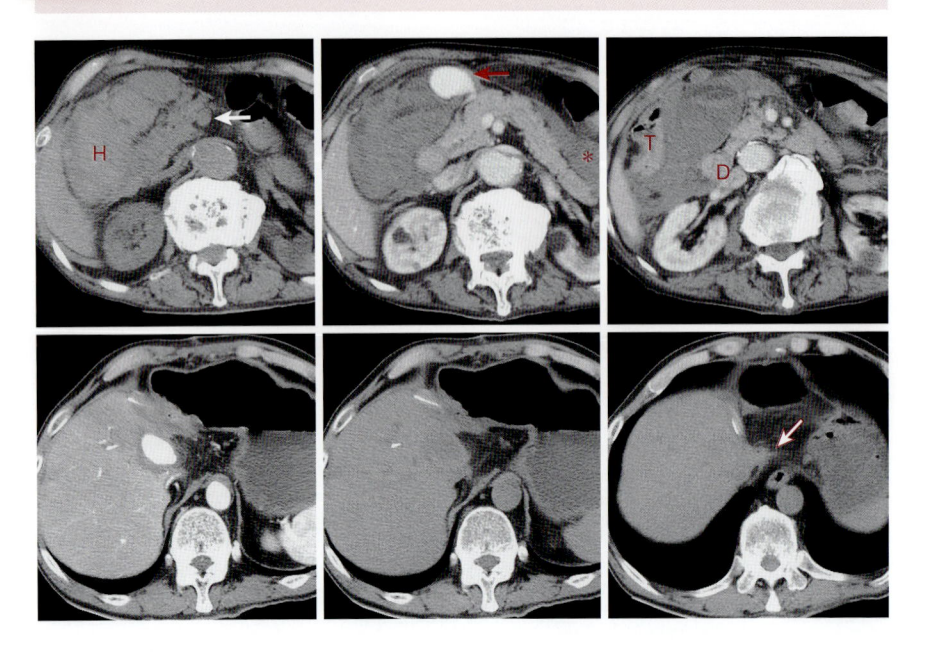

　上段は急激な腹痛で発症した腸間膜内血腫．非造影CT（左）で上腸間膜動脈近位（白矢印）の右側に血腫とみられる大きな高吸収の構造（H）がある．造影CT（中央，右）ではその大部分には造影効果はみられない．中央：赤矢印の部に血管と同等に濃染する部あるが，胃大網動脈起始部付近の仮性動脈瘤で，血管造影後塞栓術が行われた．右では血腫が横行結腸（T）と十二指腸（D）の間にあり，横行結腸間膜付近への出血であることがわかる．中央（＊）は網嚢内の血腫である．

　下段は肝門部胆管癌に対する肝左葉切除術後に腹腔内に留置されたドレナージチューブから出血をみた例．造影CT（左）で残存肝左縁付近に血管と同程度に濃染する仮性動脈瘤（血管造影で胃十二指腸動脈断端のものと確認）がみられる．造影前に同部（中央）は肝に比しわずかに低吸収である．高吸収はその頭側の赤窓矢印付近にわずかにみられる程度である．このように術後ではドレナージのため血腫の高吸収がみられないことがある．

肺塞栓

原　因

- 肺動脈に上流（門脈系以外の全身の静脈および右心）からの血栓が流れ込み，塞栓を起こす．
- 大部分は下肢静脈が原因．

病　態

- 静脈の還流は駆動圧が低く，弁の近傍などでは血液の停留が起こりやすい．特に心臓から遠く，重力の向きで下方に位置する下肢ではその傾向が強い．正常でも微細な血栓の形成・溶解が繰り返されるとされる．
- 下肢静脈血栓は近位に向かって成長する傾向にある．
- 大腿静脈まで血栓が伸びると肺動脈へ飛びやすくなる．
- 塞栓量が小さければ肺の換気，血流の分布が一致しなくなり，ガス交換の効率が低下し，動脈血酸素分圧が低下する．
- 塞栓量が大きければ右心不全となり，左心へ還流する血液が減少し，ショックとなる．
- 塞栓量が小さければ全く無症状であることもあるが，肺塞栓は反復することが多く，やがて肺高血圧の状態となり，呼吸困難を引き起こす．

治療の目標

- ショック，血圧低下がみられる場合は救命措置を講じつつ，一刻も早く血管内治療，補助循環（PCPS）などで救命を図る．その場合も致死率は高い．
- 動脈血酸素化低下で診断された場合は循環動態の悪化に留意しつつ，血栓溶解療法を行う．単に血栓を溶解するのみではなく，肺動脈内での血栓の成長を防止する意味でも重要である．

- 急性期から深部静脈血栓症の予防措置を講じる．

症　状

- **突然**の呼吸困難，胸痛，頻呼吸．
- 臥位・座位からの起立，排便・排尿，入院中の安静解除などがきっかけとなることが多い．
- 他に失神・意識障害，咳嗽，喘鳴，冷汗，動悸，血痰などの症状が出現することがある．
- 原因となる下肢深部静脈血栓症の症状を有することがある．
- 最軽症例では無症状，重症例では来院時死亡または循環不全と症状の程度には幅がある．
- SaO_2 が低下し，酸素投与に十分反応しないことが多い．

主な危険因子

- 加齢，肥満，女性，長期臥床，長時間座位（旅行・災害避難），下肢麻痺．
- 悪性腫瘍，炎症性疾患，先天的・後天的凝固亢進．
- 心不全，深部静脈血栓症既往．
- 女性ホルモン・ステロイドなど薬剤，手術，カテーテル検査・治療．

軽症例などについて

- 最も軽症の例ではほとんど症状がなく，それにより来院することもない．
- 肺塞栓は再発することが多く，急性期には軽症でも反復の後に続発性肺動脈高血圧症となることも多い．
- 救急に来院する原因となる疾患のうち，炎症性疾患，外傷などは悪性腫瘍や手術，入院と並んで深部静脈血栓症や肺塞栓の重要な危険因子であるが，来院時すでに肺塞栓があるなら，その後の入院でさらにリスクが増大するとも考えられる．
- したがって肺塞栓を目的とせずに造影CTが行われた場合も，評価できる範囲で肺塞栓につき読影することが望ましい．
- 肺動脈高血圧や慢性肺塞栓は，慢性または亜急性に悪化する呼吸困難として発症することが多い．亜急性の病態であっても我慢できなくなって救急を受診する場合があり，呼吸困難の鑑別診断として念頭に置くこと．

見落とさないために

1. 臨床編
- すべてを見落とさないことは不可能.
- 救急では慢性肺塞栓やそれにつながるごく軽症の例は対象外(無症状の肺塞栓は来院しない).
- 呼吸困難,胸痛,頻呼吸では**発症の急激さ,きっかけ**などを十分に問診する.**起立時**など動作開始時,**排便・排尿時**,**体位変換時**なら肺塞栓の可能性が高い(排便・排尿は脳卒中,急性心筋梗塞など多くの血管疾患のきっかけともなる).単に,「急激に」としか聴取できない場合も少なくない.
- **下肢腫脹**については必ずチェックする.
- **頸静脈**を観察すれば右心負荷に気づくことが可能.
- **呼吸困難・頻呼吸**はSaO_2低下を伴い,酸素投与などに十分反応しないことが多い.また,一見明らかな原因が見いだせない.
- **胸痛**は肺梗塞に伴う胸膜炎類似の深呼吸で悪化するものと,右心負荷に伴う右室の虚血による前胸部痛・前胸部絞扼感となることがある.
- **失神の鑑別診断**には肺塞栓を入れる.
- 咳嗽,血痰,喘鳴,動悸,冷汗,不安感などもある.これらは**急激発症の呼吸器疾患,急激発症の心疾患の鑑別診断**として理解する.
- ショックの鑑別診断にも入るが,心エコーなどで肺塞栓が疑われるならCTは行わずただちに**治療**.

2．CT編
- CTAを撮影すれば造影欠損として塞栓が描出されるため診断は容易．
- この場合，肺動脈の造影が最適になるようなタイミングでの撮影が重要．
- 軽症例では肺動脈末梢の所見に注意．冠状断・矢状断での観察が有用である．
- 慢性例，反復例などでは右心負荷所見のみとなることもある．
- 非造影CTのみを撮像した場合は右心負荷に注意する．
    - ▶右室拡大（左室より大きい，右室が心尖部まで分布など）．
    - ▶肺動脈が上行大動脈より太い．
    - ▶下大静脈，上大静脈の拡張・怒張．
- 非造影CTで肺動脈や肺野の所見が得られることもある．
    - ▶肺動脈近位は拡張，末梢は細くなる．
    - ▶肺野のX線吸収が小葉ごとに不均一になる（小葉ごとに血流低下が一定しないことによる）．
    - ▶まれに肺動脈内の血栓が高吸収として捉えられることもある．

☆**身体所見（頸静脈），CT，心エコーいずれでも右心を気にする．**

図解 1-1　基本の画像：大きくない肺塞栓
最も基本的な像については第1部1 図解5 も参照

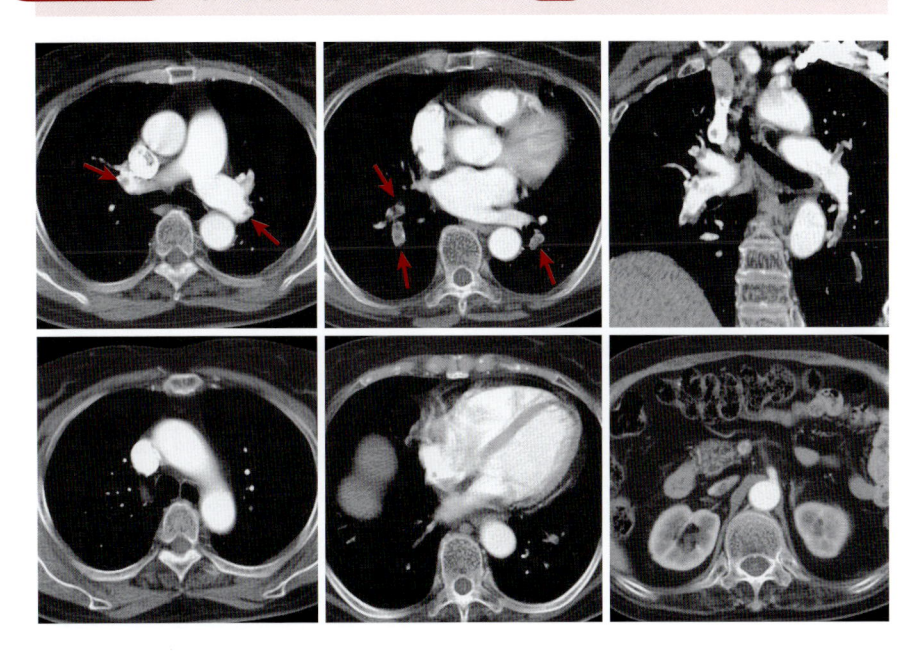

　肺塞栓の診断は基本的には造影CTによらなければならない．理想的には造影のタイミングを肺動脈に合わせた撮影が望ましい．第1部1 図解5 のように肺動脈本幹から左右枝までにある程度の大きさの血栓があれば診断は容易である．

　この例のように左右肺動脈に血栓がない場合の着目点は，それらから各葉の動脈の分岐部となる．上段左，中央：赤矢印は血栓を示す．肺動脈分枝の多くは頭尾方向に走行するため，それらを短時間のうちにもれなく観察することは困難である．冠状断（上段右）で観察すると，中枢側の肺動脈の比較的長い部分が一つの断面に捉えられることが多く，観察が容易となることが多い．

　血栓量が少ない場合，上大静脈（下段左：丸くみえている），右室・右房（下段中央：右室はやや大きめという程度），下大静脈（下段右：拡張していない）の拡張はあまり目立たないことも多い．逆に第1部1 図解5 のように右心負荷が目立つ場合，循環動態の悪化に特に留意する必要がある．

121

図解 1-2 基本の画像：下肢深部静脈血栓症

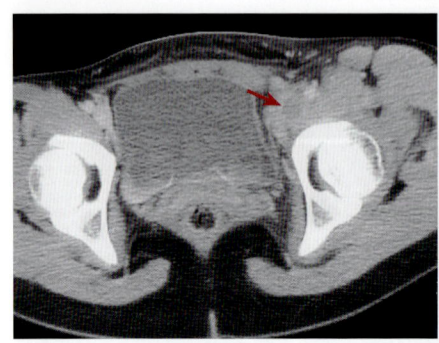

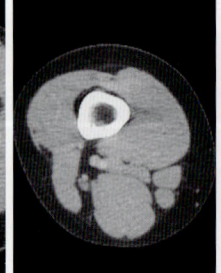

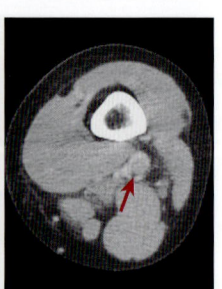

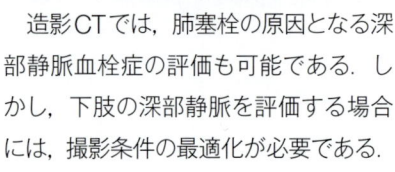

　造影CTでは，肺塞栓の原因となる深部静脈血栓症の評価も可能である．しかし，下肢の深部静脈を評価する場合には，撮影条件の最適化が必要である．

　血栓は静脈の造影欠損（赤矢印）として捉えられる．腸骨静脈，大腿静脈，膝窩静脈など太い静脈の評価は比較的容易であるが，下腿では読影は難しい．下腿では動脈に並走する静脈が各2本あることにも留意する．

　通常血栓がある静脈は対側に比し太い．また，深部静脈血栓症がある側は血栓分布から遠位で下肢の腫脹がみられる．

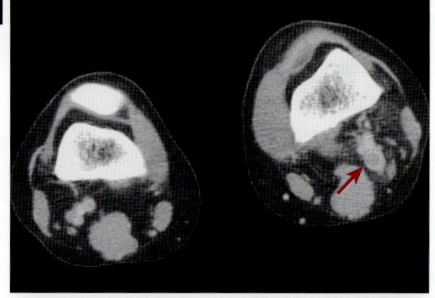

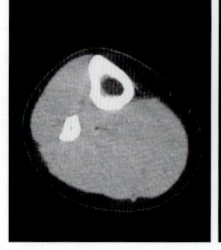

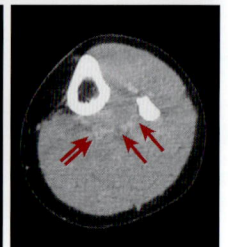

　肺塞栓のリスクは血栓が大腿静脈または近位まで分布する場合に高いが，肺塞栓発症後にも近位に血栓があるとは限らない．

下肢静脈を評価するCT

　安静時には下肢の血流は豊富とはいえない．USなら座位で検査することにより静脈の観察が容易になるが，CTでは下腿を圧迫しないように踵を少し浮かせる．十分量の造影剤を使用し，造影剤注入開始3分程度後に撮影する．

6 肺塞栓

> 図解 2 非造影CTでの所見

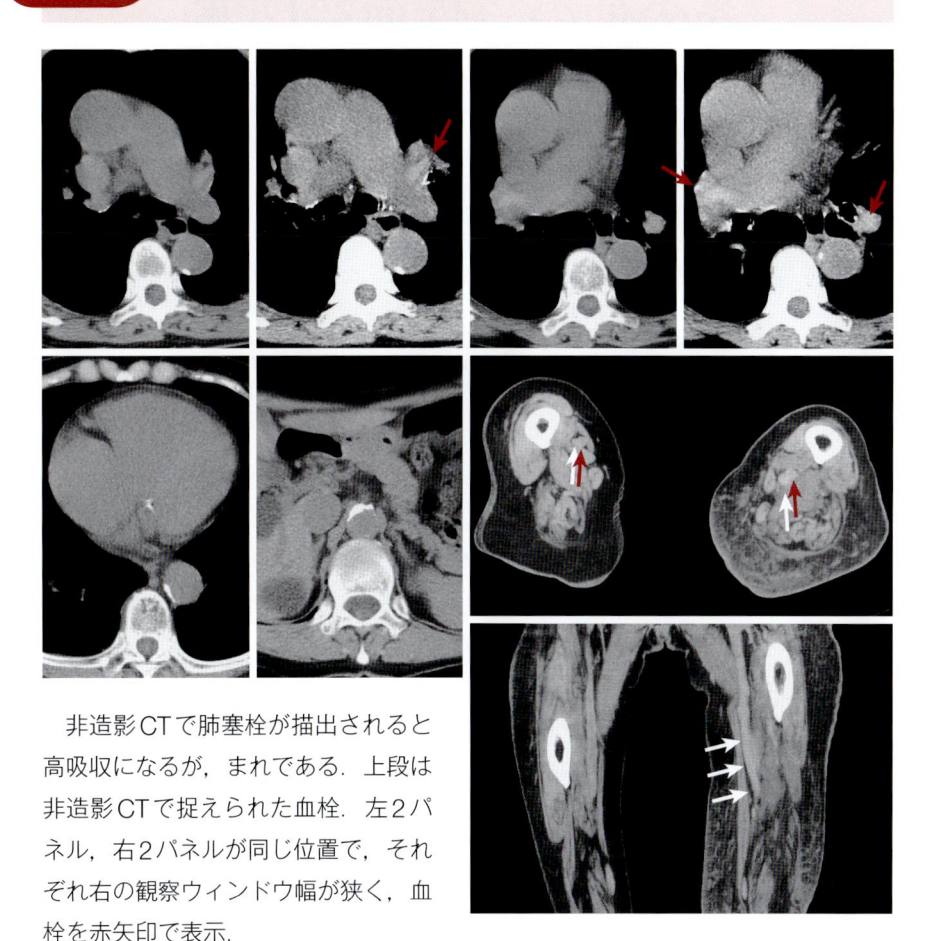

　非造影CTで肺塞栓が描出されると高吸収になるが，まれである．上段は非造影CTで捉えられた血栓．左2パネル，右2パネルが同じ位置で，それぞれ右の観察ウィンドウ幅が狭く，血栓を赤矢印で表示．

　肺塞栓の存在を疑うとすれば，むしろ，右心負荷の所見で，右房，右室の拡大，上大静脈，下大静脈の拡大をみることになる（中段左2パネル）．

　非造影CTでは深部静脈血栓症の診断も容易ではない．直接的には静脈径の増大とX線吸収の亢進が捉えうる（中段右：赤矢印が動脈，白矢印が静脈）．また，浮腫や下肢の腫脹が血栓（下段：白矢印）より遠位に分布するのも特徴的である．造影CTを行わないのであればUSでの評価のほうが有用である．

123

その他の急性血管閉塞

概　要

- 動脈は上流から流れてきた血栓，動脈硬化性プラークの破綻などで閉塞する．
  - ▶虚血による疼痛と虚血部の機能低下・停止が主症状である．
- 静脈は還流の低下，近傍の炎症，腫瘍の浸潤などで閉塞する．
  - ▶流域の還流障害，血管の拡大・怒張，滲出液などの増加が主症状．
  - ▶時に静脈性の虚血・梗塞もある．

病　態

- 急性心筋梗塞は臨床的には重要であるが，臨床的に疑われずにCTで診断されることはまれ．
  - ▶急性胸痛の鑑別診断のために冠動脈CTAが行われることがあるが，一般的とはいえない．
- 上腸間膜動脈塞栓症は急激な腹部全体の激痛として発症することが多い．症状に比し圧痛，反跳痛，筋性防御など客観所見が得られないことが特徴．
- 腎梗塞の多くは塞栓による，急激な側腹部痛で発症することが多い．結石と混同しうる．
- 急性内臓動脈塞栓症の背景には心房細動があることが多い．
- 比較的若年の発症や基礎疾患がない場合は解離が原因の場合もある．
- 急性四肢動脈閉塞は閉塞性動脈硬化症などに伴うものが多い．四肢末梢の冷感，色調変化，脈拍触知不能などがみられる．
- 肝門脈血栓症は肝門脈圧亢進，膵炎など近傍の炎症，膵癌など近傍の腫瘍による浸潤で起こる．急性の腹痛，腹水の急速な増加が主症状である．
- 上大静脈症候群は上大静脈の閉塞に伴う上半身の腫脹などがみられる病態で，縦隔腫瘍などが原因となる．循環抵抗が低い静脈系では高度狭窄でも症状がなく，

閉塞の時点で急性に発症する場合がある．
- 深部静脈血栓症は外傷，手術，長期臥床その他の危険因子を有する患者に多い．急性の下肢・下腿腫脹，疼痛として発症することがある．

治療の目標

- 虚血の進行防止のため診断後速やかな非経口抗凝固薬投与が必要．
- 虚血が可逆的であったり，虚血部に救いうる組織がある場合には血行再建が行われる．通常，早期に治療開始可能な症例に限られる．
- 心筋ではその収縮力が失われたとしても心腔壁の連続性も重要であるため治療適応は比較的広い．
- 消化管では虚血に伴う感染も必発で，比較的短時間のうちに非可逆的変化を伴うようになる．発症後早期の治療開始が必要．
- 虚血が非可逆的であったり，虚血部の大半がすでに壊死に陥っている場合には合併症予防が主眼となる．
- 心筋梗塞では心不全の治療が重要で，IABP，PCPSなど心機能の補助が必要になる場合もある．
- 四肢の広範な壊死では，血行再開により虚血後再灌流障害により腎不全をはじめとする多臓器不全をきたす場合がある．早晩切断が必要となる．
- 消化管ではそれ自体の壊死に加え，内容の漏出に伴う腹膜炎など広範な感染が問題となる．壊死部の切除が必要である．
- 脾梗塞では膿瘍化した場合ドレナージが必要となる．

症　状

- 突然の疼痛が基本症状．
- 閉塞した血管により疼痛の部位は異なるが，特に動脈閉塞では瞬間的な発症となる．
- 急性心筋梗塞．急性冠動脈症候群では疼痛は前胸部が典型であるが，上腹部，肩，頸部，歯などに感じられることもある．冷汗，不安感，不整脈，ショック・血圧低下など血行動態異常，呼吸困難・頻呼吸，意識障害などが前面に出ることもある．
- 上腸間膜動脈塞栓症は急激な腹部全体の激痛として発症することが多い．症状に

比し，圧痛，反跳痛，筋性防御など客観所見が得られないことが特徴．嘔気，嘔吐を伴うこともある．
- 腎梗塞の多くは塞栓による．急激な側腹部痛で発症することが多い．血尿がみられることもあり，結石と混同しうる．
- 四肢動脈閉塞は閉塞性動脈硬化症など四肢動脈の動脈硬化性疾患の悪化として発症する．間欠性跛行であったものが急に安静時疼痛を訴えるというのが典型的な像である．四肢末梢の色調変化，冷感などもみられる．
- 心房細動を有する患者では，塞栓による四肢動脈閉塞もみられる．この場合は四肢の症状に乏しかったものに突然発症する．
- 静脈閉塞では疼痛は前面に出ず，動脈閉塞に比し「突然」との印象には乏しいが，急性の発症が特徴的．発症後症状が短時間のうちに悪化し続けることが多い．
- 肝門脈血栓症は肝硬変，急性膵炎，膵癌などを有する患者で，急に腹水（腹囲・体重）が増加，肝不全症状が出現などで発症する．静脈閉塞の中では急性の疼痛が前面に出ることも多い．
- 上大静脈症候群は上半身の腫脹，静脈怒張などで発症する．腫瘍によるものが多く，病態は慢性であることが多いが，発症は急性のことが少なくない．
- 下肢深部静脈血栓症は，慢性・反復性の経過も多いが，肺塞栓ではなく深部静脈血栓症自体が来院動機となる場合には，急性の下肢腫脹，疼痛で発症することが多い．その危険因子を有する者に発症することが多い．静脈の怒張に伴う皮膚色調変化もみられる．

見落とさないために

1. 臨床編
- 急性の病態すべてについて，発症時の状況を詳しく聴取する．
- 「急に」というのが「突然」「瞬間的」なのか，「数分で完成」なのか，「昨日はなかった」程度なのかを的確に聞き分ける．
- 「○○をしていて△△の瞬間」「殴られるようにいきなり」などの表現は「突然」を表すが，「○○をしていたときに」だけでも突然発症を意味する場合がある．
- 疼痛やそれ以外の症状を含め「突然の発症」であれば結石，消化管穿孔，内ヘルニア，軸捻転などとともに血管閉塞は重要な鑑別診断である．確実に他の病態が原因と判明するまで十分な除外診断を行う．

2. CT編
- 心電図，心エコーなど他の検査が優先される場合を除き，「突然発症」の患者では最初から造影前後のCTをオーダーするか，非造影CTで尿路結石など明らかな原因がなければ造影CTを行う．必要がないと確定診断できなければ造影前後のCTを行うのが原則．
- **造影前は動脈内の血栓が高吸収として捉えられる場合がある．上腸間膜動脈閉塞では上腸間膜静脈が動脈より細くなり，腎動脈閉塞では腎静脈の虚脱がみられることもある．**
- 急性動脈閉塞の急性期には，血管以外の所見には乏しいことが多い．
- 造影後は血管の観察を怠らなければ，血管内の造影欠損として血栓を見いだすことは比較的容易．
- 急性心筋梗塞・急性冠動脈症候群は，冠動脈CTAを十分な経験有するものが診断するなら診断精度は高い（被曝などもあり，有用性については両論ある）．
  - ▶胸痛に関しては，1回のCTで肺塞栓，大動脈解離，急性心筋梗塞・急性冠動脈症候群を診断することも提案されているが，一般化しているとはいえない．
  - ▶非造影CTでは，肺水腫など急性心不全の所見で気づきうる．
  - ▶造影CTでは，左室壁の不均一な濃染で疾患を疑える場合もある．
- 静脈閉塞の非造影CTでは流域の浮腫（脂肪の濃度上昇），滲出液貯留などが主たる所見．これらは1時間程度の経過観察でも悪化することが多い．時に血栓が血管内の高吸収として捉えられる．
- 造影CTでは，血栓や腫瘍による狭窄が直接的に描出される．

☆臨床情報のみで疑うことが困難な場合もあり，救急・時間外のCTでは常に主要な動静脈を観察する．

第2部 見落としが重大な結果につながることが多い疾患

図解 1 急性心筋梗塞・急性冠動脈症候群

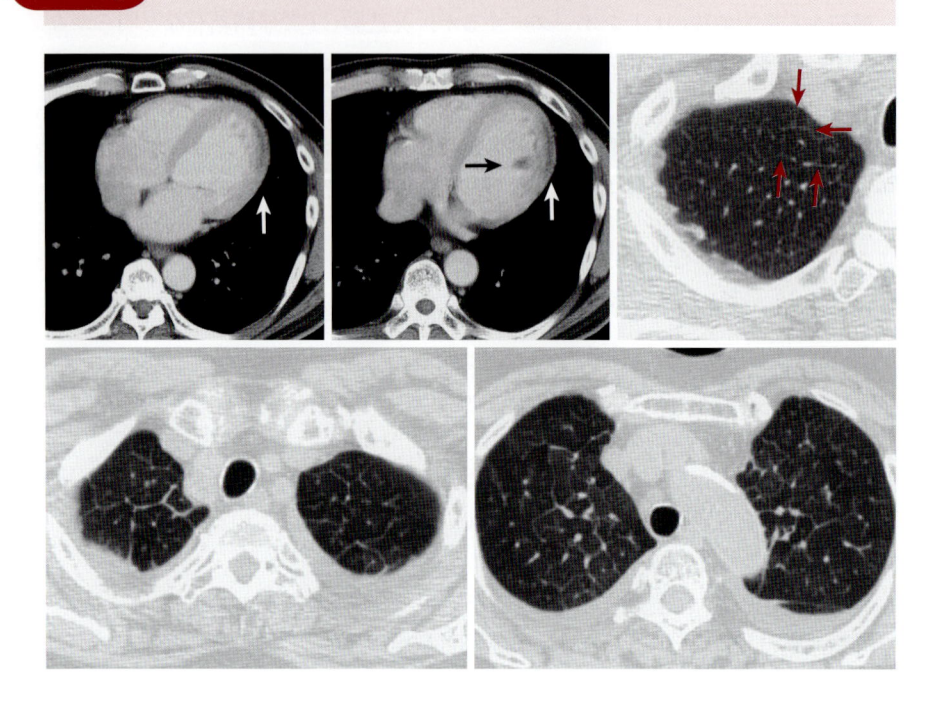

　急性心筋梗塞または急性冠動脈症候群は臨床症状，特に発症様式と短期の経過と心電図，心エコー図などで診断されるのが基本であるが，胸痛がない症例もあり，CT後に疑われることもありうる．造影CTでは心筋の濃染の異常が捉えられることがある．検出感度が高いのはMRでの遅延濃染であるが，CTでは異常が捉えられるとすれば造影不良である．

　全身倦怠を主訴として来院した上段の例(左：造影CT僧帽弁レベル，中央：同やや尾側，右：肺尖部肺野ウィンドウ)では，左室側壁心尖部付近(白矢印：よくみると内膜下)に造影不良がみられる．中央では乳頭筋(黒矢印)の造影効果も低下しているのがわかる．肺野ウィンドウでは小葉・細葉間隔壁(一部を赤矢印で表示)が肥厚して描出されるようになっている．心拡大は比較的軽い．

　下段は別な急性心筋梗塞例であるが，小葉・細葉間隔壁肥厚がよりわかりやすい．X線写真でのカーリーB線に当たるがCTでは肺尖付近が観察しやすい．

図解 2 急性上腸間膜動脈閉塞

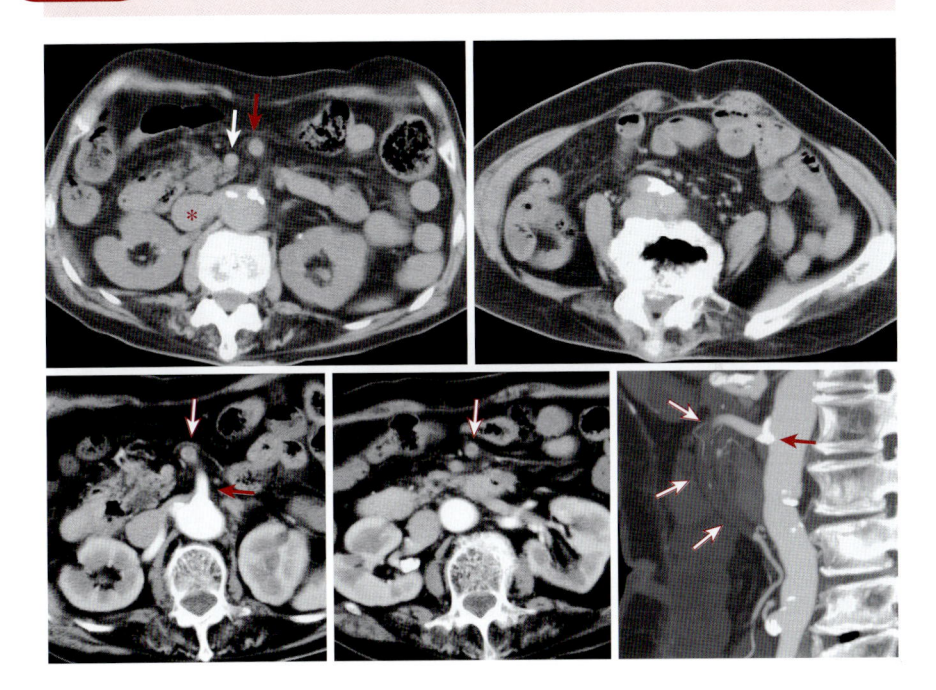

　上腸間膜動脈の急性閉塞は放置すれば広範な腸管の壊死につながる重篤な病態である．**急激な腹痛**と嘔気・嘔吐などで発症するが，腹痛の程度に比し**身体所見に乏しい**のが特徴的である．しばしば腸炎などと誤診される．

　上段の非造影CTでも腸管に拡張や壁肥厚はなく，異常なガスの分布もみられず，一見正常である．したがって，CTを撮影しても非造影なら見逃されることが多い．有意な所見は上腸間膜動脈（赤矢印）に比し，上腸間膜静脈（白矢印）が細いことであるが，この所見も常に出現するとは限らない．脱水でもこのようにみえることがあるが，本例では下大静脈（＊）に虚脱がないので，脱水は否定される．

　下段造影CT（左：上腸間膜動脈起始部横断像，中央：その尾側，右：MIP矢状断）では上腸間膜動脈（赤矢印）は根部が大動脈と同等に濃染するのに対し，その直後から（赤窓矢印）造影されない部があり，血栓による閉塞は容易に診断できる．なお血流が完全に途絶しない場合には腸管壁の浮腫などがみられることもある．

図解 3　腎梗塞・脾梗塞など

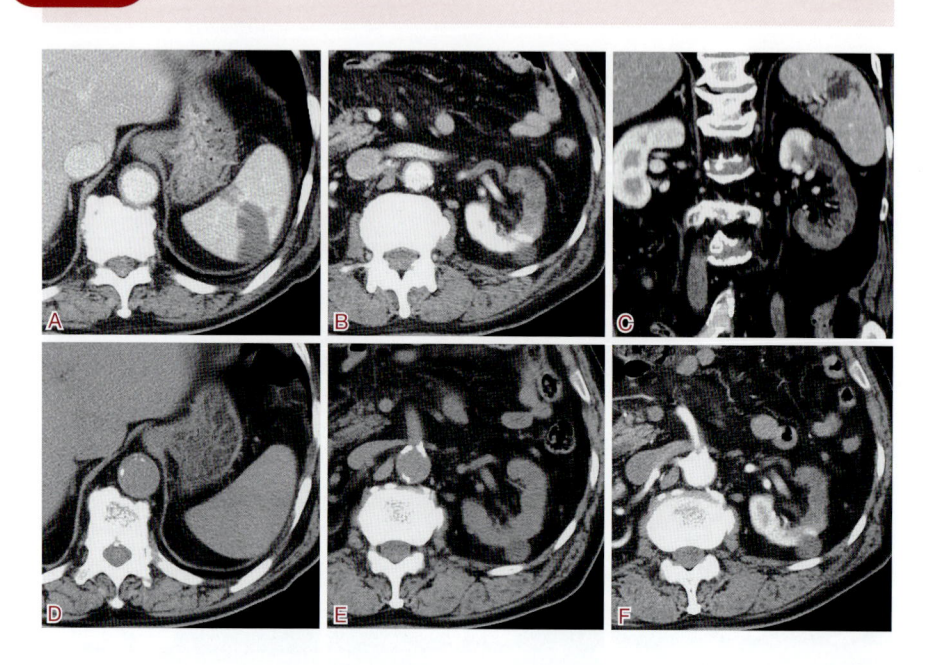

　脾梗塞は左上腹部痛や背部痛で発症する．全体が梗塞に陥ると膿瘍化の可能性があり，注意を要するが，部分的な梗塞では特に合併症なく経過することが多い．**A**のように造影CTでは造影欠損として診断は容易であるが，発症時（前日）の非造影CT（**D**）では有意な所見を指摘することができない．

　この例では同時に腎にも梗塞（**B，C**）がみられる．**腎梗塞**では梗塞の範囲に応じて腎機能が低下することが最大の問題である．発症数時間以内の早期に治療開始可能であれば血栓溶解など血流再開療法が有効である．共通する症状から**尿路結石と混同**されやすく，CTを行う場合も非造影CTのみとなりがちであるが，非造影CT（**E**：前日）では有意な所見を指摘することはできない．突然の側腹部痛で結石がみられない場合，鑑別診断に含めるべき疾患である．**F**は発症2週間後の造影CTであるが，造影不良部に萎縮がみられる．逆に局所の萎縮がないことは梗塞が急性期であることの根拠となる．この例は脾・腎同時の梗塞であるが，心房細動が原因である．**心房細動症例ではあらゆる梗塞の可能性が高い**と考える．

図解 4 内臓動脈解離

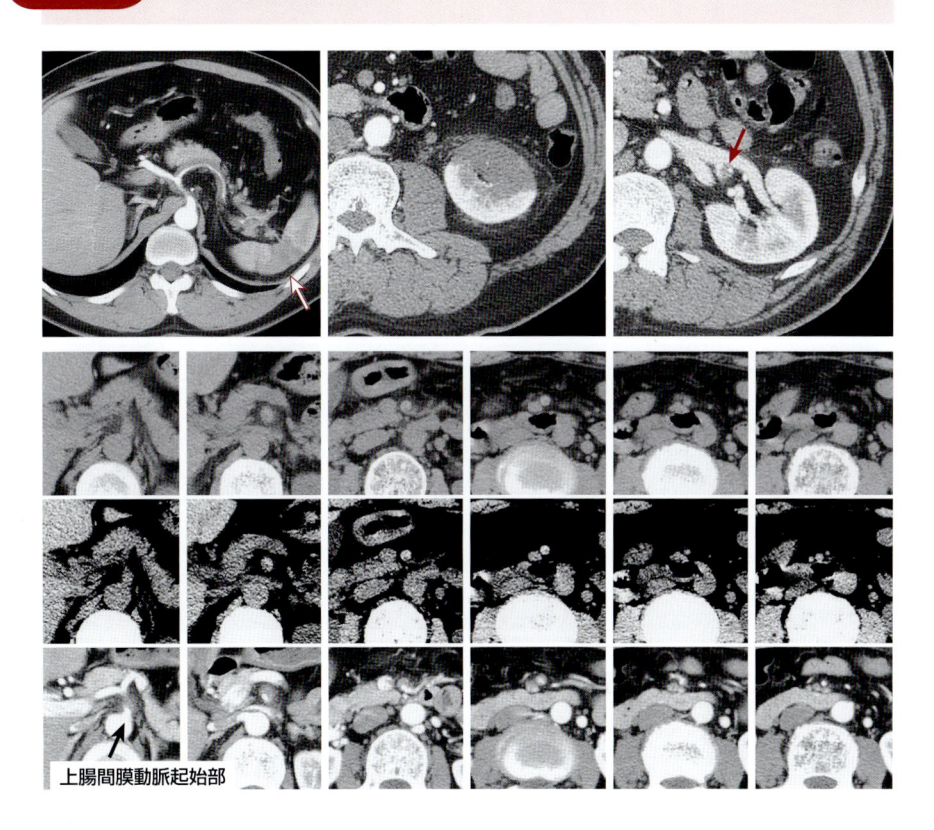

上腸間膜動脈起始部

　解離はあらゆる動脈に起こりうる．大動脈では偽腔が開存したままとなることも少なくないが，小動脈では偽腔は間もなく閉塞する．したがって虚血の原因として重要である．上段左は動脈相でわかりにくいが，脾の赤窓矢印付近に梗塞がみられる．近位の脾動脈は狭小化しており，腔の周りに偽腔とみられる造影されない構造も描出されている．腹腔動脈から脾動脈の解離である．上段中央は腎梗塞例であるが，頭側（上段右）赤矢印の部に腎動脈分枝の解離がみられた．
　小動脈解離の非造影CTでの所見としては，**解離部の膨化**ならびに不自然な径の推移，**偽腔の高吸収，周囲脂肪の濃度の上昇**が挙げられる．下段（上から非造影CT，中央：同狭い観察ウィンドウ，下：造影CT；左が頭側）はそれらが比較的認識しやすい例であるが，造影なしでの指摘は容易ではない．**急激な疼痛で疑え！**

図解 5 下肢動脈急性閉塞

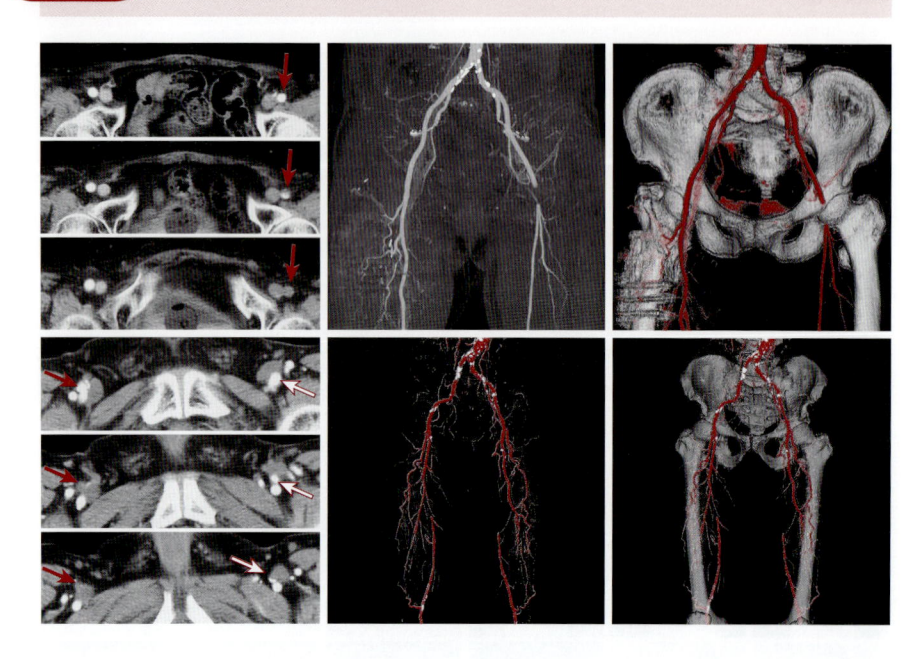

　四肢，特に下肢の動脈閉塞も重要な心・血管イベントの一つである．急性の下肢疼痛での発症が多く，皮膚色調変化などを伴う．四肢においては多くの部位で脈拍が触知でき，また，触知できない場合もドップラー法などで評価できる．CTの役割は，閉塞部位および範囲の特定，側副路の評価，治療戦略の決定である．

　上段は心房細動を背景とする塞栓性急性動脈閉塞である．横断像（左縦三つ：上が頭側）で左大腿動脈（赤矢印）を追跡すると急に造影効果が途絶しており，閉塞が診断できる．閉塞の範囲はMIP表示（中央）や3D（左）のほうがわかりやすい．側副路の発達に比し末梢側の造影効果は良好で，閉塞が不完全であること，末梢側の動脈は開存していることがわかる．

　下段は閉塞性動脈硬化症に伴う慢性閉塞の例である．横断像（左縦三つ：上が頭側）では赤矢印，赤窓矢印とも浅大腿動脈起始部で閉塞していることがわかる．3D表示（下段中央，右）では深大腿動脈からの側副路がよく描出されている．この例では疼痛は慢性の間欠性跛行の形である．

図解 6 上大静脈症候群

　上大静脈が閉塞すると，頭部・顔面や上肢に強い浮腫が生じる．これらの領域の静脈の怒張もみられ，皮膚色調変化なども伴う．下肢と異なり，上肢では深部静脈血栓症はまれで，閉塞の大部分は腫瘍による．したがって閉塞自体は慢性の病態であるが，不快または異常と自覚される閾値があり，救急への来院もある．

　上段(左が頭側)は肺小細胞癌に伴う閉塞例である．中央：赤矢印の部に左右の腕頭静脈が合流し，上大静脈となる部が描出されているが，周囲には多結節状の腫瘤あり，これら血管は狭小化している．その尾側では腫瘤はさらに大きく，上大静脈内の造影剤はみえなくなっている．動脈には目立った狭小化はみられない．

　下段は中心静脈ラインが挿入されている症例である．ペースメーカーなどを含め，人工物の挿入後や透析用シャント造設後では血栓形成もある．この場合，血栓は肺塞栓の原因となりうる．また，人工物がある場合，感染の徴候である可能性もあるため注意を要する．

第2部 見落としが重大な結果につながることが多い疾患

図解7 門脈系閉塞

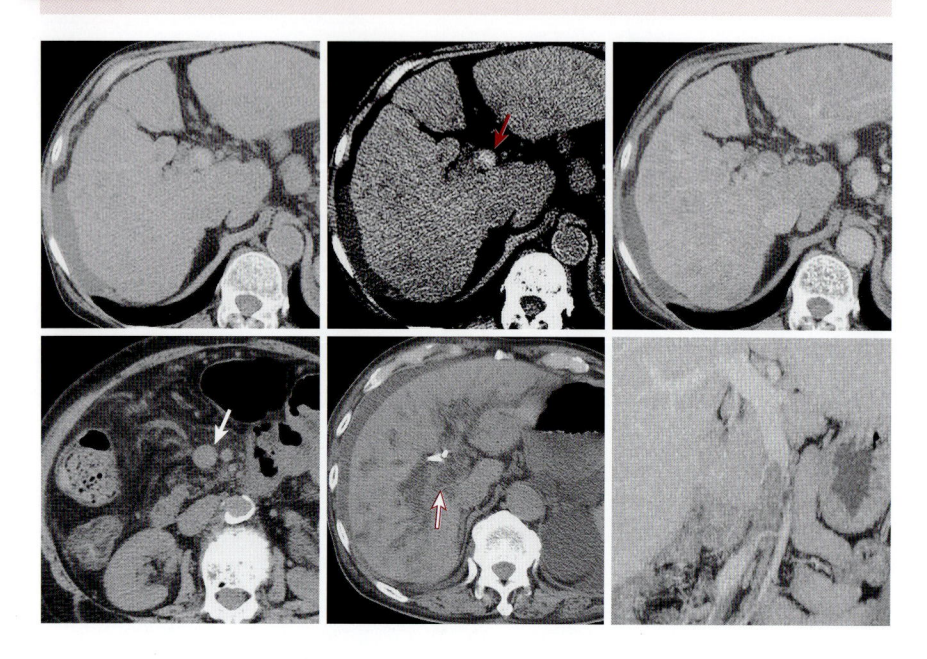

　上段は急性の腹痛と腹部膨満を訴えて来院した肝硬変の例である．腹水がみられるが，肝細胞癌の破裂などでみるような血性腹水ではない．観察ウィンドウ幅を狭くして（中央）観察すると肝門部で門脈（赤矢印）内容が大動脈などほかの血管内容より高吸収になっている．この所見は通常の観察ウィンドウ（左）でも認識可能である．この部は造影（右）では欠損像となっている．肝門脈の血流が低下または停滞する肝硬変は肝門脈系の血栓症の危険因子の一つである．

　門脈内容の高吸収，急速に増加する腹水のほか，血栓のある血管の膨化（下段左：白矢印），腸間膜脂肪の濃度の上昇がみられることがある．血栓は急性期には高吸収となるが，慢性期には低吸収（中央：赤窓矢印）となる．中央の例は低吸収となった肝門脈枝に並行して肝内胆管も拡張，肝門部の高吸収はERBDチューブで，総胆管癌の患者である．腫瘍の直接浸潤も血管閉塞の原因の一つである．下段右は肝硬変＝肝門脈圧亢進に伴う上腸間膜静脈の血栓．この部の血栓症はほかに，炎症性腸疾患，腫瘍などで起こる．膵癌や膵炎などは脾静脈血栓の原因となる．

8 絞扼性イレウス

概　要

- 経口摂取された食物は消化管により肛門まで運搬されるが，なんらかの理由により消化管の通過が障害された状態がイレウスである．物理的な閉塞などによる機械的イレウスと，消化管の運動の低下による機能的イレウスがある．
- 消化管の閉塞の一部は血行障害を伴う．絞扼性イレウスと呼ばれ，緊急手術など早急な処置が必要となる．
- 内・外ヘルニアのように小さな孔を消化管および間膜が通過することにより間膜内の血管が圧迫される病態，可動性のある部分がねじれることにより起こる捻転，結び目が形成される結束形成がある．

病　態

- 消化管の移動にはそれに付着する腸間膜の移動が伴う．
- 小さな孔を通過する場合は通過部の両端に狭窄が生じる（クローズドループ：closed loop）が，同時に通過する腸間膜も圧迫される．圧迫の影響は圧が低い静脈に先に現れる．したがって，通過した腸管に浮腫，滲出液による液性内容の増加がみられる．
- 「小さな孔」には腸間膜の癒着や索状物でできた隙間も含まれる．
- 捻転でもねじられることにより血管の狭小化が起こり，血流障害をきたす．
- 捻転には腸間膜内の血管を軸とするものと，腸管自体を軸とするものがあるが，前者が多い．
- 血管を軸とする捻転でもクローズドループとなるが，腸管自体を軸とする場合には狭小化は1ヵ所の場合もある．

治療の目標

- 遅滞なく診断し，一刻も早く手術など絞扼を解除する処置を行う．
- 必要に応じて壊死・虚血に陥った腸管を切除する．

症　状

- 突然の腹痛．
- 腹痛の部位は一定しないが，上腹部に始まり，腹部全体または絞扼腸管がある付近に移動してくることが多い．当初上腹部となるのは上腸間膜動脈領域の場合，内臓痛を上腹部に感じるからである．
- 腹痛は短時間の内に悪化する傾向があることが多い．
- 他のイレウスと同様，嘔気・嘔吐もよくみられるが，腹痛より多少遅れて出現するのが典型的である．
- 時間が経過すると，口側腸管の拡張などにより腹部膨隆が出現する．
- さらに時間が経過すると，腸管の虚血・壊死に伴う症状が出現する．
  - ▶腹膜刺激症状．
  - ▶穿孔に伴う，それまでと質の異なる急激な腹痛．
  - ▶敗血症とそれに伴う発熱，炎症反応，ショックなど．

身体所見

- 絞扼部には最初から圧痛があることが多い．
- 発症後の経過時間が短ければ，絞扼部以外の所見には乏しいことが多い．
- 時間経過により口側の腸管が拡張すれば，その部にも圧痛がみられる．
- 腸管の虚血などが起こると，腹膜刺激の所見がみられる．
- 敗血症ではそれに伴うバイタルサインが計測される．

腹部X線写真

- 典型的には腹部に気体がみられないgasless abdomenの状態となる．口側の腸管ガスは嘔吐などにより排泄されることにより，絞扼部には口側からの気体は侵入しない．
- 口側の腸管にはガスと液面形成を伴う拡張がみられ，絞扼部が腫瘤様にみえるこ

ともある.
- 絞扼初期にはX線写真での評価は困難である.

US

- 絞扼部は液体のみを含むループとして描出される. 拡張部が狭い範囲に分布し, 拡張に比し壁肥厚がみられるなら, より強く絞扼が疑われる.
- 腹水がみられることも多い.

見落とさないために

1. 臨床編
- 「**突然の**」腹痛では常に鑑別診断に含める.
- **イレウス症状**が前面に出ている場合も常に鑑別診断に含める.
  - ▶頻度が高い癒着性イレウスや腹腔播種に伴うイレウスと異なり, 手術, 悪性腫瘍などの病歴を有さないことが多いので, そのような症例で特に積極的に疑う.
  - ▶検体検査で乳酸や逸脱酵素高値, 代謝性アシドーシスが強い場合も注意する.

2. CT編
- CTでイレウスと診断することは容易であるが, 絞扼性と診断することはしばしば困難.
- イレウスの症例では腸管の拡張部の全長を追跡し, 拡張の肛門側端を観察する.
- 口側, 肛門側いずれからの追跡でも, いったん狭小化した腸管が再度拡張する場合, クローズドループである可能性があるので, 絞扼を疑う.
  - ▶再度拡張の後再び狭小化する部が, 最初の狭小化部と(腸管の長さではなく地理的な位置として)近接していれば, 絞扼である可能性が高い.
  - ▶さらにその部の腸間膜や腸管壁に浮腫状の変化があれば, より可能性が高い. 絞扼された腸管に出血(壁・腔内の高吸収)をみることもある.
- 内外ヘルニアが描出されている場合も絞扼の可能性がある.
- 捻転では腸管または血管が渦巻き状に分布する(whirl sign).
- イレウスのCT診断は非造影CTで行えるが, 単純性イレウスと断定できない場合は, 造影CTで腸管壁の濃染を評価する.
  - ▶濃染が低下した部も(静脈閉塞などにより)正常部より強く濃染する部も絞扼部である可能性がある.

- CTで当初単純性イレウスと読影した場合も，臨床症状に悪化がある場合，乳酸，逸脱酵素の著明な上昇や強い代謝性アシドーシスが判明したり，出現した場合にはCTを再度読影すると絞扼の所見に気づく場合が少なくない．
- 必要に応じてCT再検が必要となるが，再検時には腹水が増加，腸管の浮腫が進行し，クローズドループが延長していることが多く，より容易に診断できる．
- ごく早期には口側腸管に拡張が目立たない場合もある．

☆**内外ヘルニアの所見，クローズドループ，whirl sign，腸管壁の浮腫状の肥厚，腸間膜脂肪の濃度上昇（浮腫），造影CTで腸管壁の濃染の低下または亢進などが主な所見である．**

8 絞扼性イレウス

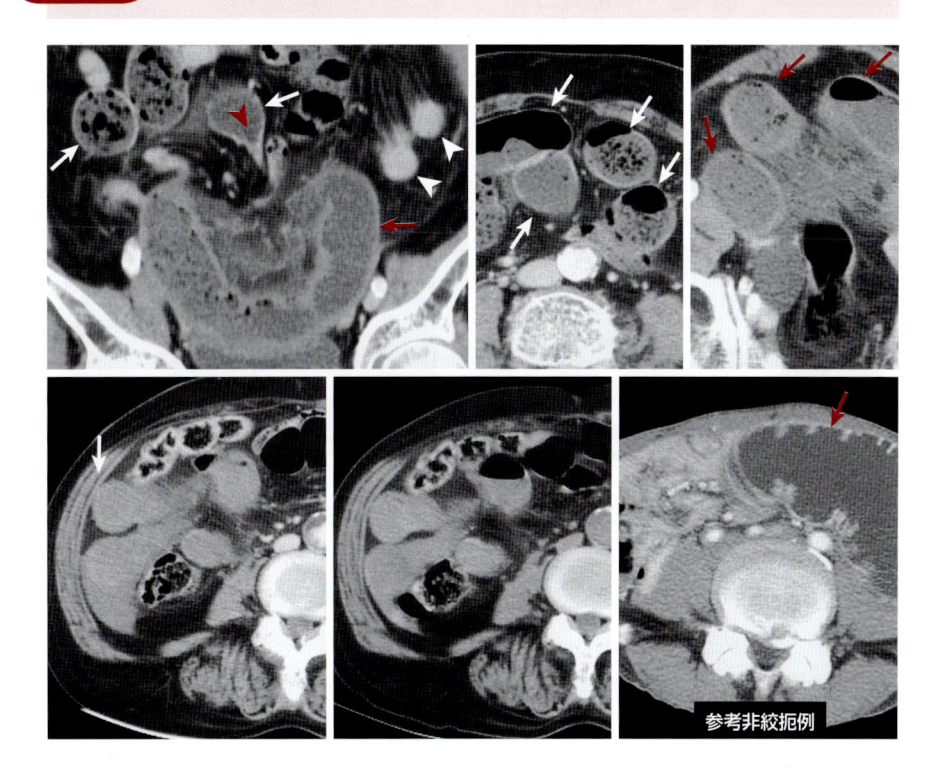

図解 1 基本の画像

　上段は術後の索状物による絞扼の例である．肛門側の拡張がない正常部分（左：白矢頭）や口側の拡張した非絞扼部（**左，中央：白矢印**）と比し絞扼部（左，右：赤矢印）は濃染が明らかではない．絞扼部の**壁は浮腫状に肥厚**し，**腸間膜脂肪の濃度も上昇**している．これらは静脈の圧迫によるうっ血などによる所見である．口側の内容は気泡が目立つのに対し，**絞扼部は大部分液体**となっている．腸管の走行の順に追跡すると**拡張，狭窄，拡張，狭窄の順**で径が変化し，2ヵ所の狭窄は互いに近接する．拡張-狭窄（赤矢頭）移行部はくちばし状にとがってみえる．

　下段左も絞扼性イレウス例である．白矢印の部に壁の肥厚あり．造影後CTでわずかに濃染しているようにもみえるが，下段中央との比較で造影前と変化がみられない．下段右は慢性の通過障害例で拡張の割に壁の濃染は保たれている．

図解 2-1 主な絞扼の機序：腸管・間膜が小孔を通過/腸重積

腸管・間膜が小孔を通過

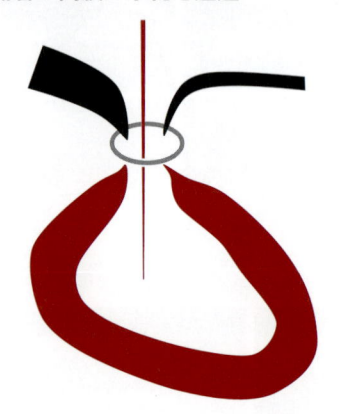

内・外ヘルニア，索状物などによるなんらかの原因で生じた小さな孔を腸管が通過すると，腸間膜も同時にその部分を通過する．孔が小さいとそこを通過する構造が圧迫される．静脈が圧迫されると腸管壁がうっ血し，滲出液が増加するため腸管は拡張．孔を通過する部で閉塞しており，口側からのガスなどはあまり流入せず，この部は液体のみで拡張するのが典型的（gasless abdomen）．

腸管を口側から追跡すると，**拡張，狭窄，気体に乏しい拡張，狭窄**と推移し，2個の狭窄部が互いに近接していることがポイントである．2個の狭窄に挟まれた拡張部（赤）を**クローズドループ**という．

この両端を含め，拡張‐狭窄移行部はくちばし状にみえることが多い．

腸重積

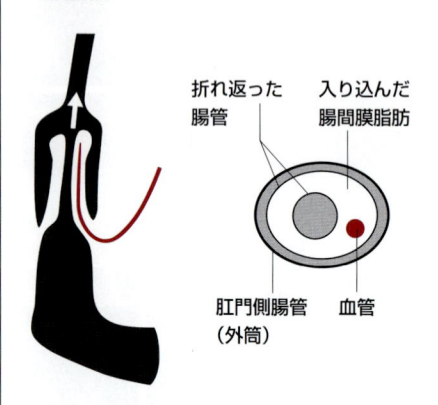

（図中ラベル：折れ返った腸管／入り込んだ腸間膜脂肪／肛門側腸管（外筒）／血管）

腸管の一部が折れ返り，口側の腸管が肛門側の腸管の中に入り込んだ状態．腸管と同時に腸間膜も肛門側の腸管内に入り込むが，重積が長くなるとともに入り込む腸間膜は広くなるため，やがてその中の血管が圧迫されるに至る．最初に静脈が閉塞するが，これによりうっ血，壁の浮腫などが起こり，血管の圧迫はさらに悪化する．

重積部が先進部となってさらに重積が起こることもある．

CTでは腸管の横断面で多重構造（通常三重，時に五重）がみられるが，腸管内に間膜の脂肪を含むのが特徴的である．縦断面ではより直接的に描出される．

図解 2-2 主な絞扼の機序：捻転

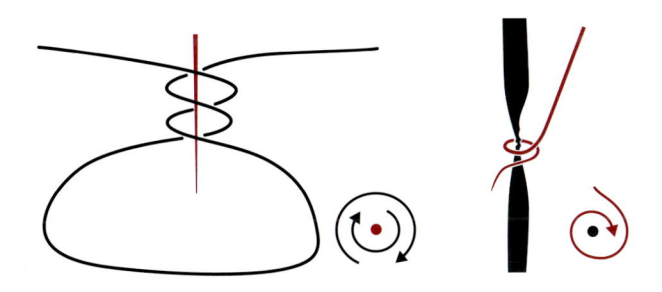

　腸管は長く，可動性がある構造で，生理的に蠕動などで常に動いている．このため，時にねじれることがあり，これが捻転である．

　この場合もやはり，腸管と腸間膜がともにねじれることになる．

　捻転には腸間膜内の血管を軸にねじれる場合(左)と，腸管自体を軸にねじれる場合(右)がある．いずれも黒が腸管，赤が血管を示す．

　いずれの場合もCTではねじれの中心付近で，その中心構造の周囲を多くの構造が渦巻き状に分布する像が捉えられる(whirl signという)．

　より頻度が高い腸間膜血管を軸とする場合には，腸管ループはねじれの部で狭窄，その間が拡張するクローズドループとなる．ヘルニアなどの場合と同様に腸管を口側から追跡すると拡張，狭窄，気体に乏しい拡張，狭窄と推移し，2個の狭窄部が互いに近接している．

　腸管自体を軸とする場合，whirl signはみられるが，クローズドループとはならないことが多い．

　捻転は可動性の大きな部ほど起こりやすい．S状結腸，盲腸，消化管回転異常のある小腸(腸間膜の固定が不十分となる)，胃(大きな食道裂孔ヘルニアに伴うことが多い)などにみられる．

　可動性がある構造であれば消化管以外にもみられる．卵巣，精巣などの捻転にはしばしば遭遇する．

　他に結束形成(結び目ができること)などもあるが，腸間膜に欠損部がある場合などに限られまれである．

図解 3-1 索状物による絞扼

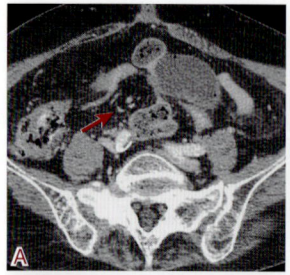

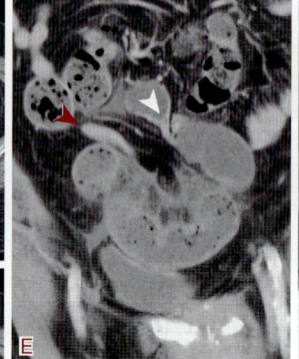

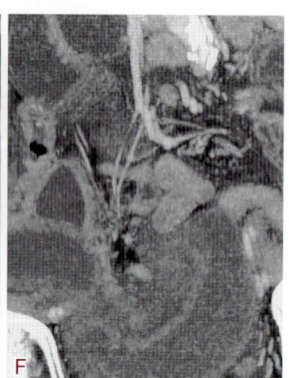

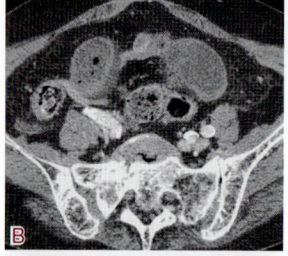

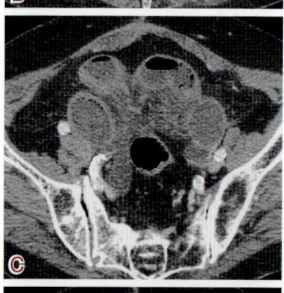

A〜D：横断像，Aが頭側．E：冠状断，F：冠状断MIP像．

Aの赤矢印付近にみられる血管は，その遠位で絞扼機序の「小孔」があるとみられるBで，いずれも圧迫されている．「小孔」を通過した部分であるC，Dでは血管の造影効果ははっきりしなくなり，周囲の腸間膜に浮腫状の濃度の上昇がみられる．血管径はBで見るより太く見えるが，原理的には動脈は細く，静脈は太くなる可能性が高い（高度の絞扼ではいずれも細くなる）．

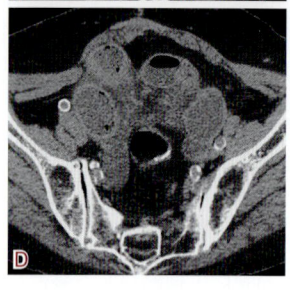

Eでは拡張した口側から絞扼部に連続する，くちばし状になった腸管（白矢頭）と虚脱した肛門側（赤矢頭）が腸間膜とともに狭い孔を通過している様が捉えられている．より近位の腸管の内容には気体が目立つのに対し，壁に浮腫がある絞扼部の内容は大部分液体となっている．腸管壁の造影効果も絞扼部では低下している．

血管の連続性が理解しやすいFでは血管が絞扼部で途絶しているのがわかる．

図解 3-2 内ヘルニア・閉鎖孔ヘルニア

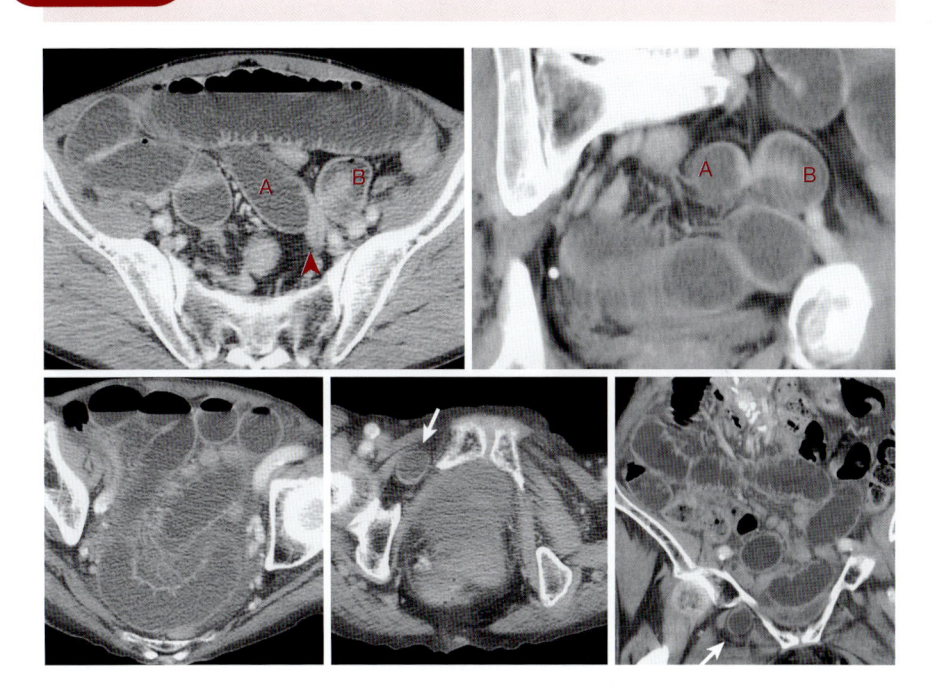

　上段は**S状結腸間膜付着部の内ヘルニア**（左：横断像，右：冠状断に近い斜位）．広範囲の小腸に拡張がみられるが，口側から追跡すると**A**の部で狭窄に遷移する．その後**B**に連続するが，これは両端に狭窄のある軽度拡張した小腸で，ごく短いながらクローズドループである．さらに遠位は拡張のない矢頭に続く．S状結腸間膜の付着部の隙間に小腸が入り込んだ内ヘルニアである

　下段は**閉鎖孔ヘルニア**．閉鎖孔は正常では閉鎖膜により閉ざされている．閉鎖孔ヘルニアは閉鎖膜の脆弱性などにより，腹腔内容が脱出した状態．痩せた高齢女性に多い．腹痛以外に**大腿内側などの疼痛で発症**することがある．小さな孔を通過するため絞扼性となることが多い．

　横断像では口側の小腸の拡張（左）は容易に気づかれることが多い．脱出腸管（中央，右：白矢印）は閉鎖孔外側に小さな囊胞状の構造として捉えられている．壁の造影効果は保たれているが，背側壁に軽い肥厚がある．

図解 3-3 捻転

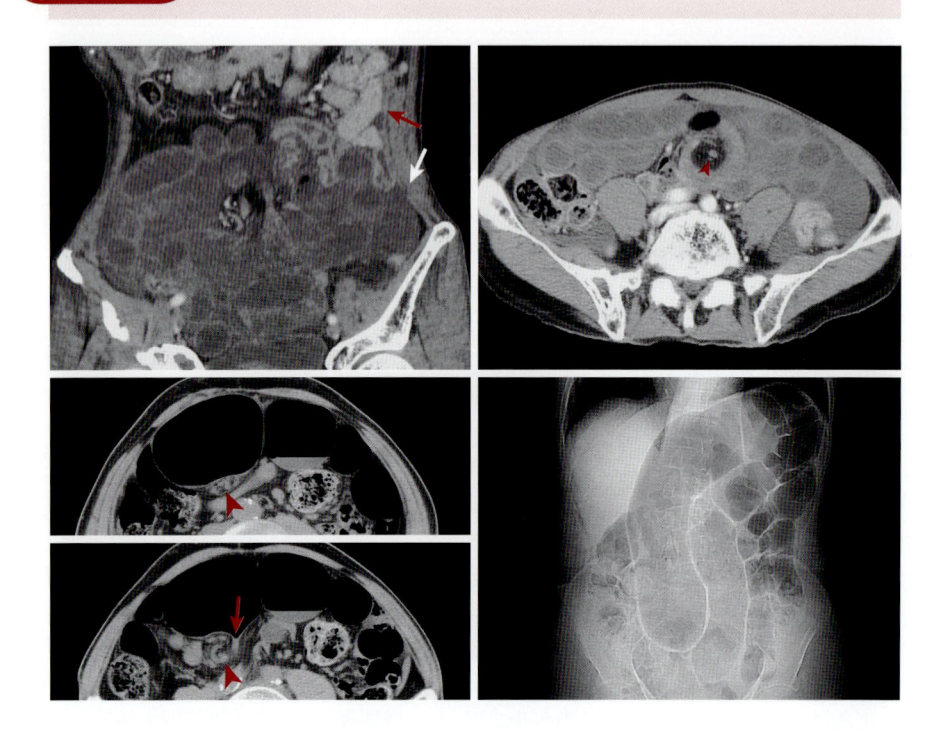

　捻転も絞扼の一因として重要である．腸管の虚血を伴う場合には腸管壁の浮腫，造影効果の低下（時に亢進：静脈閉塞が主の場合），腸間膜の浮腫や腹水などがみられる．捻転部には渦巻状の像（whirl sign）がみられることが典型的．

　上段は小腸肛門側の捻転例であるが，冠状断（左）で口側腸管（赤矢印）には拡張もなく，壁の造影効果も保たれているが，捻転した部（白矢印）は濃染していない．横断像（右）では渦巻状の像がみられるが，その中心（赤矢頭）は腸管である．腸管が回転軸となった捻転の例である．

　下段はS状結腸捻転の例である．左2段：赤矢頭で示すS状結腸間膜内の血管を軸に捻転しており whirl sign もみられる．しかしCT横断像では全容の把握はやや困難で，むしろ位置決め（スカウト）画像やX線写真のほうが拡張したS状結腸がコーヒー豆様にみえわかりやすい．なお，赤矢印は肛門側の腸管である．

8 絞扼性イレウス

図解 3-4 腸重積

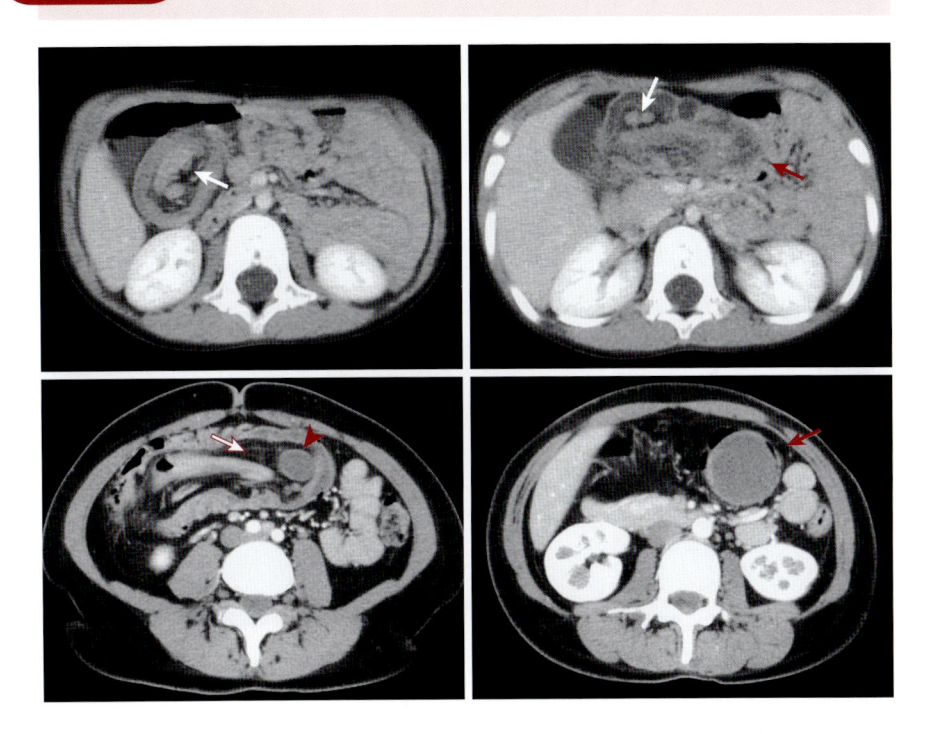

 上段は4歳児の重積例．通常腸重積は回腸末端部のリンパ組織の発達が目立つ3歳未満の児に起こることが多い．USでの診断が基本であるが，CTでは折れかえって二重(以上)になった腸管内に口側の腸管，その腸間膜の脂肪および血管がみられるのが基本像である．腸管に対する横断像でも，縦断像でも同様であるが，腸管内に脂肪(左，右：白矢印の低吸収)がみえるのが特異度の高い所見といえよう．先進部は上段右：赤矢印の部である．

 下段は成人例である．赤窓矢印で示す低吸収の脂肪が，腸管内にみえる点は上段例と同様である．この症例では先進部(右：赤矢印)に囊胞状の構造がみえるが，これは左では赤矢頭に連続するオタマジャクシ様の囊胞性病変で，虫垂の粘液性囊胞腺腫である．このように小児好発年齢(3歳未満)以外では先進部に腫瘍性病変，メッケル憩室など器質的な変化があることが多い．

第2部 見落としが重大な結果につながることが多い疾患

図解 3-5 外ヘルニア

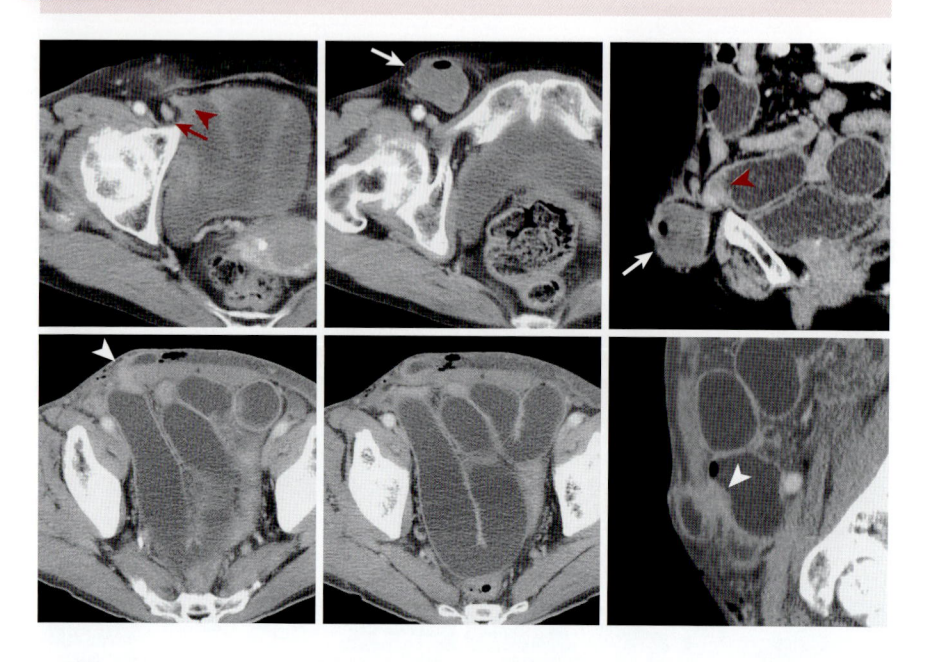

　鼠径ヘルニアが鼠径管またはその近傍から陰嚢または大陰唇に向かう脱出であるのに対し，大腿ヘルニアはより外側から大腿動静脈の方向に脱出する．高齢の女性に多く，鼠径ヘルニアに比しヘルニア門が小さいことが一般的で，嵌頓や絞扼に陥りやすい．

　上段は大腿ヘルニア例（左，中央：　横断像，右：斜位矢状断）．口側の拡張した腸管は左・右の赤矢頭の部で鋭角的に狭小化し，ヘルニア門を通過，中央，右：白矢印の脱出腸管に連続する．脱出腸管のヘルニア門側（背側）の壁は軽度肥厚し，造影効果も強いが，腹側壁は伸展し濃染はむしろ不良となっている．なお，赤矢印は肛門側の腸管である．

　下段は腹腔鏡のポート刺入部へのヘルニア（左・中央：横断像，右：矢状断）．ヘルニア門は左，右の白矢頭の部．短い脱出腸管には軽い浮腫がみられる．

　ポート刺入部のヘルニアでも門は小さく嵌頓，絞扼の可能性は無視できない．

8 絞扼性イレウス

図解 3-6 クローズドループ

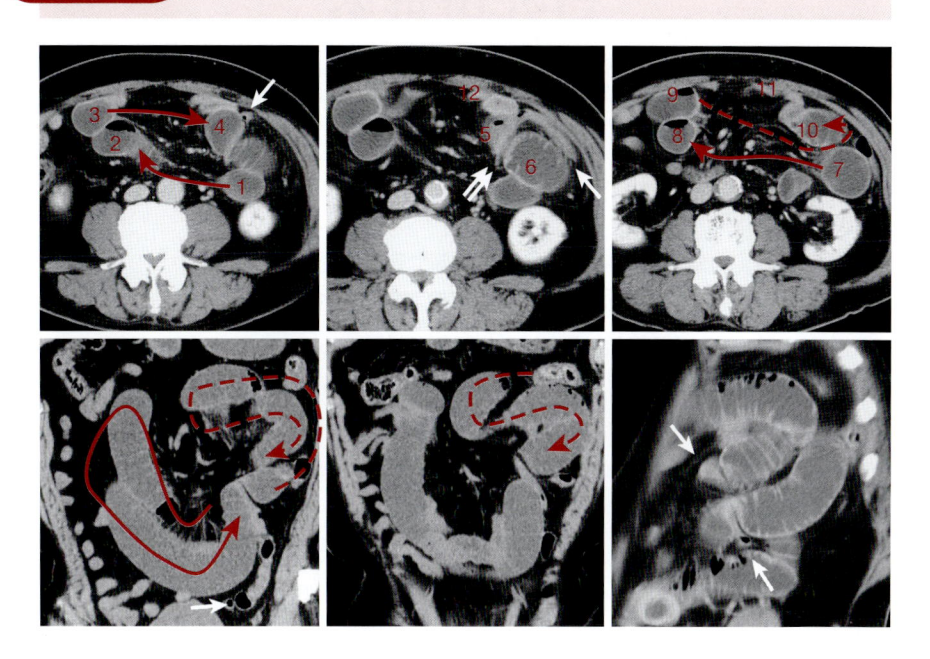

内ヘルニア例である．

上段は造影CT横断像，下段左・中央は同冠状断，下段右は斜位冠状断．

イレウスの原因診断では，拡張した腸管を口側から肛門側に追跡していくことが王道である．この例では上段の番号および曲線矢印の順に連続している．ほぼ同じ位置の4，5と6の間に狭窄があるが，6以後再び拡張がみられる．10の後にも狭窄があるが，その後の11，12は虚脱している．これら2ヵ所の狭窄は互いに近接している．したがって6～10の間が狭窄に挟まれたクローズドループである．この狭窄部に交差する形で虚脱した腸管（上段左，中央：白矢印）があるが，S状結腸である．手術ではS状結腸間膜の欠損部を通過した内ヘルニアであった．

この例では拡張した腸管が比較的短いこともあって，冠状断での表示がわかりやすい．小腸の連続は実線曲線矢印，破線曲線矢印の順である．下段左，右：白矢印はS状結腸．下段右では2個の狭窄が互いに近接していることがよくわかる．

147

9 急性虫垂炎

概　要

- 虫垂は細長く盲端に終わる．小さな入口部で盲腸と連続する．
- 一般に**入口部がなんらかの理由で閉塞**することが虫垂炎の原因となる．
- 閉塞により内容の移動が妨げられると細菌が増殖する．
- 入口部の閉塞はしばしばチェックバルブ様で，盲腸から虫垂への一方通行となる．細菌が増殖すると，炎症反応による血流，滲出液の増加が起こる．
- これらにより内圧の上昇が起こるが，それが静脈圧程度になると静脈血がうっ滞する．
- これによりさらなる滲出液の増加，さらなる内圧の上昇が起こる．
- 静脈血うっ滞に端を発する血流低下により局所免疫が低下すると，細菌の増殖は促進される．
- これらが**悪循環**となり，入口部の閉塞が解除されない限り病勢は進行する．
- 治療なしでは1～2日で虫垂の虚血（壊疽性虫垂炎），さらには破裂に至る．
- 腹腔内に破裂すれば局所腹膜炎または汎腹膜炎となる．
- 後腹膜，腸間膜などに破裂すれば膿瘍を形成する．
- 頻度が高い疾患であり，その分，初診時に見逃されることが少なくないが，医療関係者以外には簡単な疾患で，診断は常に容易だと思われている．

治療の目標

- 破裂する前に診断し，治療を開始することが望ましい．一方，正常虫垂の切除（いわゆるnegative appendectomy）は避ける努力をすべきである．
- 未破裂で虚血（壊疽）を伴わない場合，抗菌薬による保存的治療も可能であるが，その長期予後には議論の余地がある．
- 未破裂で外科的処置を行う場合は虫垂切除となる．

- 腹膜炎を伴う場合は，虫垂切除とともに，腹腔の洗浄・ドレナージなどが必要となる．
- 発症後1週間程度の経過で来院した症例では，虫垂はすでに破裂し膿瘍化していることが多い．このような場合，経皮的または外科的ドレナージが適応となる．このとき，穿孔により減圧され虫垂炎自体は治癒していることもある．

症状・身体所見

- 最初に心窩部痛，それが右下腹部に移動してくるのが最も典型的な経過．
  - ▶これは内臓痛として感じられる初期には，ほかの上腸間膜動脈領域の疾患と同様上腹部正中の疼痛として感じられ，炎症が虫垂周囲におよび体性痛となると，病変存在部位に疼痛を感じるようになる．
- 発熱を伴うことが多い．
- 発熱＋右下腹部では急性虫垂炎が最も疑わしい．
- 炎症が周囲に及ぶと腹膜刺激症状，後腹膜刺激症状が生ずる．
  - ▶腹膜刺激症状には悪心・嘔吐，圧痛，反跳痛，筋性防御などがある．
  - ▶後腹膜刺激症状としては「歩くとひびく」「車などで段差を越えるときひびく」，psoas sign（右股関節過伸展で右下腹部痛），obturator sign（右股関節内転時に右下腹部痛）などがある．
- 圧痛点としてはマックバーニー点（上前腸骨棘から臍へ向かって1/3の点），ランツ点（左右上前腸骨棘を結ぶ線の右から1/3の点）などが知られる．
- 疼痛の部位も圧痛点も実際の虫垂の位置に依存するため，必ずしも右下腹部にあるとは限らない．
  - ▶腸回転異常では左下腹部や下腹部正中に虫垂がみられる．
  - ▶腸回転が正常でも正中寄り左に虫垂が位置することもある．

小児の場合

- 右下腹部痛に関して，2歳未満では腸重積が多く，4歳以上では急性虫垂炎が多い．
- 小児の場合，他に鑑別すべき疾患は少ない．体も小さいためUSでの診断が容易．まずUSを試み，結論に至らない場合のみCTを考慮すべきである．

US

- 腫大した虫垂が描出されれば急性虫垂炎が疑われる．
- 圧迫により虫垂の径があまり変化しなければ入口部が閉塞していると考えられる．
- 腸管やその近傍の構造の観察のためには十分な圧迫を加えながら探触子を操作するとよい（少なくとも圧痛の評価程度には圧迫する：圧迫により腸管を押しのけたり，腸管内の気体を移動させたりすることができ観察が容易になる）．
- ドップラー法により血流の評価が行える．
- 成人で体格が大きいもの，多くの鑑別診断が考えられる中高年以上ではUSよりCTが有用なことも多い．

見落とさないために

1．臨床編

- 1～2日の経過で心窩部から右下腹部に移動した腹痛，発熱＋右下腹部痛など典型的な症状から虫垂炎を疑うことは容易．
- 疼痛・圧痛が右下腹部にない場合にも否定はされないことに留意．
- いかなる腹痛でも（上腹部痛のみの症例でも）右下腹部を含め腹部全体の触診（圧痛の評価）を行うこと．
- 臍部痛を訴える場合，疼痛の位置は無意味と考え，虫垂炎も鑑別診断に入れる（ことに小児では腹痛はみな臍部痛と表現する傾向がある）．
- 発熱，採血での白血球増加・左方移動，好酸球実数の減少（＜40/μL）の場合，他の原因が見いだせない場合，虫垂炎も考慮する．
- 2日を超える経過の場合，非典型的な病態となることが多い．

2．CT編

- 典型的な症状・経過の場合，腫大した虫垂が見いだせれば診断は容易．周囲脂肪の濃度上昇，近傍の液体貯留にも注意する．
- 腹痛または発熱または炎症反応高値などの症例では正常虫垂を見いだす努力をする．正常に描出されていれば虫垂炎は否定される．臨床的に積極的に疑わない場合，拡大した虫垂が見いだせなければ，虫垂炎である可能性は低い．
  - ▶上行結腸から盲腸をたどり，さらに虫垂を発見する努力により，右下腹部以外の部位に位置する虫垂炎を診断することが可能である．

▶この場合，CTでわかった虫垂の位置を参考に圧痛などの確認を行うとよい．
● 症状などから積極的に虫垂炎を疑う場合は，造影CTを追加するなどさらなる精査や経過観察も考慮する．
● 小児でCTを行う場合，るい痩の高度な成人の場合は最初から造影CTを考慮する（診断はより容易，造影前後を撮影するより被曝は少ない）．
● 原因不明の腹膜炎，原因不明の腹腔膿瘍・後腹膜膿瘍をみた場合，虫垂炎は鑑別診断リストの上位に位置づけられる．
  ▶この場合，虫垂炎は治癒していることもあり，虫垂の腫大はみられないことが多い．膿瘍内に位置する腫大のない虫垂や，破裂に伴い腔外に出た糞石などが診断の決め手になることが多い．

☆救急・時間外のCTでは検査範囲に含まれるなら，必ず虫垂を観察することが望ましい．

図解 1-1 軽症例

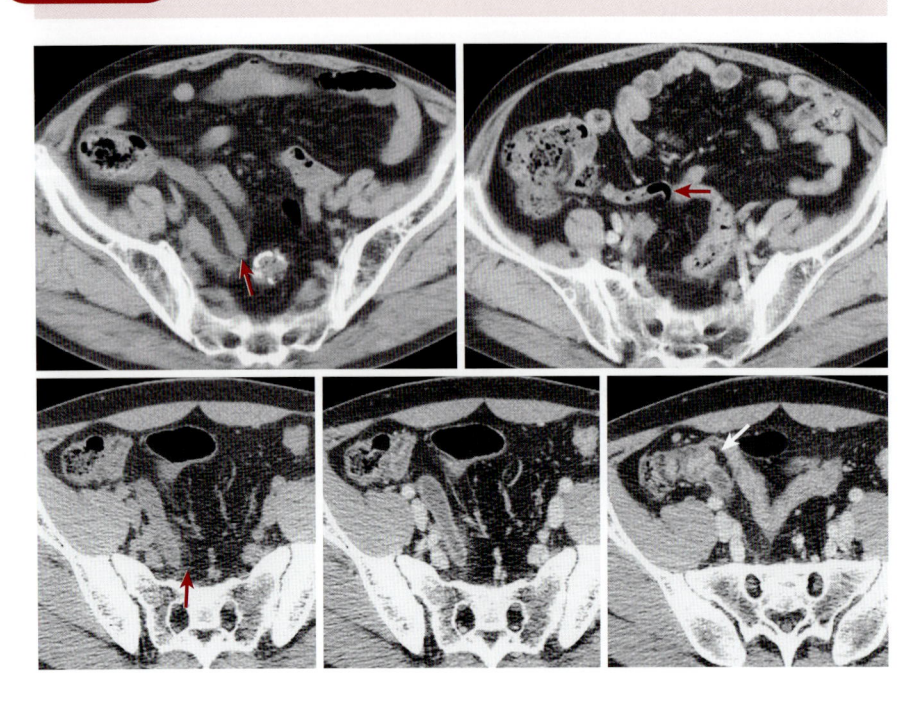

　虫垂炎の基本的な所見は，虫垂入口部付近の炎症，それに伴う入口部の閉塞，虫垂の拡張および壁肥厚，周囲脂肪の炎症反応，合併症の所見である．

　上段は上腹部痛にて来院した例（左：発症時，右：2年前無症状時）である．赤矢印で示す虫垂は，無症状時に比し発症時には径が増大し，内容が気体，軟部濃度の混在という便・残渣に近いものではなく，液体のみとなっている．これらは入口部閉塞の所見と考えることができる．このCT後の診察で，右下腹部に圧痛はみられたが，筋性防御や反跳痛はみられなかった．

　下段はそれより多少進行した例（左から虫垂中部造影前CT，同造影後，虫垂根部付近の造影CT）である．虫垂内側の脂肪（赤矢印）に濃度の上昇あり，わずかな炎症の波及がうかがわれる．造影では虫垂壁は軽度肥厚し，濃染も近傍の伸展した腸管壁より目立つ．虫垂根部付近の盲腸壁（白矢印）にも肥厚がある．

図解 1-2 穿孔例

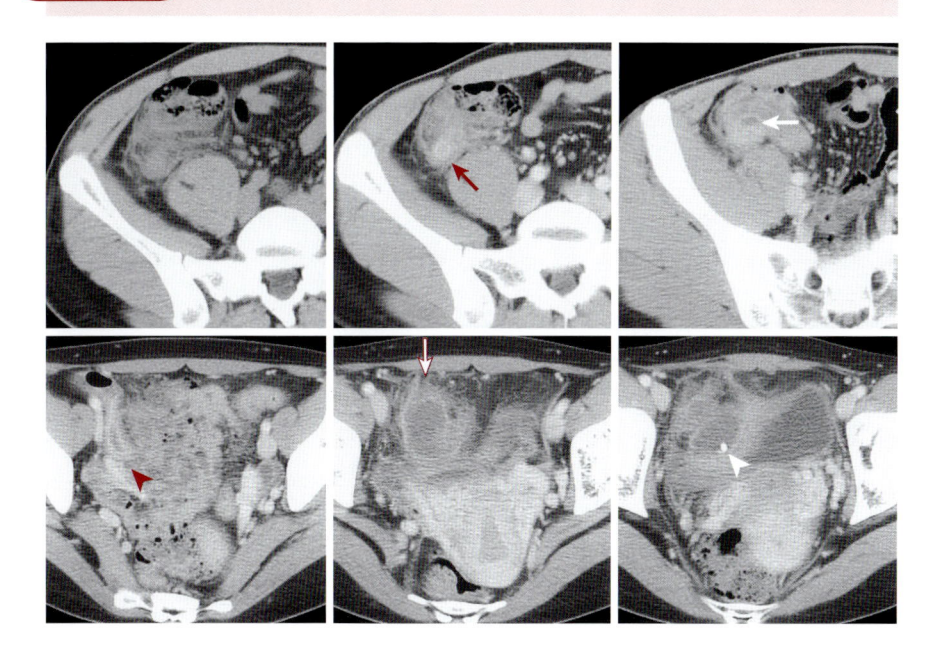

　上段は右下腹部に自発痛，圧痛，反跳痛をみた例(左から虫垂中部造影前CT，同造影後，虫垂根部造影CT)である．腫大した虫垂(赤矢印)の過半は濃染しており，壁肥厚が主体で，内腔の拡張は目立たない．白矢印の部に小さな造影効果のみられない領域があるが，これは虫垂外の液体貯留である．虫垂はすでに破裂しており，このため拡張がみられなくなっているのである．虫垂−回盲部周囲の脂肪の濃度の上昇はかなり強くなっており，回盲部にも浮腫状の壁肥厚がみられる．
　下段の症例(いずれも造影CT，左側が頭側)も同様の症状を有するが，5日程度の経過があり，発熱も伴う．最も目立つ所見は中央：赤窓矢印付近の辺縁に不正な濃染像を伴う液体貯留で膿瘍である．虫垂は左：赤矢頭付近にあり，壁の濃染は強いが，腫大・拡張は軽度で非造影CT(提示はしていない)ならわかりにくい．右：白矢頭の部には膿瘍内に小さな高吸収が描出されているが，虫垂から放出された糞石である．糞石は常に出現する所見ではないが，虫垂炎の症状があるとき，膿瘍や腹膜炎の症例では虫垂炎診断の根拠となりうる．

図解 1-3 汎腹膜炎

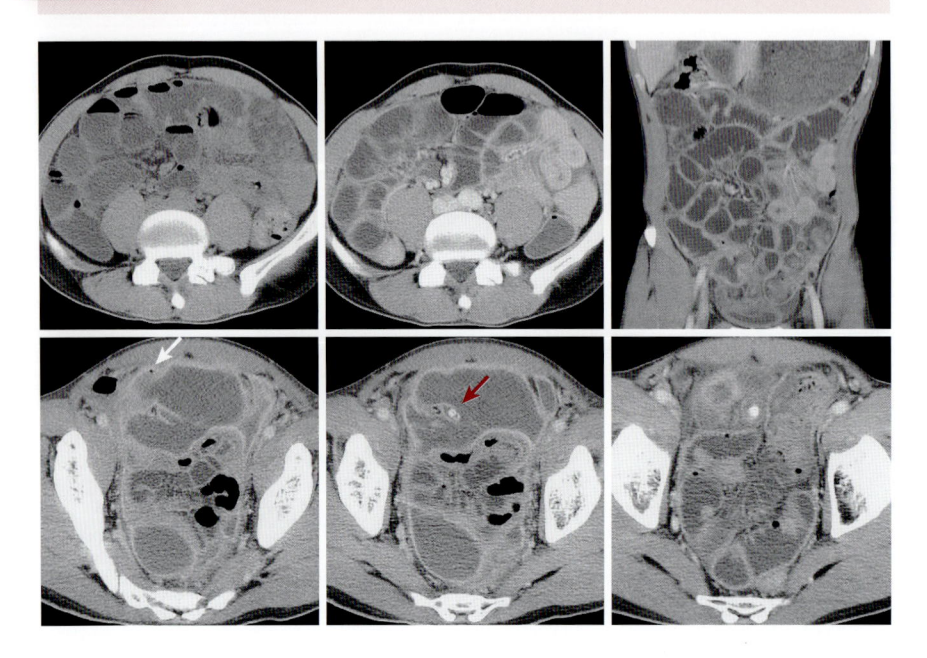

　広範囲に拡張した腸管をみるとイレウス＝腸閉塞と短絡したくなるが，それでは誤診の始まりである．上段は腹部全体の疼痛と悪心・嘔吐を主訴とした症例の初診時のCT（左：造影前，中央：造影後，右：造影後冠状断）である．広範囲の腸管に拡張がみられるが，その径は一定していない．一般に腸管内圧が高くなると蠕動は停止し，小腸は3cm程度，大腸は6cm程度で径は一定となる．したがってこの例は腸閉塞＝機械的イレウスではなく，麻痺性イレウスである．一見原因不明にみえる麻痺性イレウスでは腹膜炎が多く，その場合原因を追究する必要がある．

　本例は的確に診断されず放置された．下段左，中央は1週後のCTである．腹腔内に液体貯留，下段左：白矢印付近には気泡，腹膜は全体に厚い．腹膜炎は進行し，大きな膿瘍を形成している．下段中央：赤矢印付近には糞石とみられる高吸収があり，虫垂炎が考えられるが，この時点で虫垂の拡張・腫大はみられない．下段右は初診時造影CTの虫垂付近だが，糞石とみられる高吸収が拡大した虫垂内に捉えられている．腹膜炎や麻痺性イレウスでは虫垂炎を厳密に除外する必要がある．

9 急性虫垂炎

図解 1-4 鑑別診断時の正常虫垂

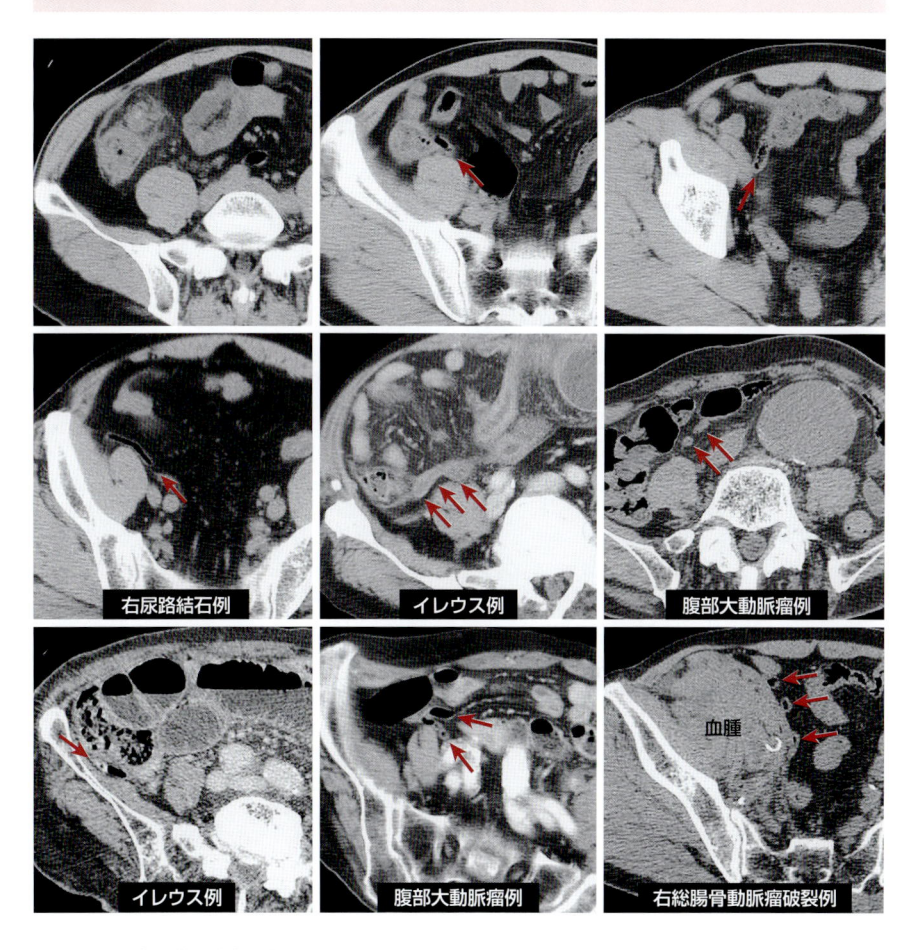

右尿路結石例 | イレウス例 | 腹部大動脈瘤例

イレウス例 | 腹部大動脈瘤例 | 右総腸骨動脈瘤破裂例（血腫）

　上段は憩室炎の例である．上段左に腫大した憩室と周囲の脂肪の濃度の上昇が捉えられており，憩室炎の診断は容易である．鑑別診断上重要な虫垂(中央，右：赤矢印)が正常であることも確認しておきたい．

　中・下段は同様に鑑別診断で確認された正常虫垂(いずれも赤矢印)．

　虫垂の位置，形状はさまざまである．下段左のイレウス例では虫垂は上行結腸背側に位置する．このような例ではUSでの観察は困難である．

155

第2部 見落としが重大な結果につながることが多い疾患

図解 1-5 さまざまな正常虫垂

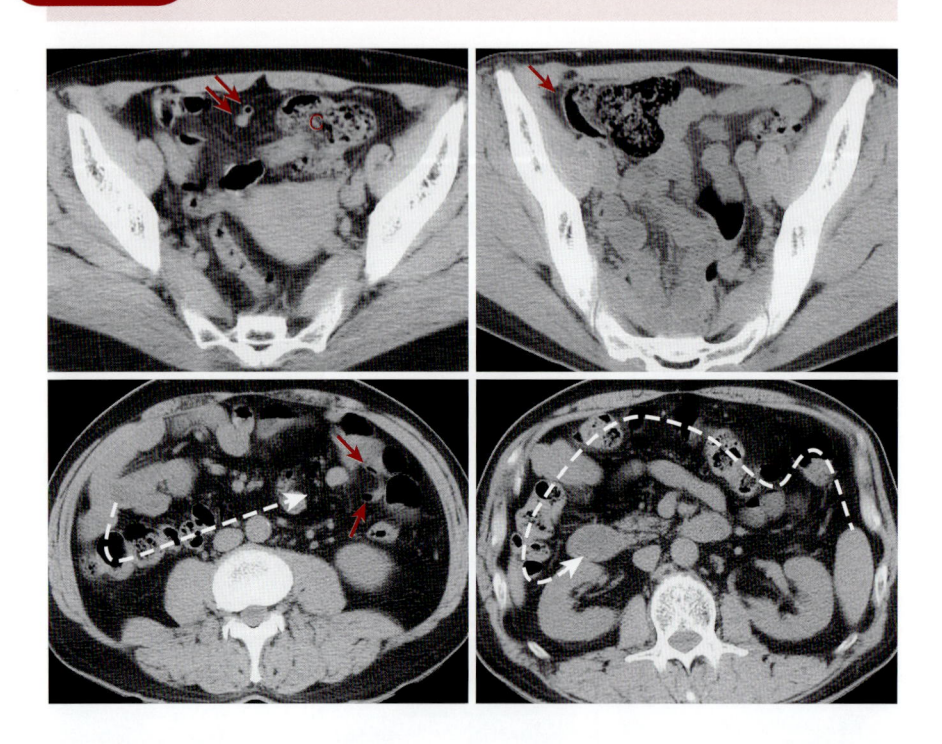

　虫垂の位置は右下腹部とは限らない．小腸が右，大腸が左に分布する腸管回転異常（上段左）では盲腸（C）は下腹部正中付近に位置することが多く，虫垂（赤矢印）もその近傍にみられる．太さは6mm以下が正常とされるが，特に虫垂炎がなくても右：赤矢印のように10mmを超える例もある．この場合，症状がないこと，壁に肥厚がないこと，内容が液体のみでなく入口部の閉塞を示唆する所見がないこと，糞石がないことなどから正常と判定される．

　下段の例では肝彎曲は正常位置にあり，狭義の腸管回転異常はみられない．しかし，虫垂（左：赤矢印）は左上腹部に位置する．白点線で示すように上行結腸の過回転に伴う所見である．

　虫垂の位置が標準的でない場合，虫垂炎に伴う圧痛も右下腹部にはみられない．腹痛例では極力虫垂を同定，評価したい．

10 消化管穿孔

概　要

- 消化管腔は口から肛門へと連続するという意味では体外である．腔内には，常在菌を含め多数の細菌が存在する．
- 真の体内は基本的には無菌である．
- 消化管壁の粘膜にはバリアがあり，細菌は真の体内には侵入しない．
- 消化管の破綻は体外に存在する菌が，体内に侵入することを意味する．
- 穿孔する先には，腹腔および胸腔，縦隔や後腹膜・腸間膜，消化管の他の部位，他の臓器などがある．身体的位置では分布に従い，腹部が多い．

病　態

- 感染異物である消化管内容が腔外に漏出すると，炎症・免疫反応が惹起される．
- これは巨視的には感染物を取り囲み，それを閉じ込め，さらに閉じ込めた空間を収縮させる反応である．
- 炎症に伴った血流増加，血管透過性亢進などで滲出液も増加する．この中にはフィブリノゲンがあるが，それから産生されたフィブリンが接着剤として機能し，腹膜や胸膜癒着の原因となる．特に腹腔では腹膜癒着により，短時間に感染物の拡散を防ぐことができる．
- 炎症に伴い遊走してくる細胞は，初期は多核球，マクロファージなど貪食系の細胞であるが，やがて線維芽細胞など組織修復系の細胞が集まってくる．後者による線維化は組織の収縮とそれによる治癒の促進に関連する．
- 広範な腹膜炎を伴う消化管穿孔でも，抗菌薬と生体の防御反応のみで治癒することは不可能ではない．しかし，多くの場合悪化のリスクは高く，治癒するときも1～数ヵ月の時間を要する．

治療の目標

- 遅滞なく診断し，適応となれば，ただちに外科的処置を行う．
- 上部消化管の穿孔で，腹膜炎が軽度で悪化の危険因子がない場合は，保存的治療が可能．
- 胸部での穿孔，下部消化管の穿孔は原則緊急手術となる．

症　状

- 腹部の場合，**突然**の強い腹痛．
- 腹痛はしばしば悪化傾向．
- 嘔気・嘔吐，腹膜・後腹膜刺激症状を伴う．
- 遅れて発熱，悪寒，頻呼吸，頻脈など敗血症の症状を呈することもある．
- 胸部での穿孔でも，突然の胸痛を訴えることが多い．
- 高齢者，糖尿病患者，意識レベル低下，意思疎通困難などの場合，腹痛が軽度であったり，認識困難である場合がある．

身体所見

- 腹部触診にて筋性防御がみられる．
- 腹膜炎の範囲に圧痛，反跳痛がみられる．
- 高齢者，糖尿病患者などでは疼痛，筋性防御，圧痛，反跳痛とも弱いことがある．
- 発熱，バイタルサインの異常など敗血症の徴候がみられることもある．

CT以外の検査所見

- X線写真では腹腔内遊離ガス像がみられる．腹部X線写真立位正面像，左下側臥位X線束水平撮影，胸部X線写真正面像などが撮影される．少量の遊離ガス像では描出されないこともある．
- 腹部X線写真臥位正面像では大量遊離ガス以外検出は困難．
- USでの腹腔内遊離ガス像の検出は不可能ではないが，熟練を要する．腹壁直下に腸管壁が介在せず，呼吸などで移動しないガス像をみれば疑う．
- 採血検査では各種炎症反応の上昇があるが，白血球の増加や左方移動好酸球実数の減少（＜40/μL）が早期から起こる．

- ▶白血球数などには個人差もあり，可能なら非病時の検査結果と比較したい．
- ▶CRPの上昇は早期診断には不適である．
- ▶敗血症を伴えば白血球は低下することもある．

見落とさないために

1. 臨床編

- 穿孔，結石，急性心・血管疾患は「突然の腹痛」の鑑別診断の代表．
- 「突然の胸痛」の場合にも急性冠動脈症候群・急性心筋梗塞，肺塞栓，大動脈解離が否定されるなら考慮する．
- 疼痛が軽度あるいはなくても，腹膜刺激症状があれば腹膜炎の重要な原因の一つとして鑑別診断に含める．
- 救急・時間外で敗血症に遭遇した場合には早急に原因を特定する必要があり，腹部も精査する．
  - ▶肺炎，尿路感染，胆道感染，褥瘡などが多いが，急性虫垂炎を含む消化管の穿孔も敗血症の原因となる．

2. CT編

- 脂肪と気体が容易に見分けられる観察ウィンドウを使用する．
- **腹腔内遊離ガス像**は通常，腹臥位で腹腔の**最も腹側**に位置する部分にたまる．
- 遊離ガス像に加え気体以外の漏出物がみられたら，感染重症化の危険大．
- 上部消化管からの少量の気体の漏出の場合，網嚢，肝門付近，腸間膜間などのみに気泡が分布することもある．
- 下部消化管の穿孔は上部に比し診断困難な場合が多く，かつ，診断の遅れは（敗血症などの）重篤化に直結する．
  - ▶下部消化管穿孔では腹腔内遊離ガス像はしばしば少量．
  - ▶漏出物がまとまった量の気体を含まず，便塊のみの場合，穿孔部近傍に軟部濃度と気泡が混在するものがみられるのみとなる．これは腸管内容と同じ像であるが，周囲の腸管壁の有無で診断する．
  - ▶時に腸間膜内や後腹膜に穿孔し，遊離ガスはみられないこともある．
- 消化管穿孔を疑ってCTを行っても，腹腔内遊離ガス像がみられない場合，身体所見を再評価しても穿孔の可能性が残るなら，上記の診断困難となる状況に留意のうえ，再読影や画像診断専門医による読影を行う．

    ▶この際少なくとも**胃，十二指腸および大腸全長を追跡観察**する．
    ▶それで陰性でも，症状の経過，身体所見の経過，採血検査の結果を参考に試験開腹の適応も考慮する．
●胸痛でCTを撮像した場合，原因が特定できなければ食道，上部消化管なども観察する．
    ▶縦隔気腫に加え，気体以外の成分があれば感染していると考えられる．

図解 1　基本の画像

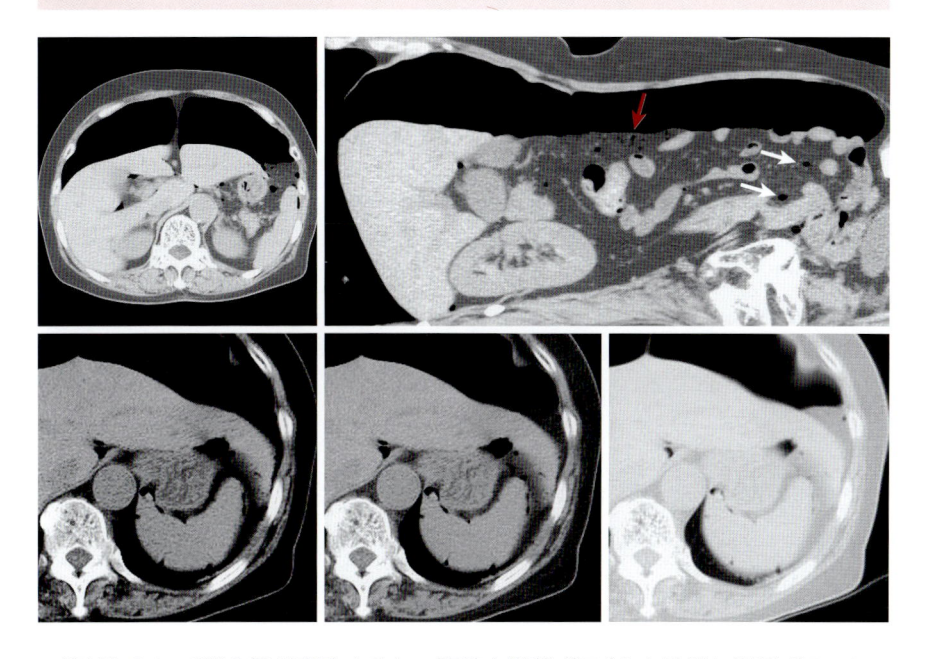

　腹部において消化管が穿孔すると，腹腔内遊離ガス（または単に遊離ガス：free air）の像となる．腹腔は複雑な形状をしているが一連の腔で，気体は重力に従い仰臥位では基本的には腹側に分布する．上段は胃癌の内視鏡的治療の後，大量の腹腔内遊離ガスをみた例（左：横断像，右：矢状断）である．気体の大部分は腹側腹壁直下に位置しているが，少量は肝門部付近，大網背側（赤矢印），腸間膜間（白矢印）など気体の自由な移動を阻む構造の背側にも分布している．遊離ガスが少量の場合には腹壁直下には目立たないこともある．穿孔が疑われる場合には十分注意したい．

　少量の遊離ガスを観察するためには観察ウィンドウの最適化が必須である．上段左（ウィンドウ幅：WW＝400，ウィンドウレベル：WL＝－100）は気体を強調しているが軟部の観察はできない．腹部実質臓器の観察に適した下段左（WW＝300，WL＝60）では脂肪に囲まれた気泡の認識は困難である．下段中央（WW＝350，WL＝0）のように脂肪内の気泡がみえる条件で観察したい．肺野用（WW＝1,500，WL＝－600）の下段右は遊離ガスと肺野の区別に有用である．

第2部 見落としが重大な結果につながることが多い疾患

図解 2-1 上部消化管穿孔

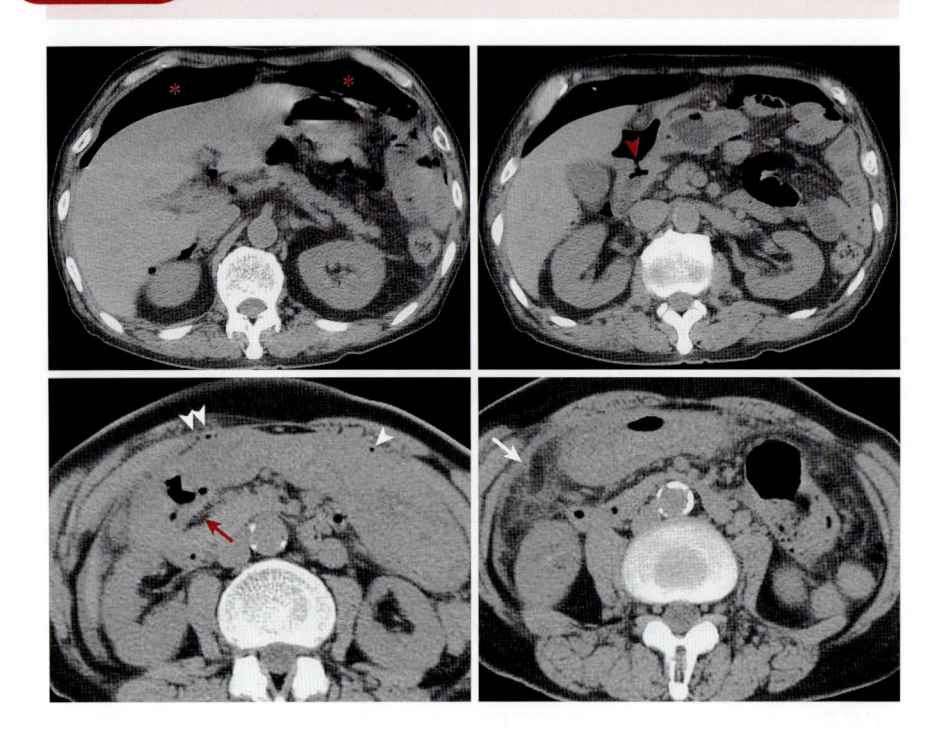

　消化管穿孔においては，穿孔部位が上部消化管（胃・十二指腸）であるか下部消化管（小腸・大腸）であるかが重要である．上部消化管の穿孔の大部分は胃・十二指腸潰瘍による．穿孔部は比較的小さな孔であることが多く，漏出する内容も胃酸のために細菌が比較的少ない．このため外科手術ではなく，保存的治療となることも多い．

　上段は十二指腸潰瘍穿孔例であるが，腹壁直下に大量の遊離ガス（＊）があり，穿孔であるとの診断は容易である．十二指腸壁は肥厚し，赤矢頭の部で不連続になっている．穿孔部そのものが描出されている．

　下段も十二指腸潰瘍穿孔例であるが，遊離ガスはこのスライスでは白矢頭の部にごくわずかみられる程度である．十二指腸（赤矢印）に壁肥厚があるが，十二指腸潰瘍に関しては壁肥厚のみが捉えられることが多い．白矢印の部には脂肪の濃度の上昇あるが，腹膜炎の所見である．

162

図解 2-2 上部消化管穿孔

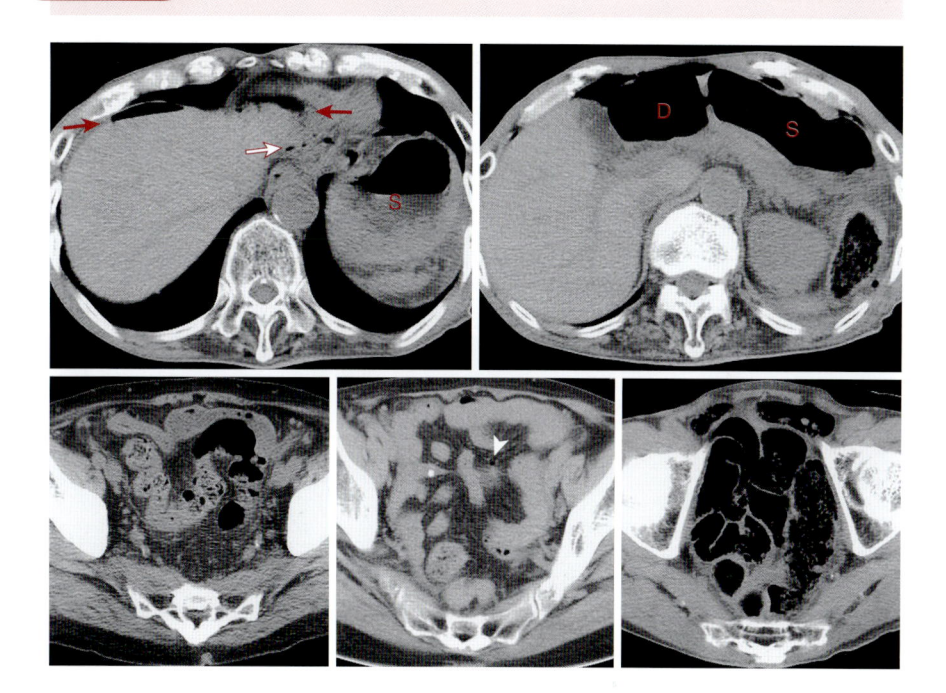

　正常では十二指腸壁は薄く一様であるため，穿孔するような潰瘍に伴う壁肥厚は比較的容易に認識できる．一方，胃の壁は部位，内容や蠕動の状態により一定せず，十二指腸より厚い．したがって潰瘍の直接的な所見は捉えられないことが少なくない．

　上段の例では横隔膜と肝の間（赤矢印）に少量の遊離ガスがみられるほか，食道‐胃移行部腹側（赤窓矢印）にも少量の気泡が描出されている．胃（S）に明らかな潰瘍や壁肥厚はみられないが，十二指腸球部（D）に壁肥厚はなく，穿孔が上部消化管由来であるとすれば胃である可能性が高い．

　このような例では下部消化管穿孔の可能性を十分除外する必要がある．下段は左から前頁上段・下段症例，本頁上段症例のS状結腸付近である．下段中央：白矢印の部に腸間膜間の遊離ガスとみられる小気泡があるが，いずれの症例でもS状結腸穿孔の所見はみられない．なお，臨床的に上部消化管穿孔が疑われるなら，CTでなくても内視鏡で確認すればよい．

図解 3-1　下部消化管穿孔

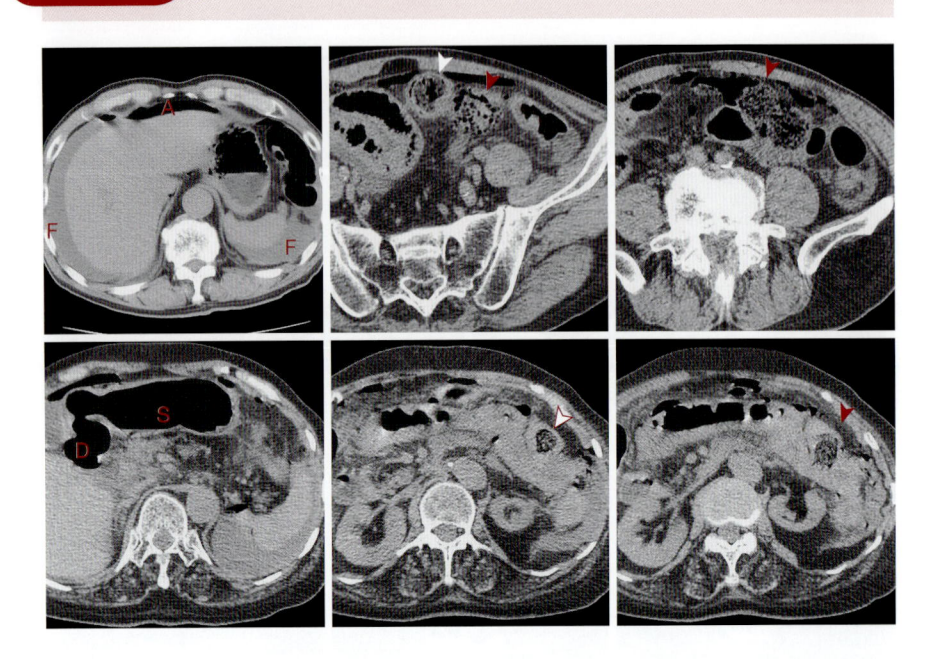

　下部消化管の穿孔は大きな開口となることが少なくない．放出される内容物にも多量の細菌が含まれ，一部の膿瘍化した場合を除き，緊急手術の適応となる．したがって，消化管穿孔においては，下部消化管穿孔の所見は特に慎重に読影する必要がある．

　上段は硬便によるＳ状結腸穿孔例である．左で遊離ガス（A）のほかに液体貯留（F）もみられる．このような組み合わせは遊離ガス単独の場合に比し，感染の危険が高い．中央では矢頭で示す部に2個の腸管内容様の気泡を含む像がある．白矢頭で示すほうには周囲に腸管壁が描出されているのに対し，赤矢頭のほうにはそれがみられない．腹腔内に漏出した**腸管内容**である．周囲に壁がない様は右：赤矢頭の遊離ガスと接する部でよりよくわかる．

　下段は横行結腸穿孔の例．下段左で胃（S）の腹側などに遊離ガスがみられる．胃や十二指腸（D）には著変を指摘できない．横行結腸を追跡すると，中央：赤窓矢頭付近では内容の全周に壁がみられるが，右：赤矢頭の部では背側などに壁がみられず，穿孔部位と診断できる．

10 消化管穿孔

図解 3-2 下部消化管穿孔

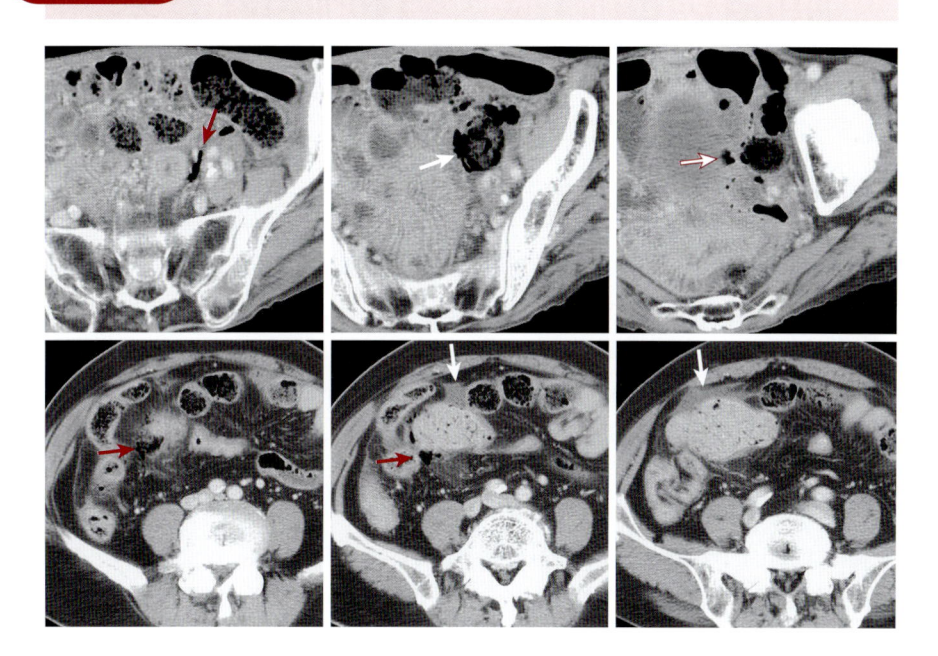

下部消化管は，時に腹腔内ではなく，腸間膜内に穿孔する．このような場合，典型的な分布の腹腔内遊離ガスはほとんどみられず，遊離ガスは腸間膜内に分布する．上段はS状結腸の間膜内への穿孔例である．いずれのスライスでも腹壁直下に遊離ガス像はみられない．中央：白矢印付近に周囲に腸管壁を伴わない消化管内容様の像があり，穿孔が疑われる．その付近のガス像を頭側に追跡すると左：赤矢印の付近で，下腸間膜静脈とみられる血管直近にまで分布する．漏出物がS状結腸間膜内にあることがわかる．穿孔部位はS状結腸の右：赤窓矢印付近である．

下段はS状結腸穿孔の例であるが，典型的な腹腔内遊離ガスはなく，左，中央：赤矢印付近に少量の遊離ガス，中央，右：白矢印の部に少量の液体貯留がみられるのみである．

下部消化管の穿孔では典型的な腹腔内遊離ガスがみられない場合も多い．**臨床的に消化管穿孔を疑う場合や画像検査で遊離ガスがあった場合には，少なくとも大腸全長を慎重に観察するようにしたい**．

11 咽頭周囲膿瘍，急性喉頭蓋炎

概　要

- 急性上気道炎は「かぜ症候群」とも呼ばれ，しばしば遭遇する疾患で，通常は無治療でも数日で自然に軽快する．
- これには鼻炎，咽頭炎，喉頭炎などがある．
- これらの中で主として扁桃周囲に起こる膿瘍形成，気道閉塞の原因となる急性喉頭蓋炎は重篤な合併症を起こしうる病態である．

咽頭周囲膿瘍

- 扁桃は鼻孔より口腔から空気や飲食物とともに侵入する外敵に対する防御を担う免疫組織である．病原体を補足して活発な免疫反応が起こるが，膿瘍を形成することも多い．
- 頸部は体の中でも細く，皮膚，皮下，筋のほかは腹側から気道，消化管，脊柱がそれぞれ近接して存在し，外側に位置する大血管・神経との距離も近い．
- 扁桃周囲を含め咽頭周囲に膿瘍が形成されると，比較的容易に気道の圧迫や中枢神経の感染に進展する．

急性喉頭蓋炎

- 喉頭蓋は喉頭の入口部にあり，嚥下に際して液体や固体が気道に流入しないための蓋として機能する．
- この部の気道はもともと狭いが，炎症に伴う浮腫によりさらに狭小化，場合によっては閉塞もありうる．
- ヘモフィルスインフルエンザ菌b型による小児例が多いが，成人発症もある．

治療の目標

- 遅滞なき診断が基本.
- 気道閉塞やその徴候に対する対処.
- 咽頭周囲膿瘍では中枢神経系への感染波及の防止や早期治療が重要.

症　状

- のどの痛み(咽・喉頭痛)，発熱などは上気道炎共通の症状.
- 発熱は通常の上気道炎より高熱であることが多い.
- **嚥下時痛**が重要で，咽頭周囲膿瘍，喉頭蓋炎に共通する.
  - ▶特に小児ではよだれを垂らす，唾を飲み込めないなどの症状がみられる.
- 喉頭蓋炎でも呼吸困難を初発症状として訴えることは多くはないが，呼吸困難がある場合は緊急性が高い.
- 咽頭周囲膿瘍が脊柱管におよび硬膜外膿瘍となれば，項部痛，髄膜刺激症状も起こる.

身体所見

- 咽頭周囲膿瘍では口蓋垂の偏位，軟口蓋・咽頭後壁の腫脹，扁桃腫大がみられる.
  - ▶咽頭後壁は薄い間質や筋を挟んで頸椎の椎体に接するが，比較的平坦である.これが口腔側に突出している場合，急性の病態であれば咽頭周囲膿瘍・咽後膿瘍が考えられる.
- 喉頭蓋炎では舌骨・甲状軟骨付近の圧痛がみられる.

CT以外の検査所見

- 喉頭蓋炎では頸部X線写真側面像が有用で，喉頭蓋の腫大が観察できる.
- USでは随伴するリンパ節腫大が観察可能であるが，咽頭周囲膿瘍や喉頭蓋炎の診断には十分な画像は得られない.

見落とさないために

1. 臨床編
- 患者数の非常に多い上気道炎の中で，著しい高熱，著しい炎症反応高値，嚥下時

痛などを有する者については慎重に評価する．
- 唾が飲み込めない，よだれを垂らすなどもこれらの疾患を示唆する症状である．
- 口腔内の観察では口蓋垂の偏位，軟口蓋・咽頭後壁の腫脹，扁桃の腫大については必ず評価する．
- 軟口蓋・咽頭後壁の腫脹，口蓋垂の偏位の場合はそれだけで造影CT（またはMR）を考慮．
- 扁桃腫大の場合は病歴なども総合して判断．
- 喉頭蓋炎では舌骨から甲状軟骨付近の圧痛に注意．
- 急性咽頭痛では他に異物にも注意．特に小児，高齢者では誤嚥・誤飲の訴えがないこともある．

2．CT編

- 咽頭周囲膿瘍では咽頭周囲の脂肪の描出や，脂肪以外の構造と咽頭壁の境界の描出の有無が基本的着眼点．
- 正確な膿瘍の診断，膿瘍腔の大きさの評価には造影CTが必要となることが多い．
  - ▶咽頭周囲膿瘍，特に，咽後膿瘍では咽頭後壁と脊柱の間の構造のどこまで炎症が及んでいるかが重要なポイントとなる．
  - ▶咽頭後壁直背側が咽頭後隙，その背側が椎前間隙で，後者に炎症が及ぶと脊柱管内にまで進展する可能性が高い．
  - ▶脊柱まで及んでいる場合は硬膜外膿瘍の有無を評価する．
  - ▶扁桃周囲膿瘍では副咽頭間隙や頸動脈間隙への進展が問題となる．
  - ▶頸動脈間隙までの進展では血管の合併症が問題となることが考えられる．
- 喉頭蓋炎のCTでの診断は容易．
  - ▶ただし，画質，特に体動によるアーティファクトには留意する．
  - ▶小児例ではCTよりもX線写真での診断が妥当．

11 咽頭周囲膿瘍，急性喉頭蓋炎

> [!NOTE] 図解 1
> 解剖の要点

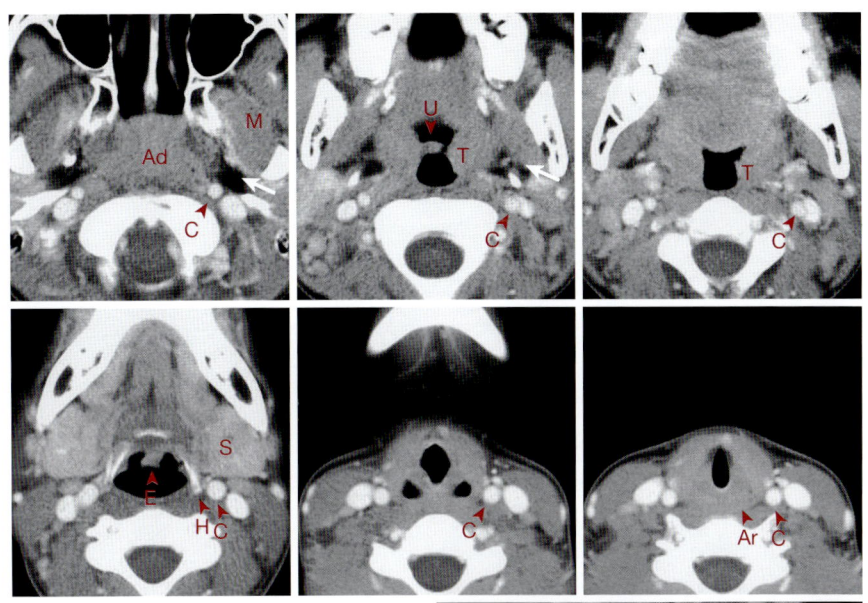

Ad；アデノイド，M：翼突筋，C：内頸動脈，U：口蓋垂，T：口蓋扁桃，E：喉頭蓋，H：舌骨，S：顎下腺，Ar：披裂軟骨

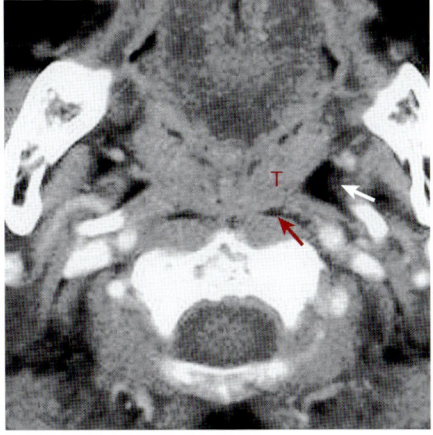

赤矢印：咽頭後間隙の脂肪，白矢印：副咽頭間隙の脂肪

　咽・喉頭では解剖の理解が重要．救急では特に扁桃，喉頭蓋の位置，咽頭後間隙，副咽頭間隙の広がりの理解が重要である．咽頭後間隙の背側は椎前腔で炎症などが進展すると容易に髄腔に達する．副咽頭間隙背側には主要な血管・神経が通る頸動脈間隙がある．

第2部 見落としが重大な結果につながることが多い疾患

図解2 扁桃周囲炎

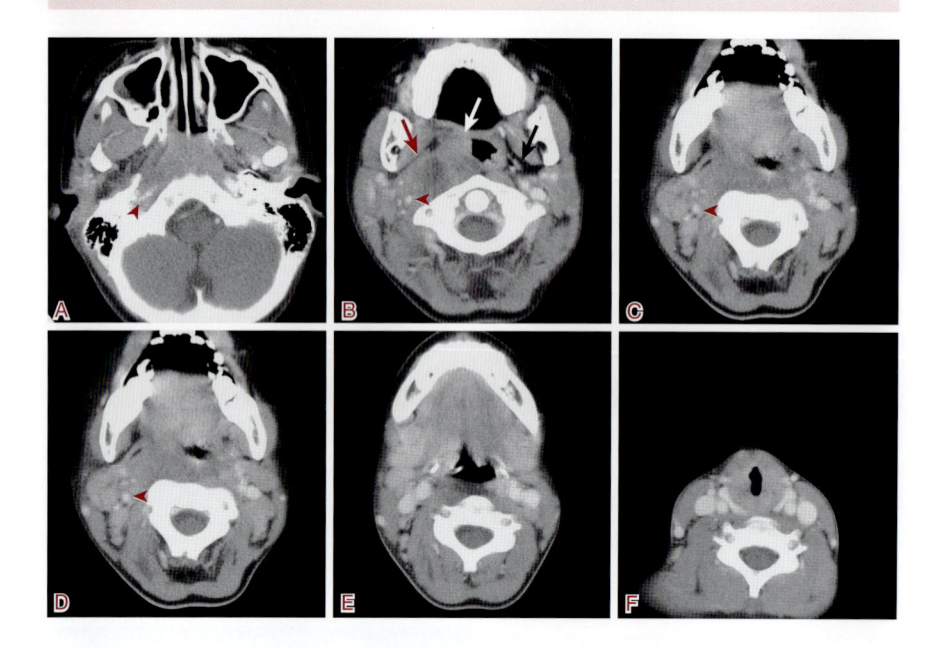

　咽頭は口腔，鼻腔が連続する体外からの物質の入口であり，しばしば感染の首座となる．ことに口腔・鼻腔との境界付近にはリンパ組織である扁桃が発達している．この部にはしばしば感染が生じ，扁桃は反応性に腫大する．時に膿瘍の形成がみられるが，膿瘍は比較的容易に周囲に波及する．

　A～F（この順に頭側-尾側）は高熱と咽頭痛で来院した小児例である．Bの白矢印で示すように右口蓋扁桃に腫大がみられるが，その外側に位置する副咽頭間隙（対側では黒矢印の部）の脂肪はみえなくなっている．同部に辺縁がわずかに濃染する低吸収の腫瘤（赤矢印）があり，膿瘍を形成しているとみられる．さらに外背側頸動脈間隙の脂肪も消失し，A，Bでは内頸動脈（赤矢頭）に狭小化がみられる．炎症はE（喉頭蓋レベル）に達するが，F（声門レベル）には達していない．

　咽頭炎や扁桃炎は頻度の高い疾患であるが，膿瘍などの形態で咽頭外に炎症が波及すると頸部血管や声門など近傍の重要な構造を巻き込む可能性があり，慎重に評価したい．なお，同じ咽頭痛でも**嚥下痛**を伴う場合は特に要注意とされる．

11 咽頭周囲膿瘍，急性喉頭蓋炎

図解 3　咽後膿瘍

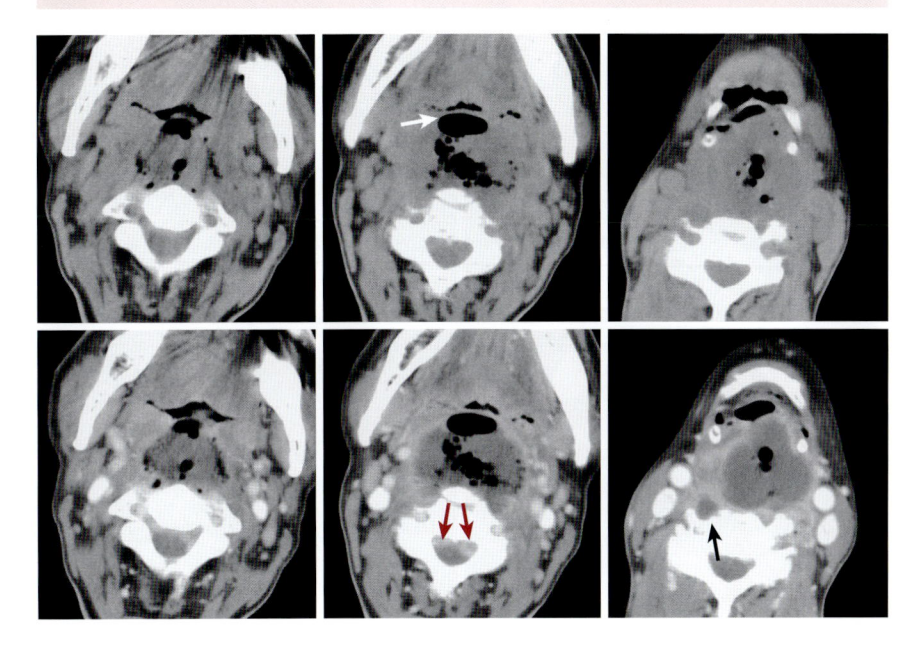

　咽頭炎からの進展としては背側への波及も重要である．膿瘍化すると咽後膿瘍と呼ばれる．高熱，嚥下痛を伴う強い咽頭痛を主訴とすることが多いが，診察では咽頭後壁の腫脹，波動などが見いだされる．

　この糖尿病患者例でも高熱，嚥下痛がみられた．

　上段非造影CT（左が頭側）で，咽頭後方に気泡と液体が含まれる大きな腔がみられる．ガス産生菌による膿瘍形成と考えられる．液体と気体が併存し，液面を形成しないのは粘度が高いことを示している．白矢印は咽頭後壁を示す．

　下段はほぼ同じレベルの造影CTである．膿瘍は椎前腔に及び，同部の脂肪や筋が同定できなくなっている．その様は右：黒矢印付近で膿瘍腔が頸椎横突起に接することでもよくわかる．さらに中央：赤矢印付近などに硬膜の濃染像などがあり，硬膜外膿瘍を併発していると考えられる．

　咽頭後隙と椎前腔の間には炎症や腫瘍の進展に対するバリアもあり，咽後膿瘍が常に椎前腔に広がるわけではないが，後者からは容易に髄膜などに達する．

第2部 見落としが重大な結果につながることが多い疾患

図解 4 喉頭蓋炎

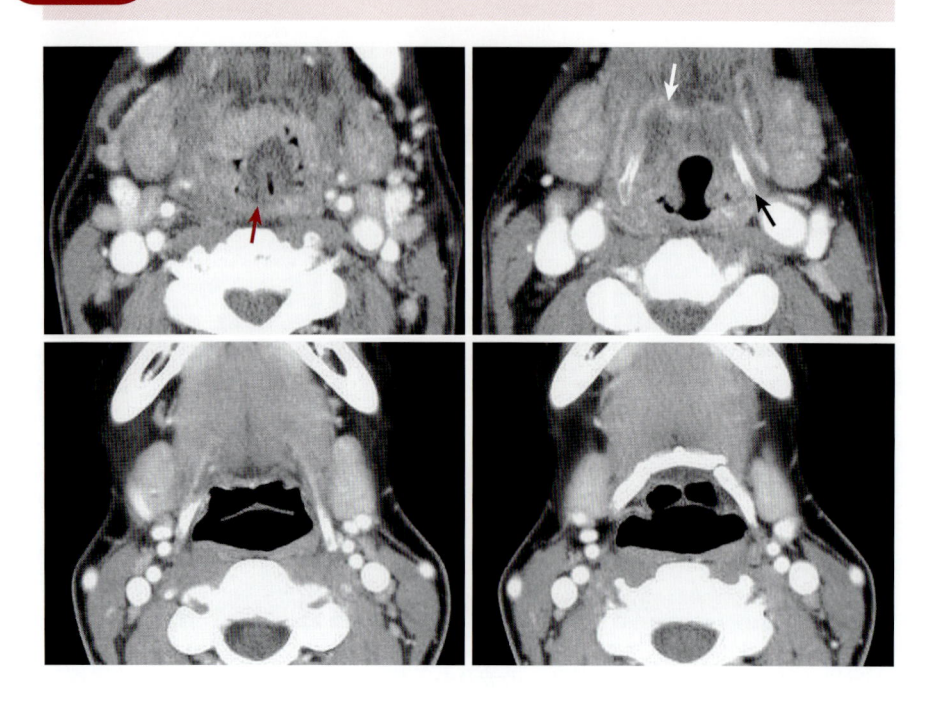

　喉頭蓋炎は喉頭蓋の炎症であるが，気道の入口部に当たるため窒息の危険もあり，見逃してはならない疾患である．ヘモフィルスインフルエンザ菌b型（Hib）の感染によって生じる小児例が多いとされてきたが，ワクチンの普及などに伴い，成人例が目立つ印象がある．

　上段は若年成人の例であるが，喉頭蓋が浮腫状に腫大し，気道が著しく狭小化している．喉頭蓋の位置が見いだしにくい場合は，舌骨（右：黒矢印：甲状軟骨と異なり，小児でも骨化している）を目印にするとよい．喉頭蓋はその直上から頭側に向かう形で存在する．

　下段は正常例であるが，中心部分（左）でも基部付近（右；舌骨レベル）でも薄い．

　上段例では白矢印の部にも低吸収の腫脹がみられるが，喉頭蓋谷（喉頭蓋と舌根の間）のものである．喉頭蓋に濃染が目立たないことでもわかるように，腫脹は主として浮腫性でステロイドに反応することも多い．

11 咽頭周囲膿瘍，急性喉頭蓋炎

| 図解 5 | その他 |

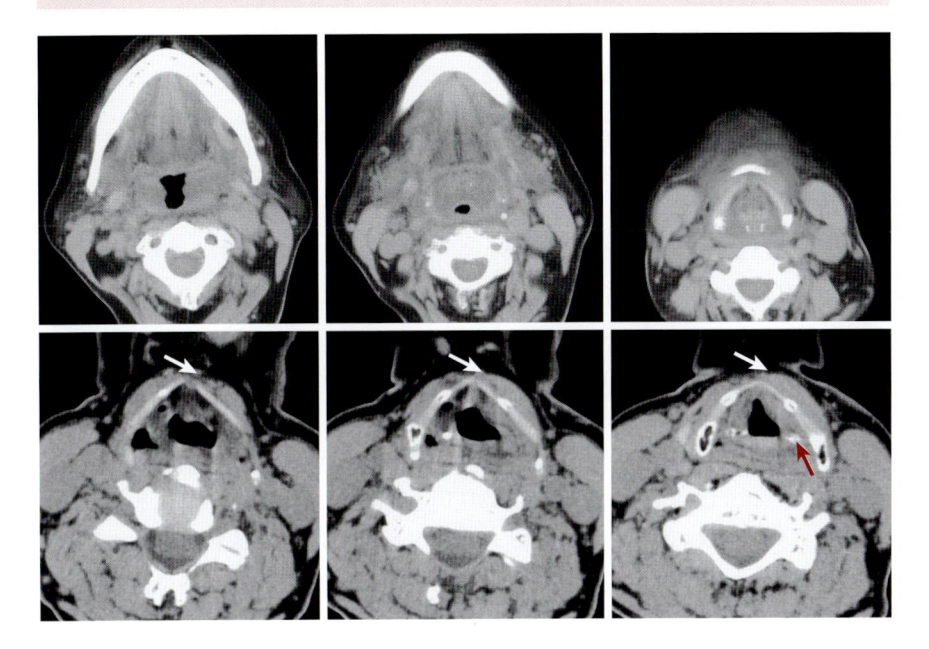

　原因を問わず，気道および周囲の腫脹は窒息の危険がある．

　上段は血管浮腫の例である．血管神経性浮腫，クインケ浮腫などとも呼ばれ，遺伝性のものと後天性のものがある．いずれも反復する一過性の浮腫で，蕁麻疹にも類似するがそれよりは深くに及ぶ．口唇，舌などにもみられ，その場合，咽頭・喉頭周囲にも浮腫がみられる．

　上段は後天性の例で，舌の腫脹がみられたときのCT（左が頭側）である．舌の筋周囲，皮下，咽頭・喉頭周囲の脂肪に浮腫による濃度の上昇がみられる．

　下段（左が頭側）は自転車のハンドルがのどに当たったとして来院した例．左胸骨舌骨筋など（白矢印）は対側より腫大しており，受傷部位とみられる．同側の声門（赤矢印：披裂軟骨の腹側）にはわずかな腫脹がある．この例ではCTの時点でなかった呼吸困難が生じ，気管内挿管まで必要となった．病歴によってはこの例のようなわずかな変化であっても，重症化のリスクが示唆される場合がある．

12 気胸，縦隔気腫，皮下気腫

概　要

- 胸部において正常に空気または気体が存在するのは，気道・肺および食道である．時に食道裂孔ヘルニアを含む横隔膜ヘルニアで，脱出した腹部の消化管内の気体がみられることもある．
- 気体が肺外の胸腔に存在することが気胸，気道・消化管外の縦隔に存在することが縦隔気腫，皮下に存在することが皮下気腫である．
- 気胸では肺換気が阻害されることから，呼吸機能の低下が最大の問題．
- 緊張性気胸ではそのほかに，右心系の圧迫などにより心機能も低下する．
- 縦隔気腫では，感染の可能性が最大の問題点となる．食道など消化管の破綻による縦隔気腫では感染が合併する．気道からの気体の漏出の場合，感染の危険性は比較的低い．

原　因

- 自然気胸の原因は，ブラや慢性閉塞性肺疾患に伴う下気道の破綻が多い．
- 内因性気胸では，腫瘍などに伴う肺，中枢気道や食道の破綻などもある．
- 外傷性では肺損傷の他に，気管支や気管の損傷に伴うものの可能性もある．
- 外傷に伴う縦隔気腫・皮下気腫の原因は，刺創，気管・気管支・肺の損傷，食道など消化管の損傷であるが，後者では感染のリスクが高い．
- 内因性では腫瘍・炎症に伴う中枢気道，食道の破綻が多い．
- その他の縦隔気腫・皮下気腫の原因としては，特発性，上気道からの気体漏出に伴う頸部皮下気腫の進展，歯科治療後（圧縮空気を動力とするドリルなどの使用に伴う），中枢気道・食道異物に伴うもの，気道・食道の腫瘍に伴うもの，内視鏡後，潜水後その他の減圧後などがある．

治療の目標

- 気胸・縦隔気腫・皮下気腫に共通して，感染徴候の早期発見や画像診断における感染リスクの評価と，感染合併の場合の早期治療開始．
- 気胸では脱気と肺換気の回復・確保．
- 原因疾患・病態の治療．

症状・所見

- 気胸，縦隔気腫とも自覚症状としては胸痛が一般的．
- 内因性のものでは突然発症が多い．
  - ▶気胸では，左右いずれかの突然の胸痛が最も典型的．
  - ▶縦隔気腫では，正中付近の胸痛が多く，急性心筋梗塞，大動脈解離，肺塞栓との鑑別が必要となることも多い．
- 外傷に伴う場合，合併する体表や骨の損傷に伴う疼痛が強く，気胸や縦隔気腫による胸痛がマスクされていることがある．
  - ▶この場合，肋骨，胸骨などの骨折があれば，積極的に気胸・縦隔気腫が疑われる．しばしばこれらは併存する．
  - ▶特に大量の皮下気腫を伴う場合は，大量の気胸や緊張性気胸の可能性がある．
  - ▶血胸を伴う場合(血気胸)，血圧低下など出血の症状が主となることもある．
- 大量気胸では呼吸困難やSaO_2，PaO_2の低下．
- 緊張性気胸では意識消失，ショック，脈拍非触知，PEAなど．
- 自然気胸は痩せ型・長身の体型に多い．
- 自然気胸は反復することが多い．
- 重症喘息，慢性閉塞性肺疾患，リンパ脈管筋腫症，血管肉腫など，背景疾患があることもある．
- 皮下気腫では握雪感．
- 縦隔気腫，皮下気腫で感染を伴えば発熱，炎症反応高値．

見落とさないために

1. 臨床編

- 気胸・縦隔気腫・皮下気腫，いずれも突然の胸痛の鑑別診断に含まれる．

- 自然気胸では，痩せ型で長身長の患者の突然の片側の胸痛が最も典型的．
- 気胸は，突然の呼吸困難，意識消失で発症する場合もある．
- 気胸の診断は通常X線写真で十分．
- 外傷の場合はprimary survey時に行うABCDEの評価のA，B部分で十分にチェックする．
  - ▶呼吸に伴う胸郭運動の左右差．
  - ▶聴診による呼吸音の減弱．
  - ▶呼吸困難やSaO_2，PaO_2の低下．
  - ▶USで観察できる肺表面の呼吸による移動の消失．
  - ▶肋骨・胸骨などの骨折の症状，所見．
- 特別な原因に伴う縦隔気腫・皮下気腫ではそれらの原因をチェックする．
  - ▶異物誤嚥の可能性，歯科治療の有無，喘息や慢性閉塞性肺疾患，嚥下困難の有無（食道腫瘍に関連して），内視鏡後，潜水後などの現病歴．
- 感染の徴候についてもチェックが必要（特に縦隔気腫など）．

2．CT編

- 気胸は肺野用のウィンドウで観察すれば，肺内の血管などがみられない，正常肺より低吸収の気体として描出される．
  - ▶少量の気胸は立位X線写真では肺尖付近に三日月状に描出されることが多いが，臥位で撮影するCTでは**腹側に分布することが一般**．肋骨横隔膜角付近にみられることも多い．
  - ▶ちなみに，臥位X線写真でも肋骨横隔膜角付近に描出されたり，横隔膜の不自然な低位として捉えられることが多い．
- 外傷では初期評価後の増加例も多いため，特に少量の気胸に注意する必要がある．
  - ▶特に気管内挿管や陽圧呼吸で増加する場合が多い．
- **少量の縦隔気腫は縦隔脂肪内の気泡像として捉えられることが多い．**
  - ▶脂肪と空気が容易に見分けられる観察ウィンドウを使用する必要がある．
  - ▶気体以外に液体が混在する場合，感染合併の可能性が高い．
  - ▶発症から短時間の場合，経過観察などによる合併感染・感染物漏出の否定が必要．縦隔炎の徴候があれば緊急手術の適応となる．

12 気胸，縦隔気腫，皮下気腫

図解 1-1 気 胸

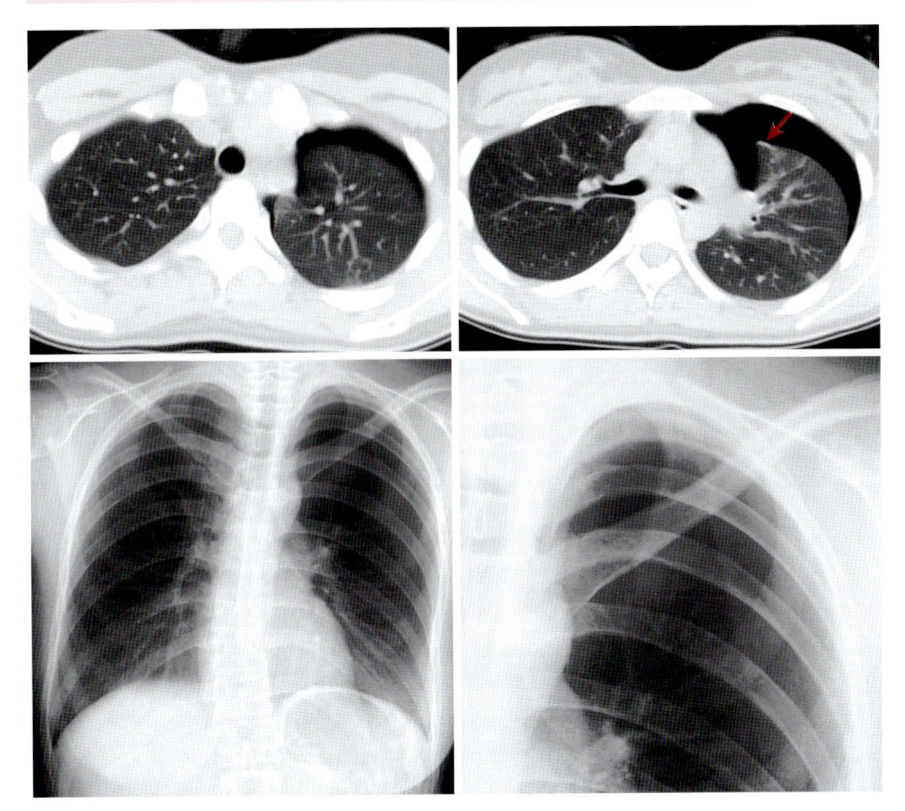

　肺野用観察ウィンドウでは，通常気胸の診断は容易である．外傷では併存するほかの損傷の評価のため，CTでの評価が妥当なことが多いが，自然気胸では気胸と診断するためにはX線写真で十分である．CTに意義があるとすれば原因究明の目的である．

　上段の例では気胸は軽度虚脱した肺の腹側中心に分布している．肺野の異常所見は赤矢印付近のごく小さな浸潤影のみで，ほかに所見がないことからこの部にあったブラの破裂が原因と考えられる

　X線写真(下段)を立位で撮影すると，気胸は肺尖部の血管がみえない部として捉えられる(左：全景，右：拡大)．

177

図解 1-2 気　胸

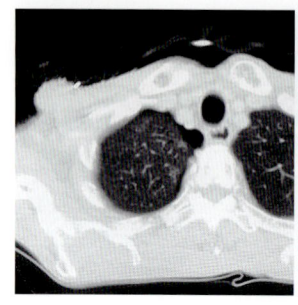

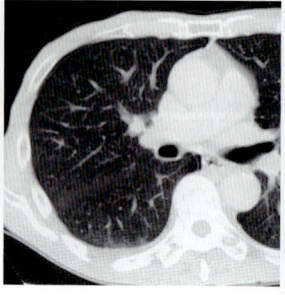

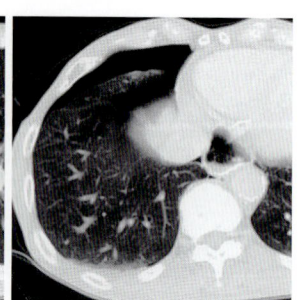

　少量の気胸は立位X線写真では肺尖付近に分布することが多い．一方，仰臥位で撮影するCTでは腹側，中でも横隔膜の呼吸運動により陰圧がかかりやすい尾腹側に分布する傾向にある（上段：左が頭側）．中段右スカウト像では右横隔膜外側の分布が目立つ（赤矢印：lateral sulcus sign）が，仰臥位X線写真でも同様の所見となる．

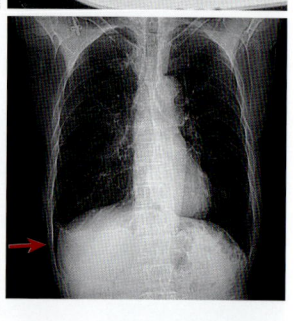

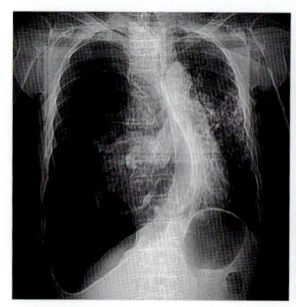

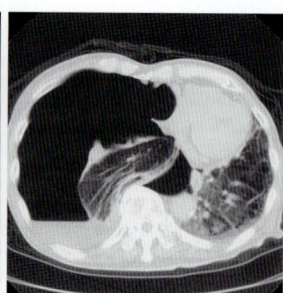

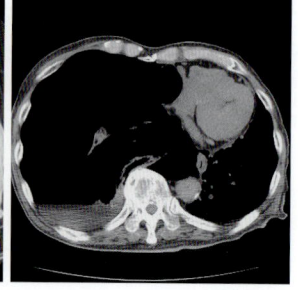

　緊張性気胸は気胸に伴い胸腔内圧が陽圧となった状態である．迅速な脱気が必要で，身体所見での診断が望まれる．CTスカウト像で気づけば撮影よりも脱気を優先するべきである．下段は病院到着時にすでに死亡していた症例の死後に撮影されたCTである．スカウト像（左），肺野用ウィンドウ（中央），縦隔用ウィンドウ（右）いずれでも縦隔の左への大きな偏位がみられる．

図解 1-3　気胸の原因

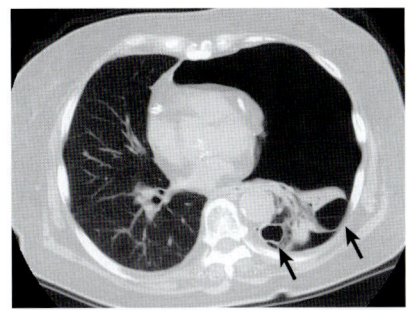

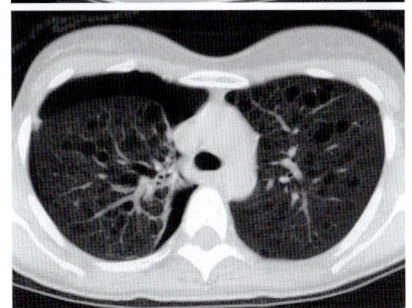

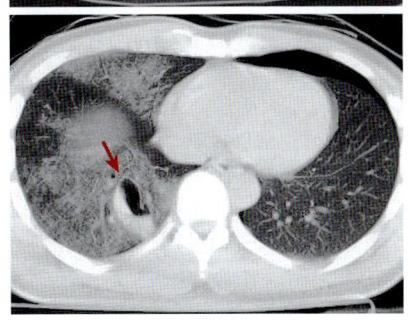

　自然気胸の原因としては，ブラ，ブレブの破裂が一般的である．手術適応は繰り返す再発，空気漏れの持続，両側性，肺の膨張不全などであり，最初から手術の適応となることは少ない．

　まれな気胸の原因としては，喘息を含む慢性閉塞性肺疾患による過膨張肺の破綻（前頁下段の緊張性気胸例参照），腫瘍や感染に伴うものがある．

　上段は気胸後のCTで見いだされたブラ（黒矢印）の例．多発する例では責任病巣の特定が困難な場合もある．

　中段はリンパ脈管筋腫症の例である．多数の囊胞性病変がみられる．ほかに血管肉腫の肺転移でも同様の像を呈する．

　外傷では浸潤影濃度で捉えられることが多い挫傷，囊胞状にみえる裂傷，中枢気道損傷などがある．

　挫傷では近傍に肋骨の骨折など胸壁損傷の所見がみられることが多い．

　中枢気道損傷はまれであるが，重篤で緊急性が高い病態である．重症外傷例では中枢気道も最初にチェックする項目に含みたい．

　下段は右下葉裂傷（赤矢印）の例であるが，同側に気胸はみられない．外傷例では血胸を伴い，血気胸の状態となっていることもまれではない．

　外傷例，皮下気腫，縦隔気腫については第１部３ 図解2 ， 図解3 ，第３部１肺損傷の項p214参照．

図解 2-1 縦隔気腫

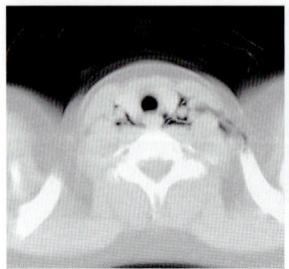

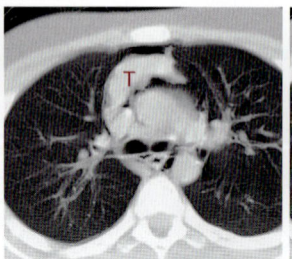

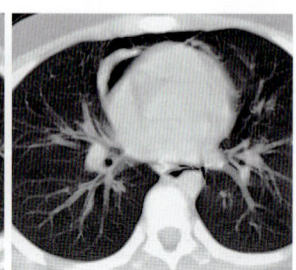

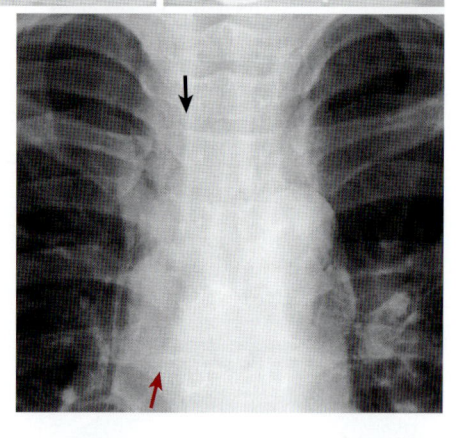

気胸に比し，縦隔気腫はX線写真での診断が困難な場合が多い．外傷例では随伴する損傷の評価のためCTが必要となり，内因性の場合も突然の胸痛での発症が多く，除外診断や気腫の原因究明のためCTが必要となることが多い．下気道は事実上無菌と考えられるため，その破綻が原因となる気胸では感染物が漏出する可能性が低いのに対し，食道など消化管のみならず中枢気道も無菌とはいえず，内容の漏出には感染の危険が伴うからである．

この例は急な胸痛で発症した若年男性である．上段CT（左が頭側）では縦隔および頸部皮下に気腫がみられる．気腫は気管，食道，大血管周囲のみならず前縦隔（Tは胸腺）にも分布している．感染・感染物の所見である液体の併存はみられない．

下段は同じ症例のX線写真であるが，比較的容易に診断できる気胸と異なり，注意深く観察する必要がある．

縦隔が膨化し，その内部が不均一にみえるほか，気管外縁（黒矢印）や上行から弓部大動脈外縁（赤矢印）など正常ではみえない構造が描出されるのが所見である．

本例にも当てはまるが，外傷以外の若年者の縦隔気腫は原因が特定できないことが多い．多くは自然軽快するが，さらなる感染の除外のために慎重な経過観察が求められる．

12　気胸，縦隔気腫，皮下気腫

図解 2-2　縦隔気腫

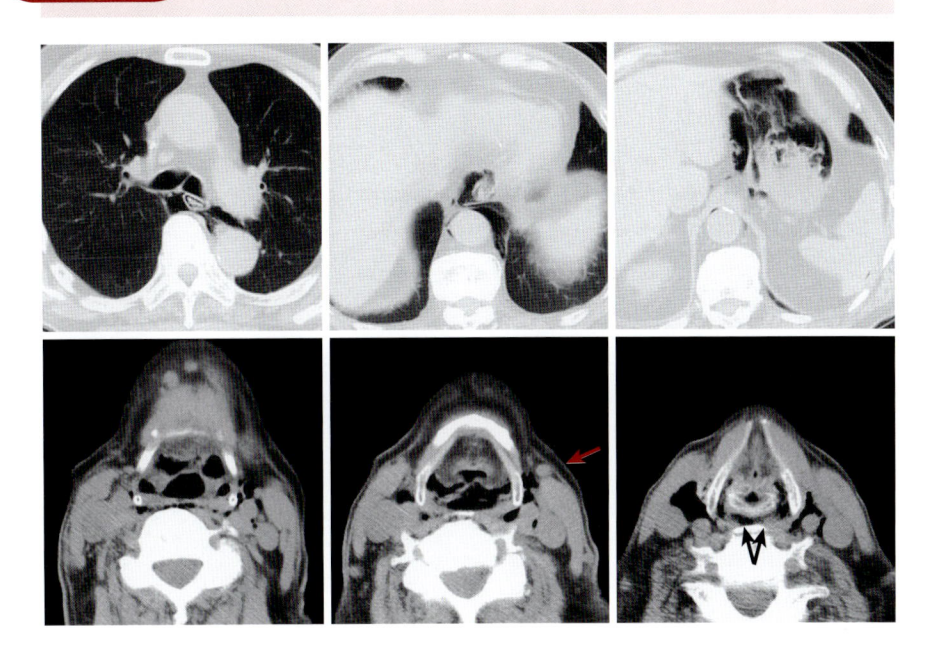

　この例は内視鏡後のもので，上段は肺野用観察ウィンドウ（左が頭側）である．気腫が後縦隔の食道周囲を主とする部分に分布している．尾側（右）では胃壁内にも気体が分布しているが，頭側（左，中央）では連続して食道壁内に気体が分布している．この所見は頸部食道まで連続してみられる．

　下段：下咽頭付近（左が頭側）では，披裂軟骨（右：黒矢印）で示される声門レベル直上の下咽頭食道移行部左（中央：赤矢印深部）に対側にある線状の軟部濃度域（消化管左側壁の一部）がみえない部分があり，穿孔部位と考えられる．

　本例のような消化管が原因となった縦隔気腫では，感染物漏出のため容易に縦隔炎（縦隔洞炎）になる．気腫中に液体の混入があれば，感染・感染物の徴候と考えられる（本例ではみられず）．

　本例では穿孔部位が上になるように，右下側臥位で管理するなどの結果，有意な感染を起こすことなく軽快した．

　感染例については第1部3 図解 3 参照．

181

第3部

シナリオごとの着目点

第3部 シナリオごとの着目点

シナリオごとの着目点

- この部では救急・時間外にCTが撮影される状況のうち代表的なものにつき，CTの適応や役割，所見を含め考察する．

- 最近はCT装置の性能が向上し，短時間に広範囲が撮像できるようになったため，救急でも気軽にCTがオーダーされることが多い印象である．しかし，症状があるからこそ来院する救急や時間外の診療では，病歴聴取や身体所見を中心とする診察こそが診断の中心にあるべきであり，X線写真などに比し被曝が多いCTを，通常診療よりも若い患者の多い救急で無批判に撮影することは慎むべきである．

- 一方，救急・時間外の診療体制は通常診療に比べ十分ではない．また，対象が原則急性疾患であるため，診察後短時間で病態が変化する場合もある．急変の可能性がある疾患を的確にタイムリーに診断しようと思えば，適応がある程度拡大されるのはやむを得ない．さらに，短時間である程度の治療方針決定を行わなければならない救急・時間外では，仮想的に自由に診断方法を選べるのではなく，その時その時の当該医療機関での診療体制で，最善の方法で診断する必要がある．
- 例えば脳梗塞のようにMRでの診断がCTより高精度であったとしても，MR装置がない医療機関や，事情は何であれすぐにMRを行えない場合はCTを的確に利用するほうが理に適っている．熟達者ならUSで十分な診断が行える病態であっても，その時の担当者が対応できないならUSに替えてCTで診断すべき場合もあると考えられる．
- すなわちCTの適応についても，救急・時間外においては純粋に医学的な見地のみでは判断できない．したがって，ここで述べるのは基本的な考え方である．

- CTで造影検査を行うかどうかも同様に，検査時の診療体制によるところが大きい．第2部では見落としを減らすという見地から，「造影さえしておけば簡単に

診断できた」症例を減らすために，非造影CTに力点を置いて解説している．しかし，救急・時間外では症状・身体所見に基づいて診断するのが基本で，非造影CTで十分な読影ができないなら，臨床的な疑いからより多くの例で造影CTが撮影されるとしてもある程度はやむを得ないと考えられる．

● さて，いったんCTを行ったなら，たとえ「CTの適応ではなかった」と反省される場合であっても，十分に読影することが必要である．これは害になる可能性もあるX線被曝をさせて検査する以上，CTの利益が不利益を少しでも上回るようにする義務があると考えるからである．特にCTで広範囲を撮影することになった場合は，CT画像を「症状・身体所見のある部位・構造のみならず全身を診るきっかけ」と捉えることも有意義である．

● 例えば高齢者の発熱では，十分な問診・意思疎通ができないことも多く，CTに頼る場合もある．このような状況で褥瘡感染など通常の診察ではみずに済ませがちな殿部の皮膚の所見もCTで診断できる場合がある．このような使い方は医学的によいとはいえないかもしれないが，いったん画像を撮影したなら，画像になっている範囲はすべて読むようにしたい．発熱など特定の臓器によらない症状の場合は特に当てはまる．

第3部の内容

❶ 外傷
❷ 脳卒中
❸ 発熱
❹ 頭痛とその他の頭頸部の症状
❺ 胸痛とその他の胸部の症状
❻ 腹痛とその他の腹部の症状

第3部 シナリオごとの着目点

1

外　傷

概　要

- 外傷は救急受診の1/3程度を占める重要な状況である.
- CTが必要となるのは重症外傷またはそれに準ずる状態，病態の詳細な把握が求められる．特に前者では緊急にCTを行う必要がある．

CTの役割

- 重症外傷では特に系統的な評価が必要であるが，1-2図解3を参照のこと．
- 初期には生命の危険とその原因・潜在的原因を評価（primary survey）し，必要な蘇生措置（輸液なども含む）を講じ，**回避できる死**の防止を図る．この時期には全身を一通りくまなく評価することが重要で，身体所見・バイタルサイン，X線写真，USなどベッドサイドで可能な方法で評価する．
- 次は全身を再度評価することにより，根本的な治療に必要な情報を収集（secondary survey）する．この時期にはCTが有用なことが多い．重症外傷では頭部から軀幹部全体を含む広範囲撮影が行われる．
- この時期には脳ヘルニアの回避，気道・呼吸器損傷の評価・治療，出血の評価とコントロールが優先的に行われ，その後各臓器の損傷の評価，治療が行われる．
- 評価は短時間で行われることが望ましく，複数のスタッフ（可能なら放射線科医・画像診断医も参加）で分担するとよい．
- その後はより完全な評価と治療を目指して診療が継続されるが，そのためには症例ごとに個別化された情報収集（tertiary survey）が必要である．この時期合併症や遅発性外傷後変化の評価も必要となる．CTの有用性についてはケースバイケースであるが，読影においては臨床経過や経過中に撮影された画像との比較や総合的評価が有用である．
- 軽症例でもsecondary survey後半と同様に臓器・構造の損傷の評価が行われる．

X線写真でも評価可能なことが多い骨折でも関節など複雑な構造に関してはCT，特に3D-CTでの評価が有用である．

外傷特有の着目点

▶全般的事項

- 受傷からの**経過時間**に留意する．短時間の撮影では所見がわかりにくいこともあり，また，その後の悪化が予想される．救命のために必要なCTはバイタルサイン安定後速やかに行う．逆に，治療対象となる損傷を広く除外する目的の場合は，臨床的に十分観察したのちCTの適応を判断する．
- 事前情報で不明・不確実・不十分である場合を含め，**外傷の機転を考察**しながら読影し，損傷の全体像を把握するようにする．1個の所見から**随伴する損傷**の可能性を考察し見落とさないように努力する．
- 撮影時の意識状態，息止めの可否，異物の有無など**全身状態**にも留意し，画質に与える影響を考慮しつつ読影する．また，血圧の経過によっては，止血が一時的である可能性も考える．
- CT読影の質が治療成績に大きく影響するのは**血管損傷と出血**に関する場合が多く，ほかには消化管損傷など（潜在的）**感染リスクの評価**，短時間に**悪化する可能性**のある所見の拾い上げなどが挙げられる．
- 個々の臓器・構造の所見以外では，**血腫を示唆する高吸収**，**脂肪の濃度上昇**，**気体の異常な分布**，**あらゆる液体貯留**，**腫大した構造**，**骨折の分布**などが重要である．
- 造影CTが有用なことも多いが，**非造影CTは必須**．

▶Secondary surveyを中心に

- 外傷の初期評価の手順に準じてA (air way：気道)，B (breathing：呼吸)，C (circulation：循環)，D (disorder of CNS：中枢神経障害)，E (exposure：脱衣と体温管理) に従う．
- 臨床的に意識障害を含む神経症状がある場合，CTはDに関する評価を優先する．特に脳ヘルニアのリスク評価，頸髄損傷の評価が重要．
- 次にA，Bの評価が優先されるが，気道損傷や気胸が判明した場合，primary

surveyに戻り，必要な処置を講じる．
- 気胸，肺損傷なども重症度に応じた優先度で必要な処置を講じる．
- 次にCの評価であるが，心大血管の損傷，急速・活動性の出血では緊急手術（IVRを含む），または転送が必要となることが多い．
- 血腫の直接的な所見である高吸収以外に，あらゆる液体貯留，脂肪の濃度の上昇は出血の存在を示唆する．
- Eにより，検査範囲全体の皮膚・皮下の所見から損傷の範囲を推定する．

I 頭部外傷

◎頭部外傷のポイント

- 頭部には頭蓋，眼窩，耳，鼻，舌など感覚器，鼻・口腔，副鼻腔など上部気道など重要な構造が含まれる．
- 頭蓋および脳の損傷は致死率も高く，機能予後を大きく左右する．
- 脳自体の損傷は基本的に非可逆的で，一度損傷すると完全な回復は不可能である．
  - ▶脳外傷に関しては，診療の主眼は一次損傷の治療よりも，損傷拡大・二次損傷・合併症の予防にある．
  - ▶初期に発見された血腫は常に増大の可能性があることに留意．
  - ▶脳ヘルニア徴候の早期診断と，必要な減圧処置の施行が特に重要．
  - ▶呼吸や循環動態による二次損傷にも留意が必要である．
- 感覚器の損傷では，機能予後の改善が目標となる．
- 頭部の重症外傷は骨折を伴うものが多い．
- 眼窩壁骨折や眼窩外傷では視力，眼球，外眼筋の損傷・機能を評価する．
- 側頭骨骨折では，内耳，中耳構造の損傷の有無が重要である．
- 頭蓋内に気体が混入する場合，頭蓋底骨折による副鼻腔や中耳腔からのものを考える．逆にこれらの腔には液体貯留がみられることが多い．
  - ▶これらの場合，感染リスクの評価が必要．
  - ▶既存の感染がない場合，これらによる感染のリスクは比較的低い．
- 顔面骨骨折では美容的な配慮も必要となる．
- 顎骨骨折では咀嚼機能の評価，歯牙損傷の評価が必要．
- 副鼻腔，歯槽骨などの損傷でもともと感染がある場合は，外傷に伴う軟部の感染にも注意が必要である．

◎受傷の機序に関して

- 閉鎖腔である頭蓋内では，直撃損傷（クー損傷：coup injury）のほか，その対角線上にみられる反衝損傷（コントルクー損傷：contrecoup injury）が重要．
- 脳の不均一性に起因する剪断損傷（shearing injury）やその広範なものであるびまん性軸索損傷（DAI：diffuse axonal injury）にも注意が必要．
- 出血では血腫に伴う圧迫で脳に二次損傷が生じる．
- 前後方向の外力では回転力による損傷や頸椎損傷もある．
- 眼窩の打撲では眼球損傷のほか，吹き抜けによる眼窩壁骨折がある．
- 下顎骨関節突起骨折の大部分は介達骨折である．

◎頭蓋内出血：多彩な出血

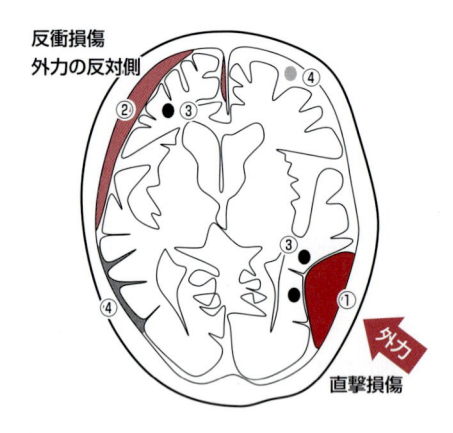

①急性硬膜外血腫
　硬膜と骨の間，内に凸．検査後増大に注意

②急性硬膜下血腫
　硬膜最内層直下，内に凹．検査後増大に注意
　高齢者では慢性硬膜下血腫に移行

③実質内血腫
　脳挫傷に伴い実質内に形成．少し遅れて出現

④くも膜下血腫
　脳槽・脳溝・シルビウス裂に分布．単独であれば予後は比較的良好．内因性の可能性に留意

1 外傷

図解 1-1 頭蓋内出血：急性硬膜外血腫

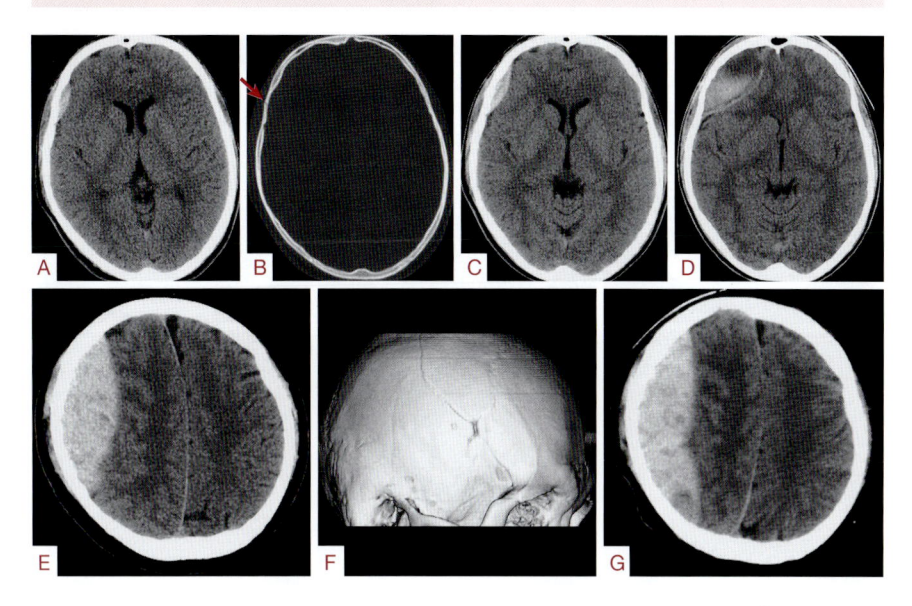

頭蓋内の血腫のうち，急性硬膜外血腫は硬膜と頭蓋骨の間への出血である．多くは頭蓋の骨折を伴い，硬膜動脈や太い静脈からの出血であることが多いとされる．CTでは頭蓋骨に基部を有する内方に凸の高吸収として描出される．必ずしも自然止血するとはいえず，受傷後短時間のCTでは**検査後も増大することが多い**．

上段は交通外傷例である．初回CTの骨用観察ウィンドウ（**B**）で小さな骨折（赤矢印）あり，同部に小さな急性硬膜外血腫（**A**）がみられる．1時間後（**C**）に増大があったがわずかで，症状もなくそのまま経過観察された．しかし，後日のCT（**D**）ではかなりの増大が判明した．

下段は当初（**E**）から大きな急性硬膜外血腫があり，骨折（**F**：VR像）も伴う．1時間後（**G**）増大があり，緊急手術となった．

図解 1-2 頭蓋内出血：硬膜下血腫

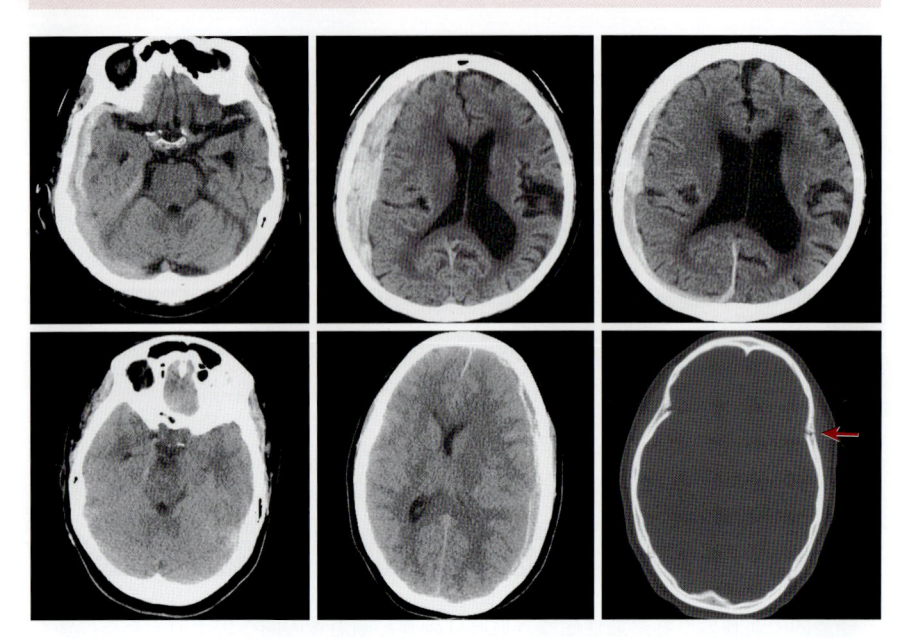

　硬膜の最内層直下への出血である硬膜下血腫は，内方に凹の高吸収として捉えられる．急性硬膜外血腫とともに，初回CT後も増大する可能性の高い出血である．特に頭蓋骨折を伴う場合には増大の可能性が高い．

　上段は高齢者の例であるが，左，中央が初診時CT．右が2日後のCTである．初診時に右穹窿部に大きな三日月状の高吸収がみられる．この時点で正中偏位はあるものの，鞍上槽には変形はなく，患側の脳溝も残っている．骨折を伴わないこともあり，保存的に経過が観察されたが，2日後では吸収されつつある．なお，後頭側から大脳鎌に沿う部分には，初診時にみられない血腫の広がりがある．

　下段は若年者の例である．初診時CT（中央）で左急性硬膜下血腫がみられるが，少量である．しかし，この時点で鞍上槽（左）は変形し，左右とも脳溝はほとんどみられなくなっている．右の赤矢印の付近に骨折もあり，脳ヘルニア切迫状態と考えられ，緊急手術となった．このような例では**一刻も早い開頭**が必要となる．

　血腫の大きさは緊急度と必ずしも一致しない．

図解 1-3 頭蓋内出血：外傷性くも膜下血腫

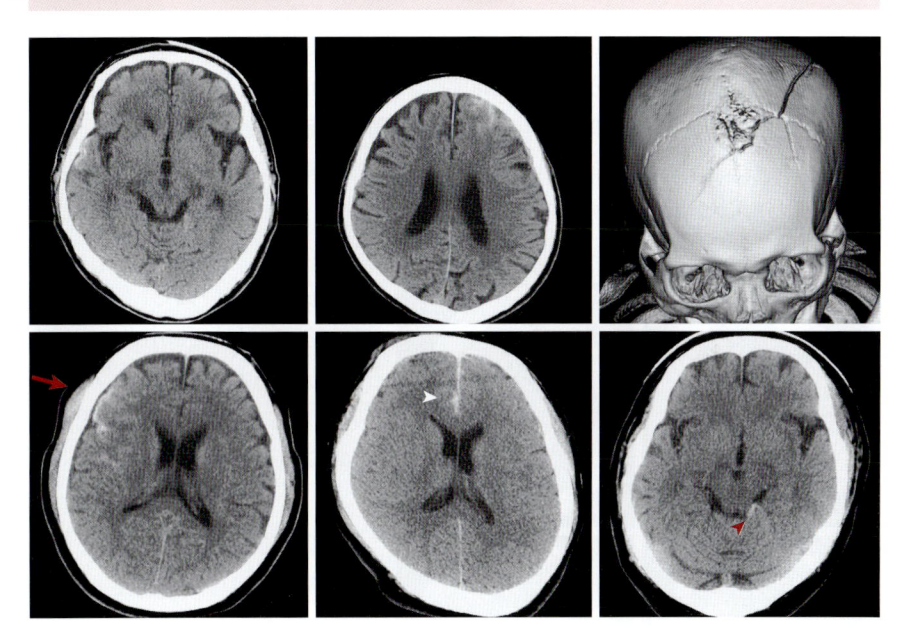

　内因性のくも膜下出血は，動脈瘤破裂などに由来し，重要な所見であるが，頭部外傷においてはくも膜下出血単独であれば，ほかの出血様式に比し，軽傷と考えられる．

　上段は右のVR画像に示すように，頭蓋冠に大きな骨折のみられた交通外傷例である．頭蓋内の所見（左，中央）はくも膜下血腫のみで，神経学的にも大きな障害はみられなかった．

　下段左では直撃損傷の所見とみられる皮下血腫（赤矢印）の直下を中心に，脳表に沿う高吸収があり，くも膜下出血と考えられる．

　下段中央では大脳鎌に沿った半球間隙（白矢頭）から近傍の脳溝にみられる．

　下段右では左テント切痕付近（赤矢頭）に小さなくも膜下血腫がみられる．

　外傷性のくも膜下出血では出血速度が遅く，血液が大きく広がらずに血腫を形成することが多い（内因性くも膜下出血の多くは主幹動脈の瘤からの出血であり，出血速度が速いことが多い）．

図解 1-4 頭蓋内出血：脳内出血・挫傷性出血

外傷に伴う脳実質内の出血は，脳挫傷によるとされている．出血の速度は比較的遅く，初期評価のCTでみられず，数時間後に発見されることも少なくない．特に意識障害を含む神経症状を伴う場合，ほかの種類の頭蓋内出血をみた場合などには注意深く観察する必要がある．外傷による脳の損傷ではびまん性軸索損傷のように出血を伴わない重症の病態もある．

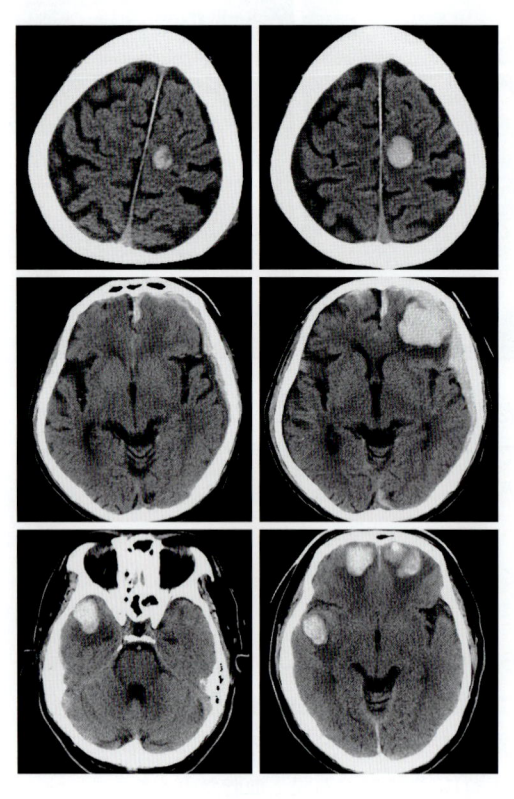

上段は初期評価CT（上段左）で，前頭葉頭頂側に小さな実質内出血がみられた例．4時間後（上段右）には血腫は増大し，周囲の低吸収域も目立ってきている．

中段は前頭骨に骨折のある交通外傷例．初回CT（中段左）では急性硬膜下血腫はあるものの脳実質内には血腫も低吸収域などもみられないが，6時間後（中段右）には大きな血腫がみられる．

下段（下左が尾側）も前頭部を強打した例であるが，両側前頭葉以外に側頭葉前端にも血腫がみられる．

挫傷性出血は直撃損傷の部，反衝損傷の部，前頭葉・側頭葉前端，後頭葉後端，大脳鎌付近などが好発部位である．

1 外傷

図解 1-5 頭蓋内出血：種々の出血の混在

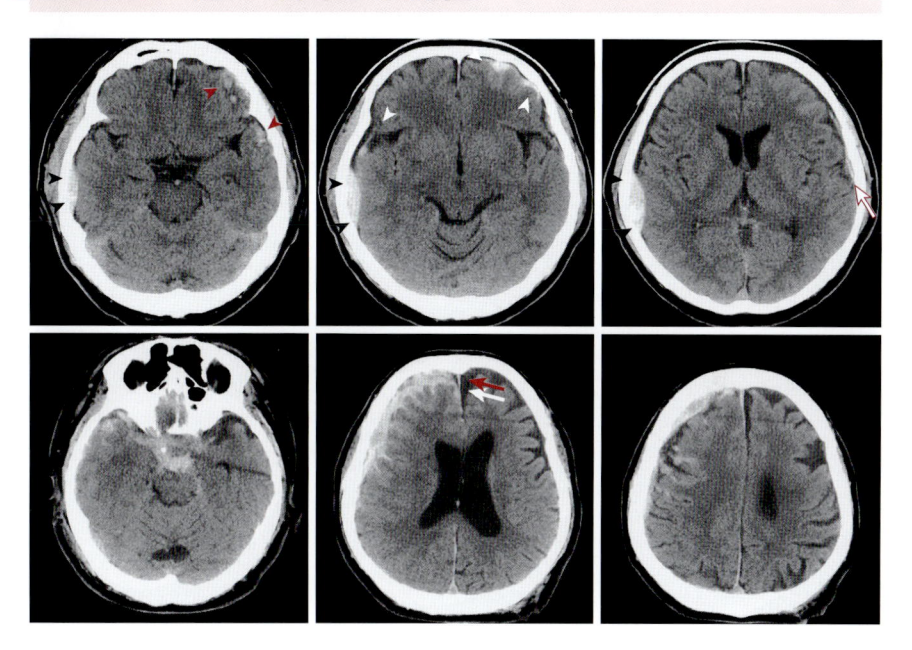

　頭部外傷での出血は1種類のみとは限らず，特に重症例では種々の様式の出血が混在する．上段の例では挫傷性出血（赤矢頭），くも膜下出血（白矢頭），硬膜外血腫（黒矢頭），ごく少量の硬膜下血腫（赤窓矢印）が混在する．

　下段は交通外傷例であるが，左，中央の観察では右側から脳底部にくも膜下出血があるようにみえる．比較的大量の出血であり，事故の原因である可能性もある右中大脳動脈分岐部動脈瘤破裂なども考える必要がある．より頭側の断面（右）では出血はくも膜下出血のみでなく，硬膜下血腫もあることがわかる．中央でも比較的均一なX線吸収を示す白矢印の層と，やや不均一な赤矢印の層がある．くも膜下出血と硬膜下血腫が併存する場合，後者を見逃す可能性があるが，少量のくも膜下出血に比し，急性硬膜下血腫はCT後も出血が続く可能性が高く，注意を要する．また，実質内出血・挫傷性出血は受傷後早期にみられず，遅れて増大することが多いことにも留意する．

図解 2 小児の急性硬膜下血腫

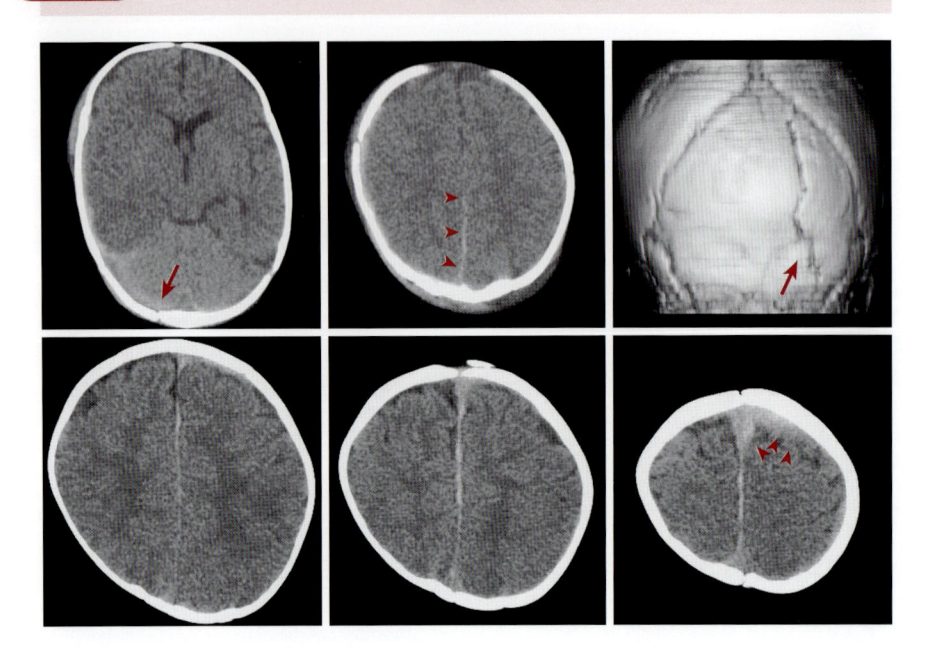

　小児の頭部外傷でも成人と同じような出血をみることがある．
　新生児や乳児などの場合，頭蓋の縫合線は閉鎖しておらず，頭蓋骨が互いにずれやすいこともあり，急性硬膜下血腫をきたしやすい．
　上段はベッドから転落した乳児の例．後ろからみた3D画像（右）で後頭骨右に骨折（赤矢印）がみられる．左：赤矢印の頭蓋にも骨折線が捉えられているが，その部分を含めて後頭蓋窩，テント周囲，大脳鎌後部右（中央：赤矢頭），穹窿部に薄い硬膜下血腫が広がっている．
　下段は前額部を強打した20ヵ月児（左が尾側）．右：赤矢頭の部分に急性硬膜下血腫とみられる高吸収があるが，大脳鎌に連続している．中央，左でも大脳鎌は前部が厚くみえ高吸収で，薄い急性硬膜下血腫が連続していると考えられる．
　なお，小児で大脳鎌に沿う出血は揺さぶりでもみられる．このような所見をみた場合には虐待についても考慮する必要がある（本例は当てはまらない）．

1 外傷

図解 3-1 慢性硬膜下血腫

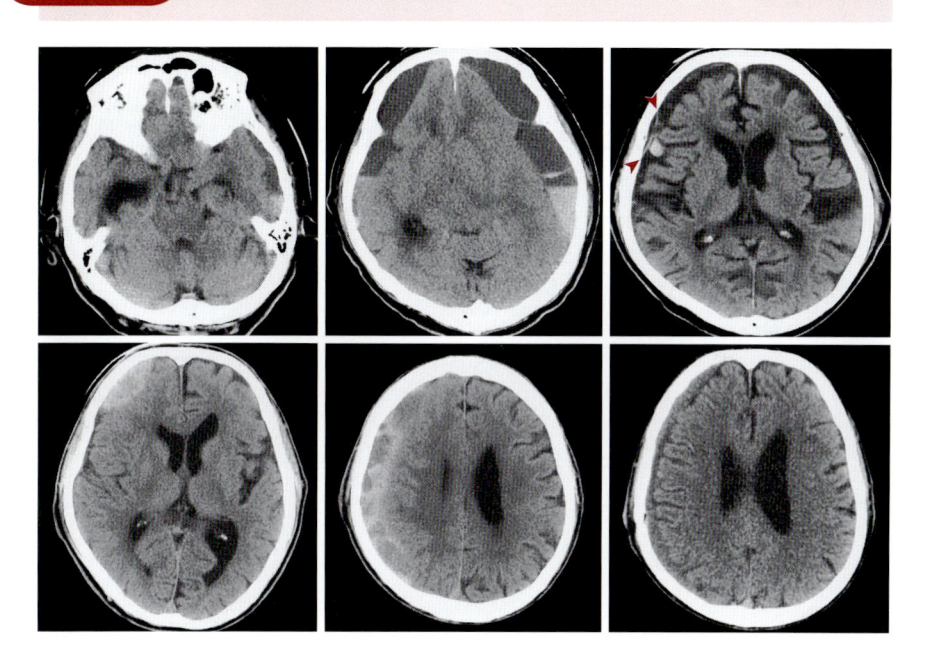

　慢性硬膜下血腫は急性硬膜下血腫と同様，硬膜最内層直下への出血であるが，動脈性の出血ではなく，微細な静脈の破綻によるとされる．受傷時の衝撃により，硬い頭蓋と脳実質の間に引き裂き力（シアー）が働き，静脈が破綻する．出血の速度は遅く，出血により頭蓋内圧が亢進すれば一時的に止血する．しかし，生理的調節により頭蓋内圧が低下すると出血は再開，血腫は1ヵ月以上の時間をかけて徐々に増大する．脳萎縮がない場合は脳脊髄液の総量が少ないため，調節により脳脊髄液を減らせなくなるので，その時点で止血する．萎縮がある場合，頭蓋内圧調節とそれに伴う出血は続く．慢性硬膜下血腫のX線吸収は一定しない．

　上段（左，中央が発症時，右が40日前の受傷時）では，ヘマトクリット様の液面を形成している．鞍上槽は変形しヘルニア切迫するが，急性硬膜下血腫に比し緊急性は低い．右：赤矢頭の部分に受傷時の硬膜下水腫がみられる．

　下段（左，中央が発症時，右は30日前の受傷時）では全体が高吸収である．受傷時にも脳脊髄液よりは高吸収の液体貯留がみられる．

図解 3-2 慢性硬膜下血腫

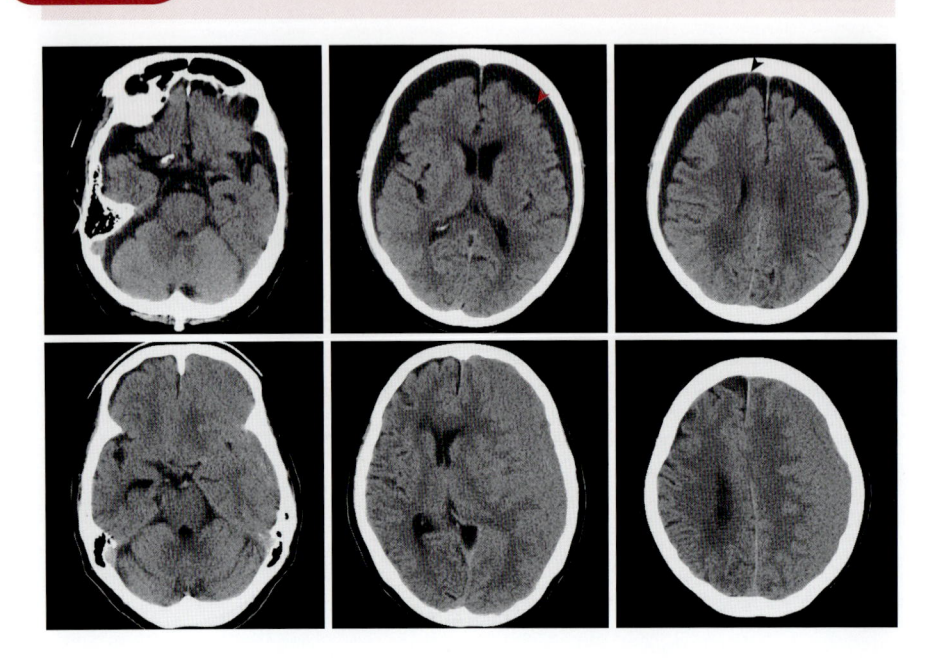

　血管から漏出する成分が全血ではなく，血漿のみである場合，血腫ではなく血球成分を含まない血清腫となるが，硬膜下の液体貯留についても同様の場合があり，硬膜下水腫と呼ばれる．X線吸収が脳脊髄液と同等の場合，脳萎縮に伴う脳表の開大と見分けにくいが，脳表の血管(例えば上段中央：赤矢頭)が液体貯留内を通過しないこと，剝がれた硬膜の一部が描出(例えば上段右：黒矢頭)されることなどが診断根拠となる．治療や経過観察の必要性は硬膜下血腫と変わらない．
　高吸収も低吸収も呈しうるのであるから，下段のように脳実質(この場合は灰白質)とほぼ等吸収となることもある．濃度だけに着目すると見落とす危険があるが，正常構造の圧迫，圧排に注意する．左では鞍上槽に軽い変形があり，中央では大きな正中偏位がみられる．右では側脳室の左右差に着目．
　症状は，外傷1〜2ヵ月後に発症する認知能力低下，歩行障害，筋力低下，麻痺などが多い．病態は慢性であるが，症状の出現は比較的急性の場合もある．

図解 4 頭蓋骨骨折

頭蓋の骨折には頭蓋冠のものと，頭蓋底のものがある．急性硬膜外・下血腫では骨折を合併する場合，血腫増大の可能性が高く，頭蓋冠陥没骨折や頭蓋底骨折では重症の実質損傷を伴うことが多い．頭蓋底骨折では脳神経障害の原因となることも多く，骨折と神経や血管の走行との位置関係も重要である．

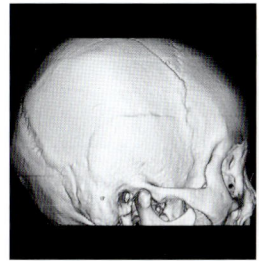

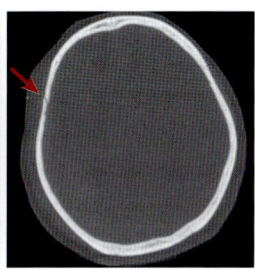

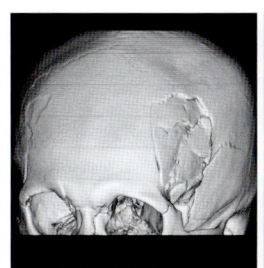

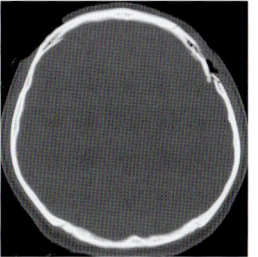

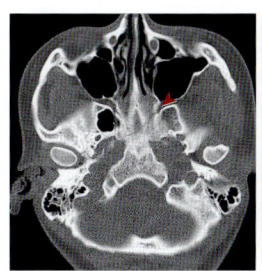

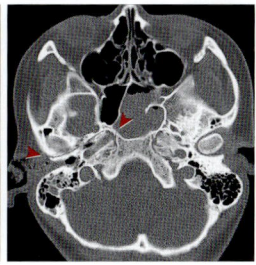

上段：偏位のない頭蓋冠の骨折（**線状骨折**）はそれ自体単独では大きな問題とはならない．急性硬膜外・下血腫に伴う場合は注意深い経過観察が必要であるが，横断面での認識は時に困難（赤矢印）である．3D画像なども活用したい．

中段：外力が大きいか比較的狭い範囲に加わると頭蓋冠の骨折でも骨片の偏位を伴う．多くは**陥没骨折**の形態を呈する．直下，対側などに重症の脳挫傷を伴うことが多い．

下段：頭蓋底の骨折は顔面骨や側頭骨の骨折に伴うもの（後述）とそれ以外のものがある．偏位が小さく（赤矢頭），発見が困難な例もあるが，この例では蝶形骨洞，外耳道などに血腫がみられる．骨折線は内頸動脈直近を通過している．

第3部 シナリオごとの着目点

図解 5　頭蓋底の孔

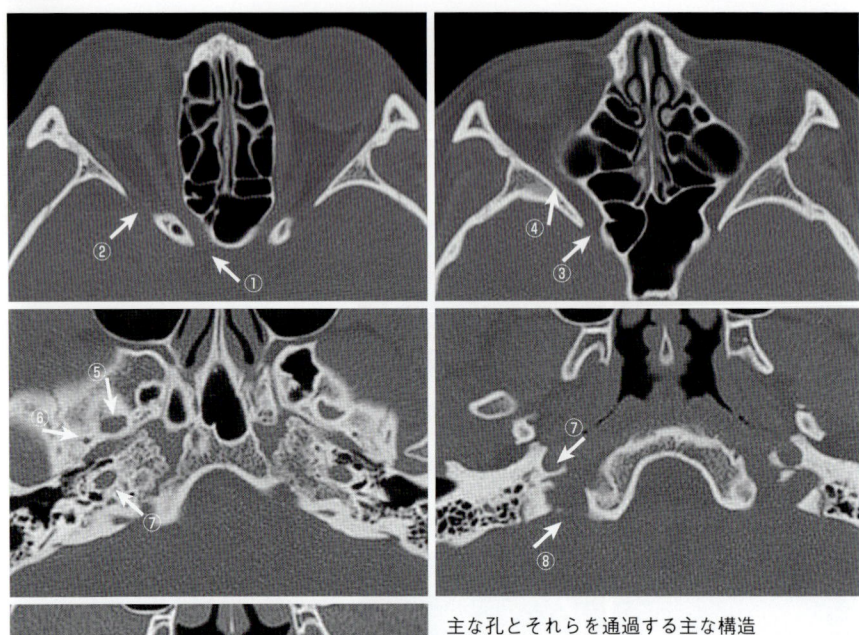

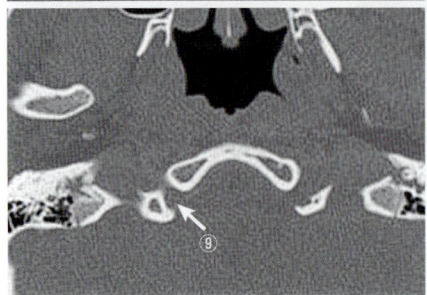

主な孔とそれらを通過する主な構造

①	視束管	視神経
②	上眼窩裂	第3・4・6脳神経 三叉神経第1枝 上眼静脈
③	正円孔	三叉神経第2枝
④	下眼窩裂	眼窩下神経 頬骨神経
⑤	卵円孔	三叉神経第3枝
⑥	棘孔	中硬膜動脈
⑦	破裂孔	内頸動脈
⑧	頸静脈孔	第9-11脳神経 内頸静脈
⑨	舌下神経孔	舌下神経

　頭蓋底には脳神経や血管が通過する孔が多数ある．骨折がこれらに及ぶ場合，その内容が損傷されることがある．脳神経の場合は末梢性の神経障害，血管の場合は大量出血につながる．
　第7・8脳神経については次頁参照．

200

図解6 側頭骨正常解剖

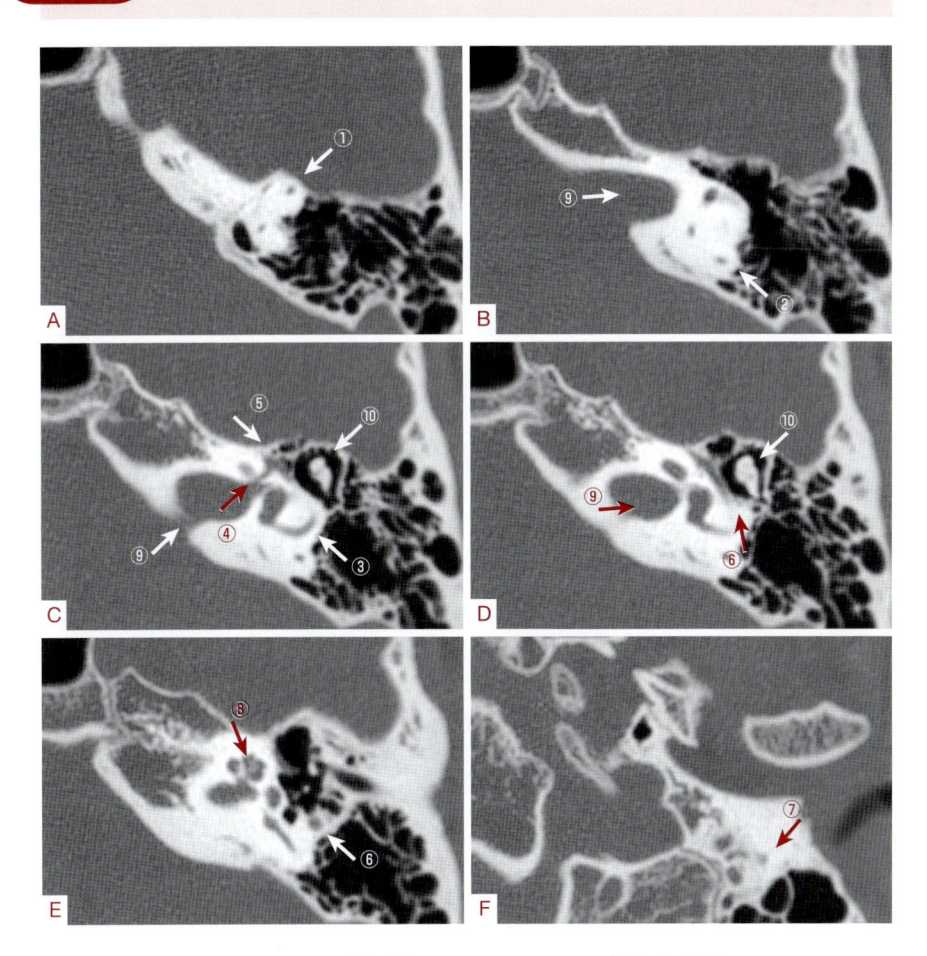

内耳と顔面神経骨内部の正常解剖：AからFの順に頭側から尾側

①前半規管，②後半規管，③水平半規管，④顔面神経（内耳道直近の部），⑤膝神経節，⑥顔面神経，⑦茎状突起孔，⑧蝸牛，⑨内耳道，⑩耳小骨．

側頭骨骨折ではこれらの構造に損傷が及ぶ場合があり，難聴，平衡感覚障害，顔面神経麻痺の原因となり，機能予後への影響が大きい．

図解7 側頭骨骨折

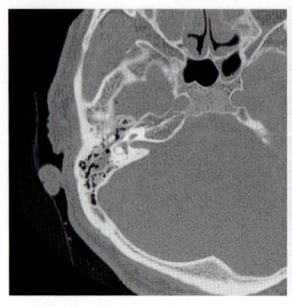

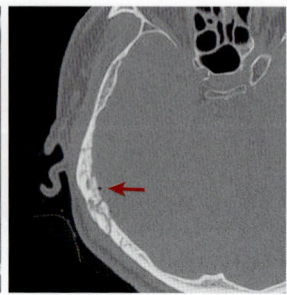

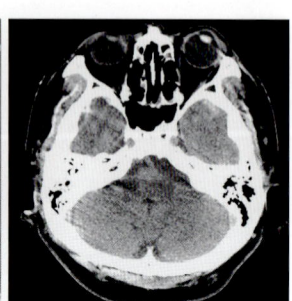

　外傷の初期評価として行ったCTでは，骨観察用ウィンドウで中耳腔の液体貯留（上段左）や頭蓋内の気泡（上段中央：赤矢印）などから気づくことが多い．しかし，頭蓋内観察用ウィンドウ（上段右）では異常を発見することは困難である．

　難聴に関しては中耳腔の血腫などによるもの，耳小骨および近傍の損傷によるもの，内耳の損傷によるものがある．

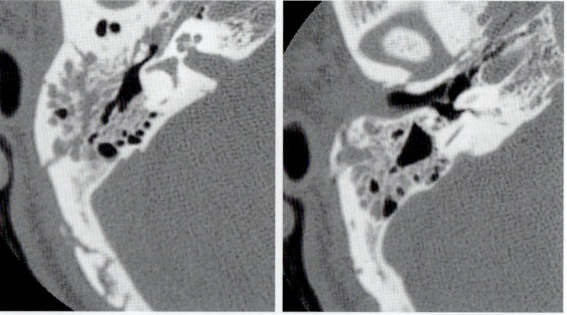

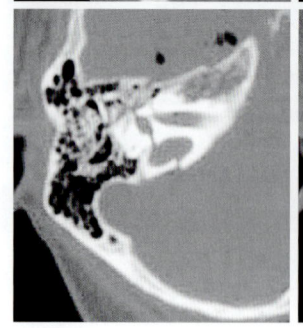

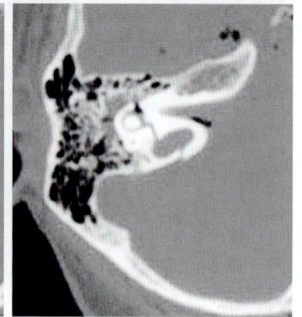

　中段例では，右側頭骨に複雑な骨折がある．骨折は外耳道から鼓室前壁にもあり，右鼓膜が変形している．

　下段の例のように，骨折が内耳に及ぶ場合には難聴，めまい，平衡感覚障害をきたす．乳突洞や中耳に比し，内耳付近は特に硬いため，この部の骨折を起こすのは比較的大きな外力と考えられる．

　総じて内耳と中耳の間を通過する顔面神経が損傷されることもある．

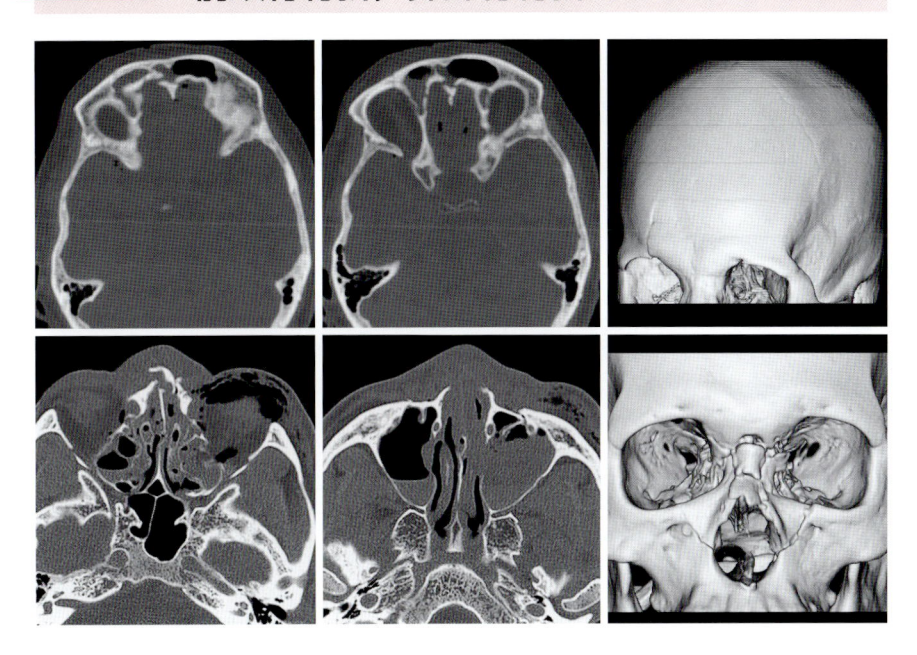

図解 8-1　顔面骨骨折：前頭骨骨折，鼻篩骨骨折

　顔面骨の骨折が生命予後を左右することは少ないが，機能，整容性への影響は大きい．外力の加わる部位により種々の様相を呈する．

　前頭骨骨折は，頭蓋冠の骨折に近い部分もあるが，前頭洞があるため，その前後壁が損傷すると気脳症や髄液鼻漏の原因となる．頭蓋底前部の骨折を合併することもある．

　上段の例は3D画像（右）では頭蓋冠の線状骨折に類似するが，横断面（左，中央）では骨折が右前頭洞の前後壁に及んでおり，頭蓋内に気泡もみられる．臨床的には髄液鼻漏もみられた．

　鼻根部への打撃では，鼻骨，鼻中隔，篩骨などが損傷する（**鼻篩骨骨折**）．

　下段の例では横断面（左，中央）で篩骨洞，上顎洞に液体貯留がみられ，鼻骨に偏位の目立つ骨折があり，鼻中隔，篩骨，上顎洞上部前壁も骨折している．3D画像（右）で，鼻根部を中心に，付近を背側に陥没させるような骨折であることがわかる．左眼窩内，頬部皮下には副鼻腔から漏出した気体が分布している．

図解 8-2 顔面骨骨折：頬骨骨折

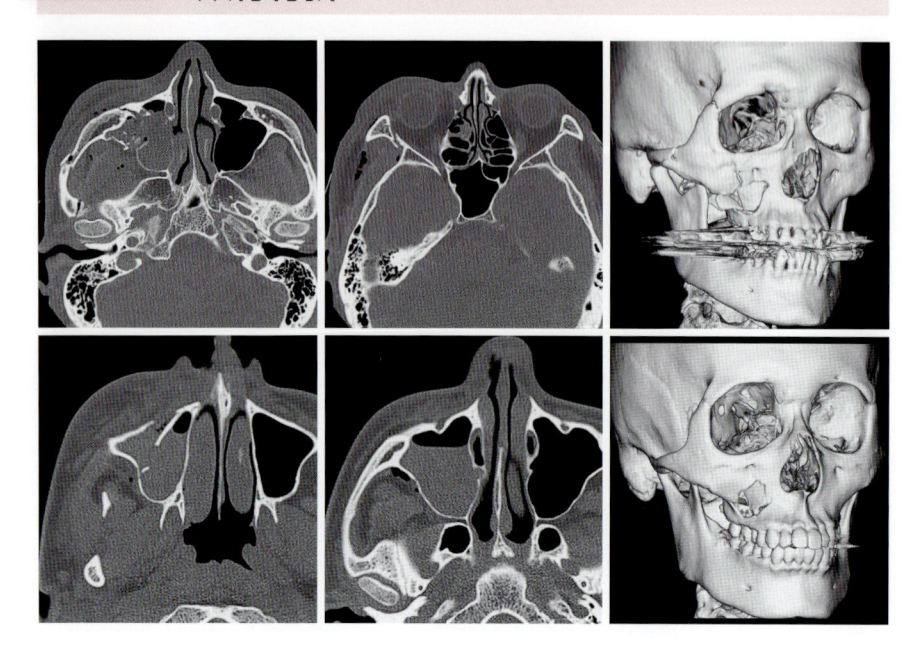

　頬部または顔面外側への打撲では，**頬骨骨折**が損傷の中心となる．頬骨弓が折れ，眼窩外側壁の骨折や上顎洞前後壁を縦走する骨折線がみられることが多い．上顎洞内の血腫や液体貯留，頬部皮下の気体にも注意する．

　上段：上左上顎洞レベル横断面では複数箇所からなる頬骨弓骨折と，上顎洞外側の前後壁の骨折が捉えられており，上顎洞内に血腫も伴う．眼窩レベルの横断面（中央）では上記に連続して眼窩外側壁に骨折がみられる．3D画像では頬骨の骨片は多少回転して偏位している印象である．

　頬骨弓より尾側で前方からの打撲により，上顎洞前壁主体の骨折がみられることもある．

　下段：上顎洞尾側レベル（左）では前壁に骨折があり，上顎洞内の血腫もみられる．頬骨弓レベル（中央）では頬骨弓には特に骨折はみられない．3D画像（右）でも上顎洞前壁のみの骨折であることがわかる．

1 外傷

図解 8-3 顔面骨骨折：鼻骨・鼻中隔骨折

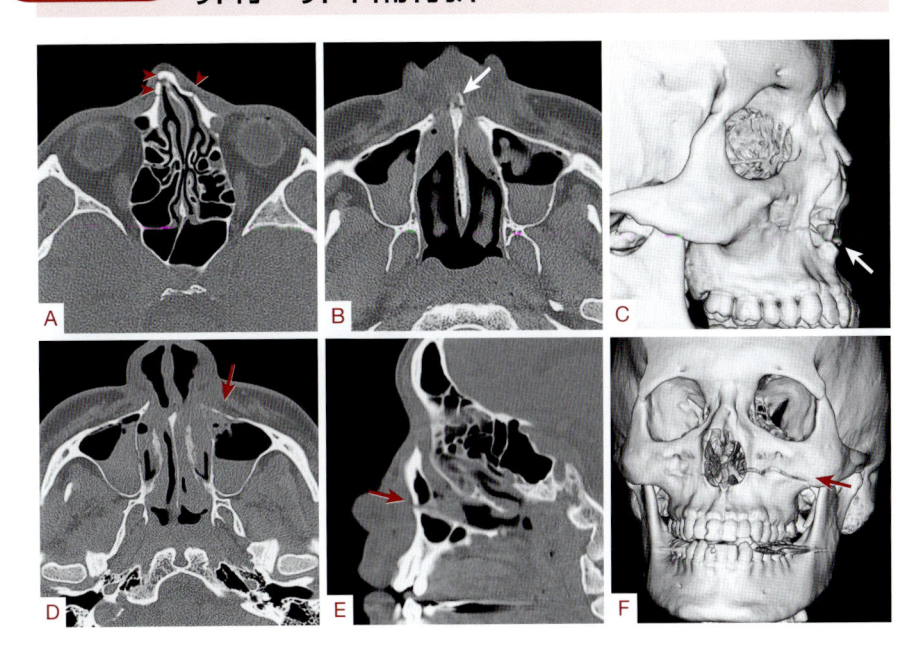

　鼻を直撃するような打撲では，鼻骨，鼻中隔の骨折が主体となる．臨床的には鼻が低くつぶれたように変形する．上顎洞前壁や，篩骨洞，前鼻棘の骨折が合併することもある．

　この症例では，A：赤矢頭に示すように鼻骨に複数の骨折線からなる骨折があり，鼻中隔も腹側中心に変形する．鼻腔下端のスライス（B）で鼻中隔腹側端付近に骨折（白矢印）あるが，これは前鼻棘である．鼻骨，前鼻棘（白矢印）の骨折は3D画像（C）でもよく捉えられている．

　別方向の3D画像（F）では左上顎骨を横断するような骨折線（赤矢印）もみられるが，ほぼ水平な線状骨折であるため，横断面（D）では上顎洞前壁および内側壁の1mm厚のスライスの連続的な観察で，わずかに認識されるギャップ（赤矢印：上顎洞壁が破線状にみられる）として捉えられるのみで，認識は容易とはいえない．矢状断（E）や3D画像では比較的容易に認識できる．一般にスライス面に平行な線状骨折は認識しにくいため，適宜多方向断面や3D画像による観察も行いたい．

図解 8-4 顔面骨骨折：眼窩骨折

　眼窩の内側壁，下壁は比較的薄い骨で構成されている．眼窩部を直撃するような打撃では，眼窩内の圧によりこれらが折れ，内容が脱出する．脂肪のみの脱出では臨床的に問題は小さいが，外眼筋の突出では複視の原因となる．

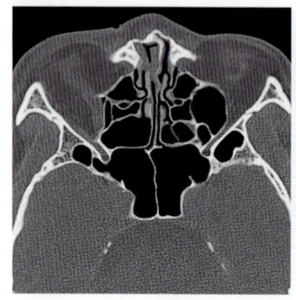

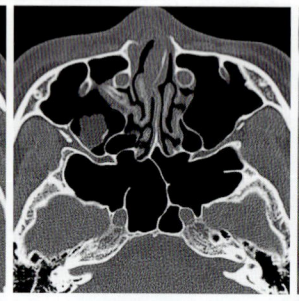

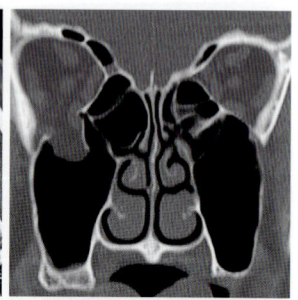

　上段（左：眼窩下部横断像，中央：上顎洞上部横断像，右：冠状断）の下壁骨折例では脂肪とともに下直筋が脱出している．

　中段は骨の偏位がほとんどない右下壁骨折例である．いったん脱出したものが，圧の解除とともに眼窩内に戻る場合，このような形態となる．外眼筋の一部がトラップされると，複視を起こす場合もある．

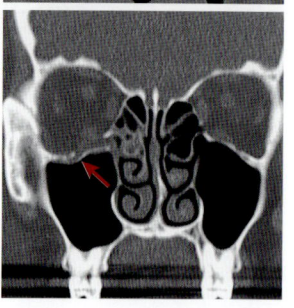

　下段（左，中央：横断像，右：冠状断）は左側内側壁骨折例で内直筋がわずかに偏位している．

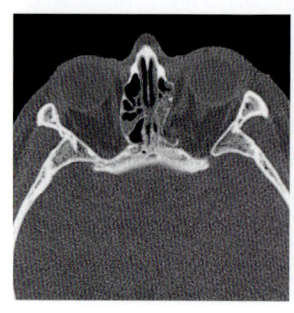

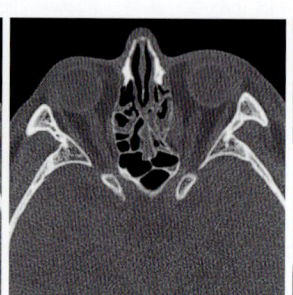

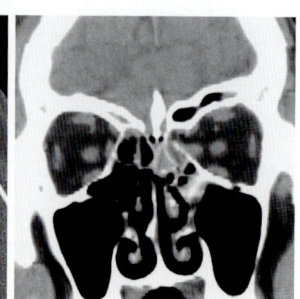

1 外傷

図解 8-5 顔面骨骨折：下顎骨折

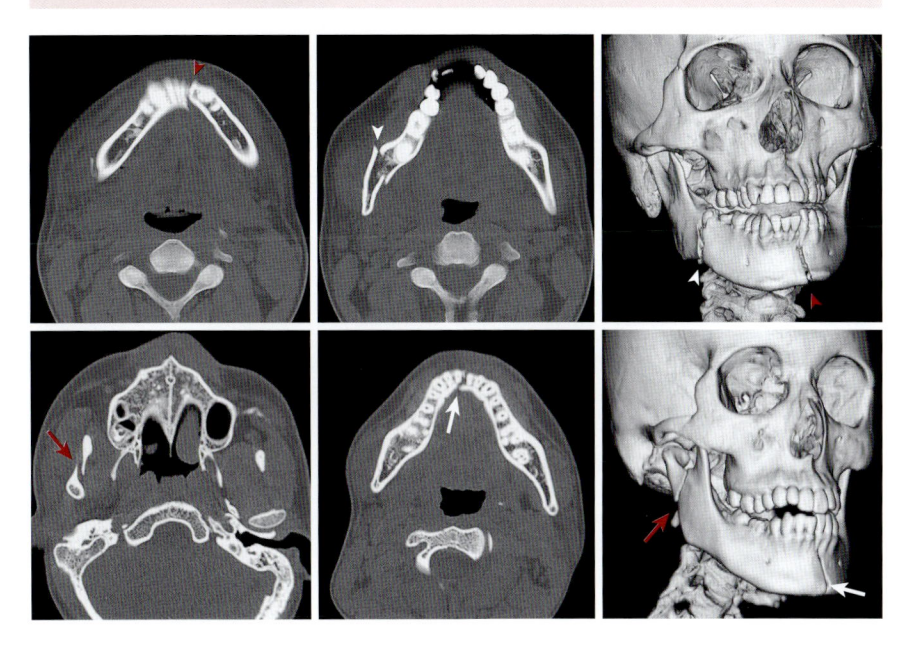

　下顎骨の骨折は下顎角，下顎体，オトガイ部への打撲で起こる．直達損傷ではこれらの部の骨折が多い．外力が尾側から頭側へ向かう場合，介達力により関節突起の骨折が起こる．上記3部位に加え，関節突起が下顎骨骨折の好発部位である．下顎枝や筋突起の骨折は少ない．歯列がある部分での骨折では咬合の維持が課題となる．

　上段(左，中央：CT横断像，右：3D画像)では，左オトガイ部(赤矢頭)と右下顎角付近(白矢頭)に骨折がみられる．左側骨折線は第1-第2切歯間を通過し，右側では未萌出の智歯の部を横切っている．咬合が不整合となっており，顎間固定が行われた．

　下段(左，中央：CT横断像，右：VR像右腹側からの画像)では，オトガイ部正中を縦走する骨折線(白矢印)があるほか，右関節突起(赤矢印)にも骨折がある．前者は直達骨折，後者は介達骨折と考えられる．

第3部 シナリオごとの着目点

図解9 歯科的外傷

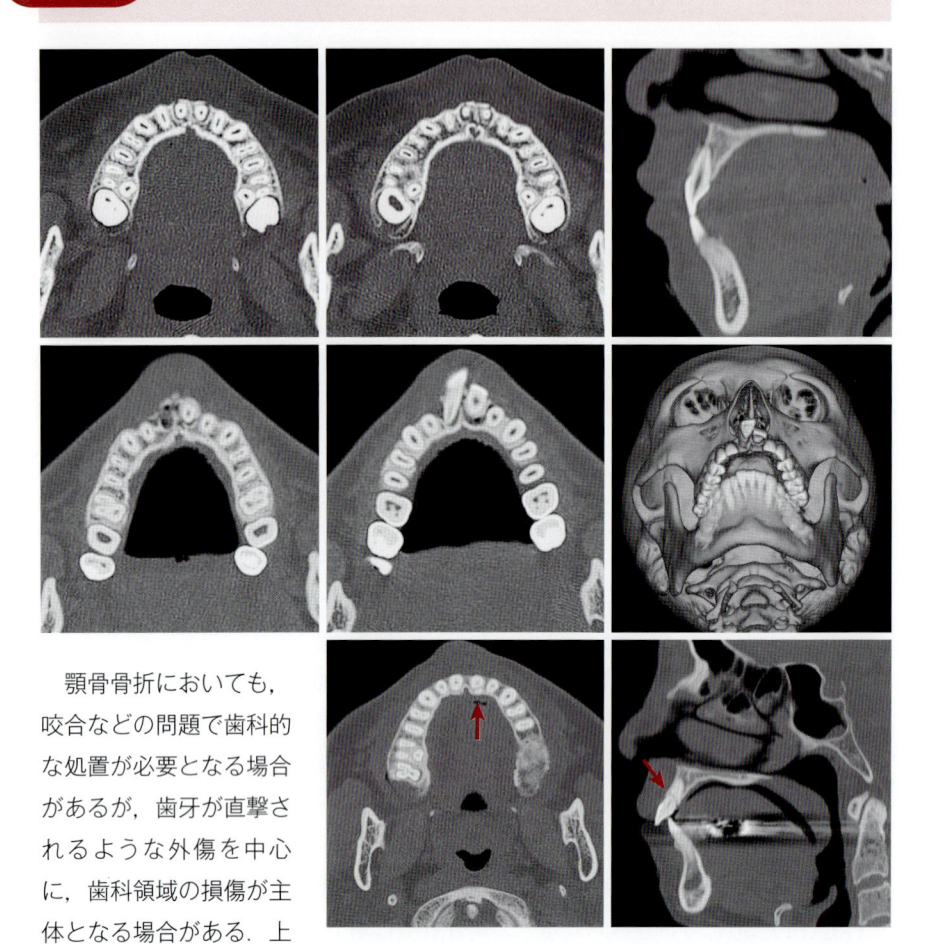

　顎骨骨折においても，咬合などの問題で歯科的な処置が必要となる場合があるが，歯牙が直撃されるような外傷を中心に，歯科領域の損傷が主体となる場合がある．上段(左，中央：横断像，右：矢状断)は歯槽骨の骨折．歯牙に大きな偏位はみられない．中段(左，中央：横断像，右：3D画像)は歯牙のより大きな偏位を伴った歯槽骨骨折である．
　歯牙は歯槽骨より硬いため，その損傷は比較的まれである．
　下段は歯牙損傷の例であるが，横断像(左：赤矢印が破折した歯)では捉えにくい，前歯では矢状断(右：赤矢印が骨折線)での観察が有効である．

208

II　頸部外傷

◉頸部外傷のポイント

- 鈍的外傷に際しては，軀幹部，頭部より細く突出しない頸部が損傷されることは比較的まれである．
- 直達損傷で問題となるのは，喉頭や気管を直撃された場合の**気道損傷**と，**頸部大血管の損傷**である．
- 気道の外傷ではその連続性の破綻と気道内への出血が重要で，いずれも換気障害の原因となり，短時間のうちに死に至る可能性がある．
- 声門付近の打撲の場合，声門浮腫を起こして気道が閉塞する場合もある．
- 大血管損傷では失血に伴う循環障害のほか，脳動脈の血流の途絶や低下に伴う脳虚血も問題となる．
- 深部に位置する咽頭や食道の損傷はまれであるが，感染源となる．
- 筋の損傷に伴う頭頸部の運動障害や，嚥下障害が問題となることもある．

◉CTの位置づけと着目点

- **中枢気道や大血管の損傷ではCTを行う余裕がないことが多い**．初期にはバイタルサイン，視触診・聴診などでの評価が基本である．
- これらに異常があり，蘇生措置などに反応する場合，CTの適応となることがあるが，基本的には治療方針の決定が主目的となる．
  - ▶ 中枢気道損傷では，特に気道確保の方法についての検討が必要となる．
  - ▶ 喉頭付近の損傷では発声に関する機能温存も課題となる．
  - ▶ 血管損傷では活動性の出血，虚血の分布が重要で，再建術式などを検討する．
- 初期評価で頸部に問題がなくても，広範囲CTの一部や頸椎CTの一部として頸部が撮影されることがある．
  - ▶ これらの場合には，皮下気腫の有無，気道損傷の有無，血腫の有無を重点的に読影する．
  - ▶ 皮下気腫がみられた場合には感染合併の可能性も評価する．
  - ▶ 気道や大血管周囲に，脂肪の濃度の上昇など打撲の痕跡がみられる場合には特に注意深く，気道損傷，大血管損傷の有無を評価する．

図解 1 気道損傷

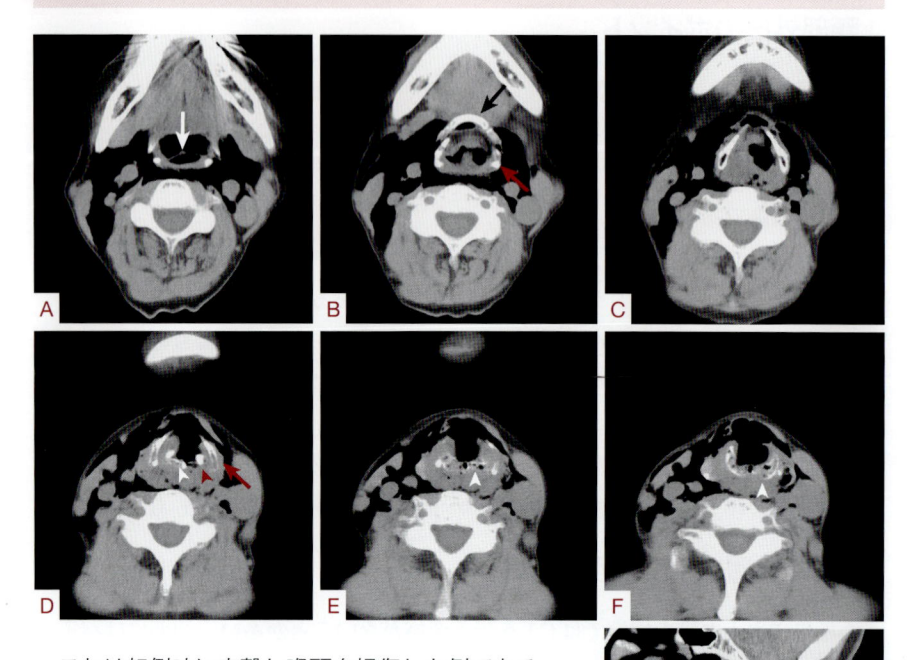

　これは転倒時に直撃し喉頭を損傷した例である．
　頸部を中心に広範な皮下気腫がみられる．喉頭蓋（A：白矢印），舌骨（B：黒矢印）には著変を指摘できないが，甲状軟骨（B，D：赤矢印）は正中部で不連続となっており骨折している．輪状軟骨（D〜F：白矢頭）も腹側正中で不連続となっており，骨折している．輪状軟骨は頭側で披裂軟骨（D：赤矢頭）と関節を作るが，この関節には明らかな脱臼はみられない．

　D〜Fおよび矢状断（G）では甲状軟骨，輪状軟骨腹側の骨折部で，喉頭の腔と皮下気腫が連続していることがわかる．

　この症例では喉頭浮腫や有意な気道内出血はみられず，それらによる気道閉塞はない．また，気道腹側壁は破綻するものの，気道の連続性自体は保たれており，気管内挿管や気管切開なしにCTまで行うことができた．

1 外 傷

図解 2　頸部の軟部損傷

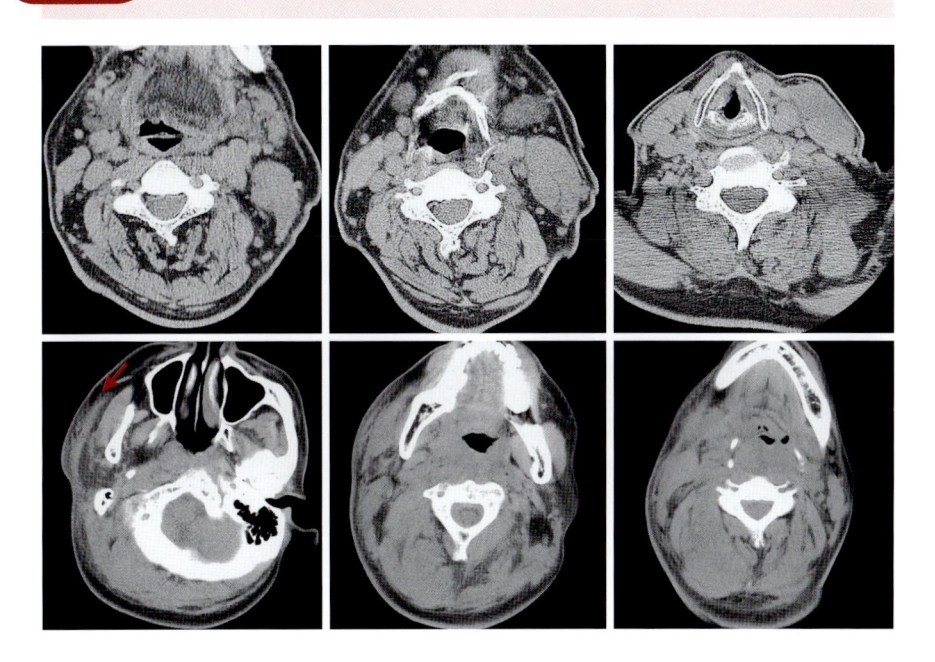

　頸部は細く，比較的鈍的な打撃を受けにくい部位である．気道，大血管や頸椎以外の鈍的損傷が問題となることは比較的少ない．

　上段（左が頭側）は交通事故例であるが，胸鎖乳突筋に左右差がみられる．左が患側で，頸部の回転を伴った過伸展による左胸鎖乳突筋損傷と筋内血腫である．筋の腫脹や血腫であっても頸椎近傍にみられる場合は，頸椎骨折の可能性が高く，当初の読影で問題なしとされていても，再度頸椎を評価する必要がある（1-5図解3-2参照）．なお，本例では頸椎の骨折はみられなかった．

　下段（左が頭側）は血友病の例である．右板状筋中心に腫大がみられるが，同筋内の血腫である．僧帽筋，胸鎖乳突筋など近傍の筋も腫大があり，血腫が進展しているものとみられる．皮下の脂肪にも濃度の上昇（例えば左：赤矢印）がある．この例では明らかな外傷歴はみられなかった．血友病では出血傾向のため，ごく軽微な損傷で大きな血腫を作ることとなる．

　まれではあるが，唾液腺の挫傷がある場合，唾液の漏出には留意が必要．

| 図解 3 | 頸部刺創 |

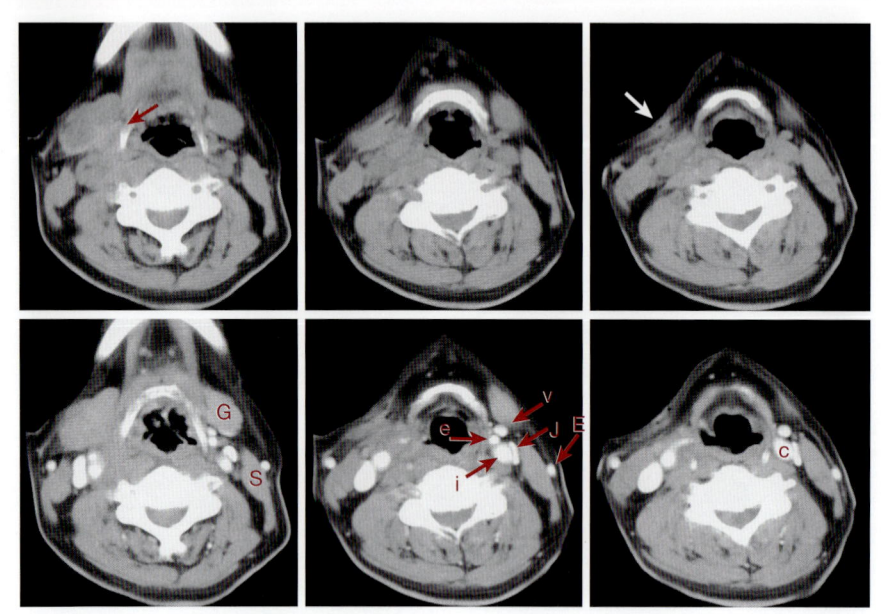

G：顎下腺，S：胸鎖乳突筋，e：外頸動脈，i：内頸動脈，J：内頸静脈，v：無名静脈枝，E：外頸静脈，c：総頸動脈

　刺創では刺入されたものが抜去されていると，刺入経路の特定は困難である．視診での刺入点と気泡や出血で示される損傷の分布から，刺入経路を特定することとなる．

　ナイフによる自傷例（上段：非造影CT，下段：造影CT；いずれも左が頭側）である．刺入点は上段右：白矢印付近で同部および上段中央の同様の位置に気泡がみられる．さらに頭側では上段左：赤矢印に高吸収がみられるが，血腫である．

　頸部では狭い範囲に多数の重要な構造がある．下段に一部を表示している．この例では出血は右顎下腺付近にあり，右顎下腺は腫大しており，損傷が疑われる．刺入経路は大血管などからは離れており，造影剤の血管外漏出など活動性の出血を示す所見もみられない．

　なお，頸動脈損傷ではCT撮影を行う余裕がないことが一般である．

III 胸部外傷

◎胸部外傷のポイント

- 胸部は，肋骨，胸骨に脊柱を加えた骨性胸郭である程度保護されている．重症外傷の多くでは，これらの骨折と内臓損傷が合併する．
- 骨折があれば近傍構造の損傷を十分に評価する必要がある．
  - ▶肋骨骨折があれば気胸，肺損傷が問題．
  - ▶特に第1肋骨の場合，鎖骨下動静脈を主とする大血管損傷が問題となる．
  - ▶胸骨，両側または左肋骨骨折では，外傷性心・大血管損傷が重要で，まれに中枢気道損傷が問題となる．
  - ▶骨折では胸椎の骨折も問題となるが，後述する．
- 内臓損傷では肺，中枢気道，心・大血管の損傷が多い．
- 食道の損傷は比較的まれであるが，あれば感染源となるため注意を要する．
- 重症外傷では横隔膜が損傷することもあり，外傷性横隔膜ヘルニアの形態となる．
- 気道，呼吸，循環の障害を伴う場合が多いが，CT以前に十分な初期評価と蘇生措置が必要である．

◎CTの位置づけと着目点

- 中枢気道，心・大血管損傷では，気道，呼吸，循環に大きな影響を及ぼす．気道閉塞や大量出血がある場合はCTを行う余裕はなく，バイタルサインや視触診で診断を行うこととなる．
- 特に**緊張性気胸**，**心タンポナーデ**，胸壁動揺（フレイルチェスト：flail chest）が重要．
- 血腫や脂肪の濃度上昇が心・大血管近傍にみられる場合は，それらの損傷の除外が必要である．救命可能な血管損傷はしばしば**解離**や**仮性動脈瘤**の形態となるが，内因性の解離と同様，非造影CT，造影CTの両方が必要である．臨床的，FASTで問題がなくても，CTで心タンポナーデも観察する．
- 胸部では特に**気胸**，**縦隔気腫**，**皮下気腫**が重要．
- 外傷後最初のCTでは気胸は少量でも重要で，特に気管内挿管後陽圧呼吸などで急激に悪化する例がある．
- CTより前に蘇生などの処置を行った場合，その有効性につき再度評価する．

図解 1　肺損傷

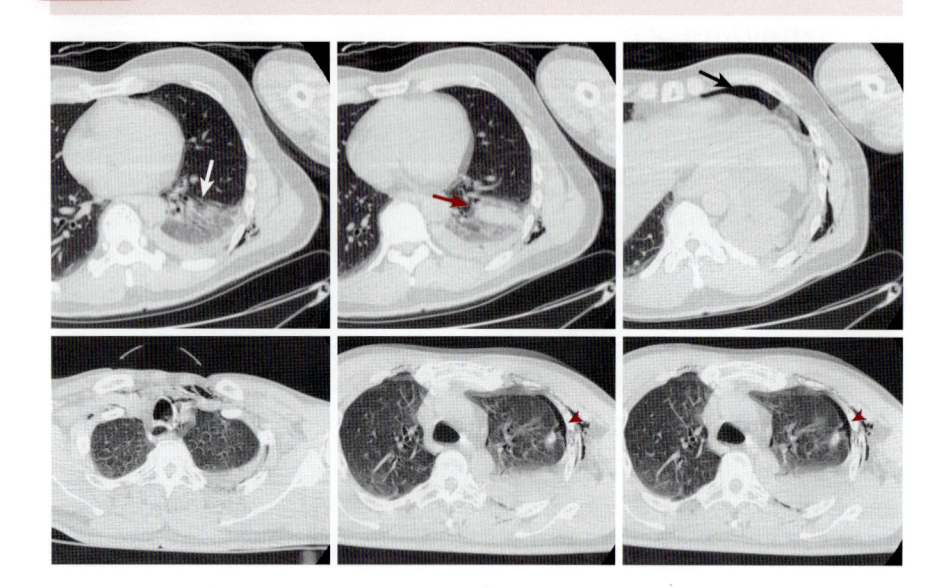

胸部の鈍的外傷では，肺は肋骨や胸骨の骨折に伴って損傷される場合が多い．肺を含めた気道の損傷では，気胸や皮下気腫により疑われることが一般である．損傷部位は骨折の近傍で，浸潤影濃度として捉えられることが多い．

上段（左が頭側）では，赤矢印付近の浸潤影が損傷部位（血腫または肺挫傷）で，その近傍や白矢印付近のスリガラス影は経気道的に広がった出血と考えられる．

皮下気腫，少量の気胸がみられる下段（左が頭側）では，赤矢頭の内側に血腫とみられる浸潤影濃度が，その外側に裂傷がみられる．

肺損傷の分類

Ⅰa	限局性挫傷：1葉以内の損傷，最大径5cm未満の血腫や外傷性嚢胞
Ⅰb	表在性裂傷：2cmまでの表在性の裂傷
Ⅱa	びまん性挫傷：1葉以上の損傷，最大径5cm以上の血腫や外傷性嚢胞
Ⅱb	深在性裂傷：2cm以上の裂傷
Ⅲa	肺門部において肺動脈または肺静脈が損傷している肺門部損傷
Ⅲb	肺門部において肺実質が完全に離断する肺門部損傷

1 外 傷

図解 2 外傷性心損傷

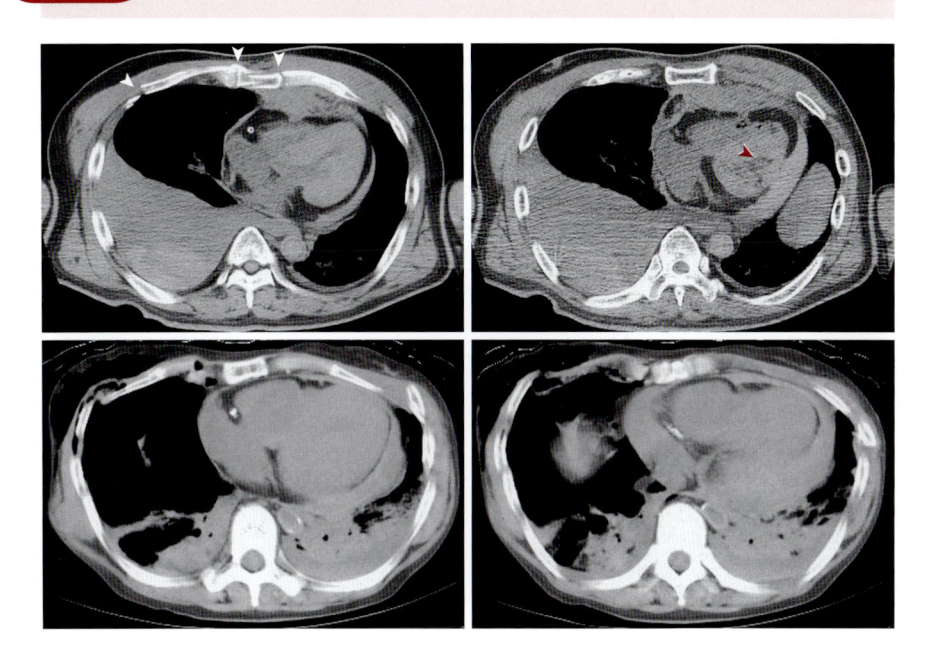

　心損傷は致命傷であることが多く，CTで診断可能で，救命可能な外傷に遭遇することは比較的まれである．CT以外ではバイタルサイン，US，心電図，心筋逸脱酵素が診断的価値がある．Ⅰ型（心膜損傷または心筋挫傷），Ⅱ型（非全層性損傷：冠動脈損傷を含む），Ⅲ型（全層性損傷）に分類される．

　USでは基本的にFASTの一部として心嚢内の液体貯留をチェックする．心電図では損傷に伴う不整脈，STなどの変化のほか，冠動脈損傷に伴う虚血の所見がみられる．CTでは血性心嚢液が診断のきっかけとなることが多い．ほかに血性心嚢液貯留がみられるのは大動脈損傷などである．

　上段は肋骨，胸骨に複数の骨折（白矢頭）があり，血性心嚢液がみられる死後CTである．下壁の赤矢頭付近で心筋，心外膜脂肪が不連続になり，心嚢腔から高吸収が連続している．この部分の破裂とみられる．

　下段例も同様に死後CTである．肋骨，胸骨に骨折があり，気胸や肺挫傷もみられる．血性心嚢液があり心損傷が疑われるが部位は不明である．

図解 3-1　胸部大動脈損傷

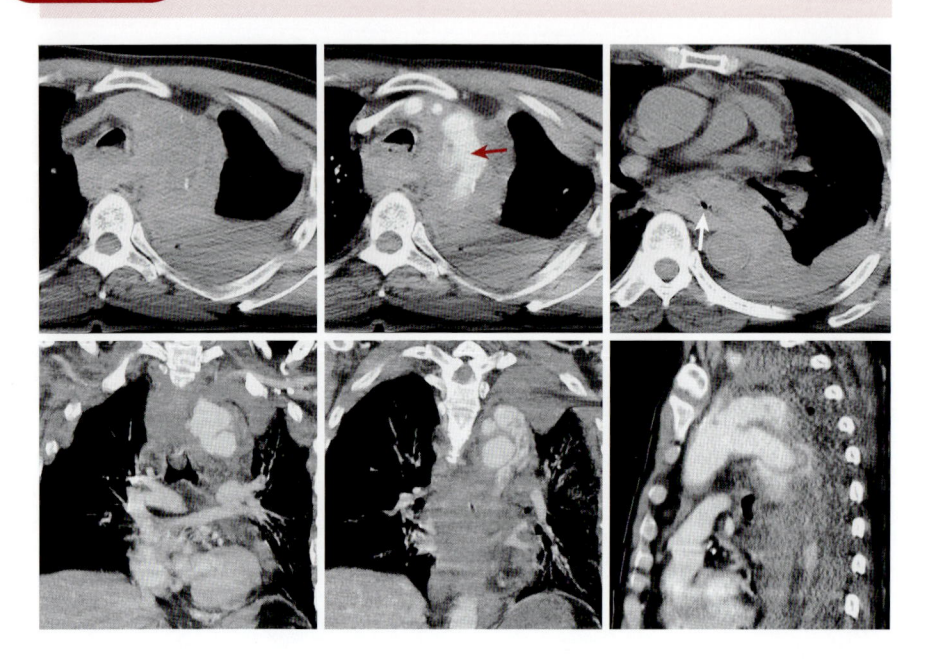

　縦隔に血腫を示唆する高吸収がある場合，大動脈をはじめとする大血管の損傷を疑う必要がある．高吸収といっても水（CT値＝0）との比較であり，筋と同等や筋より低い吸収の場合も同様である．

　造影前に（上段左）弓部から近位下行大動脈周囲に筋と同等またはやや高い吸収を示す部分があり，左胸腔にも水より高吸収な液体貯留がみられる．造影（上段中央）では下行大動脈近位右に造影剤の血管外漏出（赤矢印）が描出されている．その遠位（背側）で大動脈腔は狭小化しているが，これは多くの大動脈損傷に伴う外傷性解離による所見である．より尾側（上段右）では血腫は左胸腔にもみられるが，縦隔では大動脈周囲よりむしろ，食道（上段右：白矢印）周囲に目立つ．出血点から離れると血腫は出血源と連続する構造の周囲に分布するとは限らない．

　下段は冠状断（左：腹側，中央：背側），矢状断（右）であるが，このような再構成画像では，大動脈の損傷部位と血腫，造影剤血管外漏出の位置関係がよくわかる．

図解 3-2 胸部大動脈損傷

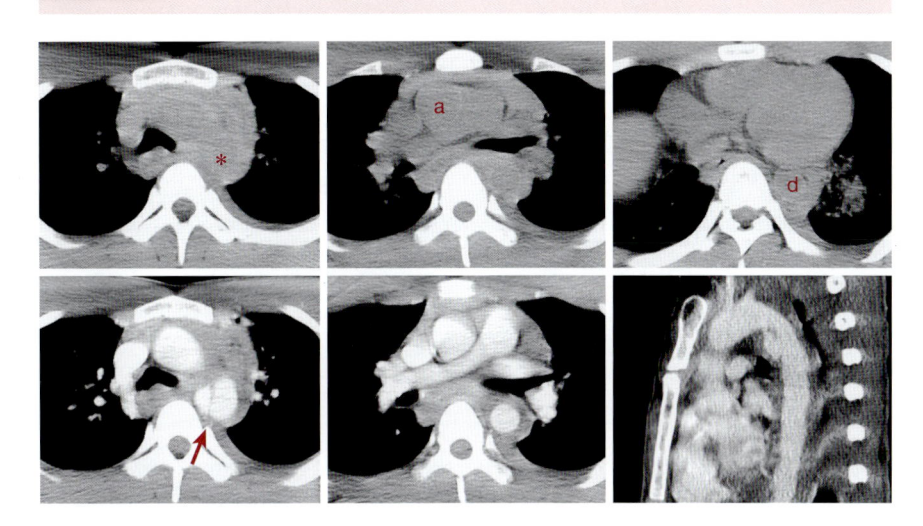

この若年者の例では胸骨，肋骨に骨折はみられない．

非造影CT（上段，左が頭側）では弓部から下行大動脈周囲に比較的高吸収の液体貯留あり，血腫とみられる．高吸収は弓部からその直遠位の下行大動脈（＊）周囲に最も目立ち，上行大動脈（a）周囲や遠位下行大動脈（d）周囲は目立たない．弓部から直近遠位からの出血が疑われる．

造影（下段左，中央：横断像，下段右：斜矢状断）では，弓部直遠位の下行大動脈にフラップ様の構造（赤矢印）がみられ，損傷部位と考えられる．矢状断では短い区間の変化であることがわかる．

このように大血管の損傷では解離の形態をとる場合が多い．ほかに仮性動脈瘤や動静脈シャントの形態の場合もある．

大動脈損傷の分類

I	内膜損傷（Ⅰa）または外膜損傷（Ⅰb）
Ⅱ	非全層性損傷（Ⅱa：内膜損傷解離，Ⅱb：外膜損傷解離）
Ⅲ	全層性損傷（Ⅲa：仮性瘤・破裂，Ⅲb：非全周性離断，Ⅲc：全周性離断）

図解 4 横隔膜損傷

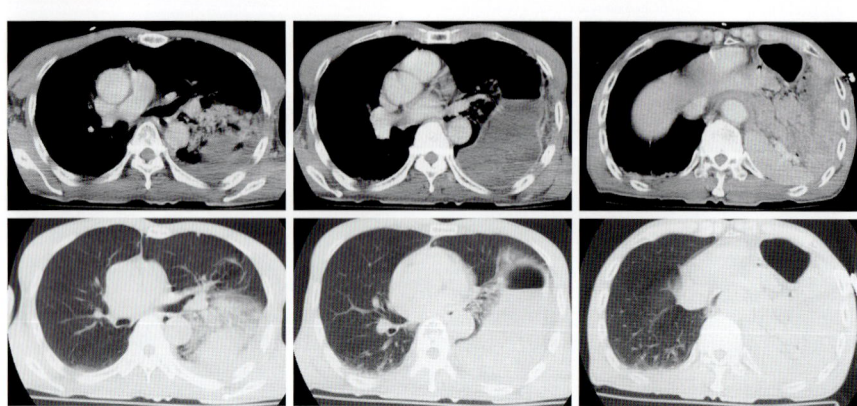

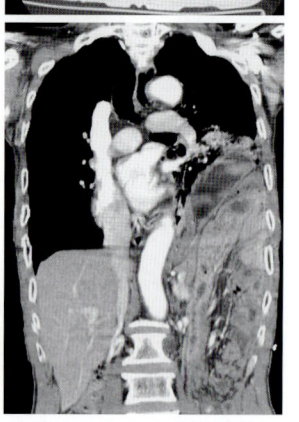

横隔膜損傷で特に問題になるのは外傷性横隔膜ヘルニアである．これは比較的大きい（10 cm程度以上）の裂傷に伴って起こるが，腹部の鈍的外傷に伴い，腹腔内圧が上昇することに伴う破裂の機序によるものが多い．肺換気も障害されるため，緊急手術の適応となる．大きなヘルニアを伴っていれば診断はX線写真でも容易．上・中段は交通事故例（上段：造影CT，中段：肺野用ウィンドウ，右：冠状断）．いずれでも胃，脾，膵，大小腸が大きく脱出していることがわかる．

ヘルニアを伴わない軽度の損傷の診断はやや難しい．横隔膜脚は腰椎過伸展，過屈曲などで損傷される．下段は横隔膜脚損傷3例（損傷部を赤矢印で示す）．

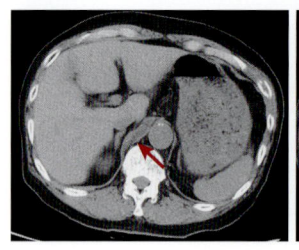

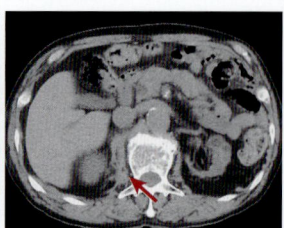

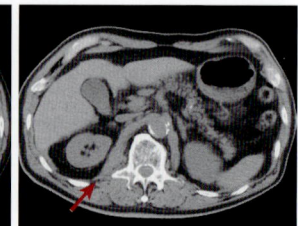

図解 5 肋骨・胸骨骨折

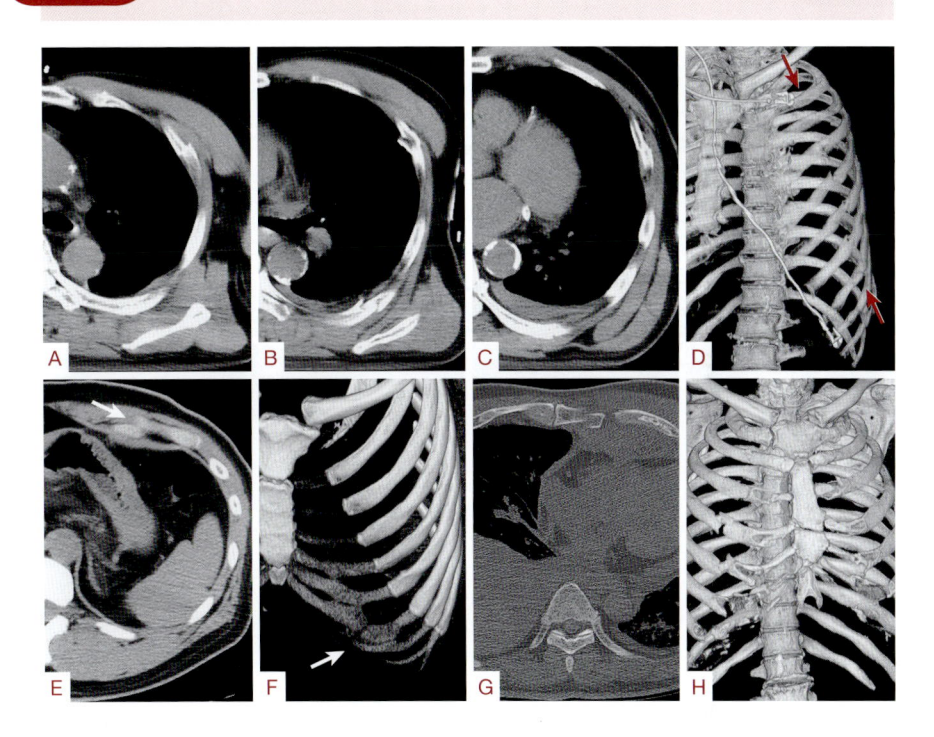

 胸部鈍的外傷での肋骨骨折は，複数の肋骨の同様の部位に連続して起こることが多い．すなわち，胸郭を頭尾方向に走る骨折線が想定される形である．
 上段(A：左第3肋骨，B：第4肋骨，C：第5肋骨のそれぞれ腹側の骨折レベル，D：3D画像)でも複数の肋骨骨折がみられる．肋骨走行が横断面に対し並行でないため，複数の肋骨を連続横断面のみで観察することはやや困難であるが，3D画像では骨折が矢印間に直線的に配列することが容易にわかる．胸壁動揺となっていなければ骨折自体が大きな問題にはならないが，合併する肺損傷などに注意する必要がある．
 E，Fは肋軟骨の骨折例．軟骨は石灰化していなくてもCTで高吸収にみえることが多く，骨折(白矢印)も診断できる．G，Hはp215上段と同一例．胸骨，右肋骨，左肋骨・肋軟骨接合部に複数の骨折がある．

図解 6 胸壁動揺

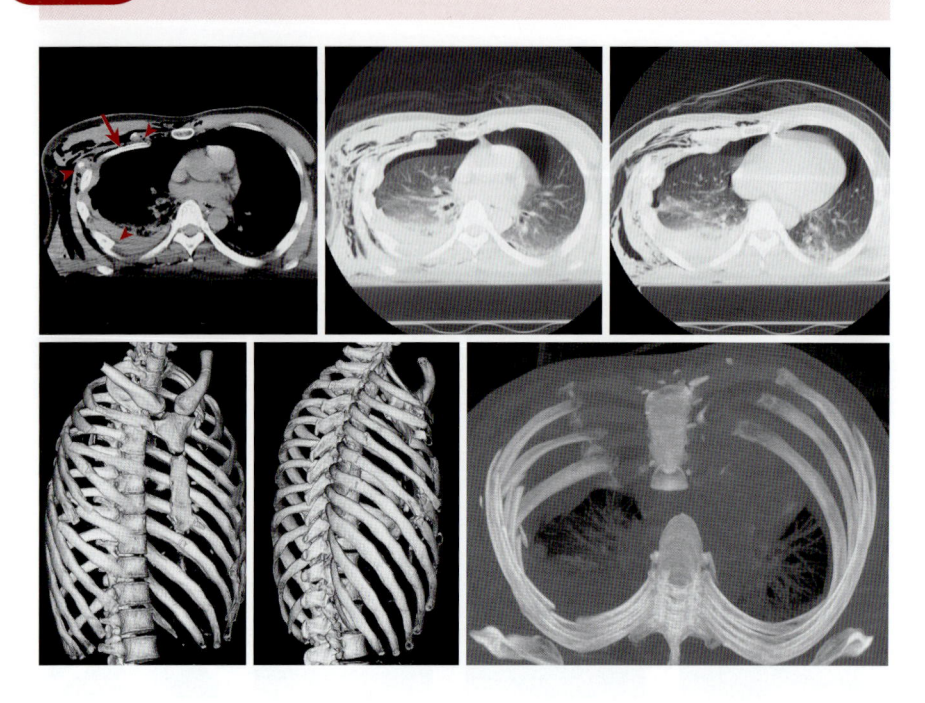

　肋骨は背側は脊椎との関節を形成し，腹側は肋軟骨を経て胸骨に接合している．これらの部ではある程度固定されている．1本の肋骨に2ヵ所の骨折があるとその間の骨片は支えを失い，呼吸に関して正常に移動しなくなる．このような肋骨が複数（概ね3本以上）あると胸郭全体として呼吸運動は阻害される．胸骨や肋軟骨の骨折でも同様の状態となることがある．胸壁動揺と呼ばれる．奇異呼吸となる．重症例は強い換気障害となるため蘇生の対象で，CT以前に診断されなければならない．

　CT軟部用ウィンドウ（上段左）で複数箇所の骨折（赤矢頭）がみられ，矢印の骨片は背側に偏位，右胸郭は骨折がない対側に比し小さくなっている．肺野用ウィンドウ（上段中央，右）では両側の気胸，右の皮下気腫も捉えられている．3D画像（下段左，中央）では複数箇所の骨折がよく捉えられているが，腹側の骨折は肋骨肋軟骨接合部付近でMIP画像（下段右）のほうがわかりやすい．

IV 腹部外傷

◎腹部外傷のポイント

- 腹部は下位肋骨に囲まれた上部，骨盤に囲まれた下部と，骨性の構造に囲まれない中部に分かれる．外側では骨に囲まれた領域が広いが，正中部では狭い．
- 基本的に軟らかい構造が主体の腹部では損傷の大部分は直達損傷．
- 腹部には種々の臓器が分布するが，実質臓器では破裂や挫傷・裂傷およびそれに伴う出血が問題となる．
- 肝，脾，腎には被膜があり，外傷により破裂することがある．膀胱，既存の囊胞なども破裂する．
- 膵，消化管など正中にある構造では，外力により脊柱などとの間に挟み込まれて損傷する場合が多い．
- 消化管損傷では感染物である消化管内容の漏出が問題となる．
- 腸間膜損傷では合併する消化管損傷に留意する必要がある．
- 尿路の損傷では溢尿が問題となることがあるが，消化管の破綻のように感染の原因となることは少ない．
- 消化管や脾の損傷は数日後になって顕在化してくる場合がある．

◎CTの位置づけと着目点

- 外傷初期診療において，治療成績を最も左右するのは出血のコントロールである．腹部では治療の質が予後を左右するような出血が特に多い．
- 出血または異常な液体貯留の観察は継続的に行う必要があるが，CT前にUS（FAST）を行う場合も，先にCTを行う場合もありうる．いずれの場合も経過観察は主としてUSで行うこととなる．
- 出血の多くは腹腔内にみられる．血圧低下例，頻脈例，軽微ではない外傷例では胸腔内，心嚢内とともに腹腔内の液体貯留を注意深く観察する必要がある．
- 少量であっても腹腔内または後腹膜に異常な液体貯留があれば活動性の出血（造影CTにおける造影剤の血管外漏出）や原因となる臓器損傷を追究する必要がある．
- 消化管など気体の存在のため，USで腹部全体をくまなく評価することは困難であり，軽微でない腹部外傷の画像診断ではCTが必須となる．

- 臓器損傷や出血源・出血活動性の評価に造影CTが有用である．動脈相CTからはIVRや手術時のための血管マップを作成することもできる．実質臓器以外では大血管や腸間膜損傷からの出血にも留意する．

◎腹部実質臓器損傷分類

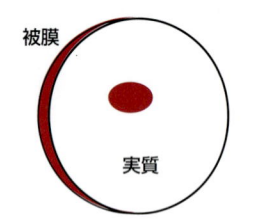

| Ⅰ型：被膜下損傷：被膜に損傷がないもの
　　被膜下血腫（Ⅰa）
　　実質内血腫（Ⅰb）
膵ではⅠa，Ⅰbの区別はない．
肝では被膜下血腫であっても広範囲の場合，止血が困難な例がある（肝動脈以外に横隔膜動脈，肋間動脈など多数の血管が関与するため）． | Ⅱ型：表在性損傷：被膜に損傷を伴う比較的浅い損傷
肝では創が3cm未満．
他では実質の1/2の深さ未満． | Ⅲ型：深在性損傷：表在性より深いもの
　　単純深在性損傷（Ⅲa）
　　複雑深在性損傷（Ⅲb）
Ⅲaは創の走行が比較的単純で挫滅が少なく，臓器の門部や大きな脈管の損傷がないもの．
Ⅲbはこれらのいずれかがあるもの． |

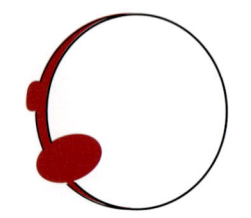

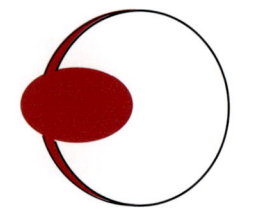

☆**実際には分類よりも出血の量と速さと最適な制御法が重要．**

1 外 傷

図解 1-1 腎損傷

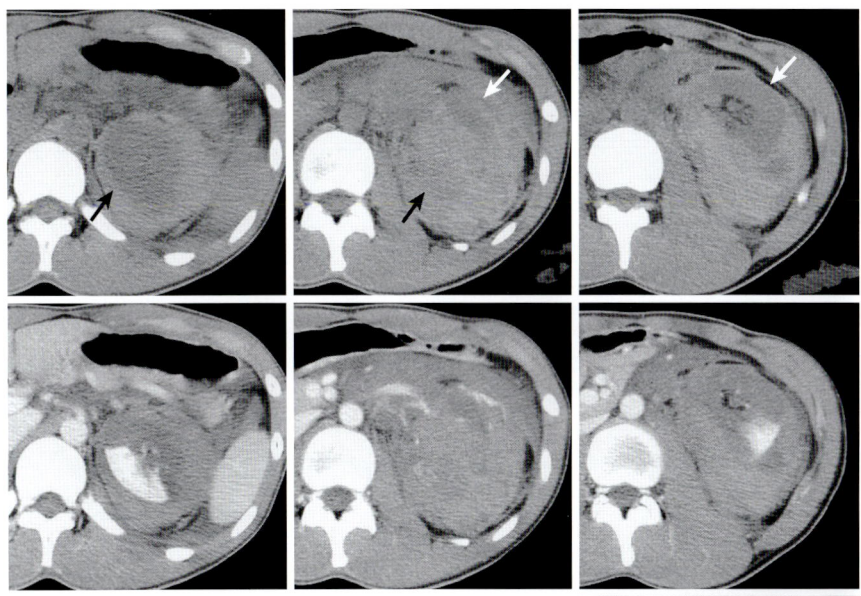

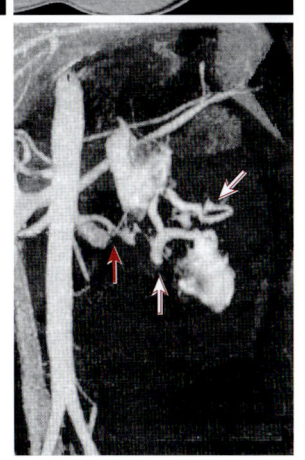

実質臓器の損傷では被膜の存在を意識すると理解しやすい．実質臓器は全体にかかった圧で被膜が損傷し風船のように破裂することがある．特に被膜が硬い腎ではこのような損傷がよくみられる．

非造影CT（上段）でみるように腎周囲に血腫とみられる高吸収域があり，腎は上極側（黒矢印），下極側（白矢印），その他の断片に分裂している．

造影CT（中段）で腎実質の造影効果は一部にしかみられないが，これは腎門部で腎動脈が損傷するためである．下段は冠状断MIP像であるが，赤矢印付近で動脈が損傷しているようである．赤窓矢印は拡張した静脈で，静脈にも腎門での損傷が考えられる．外力が硬くて丸い腎の内側寄りに加わると腎は外側に動き，腎門部の血管は引き抜かれる．

図解 1-2 腎損傷

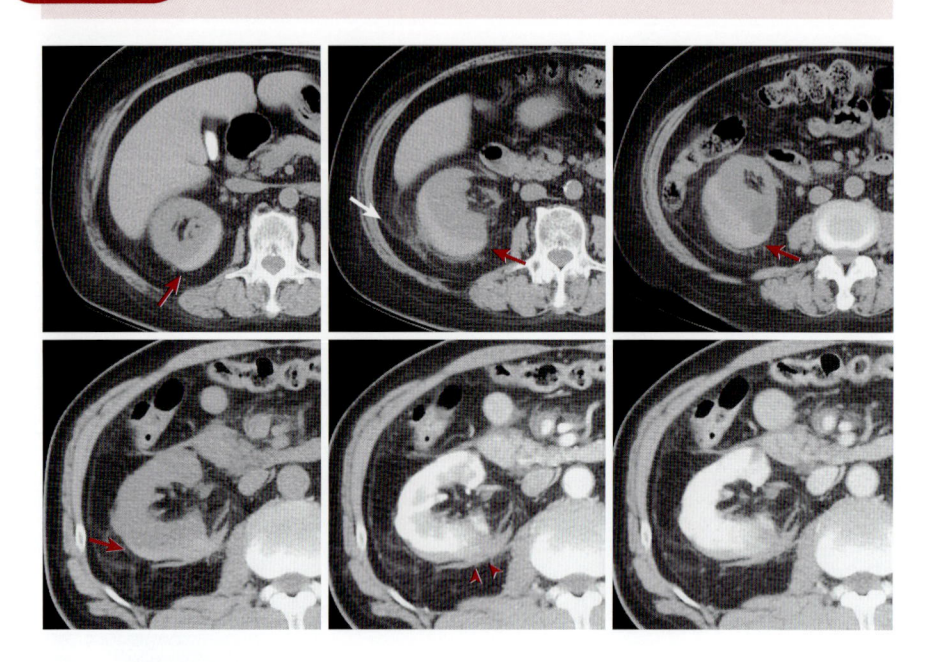

　外力が比較的小さい場合，硬い被膜は損傷を受けず，被膜下に血腫が生じたり，狭い範囲の実質に挫傷がみられる程度となる．

　上段（非造影CT，左が頭側）は脚立からの転落で腰部を打撲した例．腎表面に沿って三日月型の高吸収域（赤矢印）がみられる．被膜下血腫である．上段中央の白矢印付近には腎周囲にわずかな液体貯留があり，厳密にはこのスライスで被膜は破綻している．止血が得られれば経過観察で吸収されることが多い．

　下段（左：造影前CT，中央，右：造影CT）でも薄い被膜下血腫（赤矢印）がみられる．中央：赤矢頭付近で被膜は破綻しており，同部を中心に腎周囲にも液体貯留がみられる．この付近の実質は造影効果が不良で，挫傷もあるとみられる．

　腎外傷では大量出血の有無，腎門部構造（動静脈，尿路）の破綻の有無が基本的着眼点である．血管損傷に関しては早期であれば，再建により腎機能の保存が可能な場合がある．

図解 2-1 尿路損傷

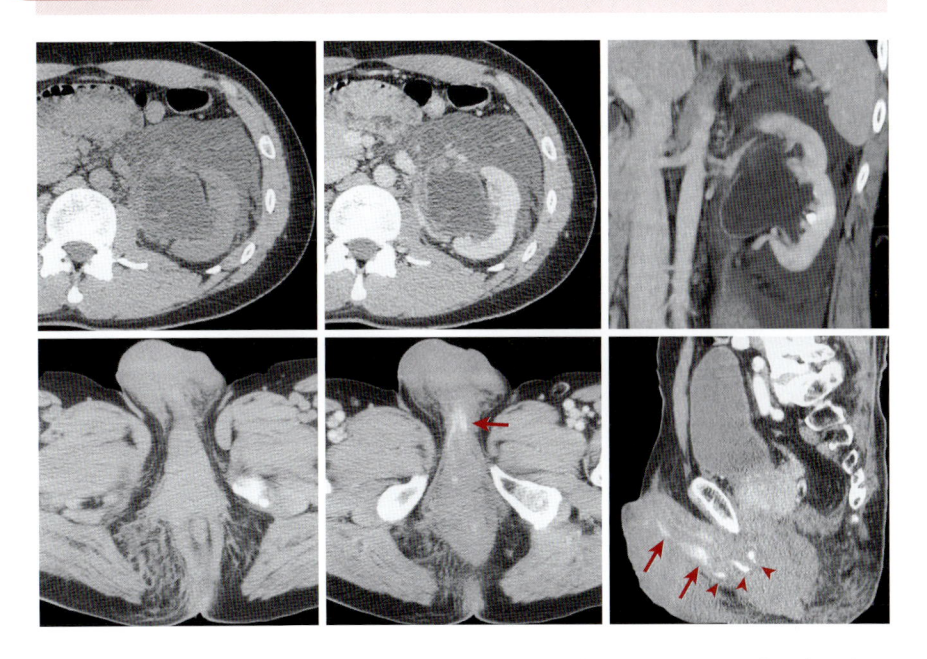

　腎の外傷に伴って腎周囲にみられる液体貯留は血液とは限らない．高吸収でない液体貯留をみたときには尿路損傷，嚢胞破裂，膵など腎以外の損傷による液体貯留を鑑別する．

　上段(左：造影前CT，中央：造影後CT，右：造影後冠状断)は先天性水腎がある患者が腹部打撲にて腎盂破裂をきたした例．腎盂に著明な拡張がみられるほか，腎周囲に液体貯留が認められる．上部尿路は受傷前から拡張していなければ，比較的損傷されにくく，損傷されても尿管ステント留置など保存的に治療可能な場合が多い．

　下段は自転車走行中の事故で会陰部を打撲した例．造影前CT(左)では会陰部皮下脂肪に毛羽立ち像がみられるほか，連続的に観察すると海綿体に腫大があることがわかる．造影CT(中央)では腫大部付近で尿道海綿体(赤矢印)の濃染に欠損がみられる．矢状断(右)では尿道損傷の状態がわかりやすい．矢頭の部には造影剤の血管外漏出もみられる．尿道損傷は経過中感染を合併するリスクが高い．

図解 2-2 膀胱損傷

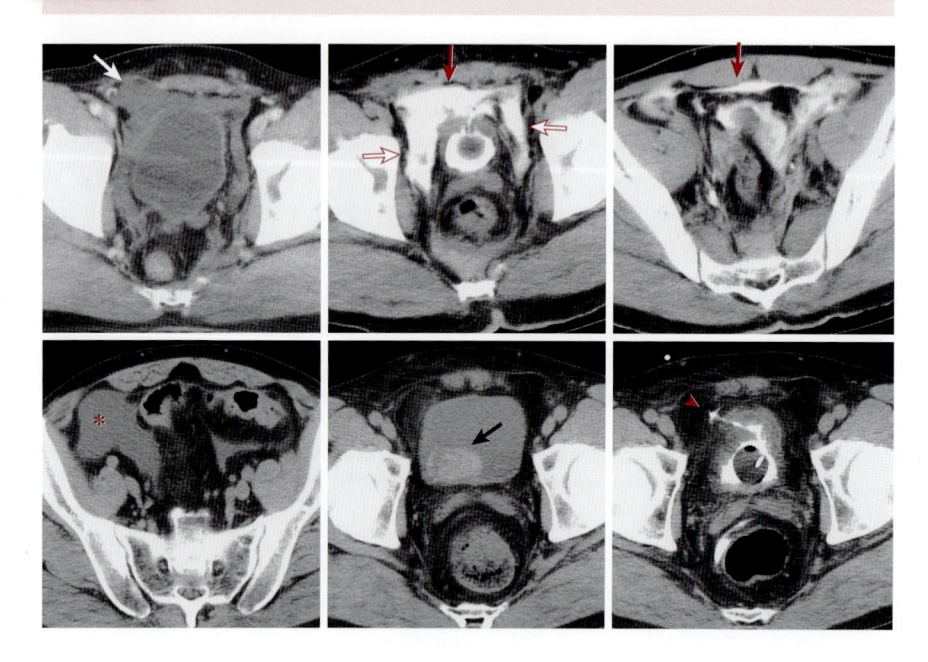

膀胱も尿管と同様，拡張時の受傷で損傷する．恥骨など骨盤骨折に伴う場合が多い．出血および溢尿がみられる．膀胱は底部が腹腔内，ほかが骨盤底の後腹膜に位置するため，これらの液体貯留は腹腔内にも膀胱周囲・後腹膜にも起こりうる．

上段は骨盤骨折に伴う膀胱損傷例．初回CT造影前（左）で膀胱周囲（白矢印）に液体貯留がみられる．造影CT12時間後の非造影CTのほぼ同レベルのスライス（中央）で，膀胱周囲の液体貯留には造影剤が流入している．より頭側のスライス（右）で腹側の液体貯留（赤矢印）は腹壁直下の腹膜前腔に連続しており，中央では前膀胱間隙である．それに連続する赤窓矢印の部は傍膀胱間隙である．これらはみな，後腹膜に連続する．

下段の例では腹腔内に液体貯留（左＊）があり，膀胱内に血腫（中央：黒矢印）もみられる．造影CT後6時間の非造影CTでは赤矢頭の部に造影剤の漏出がみられる．

穿孔が小さければ保存的に治療できる場合が多いが，感染合併に留意する．

図解 3-1 肝損傷

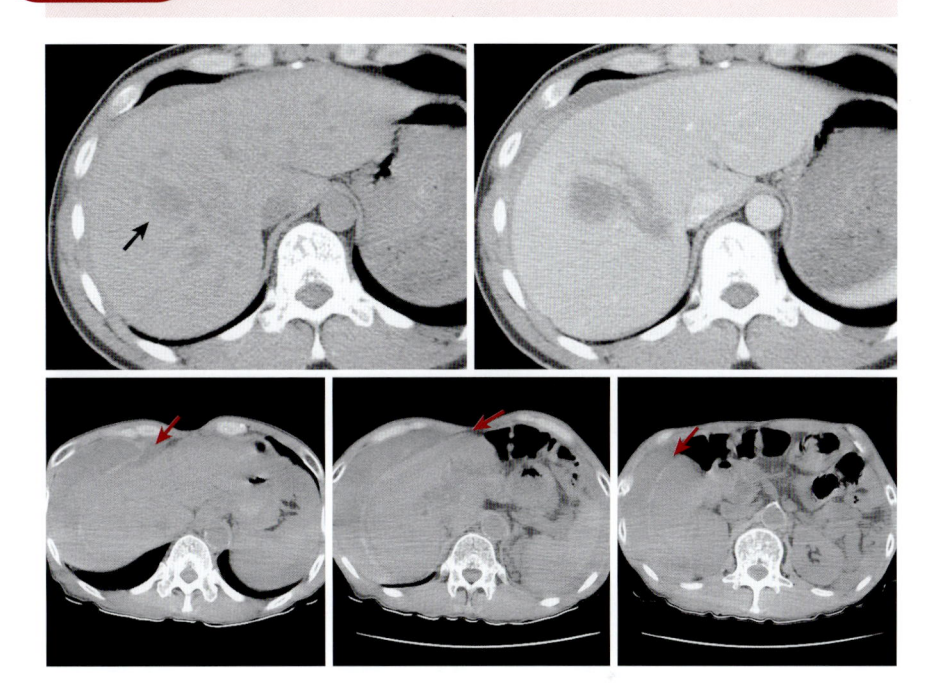

肝損傷は腹部実質臓器損傷の中では比較的よく遭遇するものである．出血の量および活動性，大血管損傷の有無が着眼点となる．非造影CTでは血腫や損傷部が正常肝実質とほぼ等吸収となる場合も多く，造影CTでの評価が必要である．**血腫や挫傷その他損傷部位には造影効果がみられない．**

上段は被膜損傷を伴わない損傷の例．造影前CT（左）では小さな低吸収域（黒矢印）がみられる程度である．造影CTでは血腫とみられるこの低吸収域に連続してより大きな裂傷が描出されている．

下段例では，被膜に沿った高吸収（赤矢印：被膜下出血）が広範囲にみられる．肝硬変があり，腹水はそのためとも考えられるが，水よりは高吸収で出血を含む．被膜下血腫は軽症と考えられがちであるが，広範囲になると出血の制御が困難な場合がある．本例でも肝硬変による強い出血傾向のため止血できなかった．

肝損傷があれば出血傾向や血行動態改善後の再出血にも留意する．

図解 3-2 肝損傷

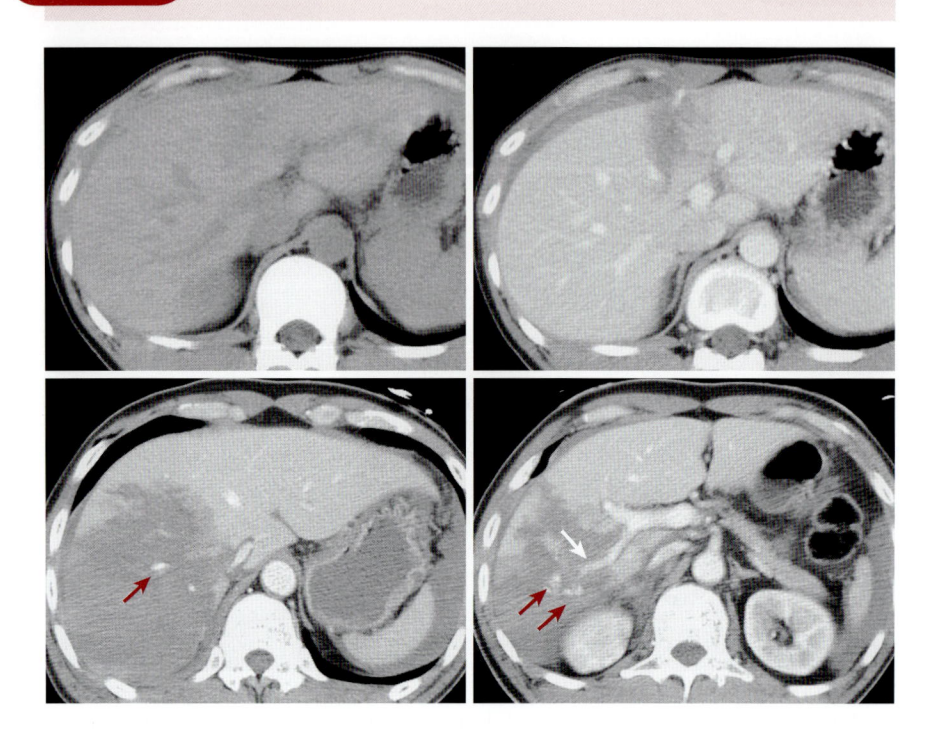

被膜損傷を伴う挫傷・裂傷はより重傷に分類される．出血の量・速度，肝内大血管損傷の有無が重要である．

上段は肝左葉内側区域の深い裂創である．造影CT（右）では造影不良域として損傷部は容易認識できる．非造影CT（左）では認識はかなり困難である．肝左葉の損傷では，膵などほかの正中構造の損傷を合併することが多い．

下段はより大きな損傷で広範な造影不良域がみられる．赤矢印付近には血管と連続しない強い濃染があるが，血管外に漏出した造影剤である．造影不良部には右後枝（白矢印）など門脈枝近位も分布するが，それらに明らかな破綻はないとみられる．血管造影を行い，塞栓術により止血された．動脈損傷は塞栓術により止血可能，肝門脈末梢からの出血は自然止血が望めるが，肝門脈，肝静脈中枢側の損傷では外科的処置が必要となることが多い．

図解 4-1 脾損傷

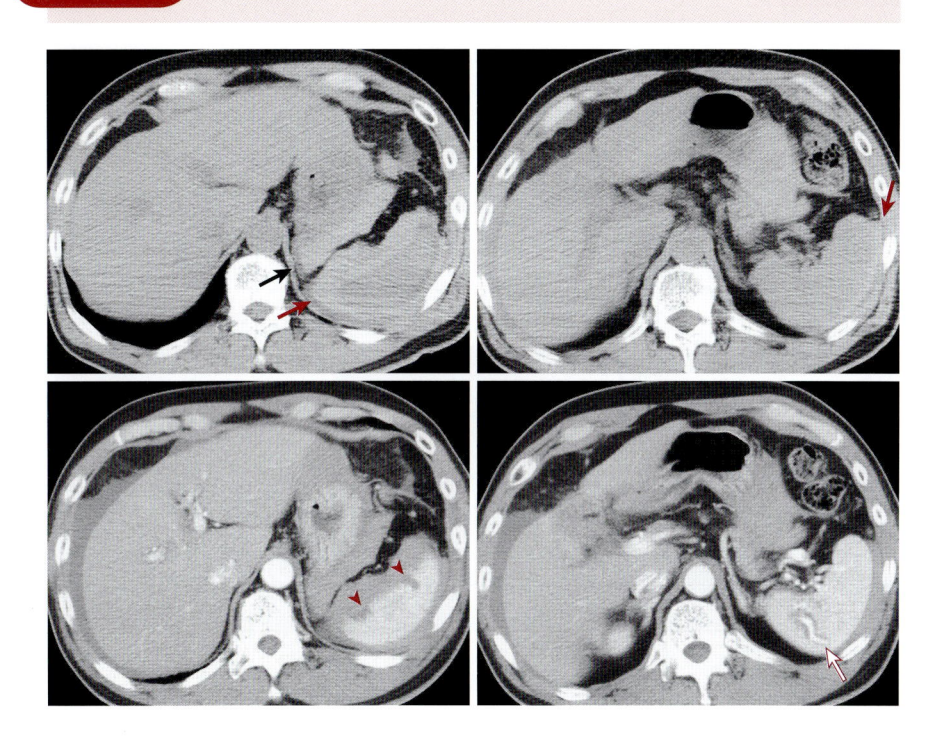

　脾損傷もよくみられる腹部実質臓器損傷である．右軀幹部の打撲では肝損傷が，左の打撲では脾損傷が合併することが多い．外傷時CTで腹腔に液体貯留がみられるなら，X線吸収が最も高い部位を探す．その近傍が出血部位であることが多い．造影CTで**損傷部位は濃染されず**，容易に認識できるのは肝損傷と同様である．

　この症例（上段：造影前，下段：造影後）では上腹部腹腔の両側に液体貯留がみられるが，右に比し左の量が多く，高吸収である．脾周囲（赤矢印）の液体貯留が目立つため，非造影CTでも脾損傷を疑いうるが，造影CTでは複数の裂傷（矢頭）がみられる．赤窓矢印で示す高吸収は造影剤の血管外漏出ではなく，外傷性に動静脈シャントが形成されたことにより拡張した静脈である．血管造影を行い，塞栓術により止血された．なお，上段左：黒矢印の部の液体貯留も脾周囲と同様高吸収であるが，血管造影中に後胃動脈末梢からの出血と判明し，これも塞栓，止血された．

229

図解 4-2 脾損傷

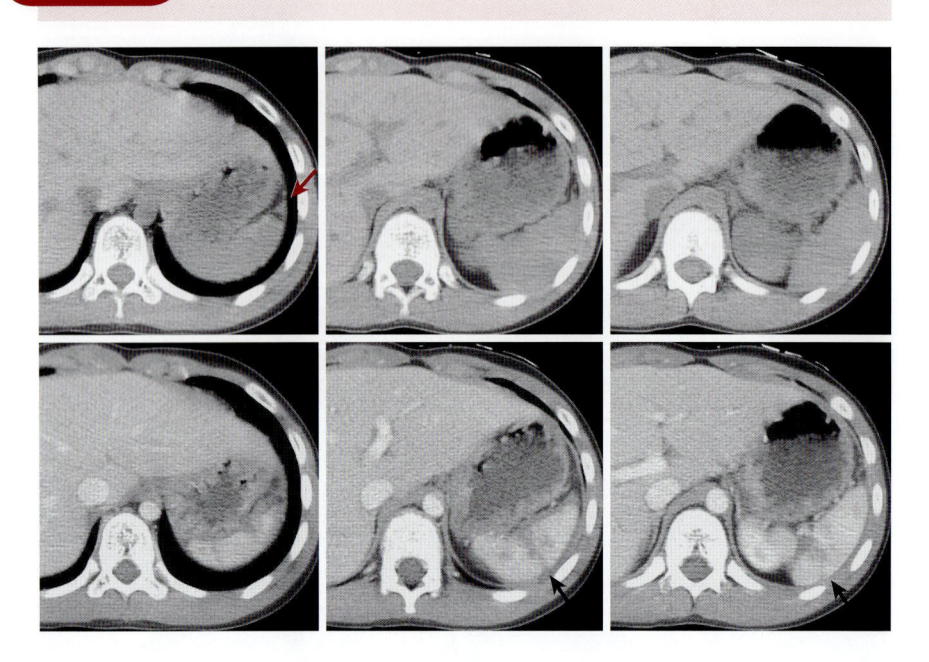

　この小児例では非造影CT(上段：左が頭側)で脾周囲にごくわずかの高吸収(左：赤矢印)の液体貯留がみられるのみであった．図には示さなかったが腹腔内のほかの部にも液体貯留はみられなかった．当初，脾周囲の血腫は認識されておらず，繰り返し行ったFASTも陰性であったが，高エネルギー外傷であったことなどを考慮し，造影CTも行われた．

　造影CT(下段：左が頭側，非造影CTとほぼ同じレベル)では脾に複数の裂傷がみられる．中央，右：黒矢印のものは脾の全幅を横断するが，血管は巻き込んでおらず，造影剤の血管外漏出もみられない．

　外傷では，臓器損傷の重症度分類と臨床的重症度の一致をみないことはしばしば経験される．この例のように臨床的重症度のほうが低い場合は初回CTの後，FASTを繰り返しながら経過観察するとよい．

　なお，脾では遅延性の出血も知られており，受傷後ある程度経過してからの循環動態変化時には留意する必要がある．

図解 5-1 膵損傷

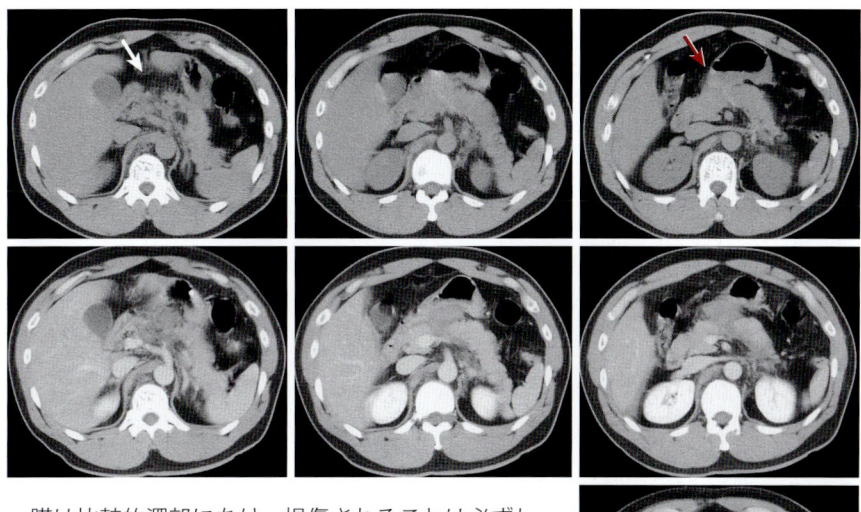

　膵は比較的深部にあり，損傷されることは必ずしも多くない．しかし，背側には硬い脊柱があるため，外力と脊柱の間に挟まれると，はさみ切られるように損傷される．したがって，膵損傷例は，例えば自動車のハンドルによる外傷など上腹部正中への打撃によるものが多く，損傷される部位も正中付近が典型的である．

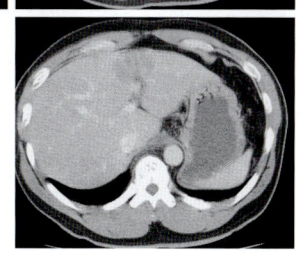

　この症例は，上腹部正中部を打撲した交通事故例である．非造影CT（上段，左が頭側）で腹腔動脈腹側，膵の直頭側（白矢印）の脂肪に濃度上昇がみられるが，その尾側で膵体部左傍正中を横切るように高吸収（中央，右：右のみ赤矢印で表示）がみられ，血腫と考えられる．造影CT動脈相（中段：それぞれ上段とほぼ同じレベル）では液体貯留は非造影CT時より広がっており，造影される膵実質はその付近で不連続になっており，完全断裂が疑われる．手術所見でも完全な断裂であった．

　なお，この症例では肝左葉にもほぼ正中部で挫傷がみられる（下段）．上腹部正中の打撲では，脊柱との関係から深部に至るまで正中の構造の損傷に留意する必要がある．脂肪のわずかな濃度上昇でも見逃さずに近傍の臓器損傷につき考察したい．

図解 5-2 膵損傷

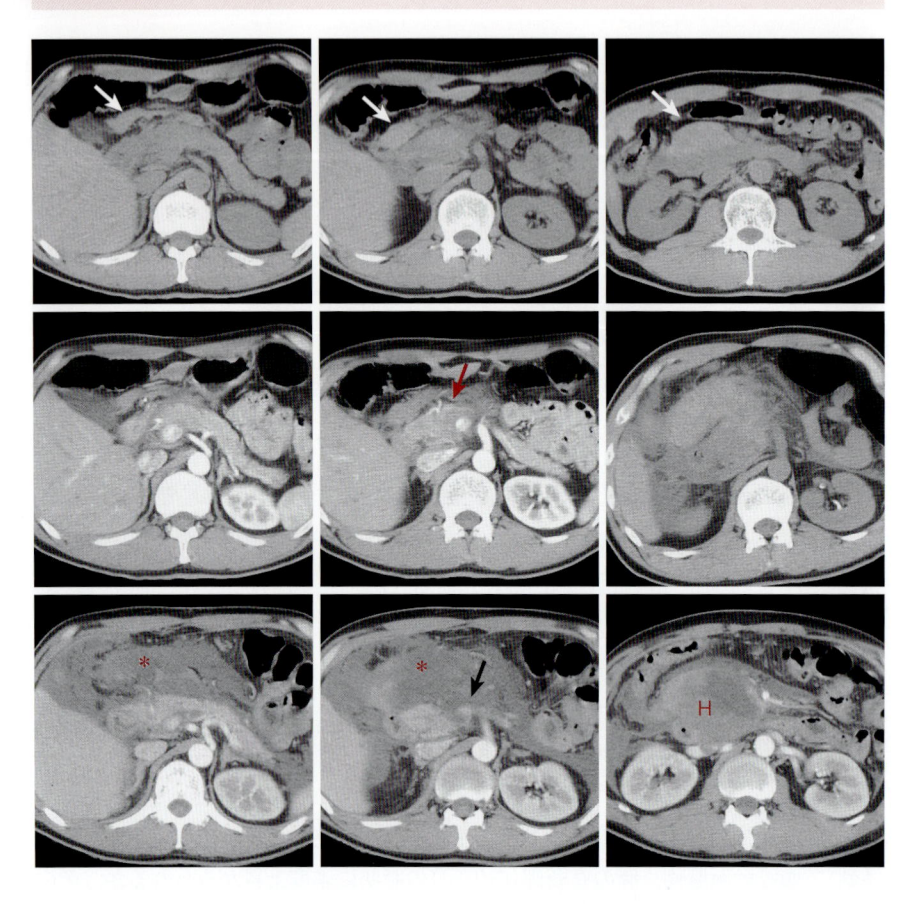

この膵損傷例の初診時造影前CT（上段）では膵頭部近傍（白矢印）に血腫とみられる高吸収があり，造影（中段左，中央）で膵頭部に造影不良の部（赤矢印）がある．翌日の非造影CT（中段右）で血腫は増大しているが，それ以上の増大はなかった．

初診時から血性アミラーゼは高値であったが，5日後CT（下段）で血腫（H）以外に膵炎によるとみられる液体貯留（＊）もみられ，肝門脈（黒矢印）は狭小化している．膵外傷ではしばしば膵炎を併発する．

1 外傷

図解 6-1 消化管および腸間膜損傷

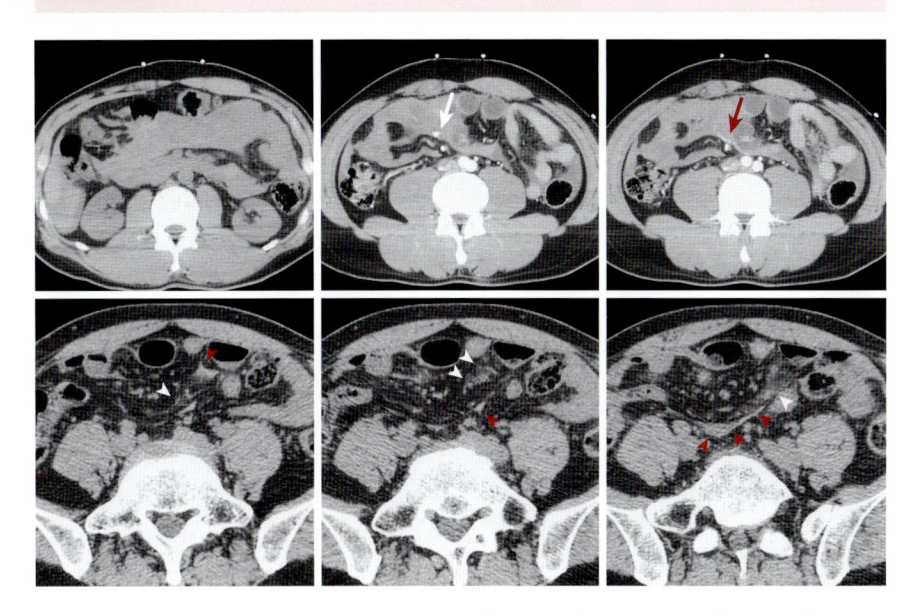

　腹腔内出血で肝周囲，脾周囲，腎周囲，膵周囲に血腫が目立たず，腸間膜間の分布が目立つようなら腸間膜損傷による出血も考えられる．

　上段は交通事故例．非造影CT（左）では比較的吸収が高い腹腔内液体貯留があり，出血と考えられる．造影動脈相（中央，右）では白矢印の部に造影剤の血管外漏出像がある．1mmスライスで詳細に検討すると，出血部位は上腸間膜動脈比較的太い分枝の近位（赤矢印）である．開腹による止血が行われたが，腸管の損傷はみられなかった．直撃した鈍器と脊柱に挟まれることにより，腸間膜内の血管が損傷したものと考えられる．

　下段は軽い腸間膜損傷である．赤矢頭の部に腸間膜間に分布するとみられる少量の血腫があるほか，腸間膜脂肪に濃度の上昇（白矢頭）もみられる．出血量も少なく，腸管損傷の合併もないため経過観察とされたが，3日後に炎症反応高値となり，手術となった（次頁下段参照）．

　腸間膜損傷には腸管の損傷を合併する可能性があるが，CTでもその評価は困難な場合がある．少なくとも十分な経過観察が必要である．

233

図解 6-2 消化管および腸間膜損傷

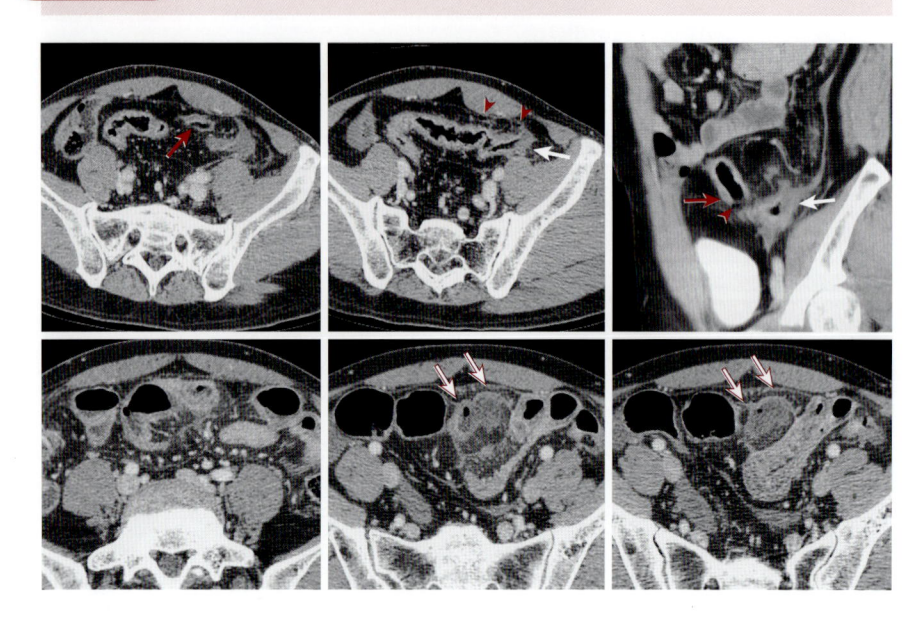

外傷による腸管穿孔では，腹腔内遊離ガスがみられないかごくわずかしかないことが少なくない．腸管の連続性の破綻，壁肥厚，造影効果低下または亢進，直近腸間膜の損傷，近傍の腹膜炎の所見などにも留意する．

上段はS状結腸断裂の例である．横断面では左：赤矢印と中央：白矢印に壁が連続しない部があり，この間で断裂している．斜冠状断（右）ではこれらの部がよりよく描出されている．腹腔内遊離ガスは中央：赤矢頭の部にごく少量みられるのみである．この症例ではすぐに診断できず，上段は病院到着6時間後のCTであるが，当初のCTでも腹腔内遊離ガスはほとんどみられなかった．

下段は前頁下段の受傷3日後のCTである．腸間膜損傷部位近傍に当たる小腸（赤窓矢印）の腹側の壁の造影効果は良好であるが，背側は濃染しなくなっている．近傍の脂肪の濃度上昇や液体貯留も増加しており，さらに背側の腸管の壁肥厚もみられる．腸間膜損傷に伴う小腸間膜アーケード分枝の損傷による腸管虚血と続発した腹膜炎と考えられる．この例でも腸管内容の漏出はあるが腹腔内遊離ガスはみられない．

1 外傷

図解 7-1 骨盤骨折

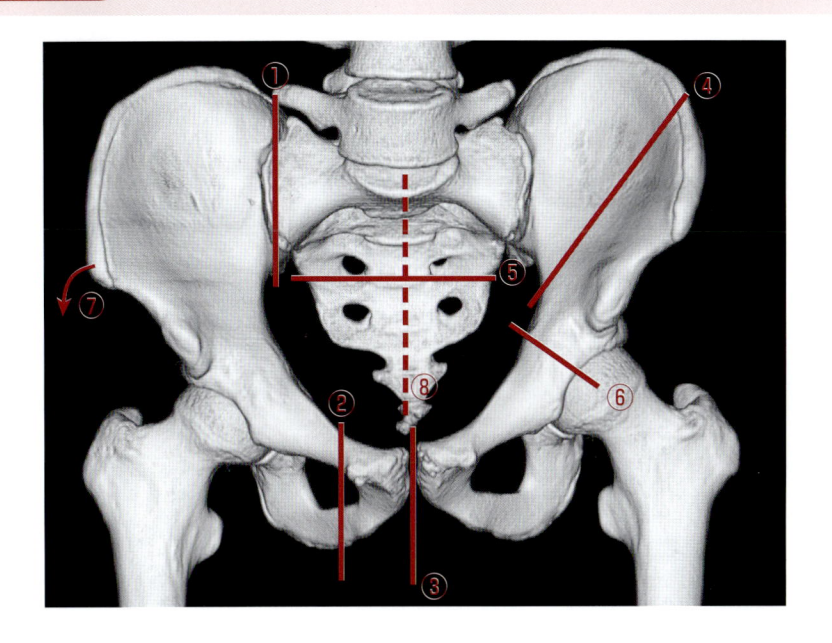

　骨盤は，仙骨と腸骨・恥骨・坐骨が全体として輪状(骨盤輪)に連結することにより強度を保つ構造である．外傷ではこの骨盤輪の破壊の有無が重要であるが，基本的には2ヵ所で骨盤輪が断裂すると安定性が保てず，出血などの危険性も増す．なお仙骨と腸骨は前・骨間・後仙腸骨靱帯で，仙骨と坐骨は仙結節靱帯，仙棘靱帯で補強されている．

　CTでは3D画像により全体的な印象を瞬時に得ることもできるが，基本は骨折しやすい部の個々の骨折を発見し，それを総合することにより評価するとよい．

　骨折がよく起こるのは，①仙腸関節またはその近傍の仙骨横突起または腸骨体，②恥骨・坐骨上下枝，③恥骨結合，④腸骨翼，⑤仙骨横向き，⑥股関節臼蓋，⑦各種剥離，⑧仙骨正中部縦などである．上述靱帯での補強があり，骨折があってもほとんど偏位がみられないこともある．

　不安定骨折は骨盤輪の後部①または④，まれに⑧と前部②または③が損傷し，骨盤輪の安定が保てなくなったものである．

図解 7-2 骨盤骨折

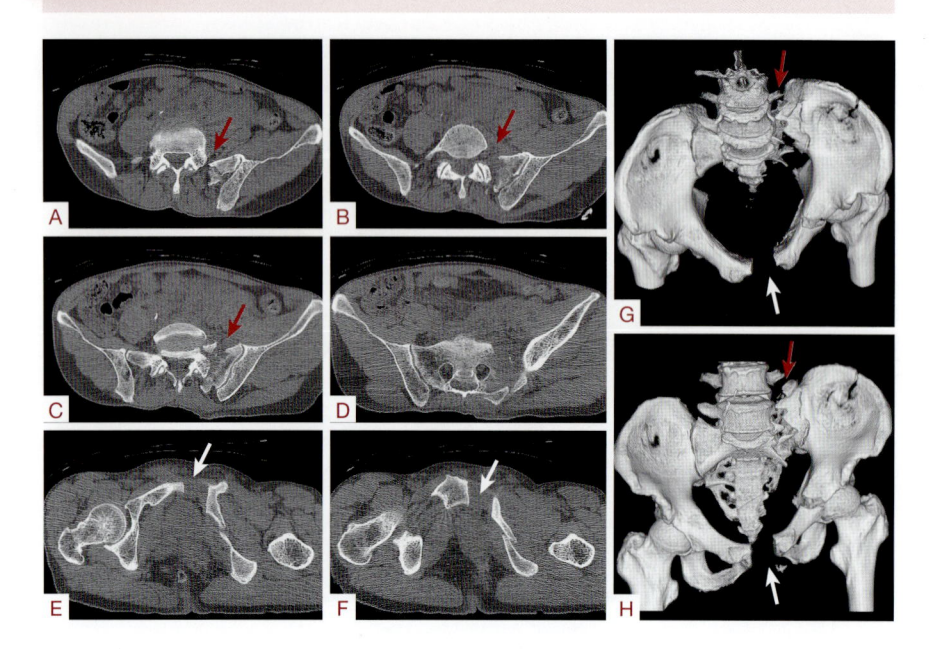

これは自転車で走行中に乗用車にはねられた交通事故例である．A〜Fは非造影CT骨用観察ウィンドウで，この順に頭側から尾側．G，Hは3D画像である．

左仙骨の仙腸関節近傍に骨折（赤矢印）があり，腸骨側は大きく外側に偏位している．恥骨結合も離開（白矢印）し，やはり左寛骨は大きく外側に偏位している．他にも左腸骨翼，恥骨下枝，仙骨尾側部などに骨折があるが，これらは骨盤輪と直接の関係はない．

骨盤輪を上から俯瞰する形の3D画像（G）では，骨盤輪が腹側（恥骨結合離開：白矢印）と背側（仙骨の仙腸関節近傍：赤矢印）で破綻しており，左側骨片が不安定になっていることがわかる．正面からの3D画像（H）では左側骨片が頭側にも偏位していることが表現されている．このように靱帯による結合を含め，骨盤輪が腹側，背側で破綻すると骨盤骨は回旋方向のみならず垂直方向にも不安定になる．

こうした骨折では，骨盤骨の安定性を回復するための治療が大がかりになるだけでなく，血管損傷や大出血のリスクも高くなる．

図解 7-3 骨盤骨折

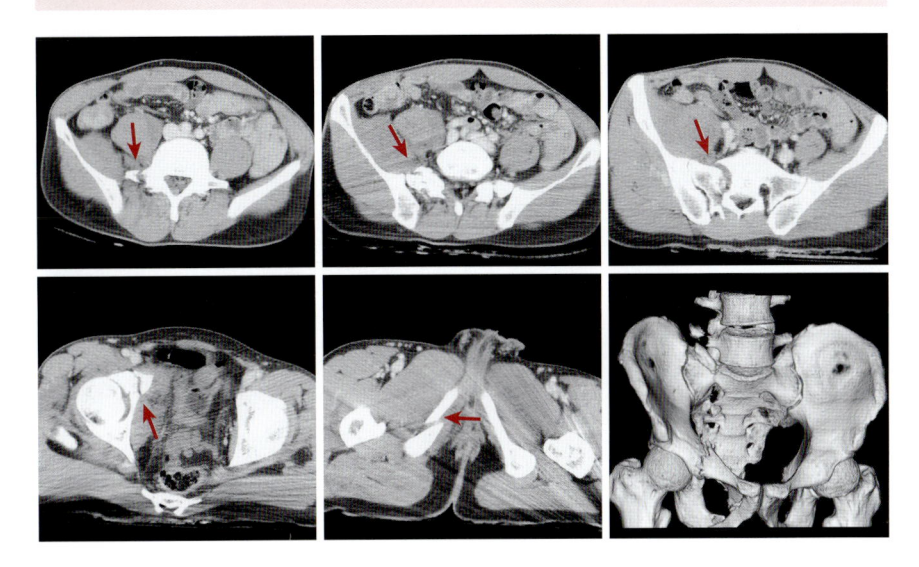

これはバイク事故の例（頭側から上段左，中央の順に下段中央まで．下段右は3D画像）である．骨折は赤矢印で示すが，第5腰椎右横突起，仙骨右内外仙骨稜付近（縦断），右恥骨上下枝にある．3部のp235①，②が損傷し骨盤輪は破壊されている．右側の不安定型骨折であるが前頁の例より偏位は小さく，仙腸靱帯の連続性が保たれているのであれば部分安定骨折，そうでなければ完全不安定骨折ということになる．造影CTで造影剤の明らかな血管外漏出はみられないが，右腸腰筋は対側よりかなり大きくなっており，血腫を含むと考えられる．なお，造影剤血管外漏出がみられないからといって血管造影などによる止血が不要とはいえず，血行動態などと総合して判断することとなる．

不安定骨折は骨盤輪の後部の損傷が一部にとどまる（多くは靱帯の一部が残存）部分安定骨折と完全に損傷される完全不安定骨折に分けられる．後者はさらに片側，片側+対側の部分安定骨折，両側に分けられる．前者は片側が仙腸靱帯の一部のみ残り，前部が大きく開くopen book型，側方からの外力でp235②，④が損傷する側方圧迫型，後部両側が一部を残して損傷する両側部分安定型に分けられる．

図解 7-4 骨盤骨折

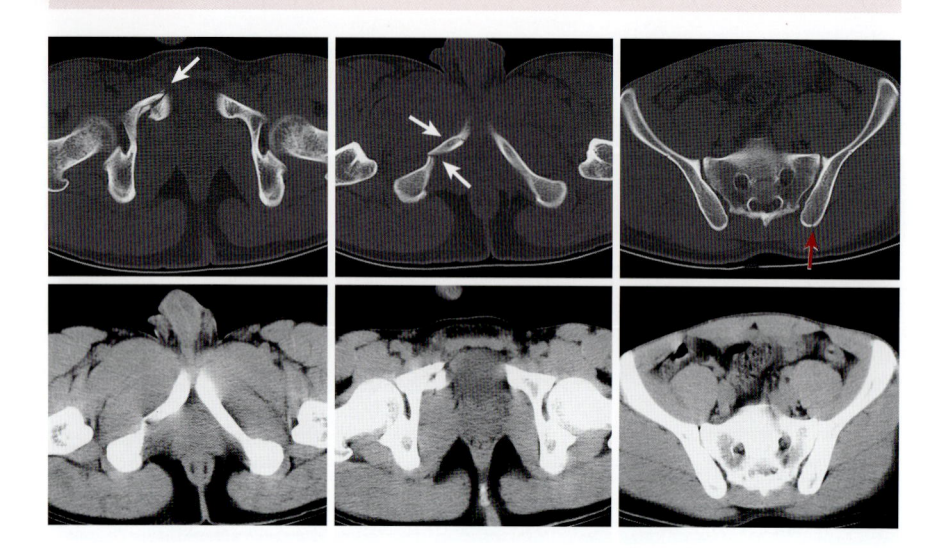

　この症例(上段：骨用観察ウィンドウ，下段：軟部組織用観察ウィンドウ．上下段とも同じスライス)では，右恥骨上下枝に骨折(白矢印)がみられる．よくみると左腸骨にも線状の骨折(赤矢印)があり，骨盤輪は破壊されていることになる．実際，乗馬中の落馬で右腰を強打したもので，骨盤を横方向に圧迫すると疼痛が強く，回旋方向には不安定になっているものと考えられた．

　一方，骨盤輪後部は偏位のない線状骨折であり，骨の連続性は保たれており，荷重に対する支障は少ない．部分安定性骨盤骨折と分類される．

　この症例はその中でも骨の偏位が小さく，軟部条件で観察しても大きな血腫はみられない．厳密には右内転筋群に多少の腫大あり，わずかな出血はあるものと考えられるが，血圧なども安定しており，造影CTも行われなかった．

　部分安定骨折の場合，完全不安定骨折に比し機能予後がよいだけではなく，受傷時の出血や合併損傷のリスクもより低い．骨の偏位が大きい場合はそれでも出血などのリスクはある．初期診療で概括的に評価する場合には厳密な分類よりも，一見しての骨盤輪の破壊，偏位の大きさ，出血の有無および量が重要である．本症例を安定性骨折としても初期診療としては大きな問題はない．

1 外傷

図解 7-5 骨盤骨折

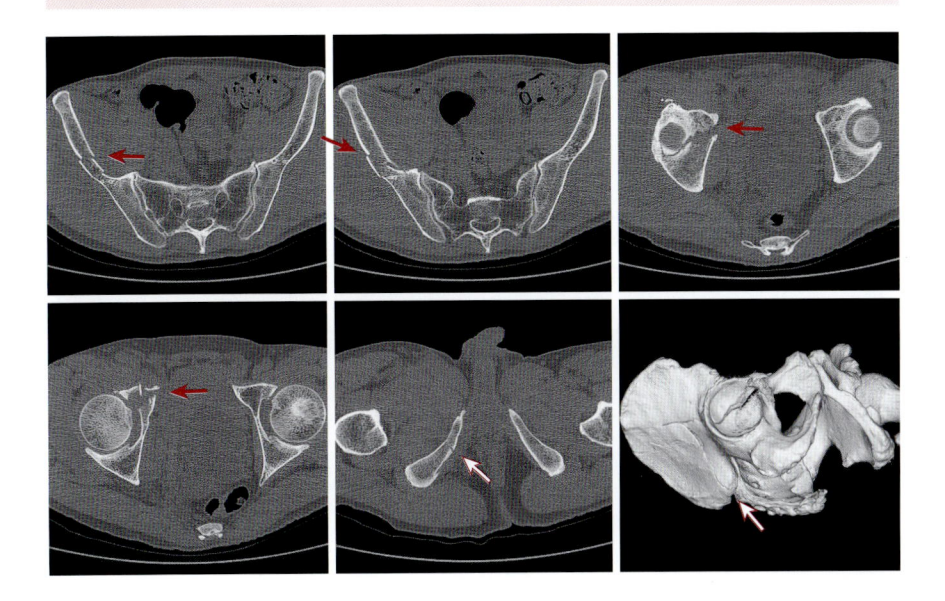

　運転中の衝突で膝がダッシュボードに当たったり，高所から片足での墜落など，大腿骨が骨盤に突き刺さるような形で衝撃を受けると，大腿骨頸部骨折ではなく，臼蓋が骨折することがある．臼蓋は腸骨，恥骨，坐骨により形成されており，これらすべてに骨折が及ぶことが多い．ほぼ全例が高エネルギー外傷に伴い，骨盤輪も損傷される．しかし，骨盤輪の損傷は巨視的にみて1ヵ所であることが多く，前後や左右からの寛骨全体への圧迫による骨折と異なり，不安定骨折になることは少ない．安定性骨折または部分安定性骨折に分類される．なお，骨盤の安定性に関しては問題は比較的少ないが，関節面を含む骨折であり，機能予後は良好とはいい切れない．また，腸骨の中心部の骨折となり，大量の出血を伴う場合もある．仙腸関節付近の骨折に比し，血管損傷や内臓損傷合併はまれである．

　この症例（上段右，中央の順に下段中央までは骨用観察ウィンドウ横断像，下段右は3D画像）でも，副次的な骨折（赤窓矢印）が腸骨や坐骨にみられるが，主たる骨折（赤矢印）は巨視的に臼蓋の恥骨側から腸骨翼を結ぶ1本である．骨条件のみでわかりにくいが，近傍の筋に出血による腫脹も目立つ．

239

図解 7-6 骨盤骨折

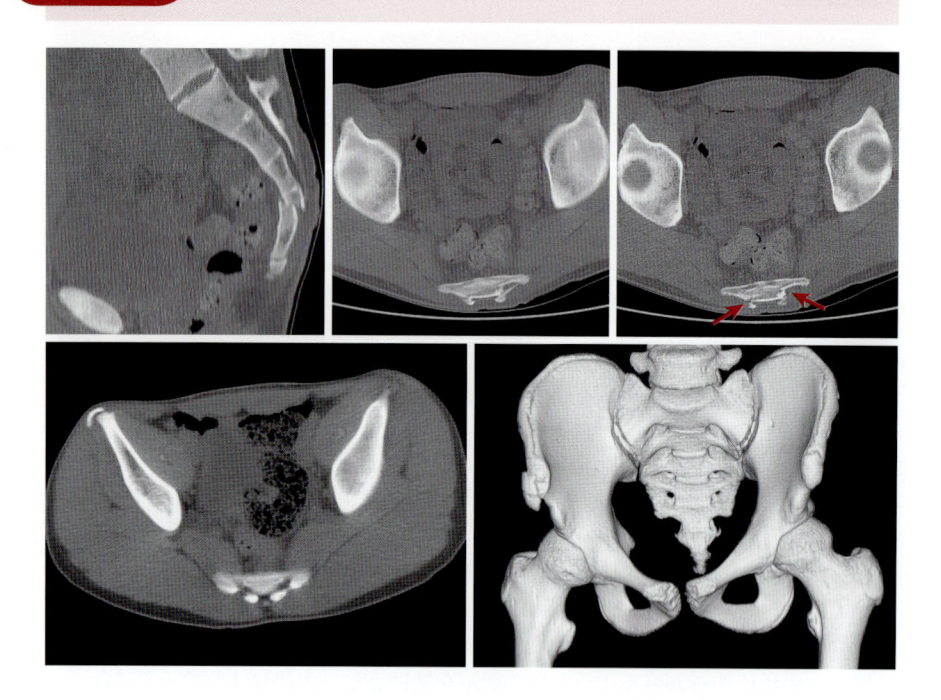

　上段は仙骨尾側の水平骨折である．これは骨盤輪とは無関係で，安定型骨盤骨折に分類される．水平方向の骨折であるために矢状断（左では容易に認識できるが，厚いスライスの横断像（中央）ではほとんど認識困難．1mm厚スライス（右）でも，矢印の部に皮質の不連続性などがわずかに認識できる程度である．

　下段は右上前腸骨棘の剥離（左：骨用観察ウィンドウCT横断像，右：3D画像）である．骨盤には複数の筋，靱帯が付着するため，剥離骨折もみられるが，これらは骨盤輪には関係なく，安定性骨折である．

　この症例は10代前半の男子で，陸上競技の練習でランニング後，右下腹部痛を訴えて来院した．急性虫垂炎などの可能性も考えられたが，それらには問題なかった．このように剥離骨折では明らかな外傷と認識されず，内因性の疾患が疑われることもありうる．

図解 8-1 脊椎骨折

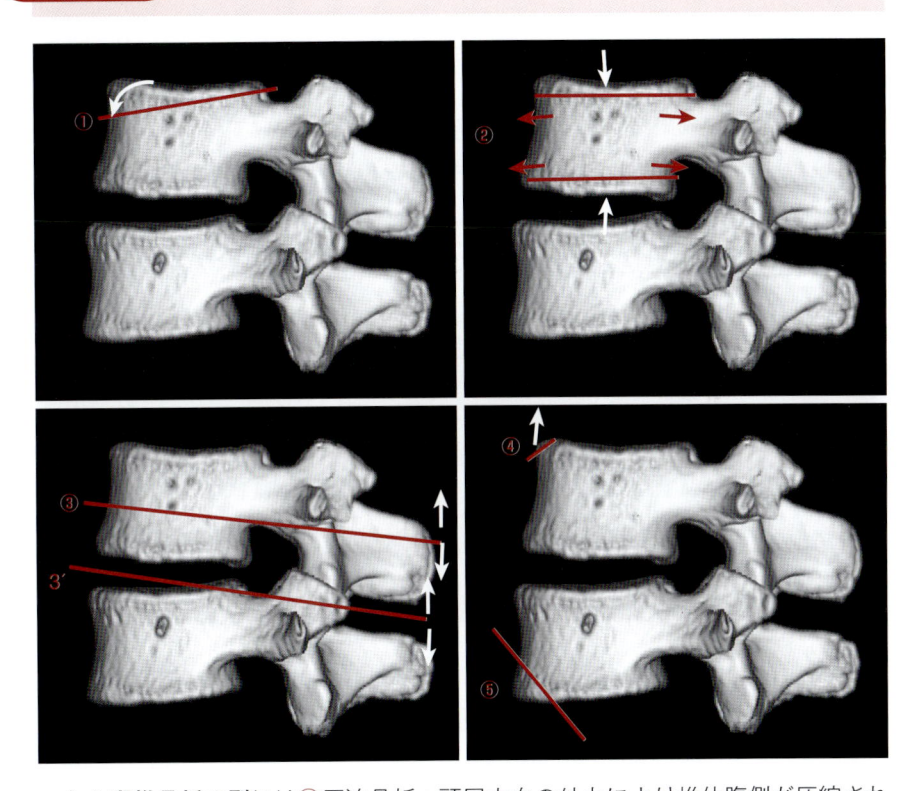

 主な脊椎骨折の型には①圧迫骨折：頭尾方向の外力により椎体腹側が圧縮される，②破裂骨折：①より大きな力により椎体全体が圧縮され，骨片が周囲に飛び散る，③Chance骨折：シートベルトなどを軸に強い過屈曲が起こり椎体から椎弓までを通る面で離断し背側が上下に開く（3´：椎間や棘間靭帯の損傷となることもある），④破片骨折：椎体腹側角の剥離，⑤tear drop骨折：椎体前下角のみの破裂などの形態がある．椎間関節の脱臼や前縦靭帯，後縦靭帯，棘上・棘間靭帯などの損傷が合併することもある．安定，不安定に分類されるが，後者で脊髄損傷のリスクが高い．通常脱臼を伴う骨折，②，③，⑤が不安定に分類される．

 脊椎骨折では脊髄，神経根の損傷を考慮する．脊柱管が狭小化する場合のほか，不安定性がある場合には病院到着後の医原性の損傷にも留意する．

図解 8-2 脊椎骨折

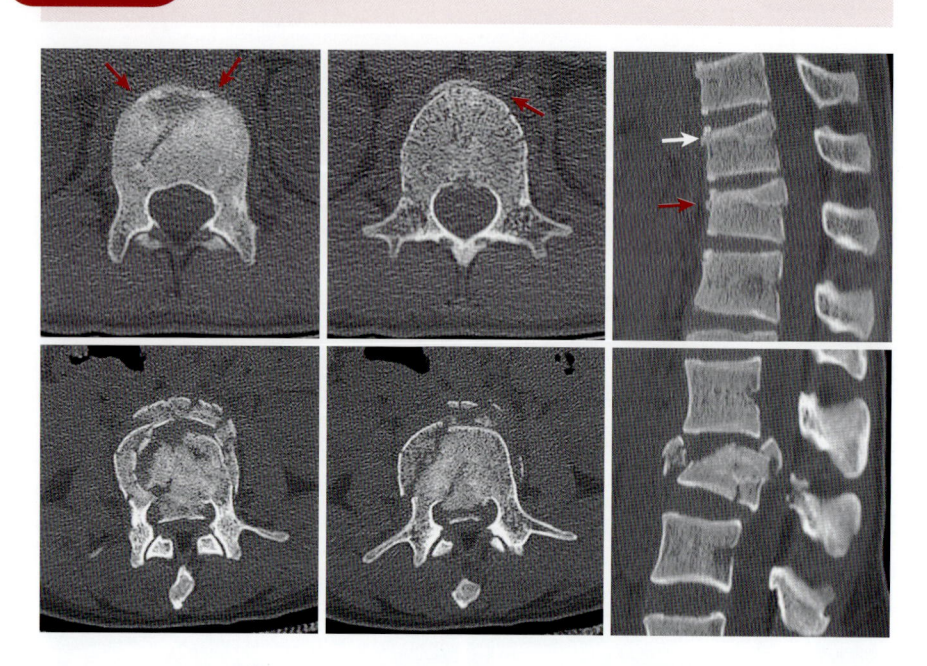

身長方向に脊椎が圧縮されるような外力で，圧迫骨折や破裂骨折が起こる．

圧迫骨折は椎体後部の損傷を伴わず，腹側のみ圧縮された状態．脊柱管は狭小化せず，脊柱の安定性も保たれる．上段例（左，中央：横断像，右：矢状断）で，横断像では骨折（赤矢印）はわかりにくいが，矢状断では変形が容易に認識できる．1椎体上にも圧迫骨折（白矢印）がある．

破裂骨折では椎体が上下に圧縮されるのみならず，前縦靱帯，後縦靱帯が断裂し，骨片が周囲に飛び散っているような形になる．後縦靱帯が断裂することから通常不安定骨折となる．腰椎にみられることが多いが，頸胸椎の場合には脊髄損傷や病院到着後の医原性脊髄損傷に留意する必要がある．

下段は飛び降りによる第3腰椎の破裂骨折．横断像（左，中央）で骨片の偏位がみられるが，脊柱管は狭小化しており，神経根損傷に留意する必要がある．矢状断（右）では椎体の圧縮の様がわかりやすい．

Chance骨折については4-14 p448参照．

1 外傷

図解 8-3 脊椎骨折

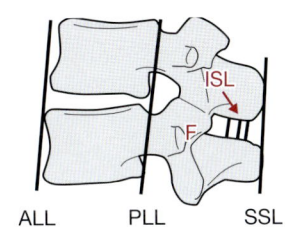

　脊柱は脊椎とそれらを支持する靱帯群により成り立っている．前縦靱帯（ALL）は椎体腹側（anterior columnとも呼ばれる）を，後縦靱帯（PLL）は椎体背側（middle column）を，棘上靱帯（SSL）および棘間靱帯（ISL）は椎弓など後部要素（posterior column）を支える（右図）．椎間関節（右図の**F**）は上位の脊椎が腹側にずれることを防止している．middle columnを含む2個以上のcolumnが破壊されると不安定になりやすい．

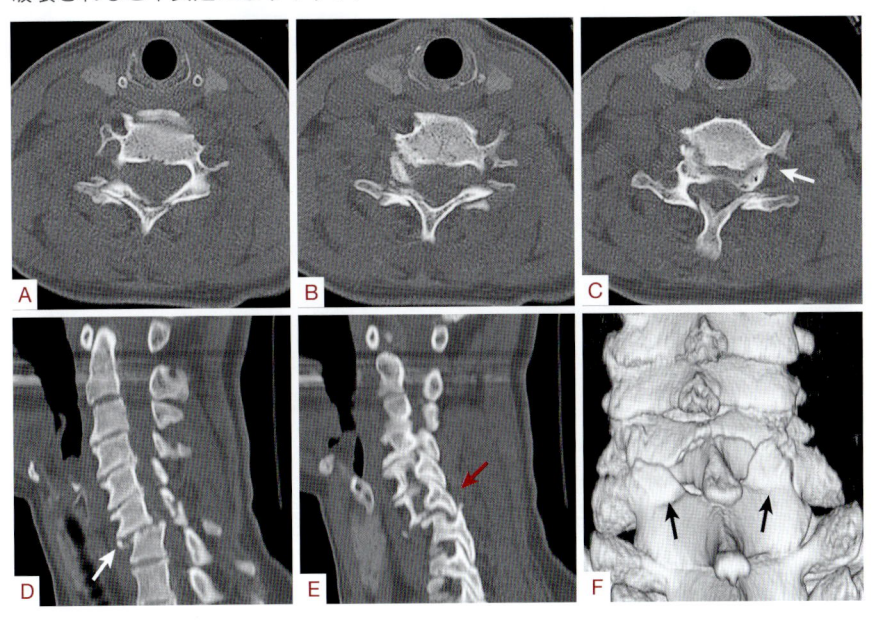

　本症例は椎弓などの骨折に後縦靱帯断裂を伴い，上位が腹側に脱臼した例である．横断面（**A～C**）では椎弓の骨折以外に上下椎体のズレ（白矢印）が認識できる．矢状断（**D，E**）でも椎体のズレおよび椎間関節部の脱臼（赤矢印）が捉えられている．脊柱管は狭小化しているが脊髄損傷を伴った．背側からみた3D画像（**F**）では，同部で上関節突起背面（黒矢印）がみえるようになっている．

243

図解 8-4 脊椎骨折

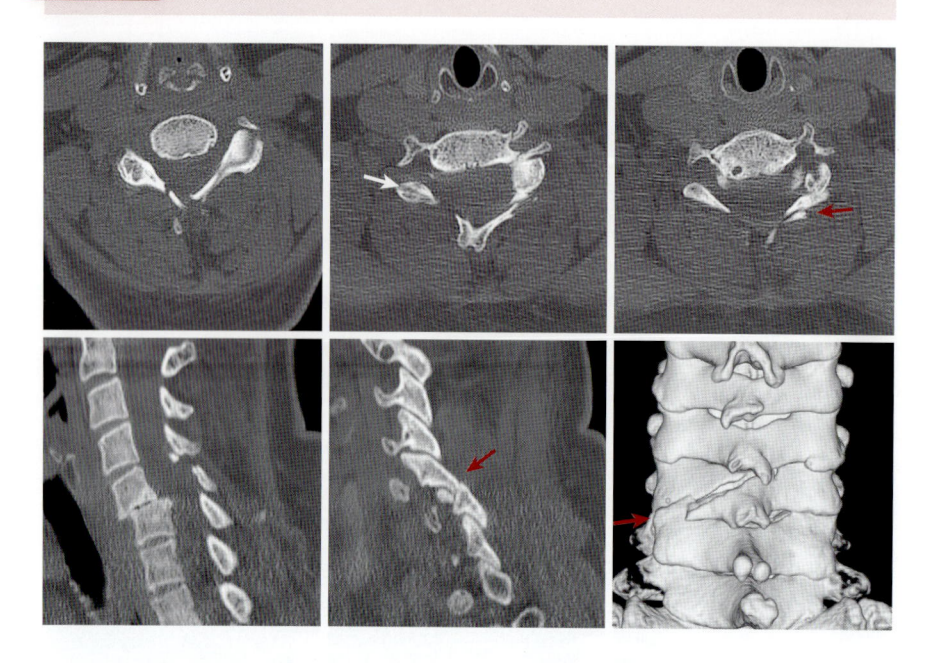

　脊椎は屈曲伸展のみではなく，回旋もする．骨折時の外力も回旋方向にも加わる場合がある．過屈曲または過伸展に回旋が加わると，骨，靱帯の両者が損傷されやすく，不安定型骨折や脊髄損傷が起こりやすい．脊髄損傷を伴わない不安定型骨折では医原性の脊髄損傷の防止に留意する必要がある．

　この症例は過屈曲と回旋が加わった脱臼骨折である．

　横断像（上段：左が頭側）では椎弓に複数の骨折があることがわかる．正中部の矢状断（下段左）では第5頸椎椎体が腹側に偏位しており，骨折は第5頸椎のものであることがわかる．左椎間関節を通る矢状断（下段中央）ではC5/6椎間関節（赤矢印）で関節突起の位置関係が逆転しており，脱臼があることがわかる．

　背側からの3D画像では通常はみえない第6頸椎左上関節突起の背側面（赤矢印）が描出されており，左には脱臼があるが，右にはそのような所見はみられない．横断面ではC5/6右椎間関節（白矢印）はほぼ正常であるのに対し，左では椎間関節付近で椎弓が重積するような像があり，脱臼が疑われる．

1 外 傷

図解 9-1 環軸椎骨折

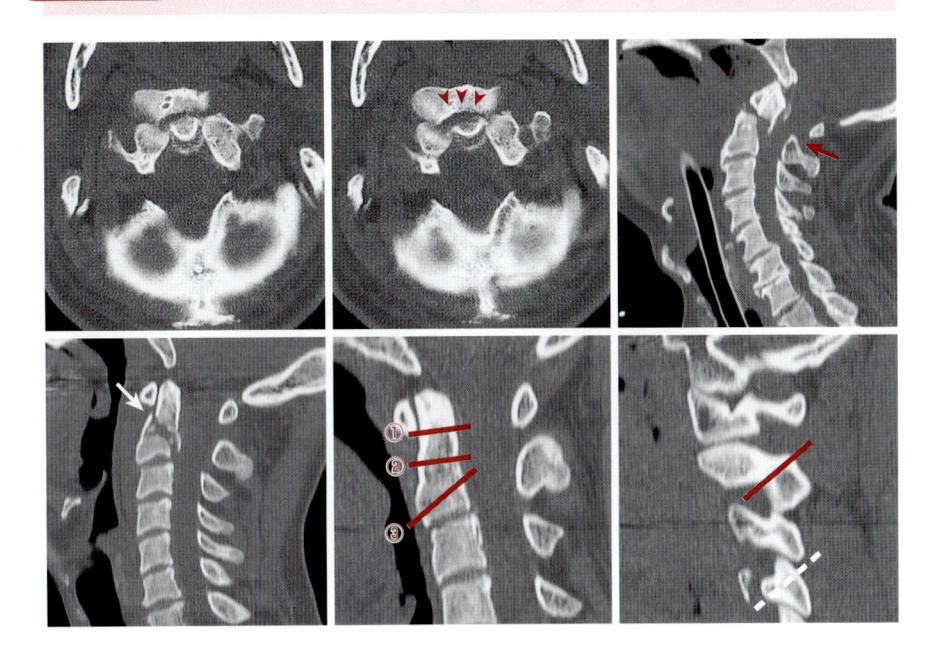

　環軸椎はほかの脊椎とかなり形状が異なり，回旋など可動性が高い．この付近では特別な骨折が起こる．

　この領域で最もよく遭遇するのは軸椎歯突起の骨折である．上段の例では歯突起基部に骨折があり，横断像（左，中央：骨折は赤矢頭で表示）でも骨折線が捉えられている．矢状断（右）では骨折の分布はよりよく表現されているが，環椎が背側に偏位しており，軸椎椎弓上縁（赤矢印）付近で脊柱管は狭くなっている．

　下段左は別の症例で，骨折は歯突起から軸椎椎体に達する．中央に歯突起骨折の分類を示す．①は歯突起上端骨折．環椎の偏位を伴うこともある一方，見逃されやすい．外傷時の歯突起については先端まで重要と考える．②は歯突起基部骨折で最もよく遭遇する．③は軸椎椎体部骨折．

　軸椎についてはhangman骨折（右：赤線）も重要．これは腰椎の分離症と同様上下関節突起間（第4頸椎の同位置を白点線で表示）の骨折で，頭側の腹側への偏位を伴い，脊髄損傷をきたしやすい．

245

図解 9-2 環軸椎骨折

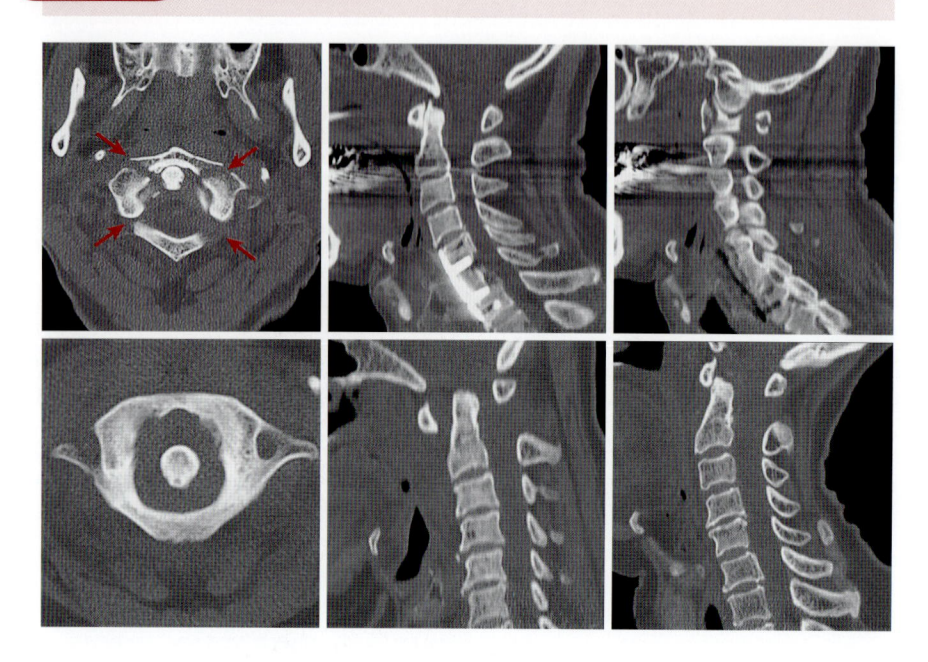

　環椎の骨折は比較的少ない．上段はその一例である．横断面（左）で環椎前弓-外側塊，外側塊-後弓間に不連続性がみられる．墜落などで身長方向に圧縮する力が加わって起こる．脊椎の観察に通常最も有用な矢状断（中央，右）の観察ではわかりにくい．

　環椎レベルではむしろ環椎横靱帯断裂による環軸椎脱臼が重要である．環椎は前方に偏位し，このレベルで脊柱管は狭小化，延髄-上位頸髄が損傷される．大きな不安定性を伴い，当初脊髄などの損傷がなくても医原性損傷に留意する必要がある．

　下段左，中央は環椎が前方に脱臼する例．横断像（左）では環椎レベルで軸椎歯突起が脊柱管内後方に位置するようにみえる．全体像は矢状断（中央）では位置関係がわかりやすい．

　下段右も環軸椎脱臼であるが，頭尾方向に偏位する垂直脱臼である．前後への脱臼に比し，致死率が高い（ほぼ100％ともいわれる：これも死後CT例）とされる．この場合，横断像での認識は困難である．

1 外傷

図解 10 脊椎分離症

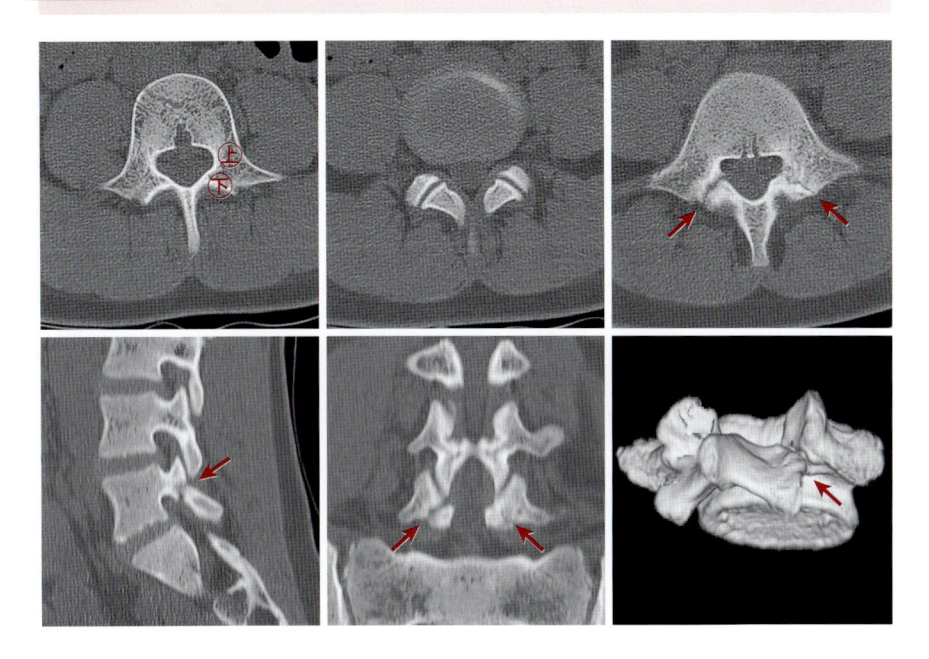

　脊椎分離症は椎弓根と椎弓の間で離断した状態である．先天性のものもあるが，多くは骨折で，10代の若年者にみられる．通常靱帯の損傷は伴わず，不安定性は伴わない．自然治癒することも少なくないが，治癒しない場合，長期的には分離すべり症になることがある．若年者の急性腰痛の場合には留意したい．

　この症例は第5腰椎の分離症で，発症（受傷）後3週ほどの経過がある．分離（骨折）部を赤矢印で示す．横断面（上段）で骨折は，右のスライスにみられるが，直近の椎間レベル（上段中央）の椎間関節面とほぼ同位置でほぼ平行である．

　横断面のみの観察では見逃す可能性もあるが，近傍の脊椎（上段左）と比較すればよい．㊤，㊦はそれぞれ上関節突起，下関節突起の位置を表す．椎弓は背側が尾側に傾くが，矢状断（下段左）では骨折がこの傾きの椎弓根側で，上，下関節突起の間を離断していることがよくわかる．冠状断（下段中央）でも骨折は観察可能である．右後方からの3D画像（下段右）で骨折は矢印の部であるが，X線写真斜位撮影でスコッチテリアの首輪と表現される骨折線の位置がよくわかる．

図解 11 脆弱性による圧迫骨折

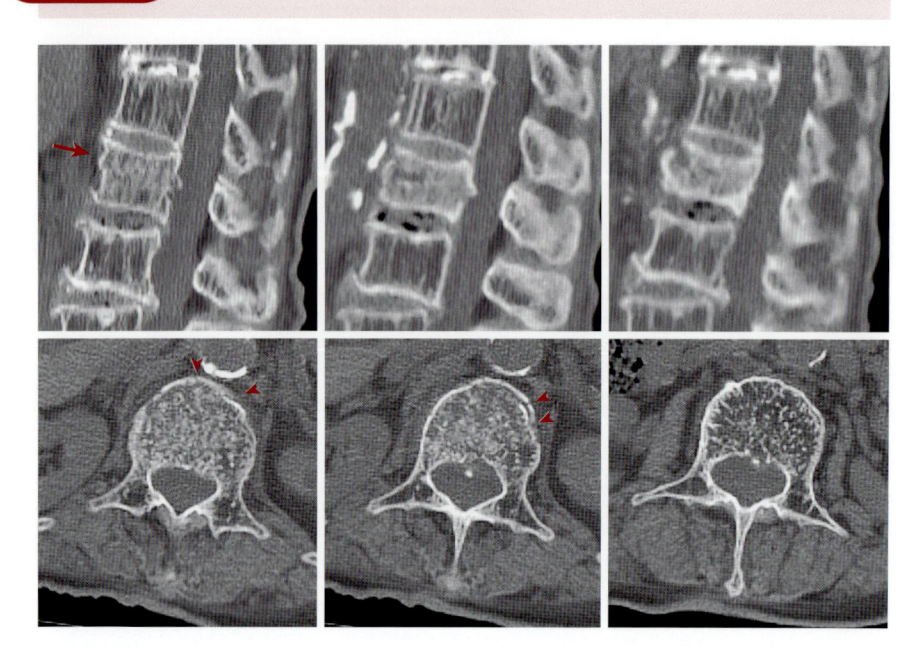

　骨粗鬆症があると，低エネルギー外傷（立位からの転倒，身長に満たない高さからの転落など）でも骨折をきたす．脆弱性骨折と称される．胸腰椎圧迫骨折はその代表的なものである．荷重を支える構造である胸腰椎の圧迫骨折では椎体の変形は瞬時には起こらず，徐々に進行することが少なくない．すなわち，低エネルギー外傷による圧迫骨折で折れるのは，椎体の骨梁や皮質骨の一部であるが，骨折した骨梁などでは体重を支えられずに受傷後さらに変形が進むのである．

　この症例はしりもち程度の転倒での受傷．上段左は受傷時CTの再構成矢状断である．骨折の中心を赤矢印で示すが，ややわかりにくい．上段中央は2ヵ月後，上段左は6ヵ月後であるが，変形は徐々に進行している．典型的には1～2ヵ月進行する．

　下段は受傷時CTの横断像である．下段左，中央は折れている椎体，下段右は別の椎体である．矢頭の部にわずかな皮質骨の不連続性があるがわかりにくい．骨髄は正常には脂肪を含むが，骨折している椎体では濃度が上昇している．骨髄のX線吸収の差は矢状断（上段左）でも認識できる．

1 外傷

図解 12-1 四肢骨折

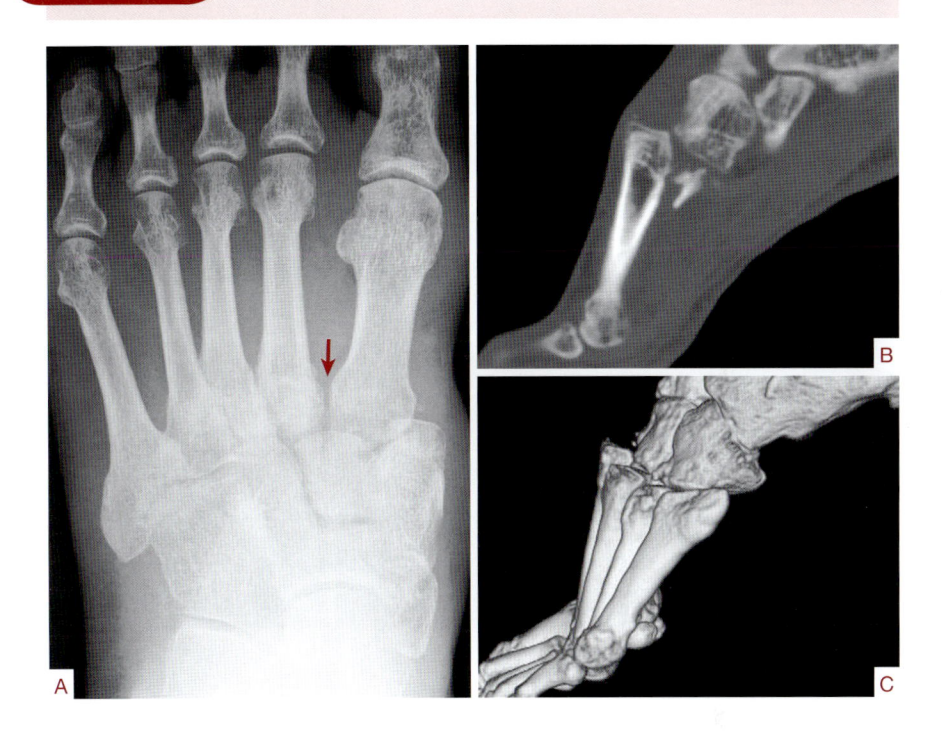

　四肢骨折はよく遭遇する外傷であるが，通常はX線写真での診断で十分で，CTの適応となるのは例外的である．また，X線写真での診断が困難な骨折は生命予後に関わることはほとんどないため，CTでの評価は後日で十分なことが多い．その中でCTが有用といえるのは関節部の骨折である．

　この症例は自動車に足部をひかれたもの．X線写真（**A**）では大きな骨折はないようにみえる．実際には第1〜第2中足骨基部（赤矢印）が正常より離れており，ここに微細な骨片がみられる．第2楔状骨周囲の関節も離開しているのであるが，わかりにくい．

　CTでも横断像ではわかりにくいが，矢状断（**B**）や3D画像（**C**）では第2中足骨基部が足背側に脱臼していることがわかる．**リスフラン靱帯損傷**を伴う脱臼骨折である．

249

| 図解 | 12-2 | 四肢骨折 |

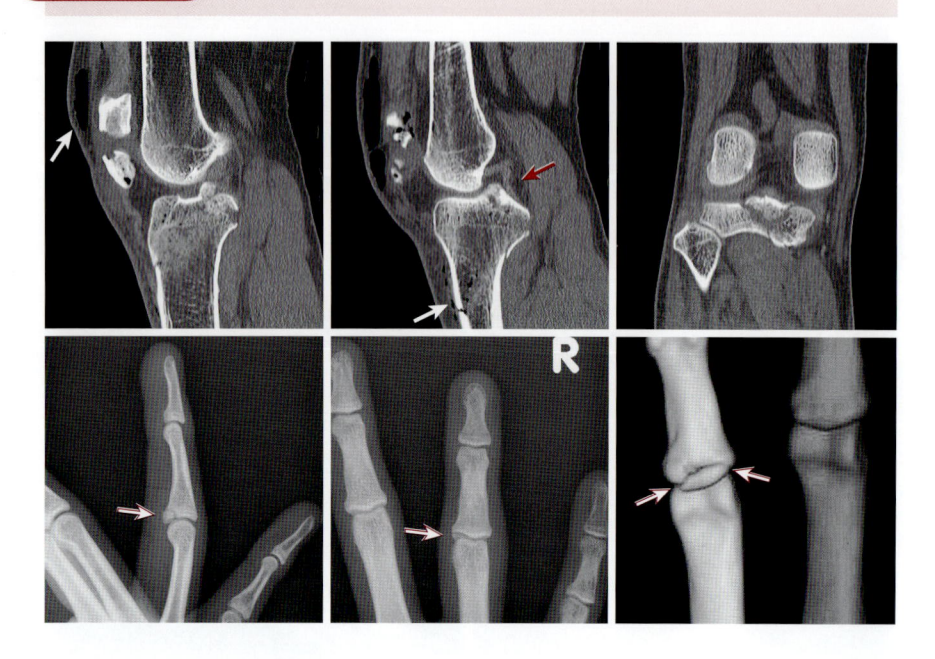

上段は膝の開放骨折例である．矢状断で膝蓋骨は上下に二分されるように骨折している（左）が，近傍の皮下には気泡（白矢印）がみられる．骨折は脛骨にもある（中央）が偏位はわずかで，骨折面への気体の侵入（白矢印）のほうが目立つ．骨折はさらに顆間部から後顆に連続しているが，赤矢印の部に屈曲蛇行傾向のある後十字靱帯が捉えられており，後十字靱帯付着部の剥離であることがわかる．冠状断（右）でも後顆の剥離が描出されている．X線写真に比し，CTは脛骨高原や顆間部の骨折の観察に有用である．

下段は右環指中節骨基部骨折の例（左，中央：X線写真，右：CTの3D画像）である．X線写真側面像などで骨折（赤窓矢印）の存在は容易に診断できるが，正面像で骨片と関節の正確な位置関係は不明である．3D-CTでは骨折が関節のほぼ全幅に及んでおり，安定性の回復のためには観血固定が必要であると考えられた．

CTは四肢骨折においても有用な情報を提供するが，大多数の場合は翌日以降でも十分である．

1 外傷

図解 13 筋損傷

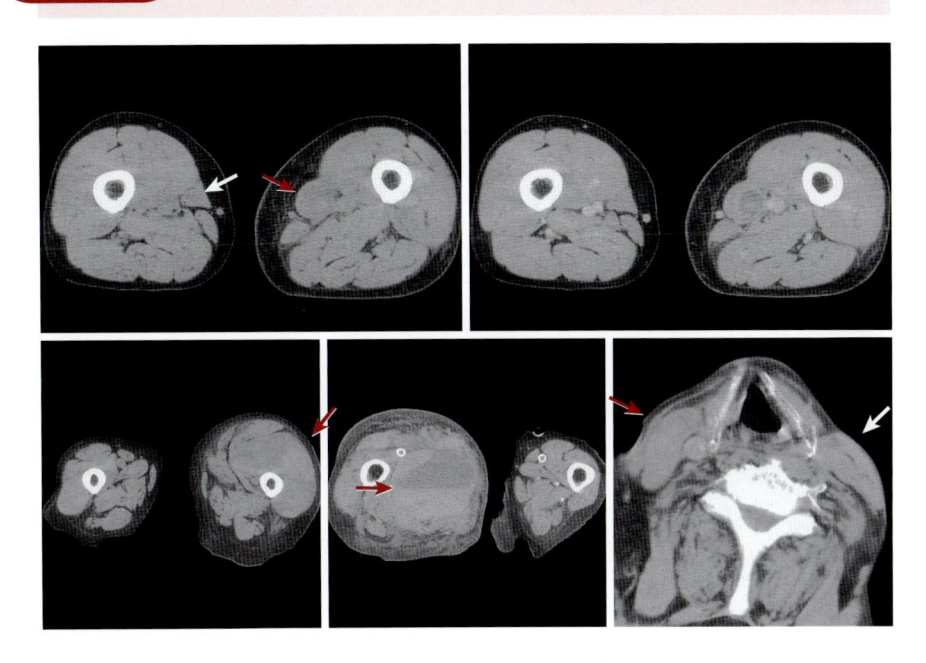

　筋の損傷では筋の腫大と筋内の血腫が主たる所見である．筋束間の脂肪の濃度上昇のため筋束の境界が不明瞭になったり，筋周囲の脂肪の濃度上昇もみられる．

　上段は縫工筋損傷の例．非造影CT（左）で健側（白矢印）に比し左縫工筋（赤矢印）は腫大，内部に血腫とみられる淡い高吸収を含む．造影では造影前に高吸収がみられた部の周囲にも造影効果がみられない部があり，損傷・血腫の範囲がわかりやすい．

　下段左は大腿四頭筋（赤矢印）損傷例．上段縫工筋例に比較すると，損傷した筋の大きさに比し血腫や大腿全体としての腫大が目立つ．

　下段中央は大腿内転筋群の損傷であるが，血腫内に液面形成（赤矢印）がみられる．血腫内で血球成分が背側，血清成分が腹側に分布するものでヘマトクリット様である．

　下段右は胸鎖乳突筋損傷の例．患側（赤矢印）は対側（白矢印）に比して太いほか，胸骨頭，鎖骨頭の間の脂肪が消失してみえる．

図解 14 外傷性副腎出血

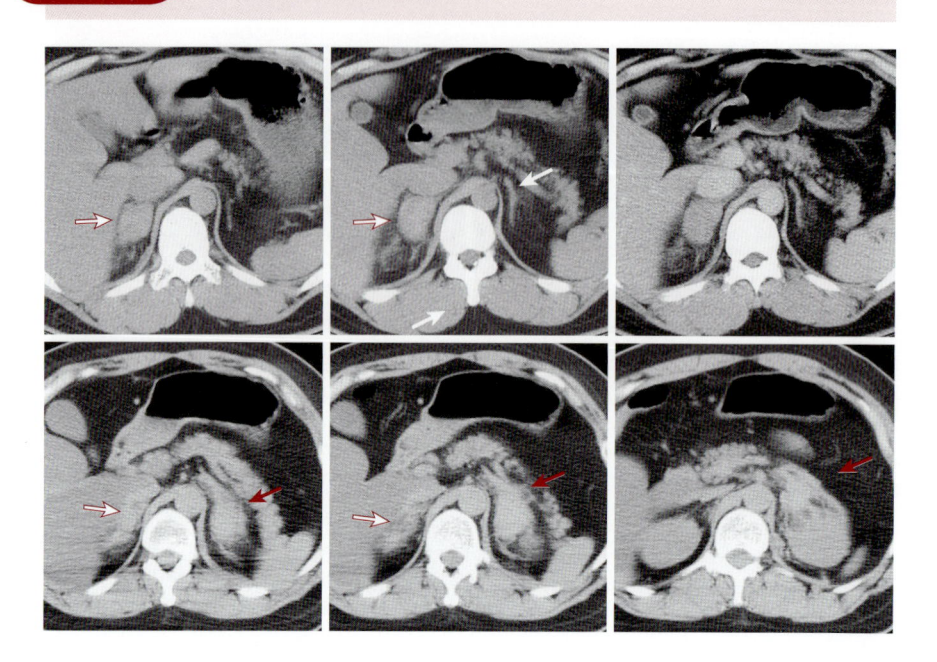

　副腎は，膠質および糖質コルチコイドやカテコールアミンを分泌する重要な内分泌臓器である．腎上極の頭側に位置する．血流は豊富であるが，静脈は基本的に左右1本が機能している．これらはいずれも外傷で損傷されることがある．その場合出血が問題となることはまれであるが，副腎の静脈還流が阻害されることが多い．

　上段は交通事故例．非造影CT（左，中央）で右副腎（赤窓矢印）は軽度高吸収となっており，出血が疑われる．造影CT（右）ではこれらの部に造影効果はみられない．なお，対側副腎（中央：白矢印）には問題がない．

　下段は転落事故例．左腎上極から左副腎にかけてに血腫とみられる高吸収（赤矢印）がみられる．副腎は血腫の中に埋没している印象．この例では右副腎（左，中央：赤窓矢印）にも同様の高吸収が少量みられる．

　胸腰椎移行部付近の背部の打撲などで副腎に出血がみられることがある．片側であれば問題がないが，両側の場合，急性副腎不全に留意する必要がある．なお，下段例では副腎不全はみられなかった．

1 外傷

図解 15-1 刺　創

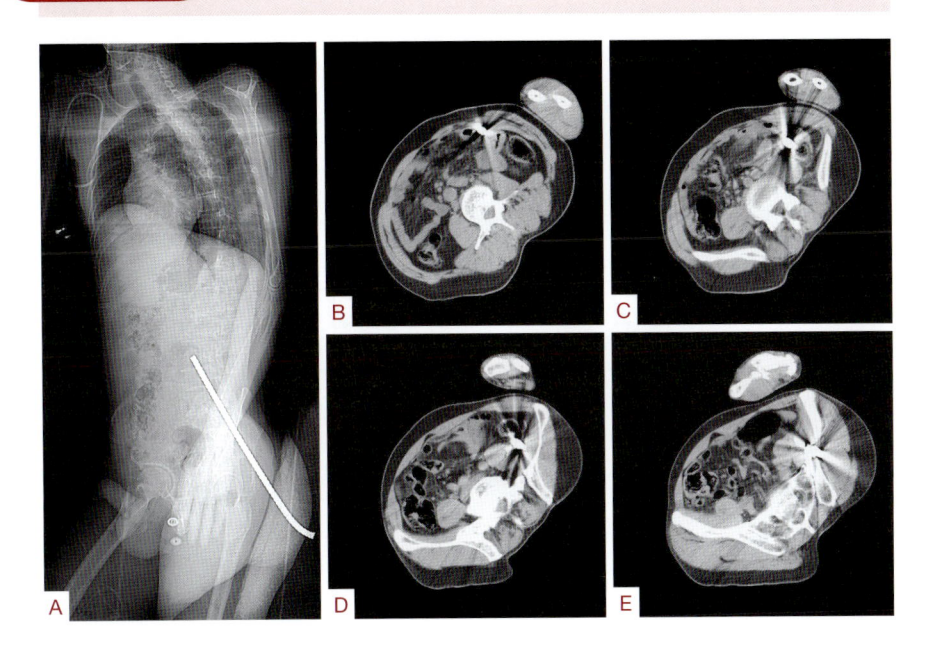

刺創はものが体に突き刺さることによって起こる損傷である．重大な損傷が予測される場合，可能な限り突き刺さっているものは抜かずに評価することが望ましい．これは血管などが損傷されている場合，抜去により大出血をきたす可能性があることと，異物が存在するほうが損傷の部位が特定されやすいからである．

この例は垂直に立っていた鉄筋の上に転落したことによる刺創である．鉄筋を抜かずに切断し搬送され，そのままCTが撮影された．そのため仰臥位ではなく斜位での撮影となっている（**A**：スカウト像，**B**（頭側）〜**E**：横断像）．

鉄筋は左殿部から腸骨翼を通り骨盤部腹腔内に達しているが，下行結腸-S状結腸移行部付近の結腸を含む消化管と交錯し，これらを穿通していることがわかる．外傷性腸管損傷では腹腔内遊離ガスが比較的少ないことが多く，仮に鉄筋が除去されていたとすればこれらの所見は認識しにくかった可能性がある．

鉄筋は検査後手術室で万一の大出血にも対応できる体制を整えたうえで抜去され，腸管損傷などとともに無事処置された．

第3部 シナリオごとの着目点

図解 15-2 刺 創

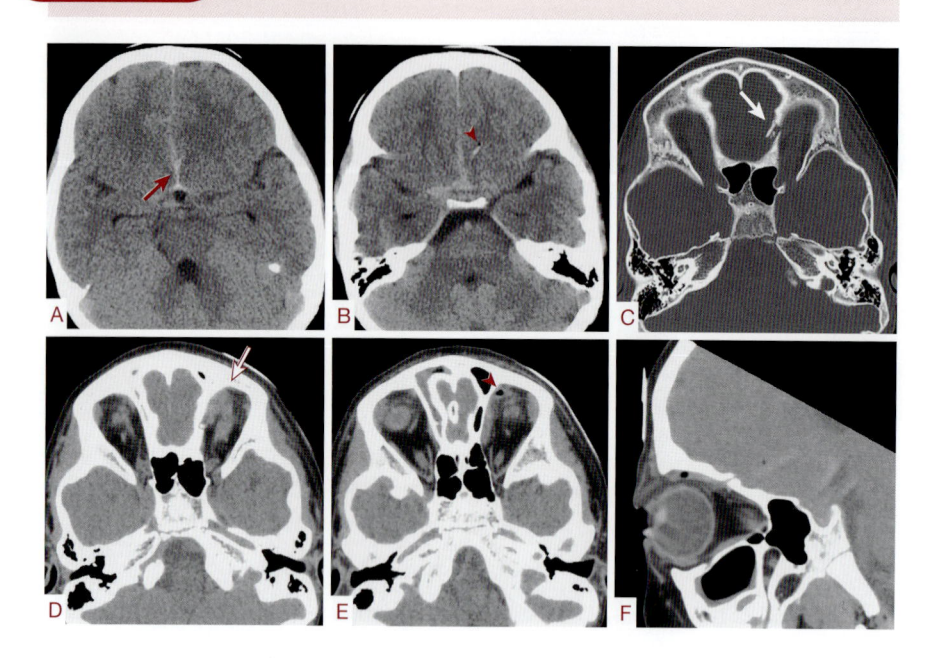

多くの例ではCT時には刺創の原因となった器物はすでに除去されている．その場合，刺創の経路は推定せざるを得ない．その際に参考になるのは血腫の分布，刺入時に入り込んだ気体の分布，骨損傷その他認識できる損傷の分布である．

本例は金属製の串が眼窩上部に突き刺さったという小児である．A（頭側）-Eは横断像でそれぞれのスライスに最適な条件での表示．Fは刺入経路を通る矢状断に近い斜位再構成像．A，Bで頭蓋内に正中部吻側を中心に分布するくも膜下出血がみられる．他に赤矢印の部にその方向に分布する実質内の細長い血腫があり，Bでは直近（赤矢頭）に小さな気泡もみられる．Cの白矢印には頭蓋底の骨折が，Dでは眼窩内上壁に沿う軟部組織濃度（赤窓矢印），Eでは気泡（赤矢頭）がみられる．Fでは刺入経路が血腫と気泡の分布で示されることがよくわかる．

これは経路が特に容易に推定できる例である．頭蓋近傍で可動物がほとんどないこと，経路が眼窩内脂肪，脳実質などで血腫などが容易に同定できることなど特別な要因があったと考えられる．

254

図解 15-3　刺　創

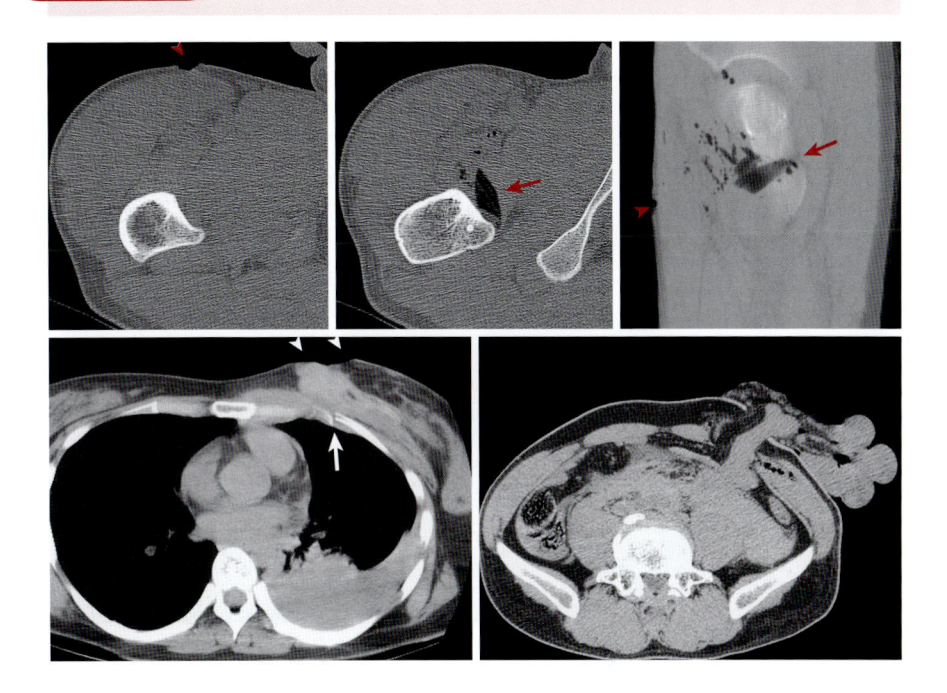

　上段は木工作業中にとがった木片が突き刺さった例である．横断像で明らかな血腫はみられなかった．刺入部（左：赤矢頭）に皮膚の裂創がみられ，大腿骨小転子付近（中央：赤矢印）に内部に年輪とみられる構造を伴う気体に近い低吸収があり，木片と考えられる．左は気体の分布を強調した再構成斜位矢状断であるが，皮膚損傷部と木片の間を中心に気泡が分布している．
　下段左は胸部の自傷例．白矢頭の部に皮膚損傷があるほか白矢印の部に肋骨の骨折があり，刃物はこの経路で刺入されたと考えられる．皮下（乳腺）に大きな血腫があり，血胸も伴い肋間動静脈の損傷が疑われる．気胸は伴わなかった
　下段右は腹部の自傷例．皮膚，腹壁の損傷部から腸管が脱出している．後腹膜に血腫がみられ，刃物は後腹膜にまで刺入されたと考えられる．大動脈周囲にも高吸収がみられるが，手術所見では大動脈，腸骨動静脈には損傷はなかった．

図解 15-4 刺 創

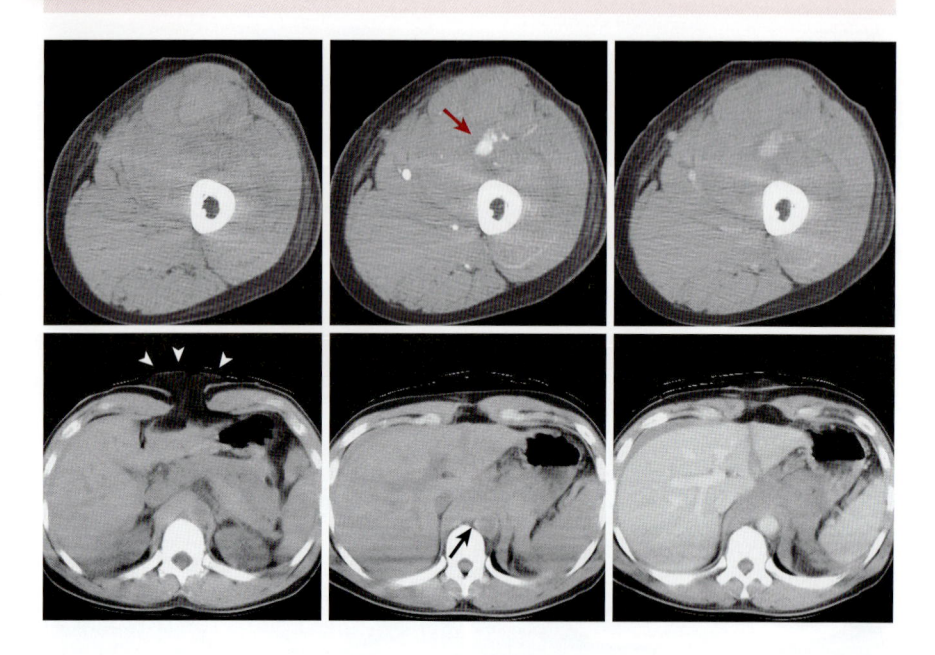

刺創の場合も鈍的外傷と同様に，血管や実質臓器の評価には造影CTが有用である．

上段は作業中に千枚通しで大腿部を刺した例．皮膚の損傷はごくわずかで疼痛も目立たなかったためいったん帰宅となったが，大腿部の腫脹，疼痛が強くなったためCTが撮影された．造影前（左）には筋の腫大と筋内のX線吸収の不均一があり，血腫が疑われる．造影CT動脈相（中央）では動脈と同等の異常な濃染像（赤矢印）がみられる．同部は静脈相（右）でも血管と同等の吸収で，血管損傷に伴う仮性動脈瘤と診断される．

下段は上腹部の刺創である．刺入部（左）は心窩部正中で皮膚，腹壁の損傷部から大網（白矢頭）とみられ，脂肪が脱出している．わずかに頭側のスライス（中央）では後腹膜に血腫がみられ，刃物がそこまで達していることがわかるが，造影CT（右）では経路に当たる肝に損傷がみられる．造影剤の血管外漏出や大動脈損傷の所見はみられない．

脳卒中

概　要

- 急性の脳血管障害の総称である脳卒中には，脳梗塞，脳出血，くも膜下出血がある．
- **脳梗塞**には，責任血管のアテローム性血栓によるアテローム血栓性梗塞，心臓や頸部血管などの血栓が流れてきて詰まることによる塞栓性梗塞，穿通枝の閉塞によるラクナ梗塞，その他がある．
  - ▶ 経過中に出血を伴うことがあり，出血性梗塞と呼ばれる．
  - ▶ 虚血による障害のほかに，出血，浮腫などによる非病変部の圧迫による二次損傷も起こす．
- **脳出血**の多くは高血圧性であるが，動静脈奇形や血管腫などによるものもある．
  - ▶ 出血では血腫による圧迫やそれに伴う血行障害，脳圧亢進に伴う血行障害，血管攣縮に伴う血行障害などにより，神経組織が損傷され，その機能が失われる．
  - ▶ 脳室に穿破した場合には水頭症もみられる．
- まれな静脈洞血栓症では静脈性梗塞，出血いずれも起こりうる．
- **くも膜下血腫**については第2部. 1. 参照．
  - ▶ 頭痛としてではなく，脳卒中として発症する場合がある．
  - ▶ 血管攣縮による虚血，水頭症，脳圧亢進などが組織障害の原因である．

治療の目標

- いったん不可逆的に損傷された神経組織を修復することはできない．
- 虚血では可逆的な損傷のうちに治療が開始できるなら，血栓溶解などを行う．
- 脳浮腫，血腫の増大などで損傷の範囲が増大することを防止することが，急性期の管理の最大の目標．
- 早期からリハビリを行うことにより，機能的な予後改善を図る．
- 二次予防策により新たな病変の予防を図る．

診断プロセスにおけるCTの役割

- 急性期脳卒中の原因のうち、くも膜下血腫と脳出血に関してはCTの診断能は高く、MRよりもわかりやすい。
- 急性期においてCTの脳梗塞の診断能は必ずしも高くない。
- 脳卒中初期評価におけるCTの最低限の役割は、出血の診断・除外である。
- くも膜下血腫が発見されれば、CTA、MRAまたは血管造影で動脈瘤の診断を行い、治療へと進む。
- 脳内出血があれば大きさ、圧排所見などを評価、積極的介入の要否を判断する。
- 脳梗塞の診断は症状・経過・身体所見とCTによる出血の除外で行う。
  - ▶ MRを待ち時間なく行えるのであればCTに替えてMRを行うことは妥当であるが、多くの施設では常時対応することは困難とみられる。
  - ▶ 小梗塞の診断や梗塞の範囲の評価に関しては、MRの拡散強調像で行うのがわかりやすく、精度も高い。
- 近年組織プラスミノゲンアクティベーター(t-PA)による治療が普及してきているが、その場合は治療に伴う出血リスクの評価が重要。出血傾向や過去の脳出血など病歴、発症からの時間、梗塞範囲が広範ではないことなどで判断される。
  - ▶ CTでのわずかな浮腫や吸収低下は早期脳梗塞の所見(early CT signs)であるが、それが広範(おおむね中大脳動脈領域の1/3が目安)にみられないことがt-PA使用の条件となっている。
  - ▶ より正確にはMRの拡散強調像と灌流画像を比較し、血流が低下しているが拡散強調像高信号など不可逆的変化がないペナンブラ(半影)領域が広いことが治療効果の指標であり、不可逆的変化の範囲が広いことが出血の危険因子である。ほかに、発症からの時間も出血の危険因子となる。
  - ▶ 広範囲不可逆病変の評価は、CTで行ってもMRで行っても成績は大差ないとされる。CTで小梗塞の早期診断は困難であっても、出血リスクに関与する程度の大きさの病変では十分な診断能が得られるためである。
- 例えばASPECTS(Alberta Stroke Programme Early CT Score)では2スライスのCT断層面(基底核−視床レベル、側脳室レベル)で中大脳動脈領域を10部位[C：尾状核、I：島回、L：レンズ核、IC：内包(膝〜後脚のみ)、M1：前方域、M2：側頭弁蓋部、M3：後方域、M4〜M6：それぞれM1〜M3の頭側部]に分け

て虚血体積を評価する．Early CT signsのみられる部位1ヵ所につき1点減点し，10点満点で評価．7点以上が安全にt-PA治療を行える目安である．

意識障害：CTの前に

- 意識障害の原因は脳血管障害とは限らない．
- 多くの鑑別診断の中には，病歴，随伴症状，身体症状，迅速に行えるCT以外の検査から容易に診断・除外できるものも含まれる．
- 系統的に評価を進めることにより，短時間に正確な診断を行いたい．
- 下記はよく利用されている語呂合わせ「AIUEO TIPS」である．
- 内容欄の赤字はしばしば麻痺や神経症状を伴うもの．
- 救急外来ではSaO₂測定を含むバイタルサインのチェックが重要．

	英文	内容	備考
A	Alcohol	アルコール	アルコール臭があるとは限らない ウェルニッケ脳症も
	Abuse	薬物乱用	睡眠薬など
I	Insulin	高・低血糖	麻痺・神経症状もありうる
U	Uremia	尿毒症	
E	Encephalopathy	脳症・脳炎	肝性脳症，インフルエンザ脳症など
	Electrolytes	電解質異常	K，Na，Cl，Ca，Pなど 麻痺などもありうる
	Endocrinopathy	副腎・甲状腺・副甲状腺疾患など	機能亢進（クリーゼ），機能低下
O	Oxygen	低酸素・低換気	CO₂ナルコーシスも含む
	Opiate	麻薬	
T	Trauma	外傷（頭部以外の外傷を含む）	麻痺・神経症状もありうる
	Tumor	脳腫瘍	
	Temperature	低・高体温	
I	Infection	髄膜炎，その他の感染症	敗血症などでは複合的要因で意識障害
P	Psyciatric	精神疾患	昏迷など
	Porphiria	ポルフィリン症	
S	Seizure	てんかん	発作が麻痺・神経症状の形態となる 発作後麻痺（トッド麻痺）もある
	Shock	ショック	その原因は問わない
	Syncope	失神	迷走神経反射や循環不全などによる
	Stroke	脳卒中	麻痺・神経症状

正しく診断するために

1. 臨床編
- 突然の**神経症状および/または意識障害**が基本症状.
- 突然と認識されないことも多い.
  ▶ 麻痺などは疼痛と異なり，発症した瞬間から自覚されるとは限らない.
- めまいでは必ず小脳症状その他随伴症状をチェックする.
- 家人などの「いつもと違う」との申告には，軽度の意識障害や人格変化＝神経症状を考える.
- 典型的と考えられる症状がある場合も，逆に脳卒中以外の意識障害の原因は必ず除外する．これには電解質異常，低血糖，薬物なども含まれる.

2. CT編
- 通常，出血性の脳卒中はCTで容易に診断できる.
- 梗塞例でも発症24時間より後に撮影すればCTの診断能は低くない.
- 早期には脳梗塞の陽性所見は検出できないことも多い.
- MRは必須とはいいきれないが，診断手順の統一を図り，的確に実施する.
- CTのみを行う場合，後頭蓋窩の梗塞の大部分は早期には診断できない.
  ▶ 症状から疑われればあると考える.
- 血栓溶解療法（t-PAなど）の適応になるような早期の症例では，CTで検出可能な陽性所見としては，血管内の高吸収（血栓そのものをみている），レンズ核の輪郭不明瞭化，皮質-白質境界・島皮質の不明瞭化，脳溝の消失・脳実質の低信号化がある．これらを早期虚血サイン（early CT signs）という.
  ▶ 中大脳動脈近位，前大脳動脈近位は必ず観察する.
  ▶ 低吸収は島皮質や頭頂付近の皮質で認識しやすい．基底核や深部白質に小さなものがみられた場合には新旧の区別が困難．大きな場合は左右差などから認識できる.
  ▶ 早期虚血サインが広範にみられる場合はt-PAの禁忌となる.
- 症状，画像から広い範囲の梗塞と診断され，CTでの血管内高吸収やMRAでの血流途絶がみられないか，内頸動脈の検査範囲下端から血流がみられない場合は心房細動または内頸動脈より近位の大血管が原因である．心電図，心エコー，頸部血管US，CTA，MRAなど適切な追加検査を行う．これらに当てはまらない場合でも，少なくとも胸部X線写真にて大動脈解離の除外をする必要がある.

I 脳出血

◎脳出血のCT診断

- 血腫は明らかな高吸収として捉えられる.
  - ▶ 慢性硬膜下血腫は例外であるが,これは脳卒中としては発症しない.
  - ▶ 通常容易に診断されるが,小さくでも症状が出やすい脳幹出血例や,体動などによるアーティファクトが強い場合には注意を要する.
- 多くを占める高血圧性脳出血は,視床,基底核(特に被殻),小脳・脳幹が好発部位である.
- 皮質下など非典型的な位置の出血では,基礎疾患の可能性を考える.
  - ▶ 動静脈奇形など血管奇形,動脈瘤,静脈洞閉塞,腫瘍など.
  - ▶ 動脈瘤好発部位近傍では,その破裂がくも膜下血腫よりも脳内出血として発症する場合がある.
  - ▶ 脳梗塞が出血性となるのは通常発症後の経過中であるが,時に発症時に出血性となっている場合がある.
  - ▶ 静脈洞血栓症では多発出血がみられるほか,静脈性梗塞(しばしば出血性となる)を起こすことがある.
- 若年発症,高血圧がない患者の出血でも基礎疾患の可能性を考える.
- 発症後の時間が短い場合,血腫は増大途上にあると考える.多くは数時間で止血するが,抗凝固薬や抗血小板薬を服用する症例ではより長時間止血しない場合がある.
  - ▶ 臨床的に頻繁に観察し,症状の悪化があればCT再検などを行う.
  - ▶ 脳ヘルニアを起こすと,症状,予後とも劇的に悪化する.**ヘルニアの危険がある場合には血腫除去や減圧開頭などが必要**となる.
  - ▶ 脳ヘルニアの危険性に関しては**血腫の大きさ,増大速度**,発症後**経過時間**以外に**脳萎縮の程度**(萎縮していないほど高リスク)を考慮する.
  - ▶ **脳幹部の出血**では比較的小さな血腫でも重篤な症状を起こすが,増大しつつある小血腫が診断されても,血圧コントロール以外に有効な手段は限定的である.
- 血腫と誤認しやすいものに石灰化がある.石灰化は淡蒼球,松果体および近傍,小脳歯状核などによくみられ,通常は左右対称に分布する.

図解 1-1 脳出血：皮殻出血・視床出血

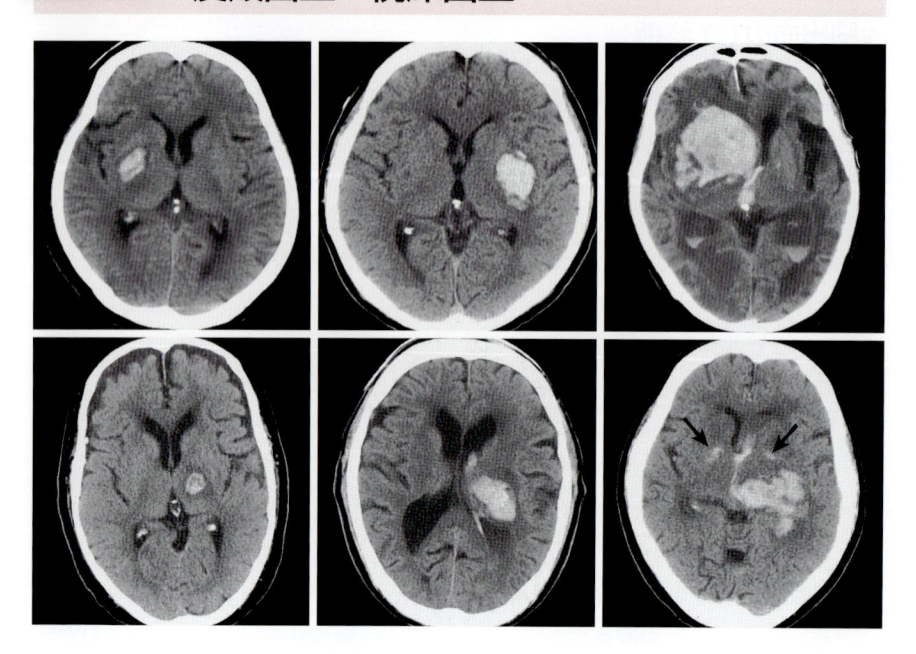

　脳出血の中では，被殻など基底核のもの，視床のものが多く，いずれも大部分は高血圧が原因とされる．近傍（被殻－視床間）には内包後脚があり，錐体路も含まれるため，片麻痺，構音障害などの症状が出やすい．

　上段は被殻出血の3症例．右の大きな血腫では脳室内にも穿破しているが，視床出血に比し脳室内への穿破はまれ．逆に大きな血腫を作ることが多く，脳ヘルニアについても留意する必要がある．

　下段は視床出血の3症例．視床は脳室に接する位置にあり，そこの血腫は脳室内に穿破しやすい（中央，右）．脳室に穿破した場合は水頭症の合併に注意する必要がある．

　下段右例では，淡蒼球に石灰化（黒矢印）がみられるが，石灰化と血腫はX線吸収のみでは区別しにくい．好発部位である淡蒼球の解剖学的位置，左右対称に存在することなどから石灰化と診断される．

図解 1-2 脳出血：脳幹出血

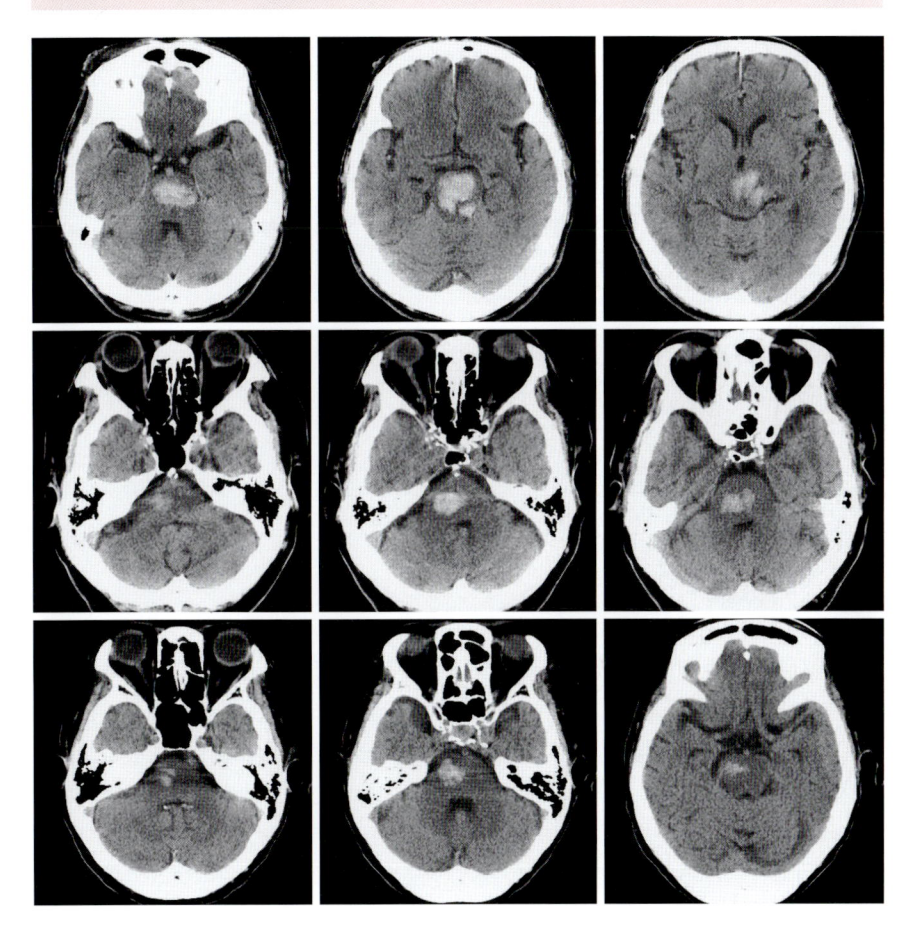

脳幹の梗塞は小さくても重症化しやすい．CTはいずれも左が尾側．

上段は初診時除脳硬直がみられた例で，橋から中脳に大きな血腫がある．中段はめまい，失調歩行で発症した例であるが，抗凝固療法中であり，この後間もなく昏睡となり，死亡した．下段はめまい，嘔吐，構音障害で発症したが，自力歩行で退院できるまで回復した．

梗塞と異なり，出血に関しては脳幹でもCTで比較的容易に診断できる．

図解 1-3 脳出血：小脳出血・皮質下出血

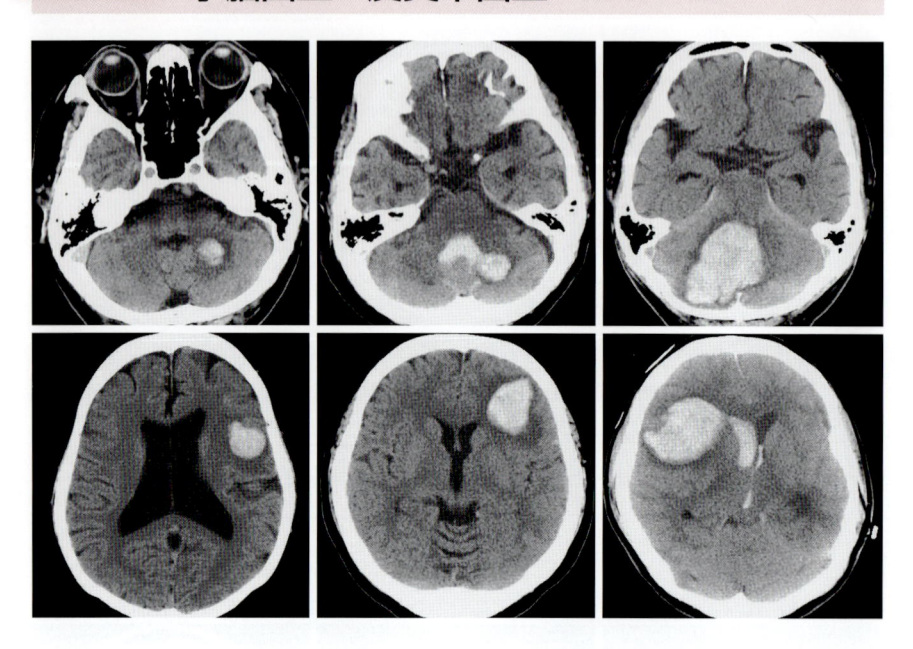

　小脳も高血圧性の出血の好発部位の一つである．麻痺や構音障害，意識障害で発症することもあるが，めまい，ふらつきとして発症することもある．めまいを主訴として救急受診する患者の多くは良性の末梢性のめまいであるが，それらも比較的突然に自覚されるため，脳卒中例と紛らわしい．小脳症状，頭痛，脳神経症状などの有無を必ずチェックするようにしたい．

　上段左は比較的小さな小脳出血でふらつきを主訴に来院．上段中央はふらつき，頭痛，歩行障害で来院．上段右は意識障害例である．上段右では上行テント切痕ヘルニアが切迫するが，ヘルニアにならなくても狭い後頭蓋窩の占拠性病変であり，直接の脳幹圧迫が問題となろう．

　大脳皮質下出血には高血圧性のものもあるが，動静脈奇形，動脈瘤，腫瘍などによる出血も少なくない．原因については精査が必要となる．

　下段左は原因が特定できず，高血圧性とされた例，下段中央は原因が特定できなかった例，下段右は動静脈奇形であった若年者の例．

図解 1-4 脳出血：血管奇形

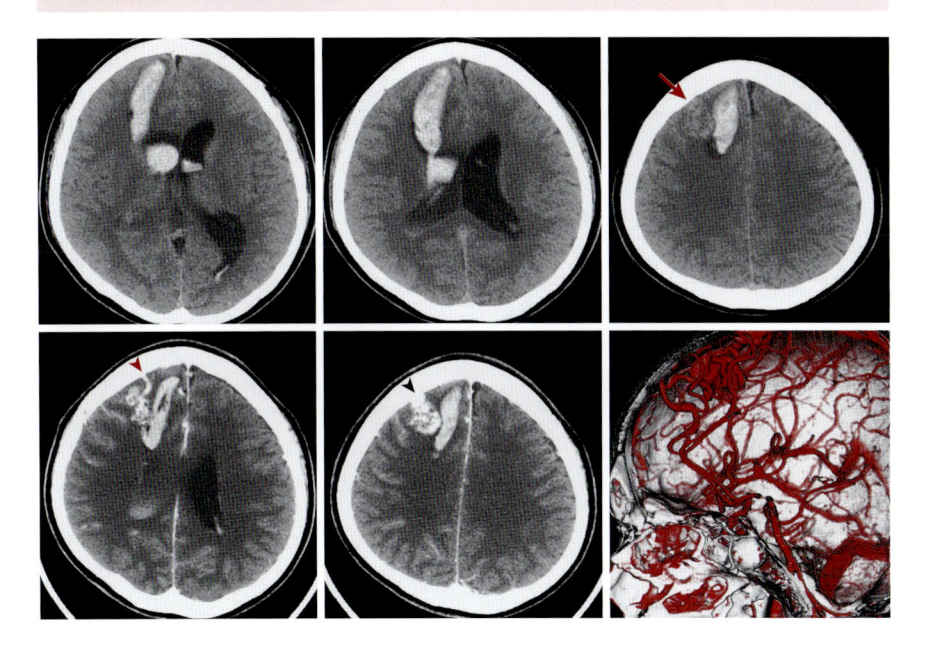

頭痛，嘔気で発症した30代男性例．診察ではわずかな構音障害がみられた．

非造影CT（上段：左が尾側）で右前頭葉皮質下に血腫がみられ，側脳室に穿破している．皮質下という血腫の位置，若年発症，高血圧がないことから基礎疾患の存在が疑われる．非造影CTの観察でも上段右の赤矢印付近に灰白質に近い吸収を基調とする内部不均一な腫瘤がみられる．血腫の周囲には浮腫がみられるが，腫瘤には浮腫を伴わず，周囲構造の圧排も目立たない．血管奇形が疑われる．

CTA（下段）では脳底側に前大脳動脈末梢からの供血動脈（赤矢頭），頭頂側に拡張した静脈（黒矢頭）が捉えられている．VR画像（右）ではそれらの立体的な相互関係が描出されている．動静脈奇形を伴う血管奇形と考えられる．腫瘤自体は周囲構造を圧迫していない印象であるが，これは真の腫瘍でなく，正常構造と混在して発達する傾向がある血管奇形（血管腫）の特徴である．

病歴再聴取で，過去にも同様の頭痛が複数回あったとのことで，すでに出血を繰り返していた可能性が考えられる．

> 図解 **1-5** 脳出血：
> **動脈瘤**

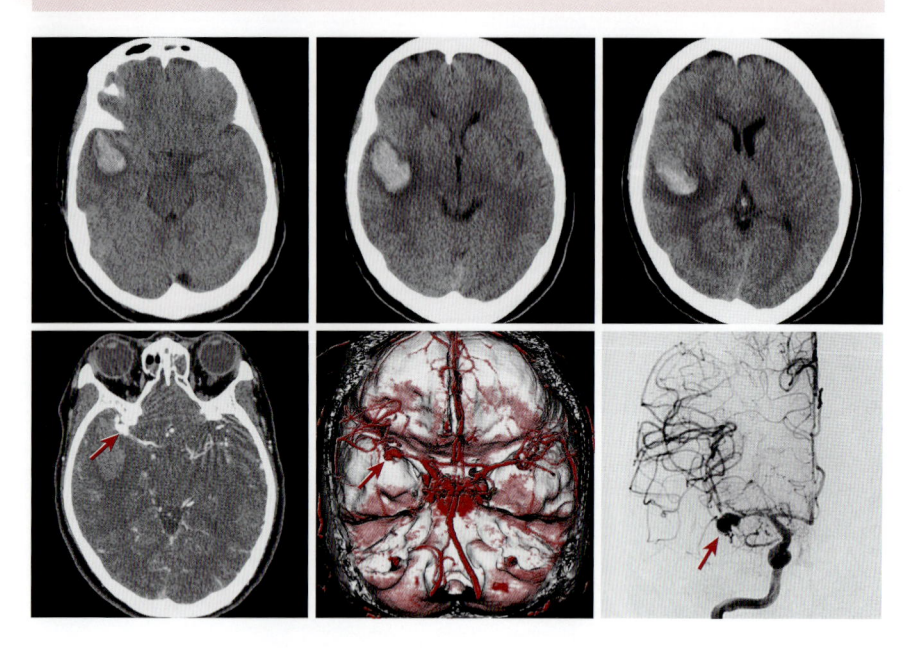

突然の頭痛と構音障害にて来院した症例．

上段の非造影CT（左が尾側）では右側頭葉皮質下に出血がみられる．明らかな腫瘍の存在は指摘できない．よくみると血腫吻側のシルビウス裂前端部にはわずかな高吸収があり，くも膜下血腫を伴っていると考えられる．頭痛はこれによると考えられるが，高血圧性血腫のくも膜腔への穿破は比較的まれである．

そこで精査のためのCTAが行われた（下段左：元画像，中央：VR画像）．いずれも右中大脳動脈分岐部に大きな動脈瘤（赤矢印）が捉えられており，中大脳動脈近位には血管攣縮による狭小化もみられる．血管造影（右）でも同様の所見（赤矢印）がみられる．

動脈瘤の破裂は通常くも膜下血腫となるが，このように脳内出血やまれには硬膜下血腫として発症することもある．

II-1 脳梗塞

◎脳梗塞のCT診断

- 明瞭な高吸収として描出される血腫と異なり，発症直後の脳梗塞はCTでは無所見となることが多い（翌日以降の診断は容易）．
- したがって，症状で脳卒中と診断すれば，CTはくも膜下血腫を含む出血の除外のみに撮影されるとしても問題は少ない．
    - この場合，①症状で脳卒中と診断，②CTで出血を除外，③MRで梗塞を診断，④t-PA適応などを評価，の手順となろう．
    - MRが常時遅滞なく使用できるなら，MR撮像に伴う治療開始の遅れは30分以内である．
    - MRの読影においてT2*強調像などで出血の除外が確実に行えるのであれば，MRのみで診断することも可能ではある．
- MRが使用できず，t-PAの適応が考慮される場合には，CTによる早期虚血サインの評価が必要となる．このためには以下の所見を評価するが熟練を要す．
    - 血管内高吸収像：この所見のみ発症直後からみられ，t-PA禁忌の所見とならない．
    - 灰白質辺縁の不明瞭化：基底核で発症1時間後など早期からみられ，皮質でも最初にみられる所見となる．
    - 脳回などの膨化：虚血に伴う浮腫を反映する．
    - 灰白質-白質コントラストの低下：これも浮腫を反映する．
    - わずかな吸収低下：早期虚血サインの中では発症2時間以上後など比較的遅れてみられる．通常の頭部用よりウィンドウ幅を絞って観察するとよい．
    - 重大な症状を起こすことが多い中大脳動脈領域は，特に重点的に観察する．
    - 皮質では島皮質が観察しやすい．
    - 広範な早期虚血サインはt-PAの禁忌となるが，中大脳動脈領域の1/3程度の領域がそれに当たる．
    - 中大脳動脈領域を基底核レベルと側脳室体部レベルで観察し，皮質についてはそれぞれのレベルで3等分，それに基底核，島皮質を加えた8領域の内3領域に早期虚血サインがみられるとt-PA使用に伴う出血の危険が高いとされる．
- 陳旧性病変では萎縮が，新たな病変では浮腫がみられる．

図解 2-1 脳梗塞：基本の画像

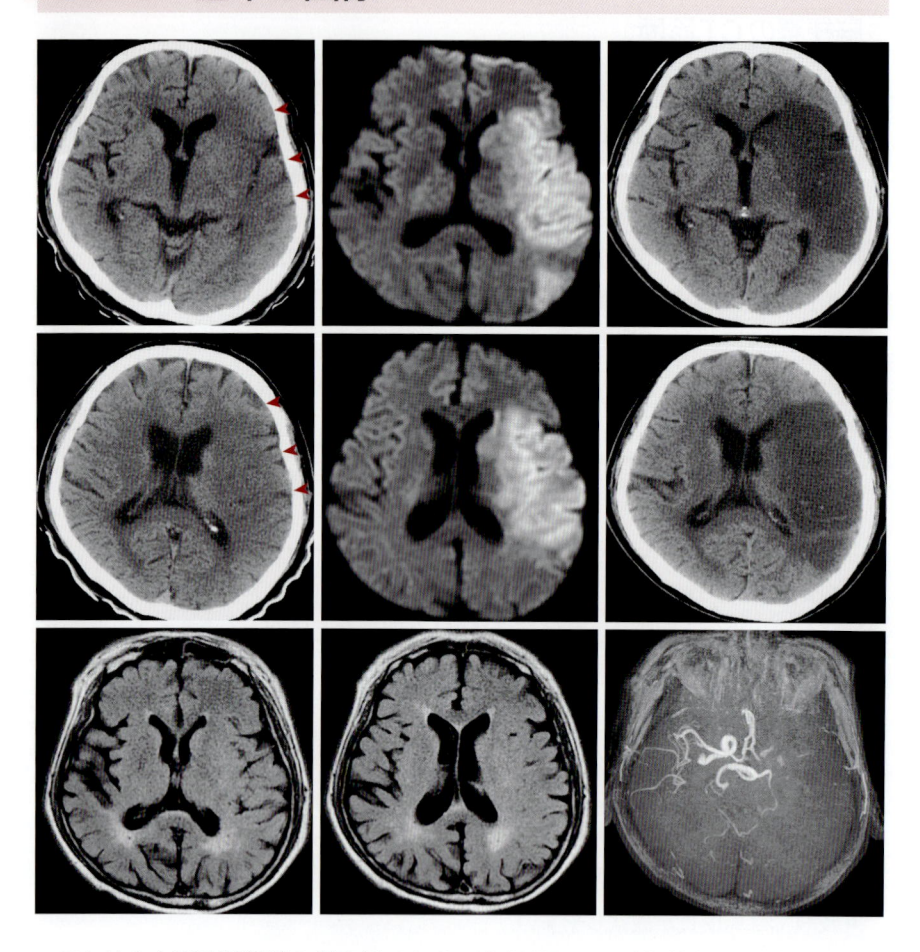

　これは左内頸動脈領域の梗塞例である．発症翌日のCT（上段右，中央）で明瞭な低吸収として捉えられている梗塞巣は，発症2時間後のMRの拡散強調像（上段中央，中段中央）ではその大部分が高信号として捉えられているのに対し，MR直前のCT（上段左，中段左）やMRのFLAIR（下段左，中段左）ではわかりにくい．MRA（下段右）では左内頸動脈の血流信号が欠損している．なおCTでは赤矢頭付近の皮質に膨化や吸収低下，島皮質や基底核辺縁の不明瞭化が捉えられている．

図解 2-2 脳梗塞：早期虚血サイン

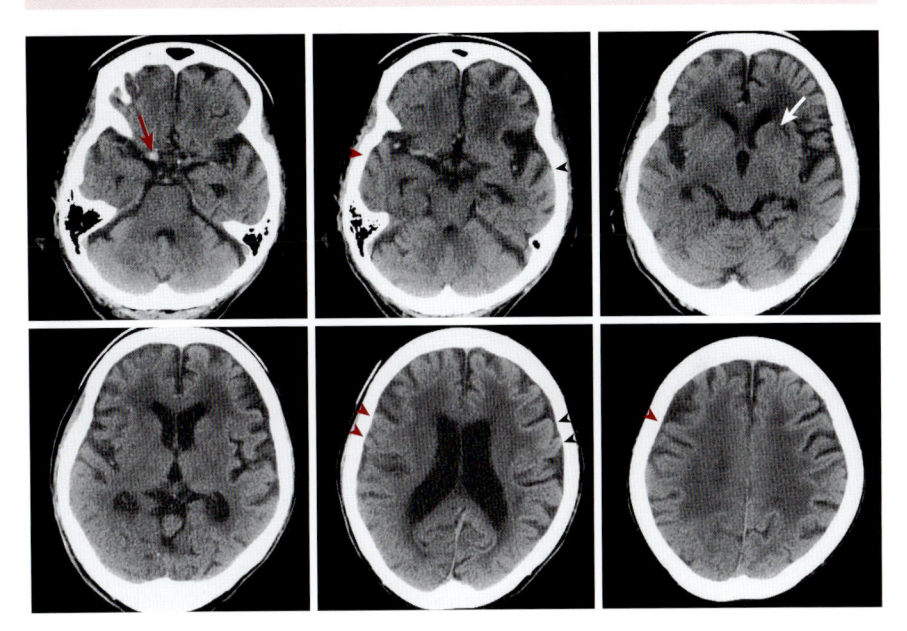

　この症例では右内頸動脈（上段左：赤矢印）から中大脳動脈に血管内の高吸収がみられる．これは血栓・塞栓を示している．

　一見脳実質には所見がないようにもみえるが，例えば上段中央で側頭葉の右（赤矢頭）と左（黒矢頭）の脳回を比較すると，右で吸収が低下し，灰白質の膨化や脳溝の狭小化もみられる．上段右では白矢印で示す対側内包前脚が患側でみえなくなっているが，これはレンズ核の境界が不明瞭化しているためと考えられる．下段中央（赤矢頭）でも右で灰白質の吸収はわずかに低下，灰白質と皮質下白質の境界が不明瞭になっている．下段右（赤矢頭）ではその差はわかりにくいが，灰白質の膨化がみられる．ほかも同様の変化が広範囲に認められる．

　このような中大脳動脈の高吸収（hyperdense MCA sign），レンズ核の輪郭不明瞭化，皮質－白質境界・島皮質の不明瞭化，脳溝の消失・脳実質の低信号化を早期虚血サイン（early CT signs）と呼ぶ．血管内の高吸収を除いて広範にみられればt-PAの禁忌となる．

図解 2-3 脳梗塞：早期虚血サイン

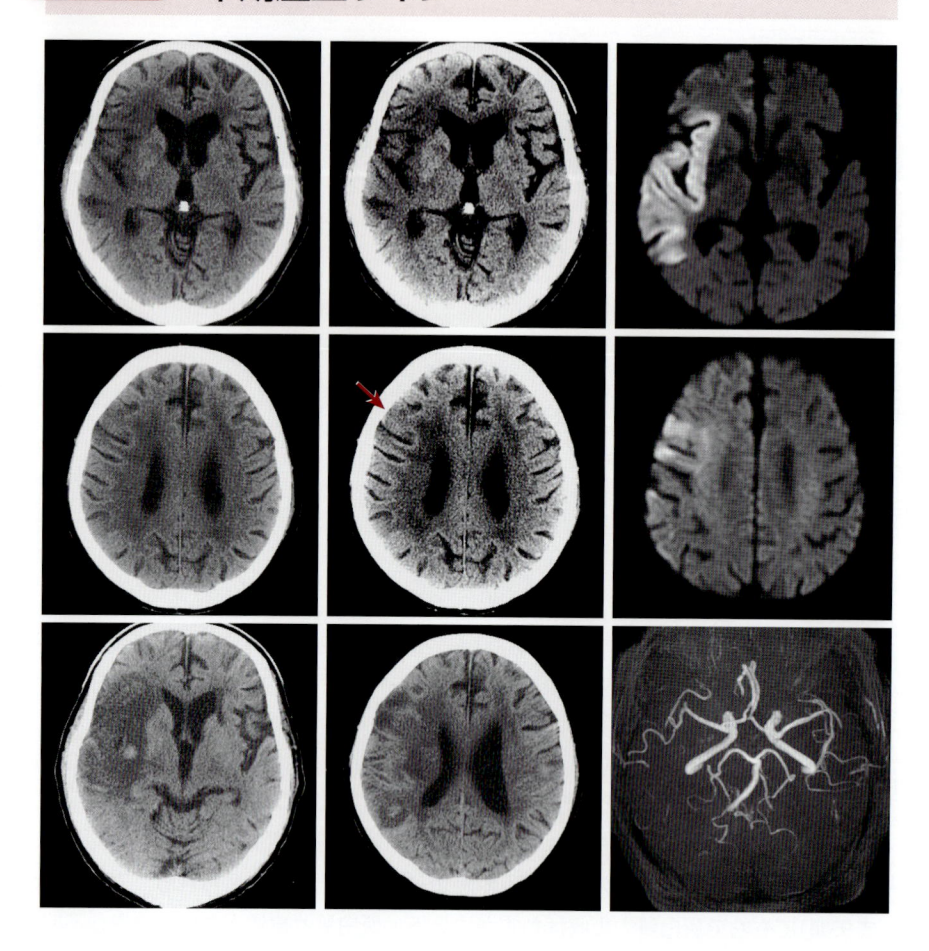

脳実質の吸収低下については通常より狭いウィンドウでみれば認識しやすい．

この例は右中大脳動脈領域の梗塞であるが初診時CT（上段左，中段左：通常ウィンドウ　ウィンドウ幅WW＝90，ウィンドウレベルWL＝30，上段中央，中段中央が狭いウィンドウWW＝40 WL＝30）で対応するMR拡散強調像（上段右，中段右）の高信号の部に吸収低下がみられる．中段はわかりにくいが赤矢印の部である．下左・下中は2日後CTで一部出血がみられる．下段右はMRA．

| 図解 2-4 | 脳梗塞：小梗塞 |

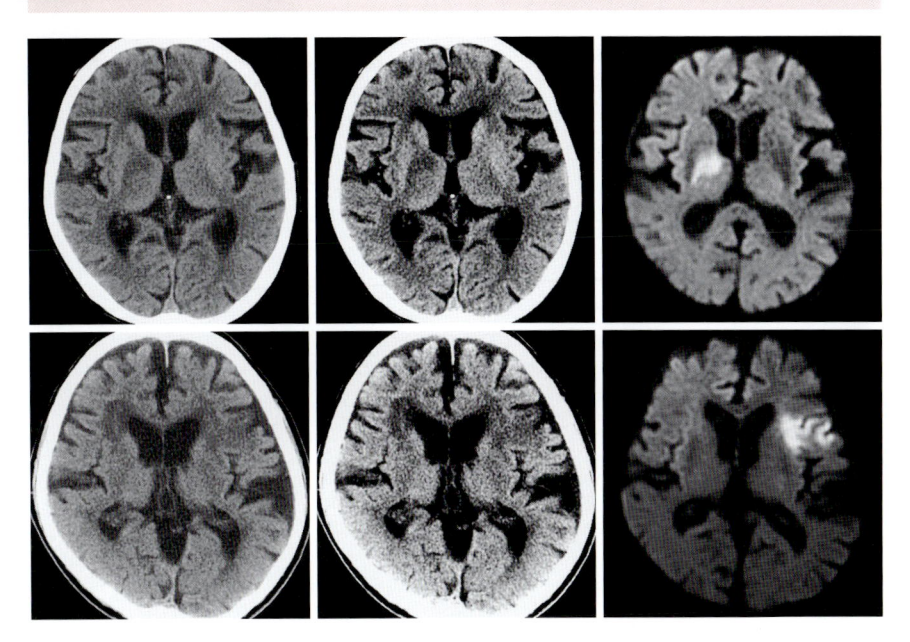

中大脳動脈や内頸動脈領域の広範な梗塞の場合，t-PAの適応となる発症3時間（条件によっては4.5時間であるが，その場合はMRなどでの灌流画像の評価が必要）でも陽性所見を認識することが可能である．熟練すればt-PAの禁忌評価には，CT，MRの拡散強調像とも有用性に有意差はないとされる．

一方，小病変となることが多いラクナ梗塞や小さな皮質梗塞では，CTでの早期診断は困難である．

上段は内包付近の梗塞例の発症数時間でのCT（左：通常ウィンドウ，中央：WW＝40，WL＝30；下段も同じ）およびMR拡散強調像（右）である．拡散強調像での高信号に一致してCTでもわずかな低信号がみられる

下段は左前頭葉の小さな皮質−皮質下梗塞である．拡散強調像（右）での高信号に一致してCTでも低信号がみられる．低信号には脳回の膨化など浮腫の所見を伴っているが，これは萎縮や組織欠損を伴う陳旧性梗塞巣の所見との違いである．

図解 2-5 脳梗塞：静脈性梗塞

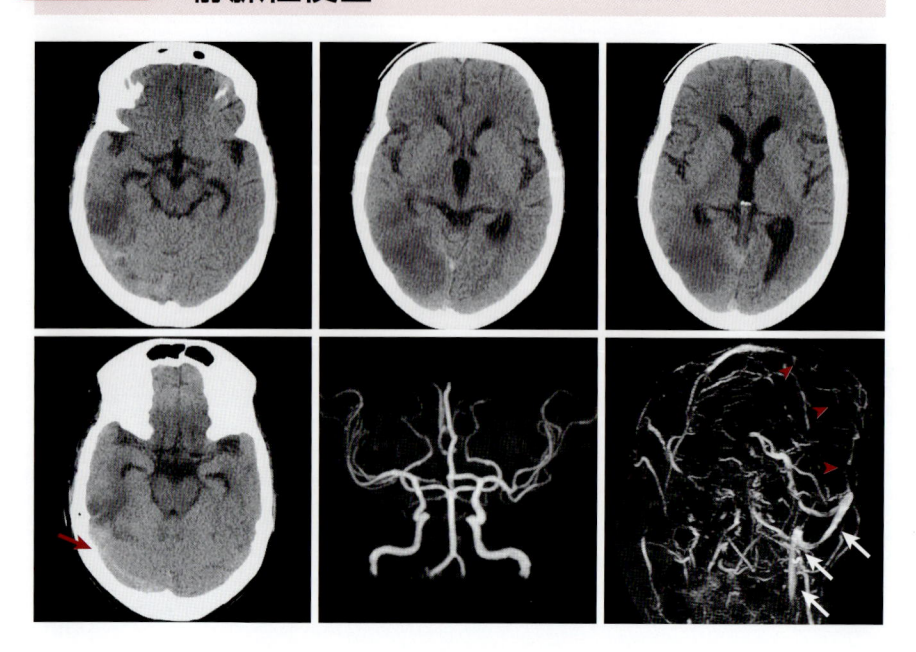

　梗塞は通常動脈の閉塞により起こるが，分布が血管支配と一致しない場合には他の可能性を考える必要がある．

　これは甲状腺クリーゼで入院中の20代女性である．

　上段のCT（左が尾側）では右後頭葉に浮腫を伴う低吸収域がみられ，急性期の梗塞と考えられる．下段左は上段左のさらに尾側のCT横断面であるが，赤矢印付近に高吸収がみられる．位置からして右横静脈洞内の血栓が疑われる．

　MRA（下段中央）では後大脳動脈など動脈に明らかな閉塞がみられない．一方，MRV（MR静脈造影：下段右）斜位MIP像では上矢状洞の近位（赤矢頭）から対側（白矢印）では描出さている横-S状静脈洞-内頸静脈の右側のものが描出されていない．静脈洞血栓症と診断される．

　静脈洞血栓症では静脈洞内の高吸収がポイントとなるが，貧血がない場合，正常でもわずかに高吸収となるため，ほかの血管内容との比較が重要である．

　なお，この例では甲状腺クリーゼを禁忌と考え，造影CTは行われなかった．

II-2　脳梗塞：脳幹および小脳の梗塞

- 脳幹や小脳の梗塞では典型的な脳卒中の症状を呈さないことがまれではない．
- めまい，悪心・嘔吐，意識障害，歩行障害，眼球運動障害，構音障害，球麻痺，交代性片麻痺など，通常の片麻痺と異なる分布の麻痺などが症状となる．
  - ▶ **めまい**に関しては，救急受診患者の多くは良性のめまいであり，脳梗塞に伴うものは10数%程度以下とみられる．
  - ▶ めまいの訴えには浮動性めまいが含まれるが，その中では「体がフラフラする」「足元がふらつく」「よろめく」など平衡感覚障害を示唆する訴えは，「気を失いそう」「立ちくらみ」「頭がフラフラする」「頭がフワフワする」などに比べ真のめまいであることが多く，中枢性のものも少なくない．
  - ▶ 脳卒中に伴うめまいは，急性・初回で，持続時間が長く，安静による改善傾向がないことが多い．
  - ▶ 随伴症状として**意識障害**，**失調性歩行など歩行障害**，**小脳症状その他神経症状**，**麻痺**，**頭痛**を伴うものはCTおよび/またはMRの適応と考えられる．
  - ▶ 悪心・嘔吐に関しては特異性が低い．
  - ▶ 動脈硬化の危険因子や椎骨動脈系の解離を示唆する急激な後頭部痛後や頸部捻転後のめまいにも注意する．
- **球麻痺，交代性片麻痺**は脳幹に特異的な症状であり，急性であれば脳幹部を責任部位とする脳卒中の可能性が高い．CT，MRで有意な所見が得られなくてもそのように診断する．なお，急激な発症の球麻痺ではギラン・バレー症候群，ボツリヌス毒素やリチウム中毒の場合もある．いずれにしてもCTやMRなど精査が必要となるという意味で，球麻痺と仮性球麻痺(延髄ではなく，より上位の中枢を原因とするもの)を症状のみで厳密に鑑別する必要はない．
  - ▶ 球麻痺の主症状は嚥下困難であるが，しばしば遭遇する嚥下困難と異なり，嚥下痛や引っ掛かり感ではなく，単に飲み込めないとの訴えである．誤嚥やむせはある．
- **急性の歩行障害**は失調性歩行であったり，診察により小脳障害の所見があれば脳幹・小脳の脳卒中である可能性を考える．失調性でない場合にはほかの部位の脳梗塞など麻痺を原因とすることも，心疾患などのことも高熱など単に全身状態不良のこともある．

図解 1 　脳梗塞：脳幹・小脳梗塞

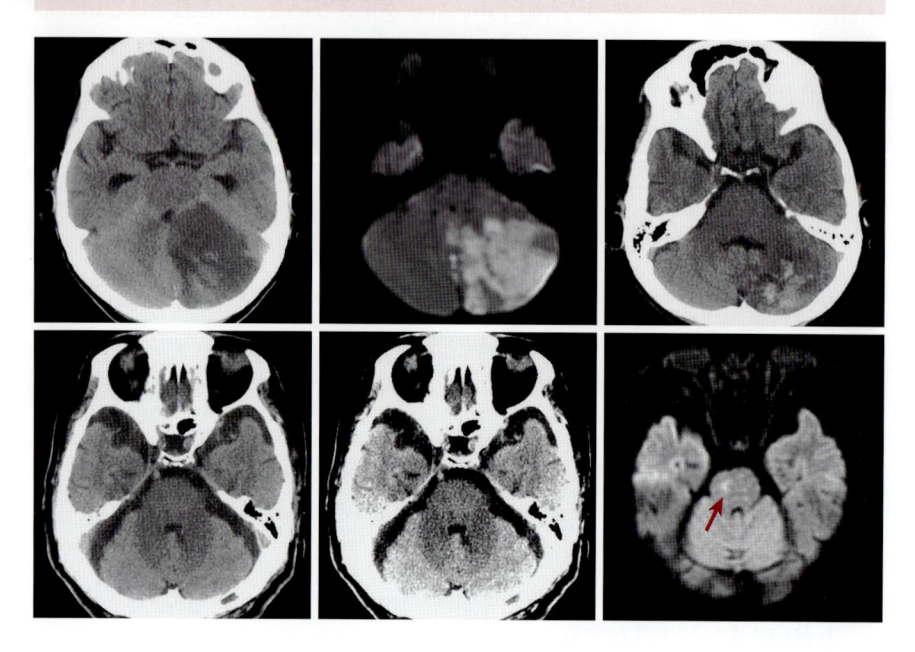

　脳幹や小脳の梗塞は，症状も片麻痺を主とする典型的な脳卒中とは異なることが多く，錐体骨を含む骨によるアーティファクトの影響を受けやすいためCTによる診断も困難な場合が多い．可能であれば早期からMRで診断することが望ましい．

　上段は小脳梗塞であるが，初診時CT（左）の時点で発症後10時間程度が経過しており，左小脳半球の明瞭な低吸収域として捉えられている．MR拡散強調像（中央）ではほぼ同様の範囲の高信号となっている．この例ではt-PAは使用されていないが，7日後のCT（右）出血性梗塞となっている．

　下段は橋の新鮮梗塞．MR拡散強調像（右）では赤矢印付近に小さな高信号がみられる．CT（左：通常頭部用観察ウィンドウ，中央：狭いウィンドウ）でも同じ部位に低吸収あるようにみえるが，後頭蓋窩でアーティファクトの可能性もあるため診断は困難である．

　めまい，ふらつき，球麻痺，交代性片麻痺，小脳症状など後頭蓋窩の病変を疑う場合には積極的にMRを行いたい．

III 鑑別診断

- 陳旧性梗塞も急性期梗塞巣もCTでは低吸収となるが，陳旧性では組織欠損や萎縮が，急性期では浮腫が特徴的である．
- くも膜下出血については第2部.1.参照．脳卒中として発症する場合は通常出血量が多く，CTでの診断は容易である．
- 慢性硬膜下血腫は慢性な経過であり，通常脳卒中としては扱われない．認知症の出現や悪化として発症するほか，麻痺，筋力低下，構音障害，歩行障害などを伴うこともある．これらの症状は病態の完成期に出現するため，比較的急性に気づかれることも少なくない．臨床的には脳卒中の鑑別診断に挙げられよう．画像については第3部.1.(pp197-198)参照．
- 脳炎，髄膜炎，脳症などの診断はCTでは不確実である．脳脊髄液検査，MRが必要となる．髄膜炎の画像については第3部.3.(pp281-282)参照．
- 膠芽腫や悪性リンパ腫など腫瘍も広範に分布する場合，梗塞との鑑別が必要となる場合がある．悪性腫瘍では造影効果があることが多いが，梗塞巣でも時期によっては造影がみられる場合がある．
- 出血との鑑別が必要な石灰化は好発部位が限られる．左右対称に分布することが多い．しかし，片側性にみられる場合，画像だけでなく臨床症状も参考に慎重に評価する必要がある．

図解 1 陳旧性梗塞

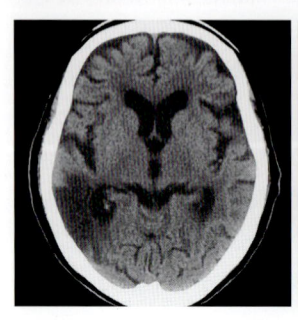

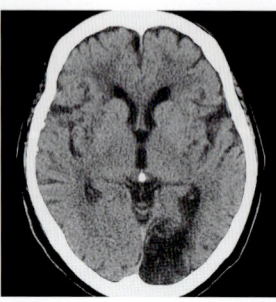

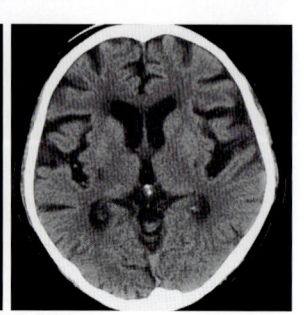

　陳旧性梗塞も急性梗塞も低吸収となる．浮腫が主像となる急性期梗塞に対し，陳旧性梗塞は脳軟化症とも呼ばれ，神経組織の欠損，巨視的な萎縮が主像となる．陳旧性梗塞では吸収は脳脊髄液のそれに近く，周囲構造は圧迫・圧排されることはなく，広範な梗塞では同側の脳回は開大する．正常組織とのX線吸収の差が大きいため，ラクナ梗塞など小病変でもはっきり認識できることが多い．

　左は右中大脳動脈領域後部の陳旧性梗塞，中央は左後大脳動脈領域の陳旧性梗塞．いずれも血管支配領域に一致して脳脊髄液に近い低吸収が分布する．周囲構造の圧迫はみられず，中央で左側脳室は病変部の萎縮のために開大している．

　右は両側被殻の陳旧性梗塞．ラクナ梗塞も陳旧性となると認識できることが少なくない．深部白質では複数の陳旧性ラクナ梗塞が癒合してみえる傾向にあり，びまん性の低吸収として捉えられることも多い．

図解 2　②脳腫瘍　③石灰化

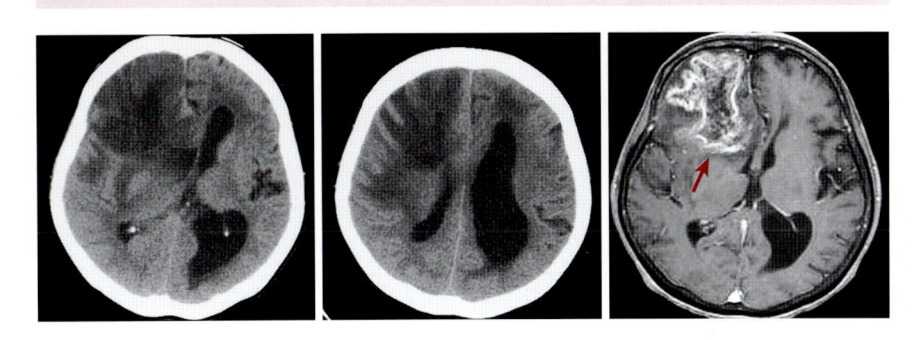

　脳腫瘍も時に広範な低吸収域と浮腫状の変化をきたすため，新鮮梗塞との鑑別が必要となる場合がある．特に膠芽腫や悪性リンパ腫は連続した広い範囲の浮腫による低吸収域がみられることが多いため，急性期脳梗塞と誤認される可能性がある．症状は慢性または亜急性に推移すると考えられるが，自覚的には急に気づかれることもありうる．

　上段は膠芽腫の例．MR造影後T1強調像（右）ではリング状の造影効果（赤矢印）があり，腫瘍であることは明らかであるが，非造影CT（左，中央）では右前大脳動脈領域−中大脳動脈領域前半に低吸収域が広がっているようにもみえる．

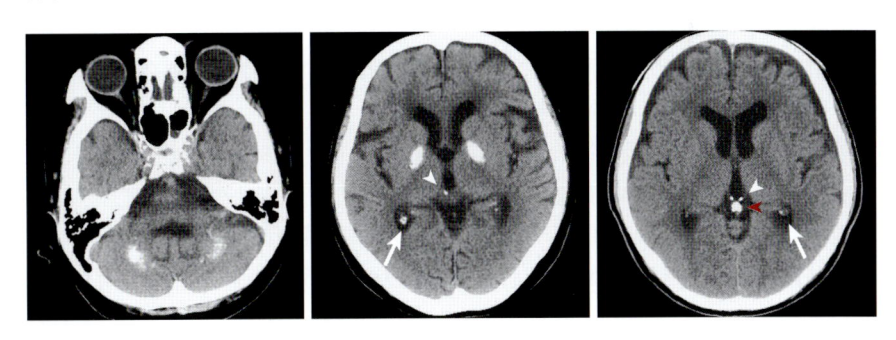

　石灰化は高吸収域として捉えられるが，時に脳出血と誤認されうる．

　好発部位としては小脳歯状核（左），淡蒼球（中央），脈絡叢（中央，右：白矢印），松果体（右：赤矢頭），手綱交連（中央，右：白矢頭）などが挙げられるが，正中の構造以外では左右ほぼ対称性にみられることが多い．

発熱と発熱を伴う病態

概　要

- 発熱または発熱を伴う病態も，救急受診の動機として頻度が高い．
- 発熱自体は非特異的な症状であり，その鑑別診断は多岐にわたる．主な分類としては感染，非感染性の炎症，腫瘍，熱中症，その他がある．
- 診断の目標は発熱の原因の特定ということになるが，基本的には併存する発熱以外の症状・所見を手がかりに鑑別診断の範囲を狭めていくことになる．

CTの適応

- 発熱以外の症状・所見で診断できる場合は原則画像診断の対象外．
- 採血，尿検査，X線写真などで診断できる場合もCTの適応にはならない．
- 発熱以外の症状・所見から適応になる場合．
    - ▶ 肺炎が疑われるがX線写真で確定できない場合．ウイルス性肺炎，急性間質性肺炎などが疑われる場合．
    - ▶ 膿瘍，膿胸，腹膜炎，椎間板炎など深部の細菌感染が疑われる場合．
    - ▶ 腫瘍による発熱の可能性が考えられる場合．
- 敗血症や体温を含む全身状態が不良で，いち早く原因を究明する必要があるが，病歴，身体所見，検体検査などが不十分の場合．
- 術後，外傷時・後など合併症の症状としての発熱が疑われる場合．
- 高齢者(特に寝たきり)においては，病歴や症状が十分に評価できない場合が多いこと，複数の疾患が併存する場合があることなどから相対的に適応と考えられる場合が存在する．
- 発症から救急受診までの経過時間によっては，不明熱の定義を満たす場合やそれに準ずる場合はある．この場合，経過は急性よりは亜急性であり，救急や時間外にCTを撮影する必要がある症例は限定的と考えられる．

- それ以外の場合，発熱が直接の要因となって初診時に即座にCTの適応になる場合は少ないと考えられるが，実際には発熱の原因が即座に究明できない，あるいはある程度鑑別診断を絞ることができないときにはその場でCTが撮影される場合が多い/増加しつつある印象である．

検査の実際

- 臨床的に特定の疾患が疑われる場合は，想定される病変部を中心に検査する．
- 鑑別診断が絞り切れない場合には軀幹部を中心に検査するが，安易に広範囲のCTが行われることは被曝低減の点から望ましくない．
- 必要に応じて造影CTを追加する．特に肺を除く細菌感染では，造影が必要となることが多い．

基本的な診断戦略

- 特定の疾患が疑われる場合は，その診断と鑑別診断が基本．
- 臨床的に診断が絞り切れず広範囲のCTを撮影した場合には，呼吸器感染，胆道系感染，腎・尿路感染，消化管関連の感染の頻度が高い．高齢者や寝たきりの患者では褥瘡にも注意する．
- これらが否定される場合には腫瘍，椎間板炎など整形外科領域の感染，まれな部位の感染，膠原病・自己免疫疾患などを考慮する．
- 臨床情報およびCTで原因が見いだせない場合，CT偽陰性の可能性のほか，髄膜炎，細菌性心内膜炎，心筋炎，敗血症，膠原病・自己免疫疾患，腫瘍，熱中症，その他を考慮する．
- このうち髄膜炎は髄液検査で，細菌性心内膜炎や心筋炎は心エコー図で即座に評価できる．悪性高熱，横紋筋融解症，熱中症の一部ではCPKが上昇する．
- 敗血症については血液培養を，膠原病・自己免疫疾患に関しては自己抗体などで診断するが通常即座に結果を得ることはできない．
- 当初のCTで検出できない腫瘍の診断は困難であるが，再読影，肺，消化器，乳腺，甲状腺，前立腺など頻度の高い悪性腫瘍のスクリーニングを行う．

- この項では症状のみでは見逃されたり，診断困難であったりすることが多い主な疾患を提示する．

I 頭頸部疾患による発熱

◎頭頸部疾患のポイント

- 発熱以外に頭痛がある場合,髄膜炎,脳炎,副鼻腔炎,中耳炎,側頭動脈炎,インフルエンザ,上気道炎・かぜ症候群などが考えられる.
  - ▶ 副鼻腔炎では前頭部痛または頬部痛が多い.
  - ▶ 中耳炎,外耳炎では耳痛が典型像であるが,側頭部痛やより広い範囲の頭痛を訴えることもある.
  - ▶ 側頭動脈炎はまれな疾患で,頭痛や血管狭窄に伴う外頸動脈領域を中心とする虚血症状が主で,発熱はあっても微熱が多い.
  - ▶ 上気道炎やかぜ症候群が疑われる場合,髄膜炎の除外は特に重要である.
- 咽頭痛がある場合は咽頭炎その他上気道炎が考えられるが,咽頭周囲膿瘍,喉頭蓋炎などには注意を要する.
- 頸部痛を伴う場合は頸部リンパ節が多いが,亜急性甲状腺炎なども鑑別に挙げられる.
- 小児では上気道炎・かぜ症候群以外に,髄膜炎,中耳炎,咽頭炎・扁桃炎・扁桃周囲炎,リンパ節炎,EBウイルス感染,川崎病などが多い.特に髄膜炎や川崎病が重要であるが,膿瘍形成が疑われる場合などを除いてCTの適応になることは少ない.
- 不明熱の場合,感染症以外に頭頸部腫瘍,特に悪性リンパ腫,高安病など血管炎はCTで診断できる場合がある.
- 甲状腺クリーゼも発熱がみられるが,中枢神経症状を含め全身の症状を伴う.

◎CTの位置づけと着目点

- 一次救急においてはかぜ症候群との鑑別が重要な課題となる.したがってCTを含めた精査の対象を,もれなく拾い上げることが最初のポイントである.
- **脳炎・髄膜炎についてはCTの診断能は低い**.髄液検査などが必要.
- CTを撮影した場合,副鼻腔,中耳腔・乳突洞,咽頭および咽頭周囲,頸部リンパ節は確実に観察したい.
  - ▶ 副鼻腔炎,中耳炎では髄膜炎合併にも注意.
  - ▶ 咽頭炎などでは気道閉塞や膿瘍の及ぶ範囲(特に中枢神経)に注意.
- 不明熱の場合はこれらに加え,甲状腺,大血管なども観察したい.

図解 1-1　髄膜炎

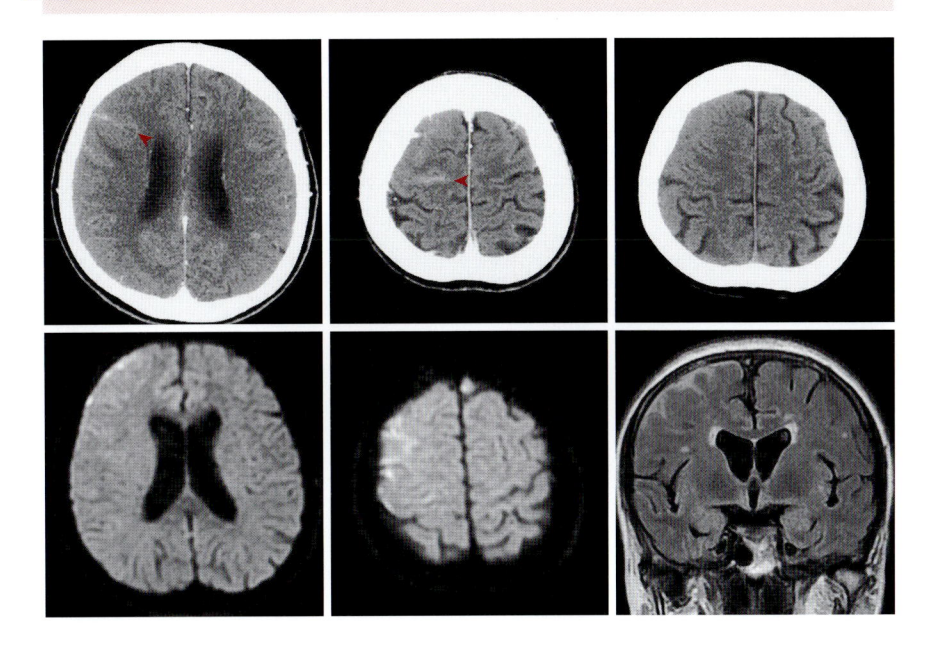

　髄膜炎の典型的症状は発熱，頭痛，項部硬直，意識障害であるが，早期診断のためには発熱＋頭痛（特に2～3日の経過で悪化が続く場合）でも髄膜炎を考慮する必要がある．髄液検査による診断が原則である．

　髄膜の造影効果増強がみられるが，CTでは十分なコントラストが得られないことも多く，診断は容易とはいえない．

　この症例では病変は右側中心に分布する．造影CT（上段左，中央）で左側の脳表付近の造影効果はいずれも血管であるが，右側では脳表の濃染像（一部を赤矢頭で示す）がみられる．上段中央と同じレベルの造影前CT（上段右）では対側に比し脳溝が狭くなっているが，この所見のみで髄膜炎と診断するのは困難であろう．

　MR拡散強調像（下段左，中央）では髄腔の膿などが高信号として捉えられている．FLAIR（下段右）では脳表，脳溝に軽度の高信号が広がるが，脳脊髄液の信号が抑制されていることにより病変は容易に同定される．

　臨床的に髄膜炎が疑われる場合，CTでは不十分である．

図解 1-2 髄膜炎

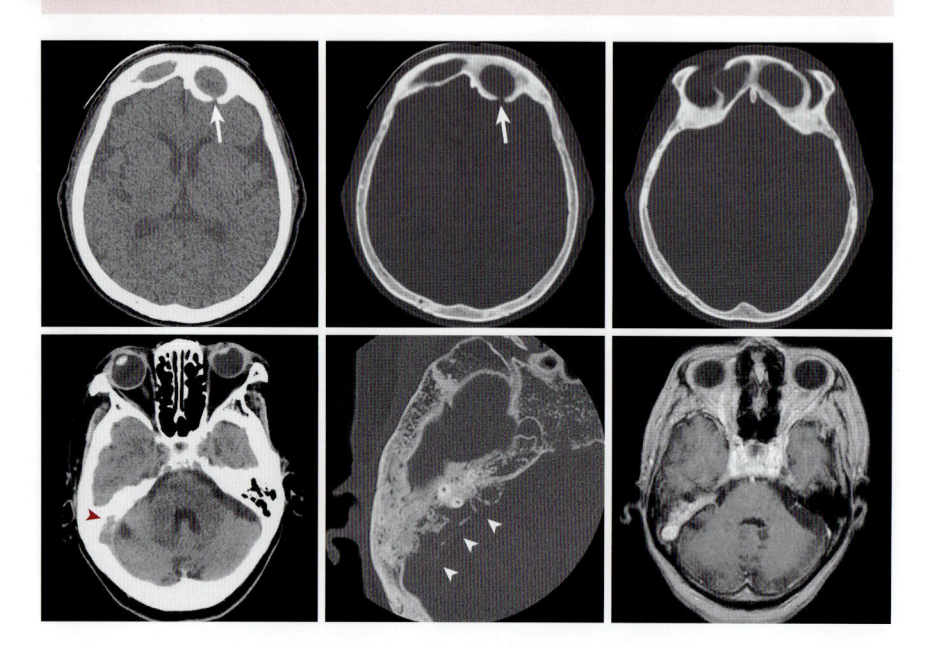

　かつては細菌性髄膜炎の多くが副鼻腔炎や中耳炎からの進展によるとされたが，衛生水準の向上などにより最近では比較的まれである．

　頭痛の鑑別診断を目的にCTを行った場合に，副鼻腔炎や中耳炎の所見がみられることがあるが，頭蓋側の骨壁が吸収されている場合には，髄膜への炎症の波及を疑う必要がある．

　上段は前頭洞炎からの波及．発熱，頭痛あり．左：通常軟部用観察ウィンドウ，中央，右：骨用観察ウィンドウ．前頭洞に軟部濃度域が充満し，そこが拡大，内側壁（白矢印）が吸収されている．直接的な所見ではないが続発性の髄膜炎が疑われる．

　下段は中耳炎からの波及．発熱，頭痛あり．左：頭部用観察ウィンドウ，中央：内耳用ウィンドウ，右：MR造影後T1強調像．通常のCTでは右乳突洞蜂巣の発達が悪いことのほか，一部に異常な軟部濃度域（赤矢頭）がみられる．内耳用ウィンドウでは錐体骨に骨吸収（白矢頭）強く，一部不連続になっている．造影後のT1強調像では造影効果が目立つ．

図解 2 脳膿瘍と脳室炎

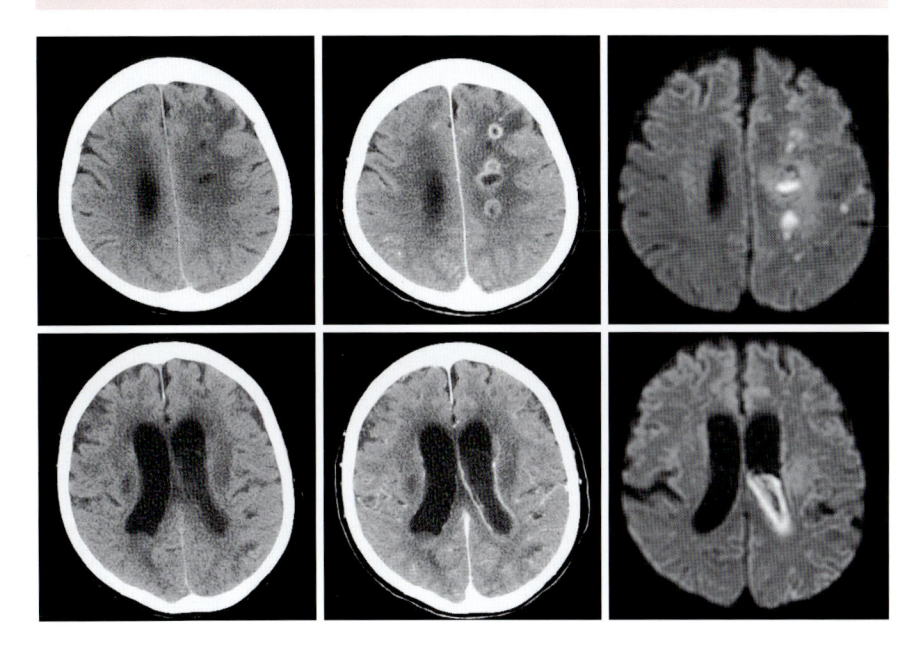

脳炎の診断は髄液検査やMRで行われることが多いが，脳膿瘍や脳室炎では造影CTでの診断も可能である．

脳膿瘍は転移や髄芽腫とともにリング状の造影効果がみられる．MR拡散強調像では腫瘍の場合，リング状に高信号になるのに対し，膿瘍ではリングの中心部が高信号となる．これは膿汁の粘度などによる所見である．

上段の例でも造影前（左）ではわずかな低吸収や一部辺縁の等吸収がみられる程度であるが，造影（中央）ではリング状の濃染が明らかで，拡散強調像（右）では病変全体または中心部（造影で濃染しない部分）が高信号となっている．

脳室炎は髄腔の感染が脳室内に起こったもので，重篤な病態である．脳室壁の造影効果が主たる所見となる．

下段は上段と同一の症例であるが，膿瘍の一つが穿破したために脳室炎となった．造影前（左）にも水頭症が認識されるが，造影では左側脳室体部背側の壁が濃染し，拡散強調像でも高信号となっている．

図解 3 副鼻腔炎

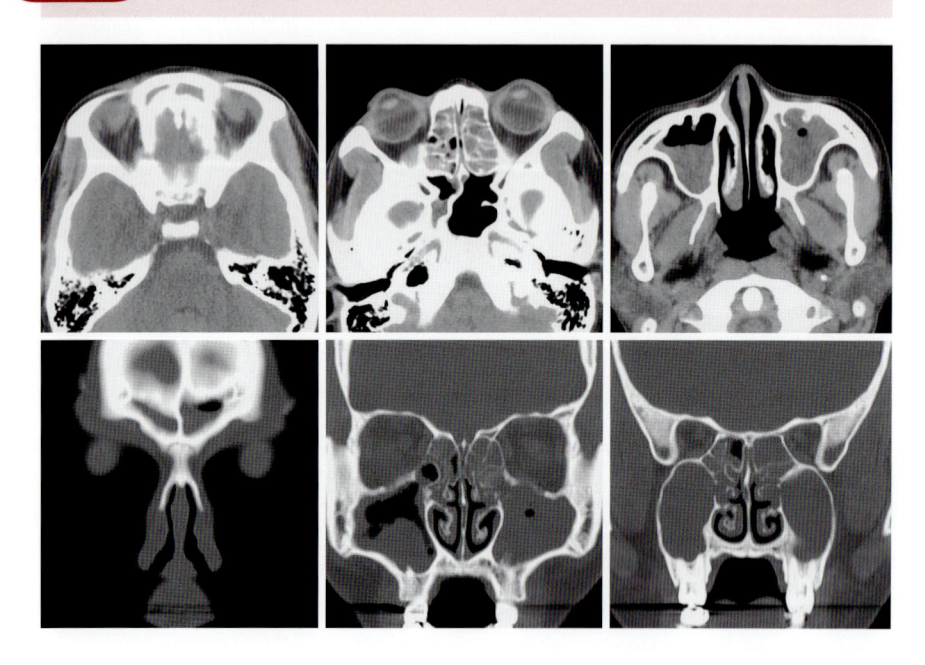

　副鼻腔炎の多くはアレルギー性鼻炎などを背景とする亜急性または慢性の病態である．一方，急性副鼻腔炎は基本的にかぜ症候群など軽症の上気道炎とともに起こることが多い．いずれにしても合併症が疑われない限りCTの適応となることはまれである．発熱の原因精査のために行ったCTでは正常では含気がある副鼻腔内に軟部濃度がみられることにより診断される．軟部濃度は粘膜肥厚の場合も液体貯留の場合もあるが通常は両者が併存する．

　上段は軟部濃度用ウィンドウ横断像（左が頭側）で副鼻腔内の軟部濃度は前頭洞，篩骨洞では充満，左上顎洞には気泡様の含気を伴い，右上顎洞では液面が形成されている．下段は骨用観察ウィンドウの冠状断であるが，同様の分布がみられる．合併症の評価や腫瘍の鑑別に有用な骨壁の変化（吸収像・破壊像）の観察には骨用のウィンドウが有効である．

　副鼻腔炎は存在すればただちに発熱の原因であるとはいえないことにも留意し，経過や局所の疼痛など急性または急性増悪の証拠を特定することが重要である．

3 発熱と発熱を伴う病態

図解 4 中耳炎・乳突洞炎

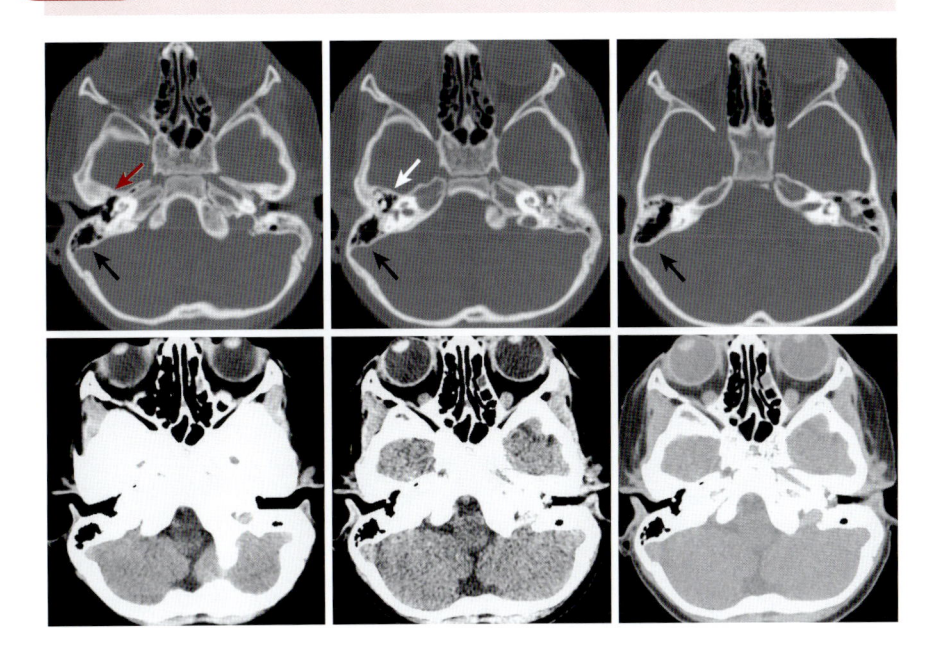

　発熱の原因検索のためにCTを撮影し，中耳炎の所見があることはまれではない．しかし，特に成人では副鼻腔炎と同様に慢性的病態が多く，中耳炎の存在がただちに発熱の原因を示すとはいえない．急性または急性増悪の病態であるか合併症の存在に注意する．

　この症例は3歳児のものである．骨用観察ウィンドウ（上段：左が尾側）では鼓室（赤矢印）の患側（左）に軟部濃度があることは容易に認識できる．軟部濃度はその頭側上鼓室（白矢印）や乳突洞蜂巣（黒矢印）にもみられる．鼓室の異常は臨床的な観察でも容易に評価できる．

　下段は上段左と同じレベルのCTである．下段左は5mm厚の頭部CTであるが，中耳腔の軟部濃度域は全くみられない．頭部用観察ウィンドウの1mmスライス（下段中央）では耳小骨は同定でき，その周囲は外耳道内の空気よりわずかに白くみえている印象もあるが，軟部濃度としては指摘できない．軟部観察ウィンドウではわずかに軟部濃度がみられる．なお，いずれも乳突洞の含気は健側より悪くみえる．このような場合には骨・耳用ウィンドウでの観察が必要である．

図解 5-1 口腔疾患に伴う発熱

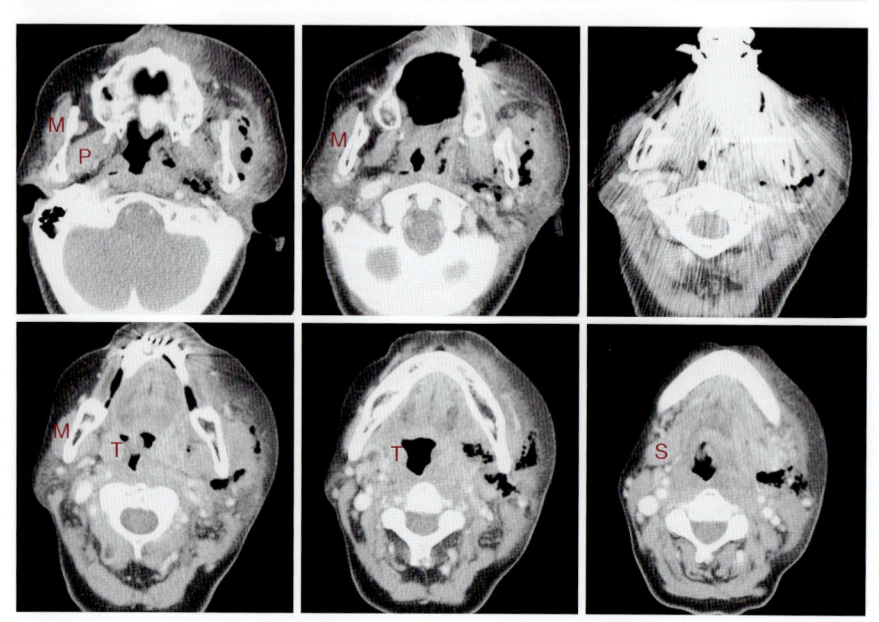

M：咬筋，P：翼突筋，T：口蓋扁桃，S：顎下腺　いずれも健側で表示

　口腔疾患も時に発熱の原因となる．扁桃炎のほか歯周囲病と関連したものが多く，通常は歯痛，頬部痛など病因を示唆する疼痛を伴う．しかし，歯科以外の医師による診察では歯科疾患は無視されがちであり，救急の現場では注意が必要である．

　これは下顎歯科処置後に高熱をきたした高齢者の例である（造影CT：上段左が頭側）．歯列レベルはアーティファクトのため評価困難であるが，下顎角から下顎枝周囲に当たる咬筋・翼突筋内，副咽頭間隙-扁桃周囲を中心に広い範囲に気泡，液体貯留，脂肪の濃度上昇などがみられる．病歴と総合し歯周囲病からの感染波及による膿瘍形成を伴う蜂窩織炎と診断される．

　扁桃炎や咽頭炎では合併症が重要であるが，これについては2-11（p165）参照．

3 発熱と発熱を伴う病態

図解 5-2 歯根尖周囲膿瘍

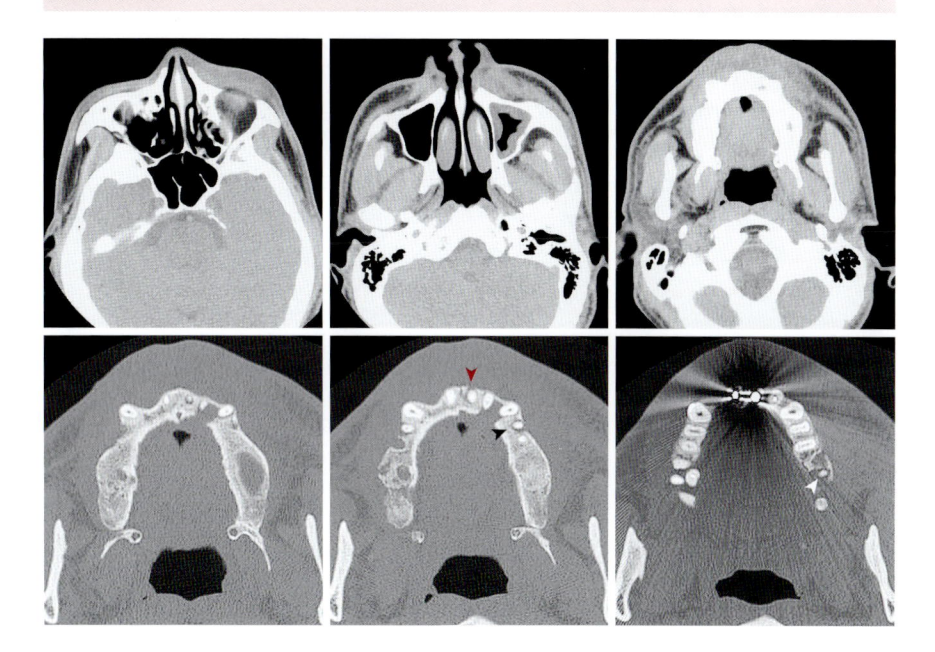

これは発熱と左顔面腫脹を主訴として来院した症例である．

非造影CT軟部用ウィンドウ（上段，左が頭側）で左顔面皮下肥厚があり，脂肪内に軟部濃度域が目立っている．軟部濃度域の一部は顔面表情筋であるが，対側との差は炎症性の浸潤によると考えられる．

非造影CT骨用ウィンドウ（下段，左が頭側）では複数の上顎歯（赤矢頭：第1切歯，黒矢頭：第1小臼歯，白矢頭：第1大臼歯）の根尖周囲に骨吸収像がみられる．上段右と下段中央がほぼ同じレベルであるが，第1小臼歯歯根周囲では上顎骨の口唇側の皮質骨も吸収されており，皮下の変化もその付近に強い．この部の歯根尖周囲膿瘍が穿破したことによる皮下蜂窩織炎と診断される．

このように，歯原性の感染では歯根・根尖周囲の骨吸収像が診断の根拠となる．この症例では同側上顎洞に粘膜肥厚がみられるが，左上顎歯根尖はいずれも上顎洞底には達しておらず歯性上顎洞炎とはいえない．

287

図解 6-1 リンパ節炎

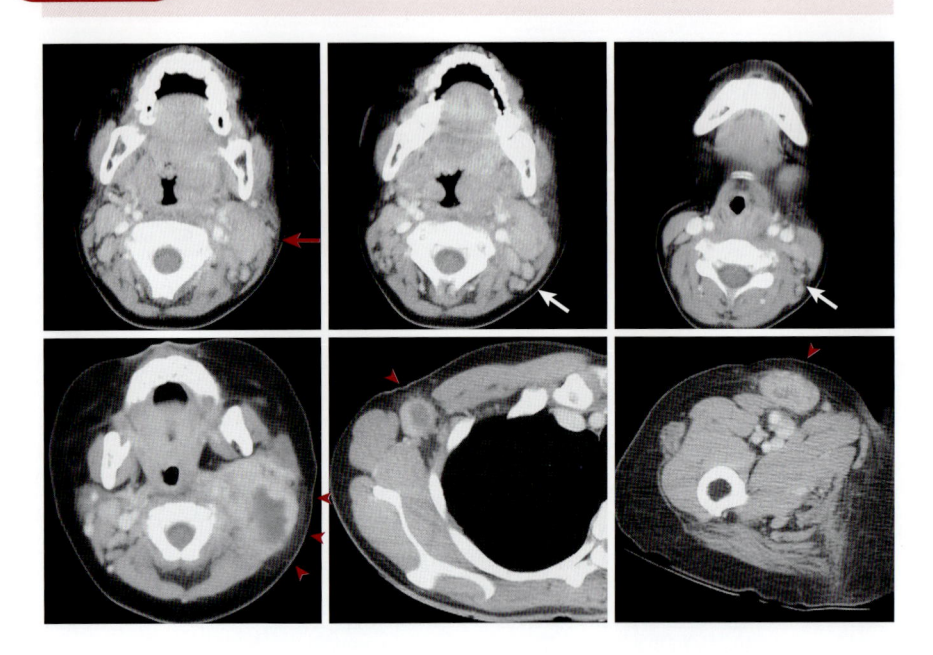

　リンパ節炎も発熱の一次救急でよく遭遇する病態である．小児の頸部リンパ節炎が多く，大部分に咽頭痛や頸部痛を伴う．画像診断はUSが主体である．

　上段は若年成人の症例である．左優位に頸静脈リンパ節，副神経リンパ節（白矢印）に腫大がみられる．赤矢印で示すものの腫大が目立つが，一つがほかより有意に大きい場合，経過によっては悪性リンパ腫を考慮する必要がある．

　下段左は小児例であるが，赤矢頭付近で頸静脈領域のリンパ節の一つに液状化がみられる．近傍の皮下脂肪に濃度の上昇あり炎症の波及がうかがわれる

　下段中央は腋窩リンパ節炎の例．赤矢頭の部に皮下脂肪の濃度上昇と，内部の部分的造影不良を伴うリンパ節がある．部位は異なっても形態は同様である．

　下段右は亜急性な経過をたどった鼠径リンパ節炎（赤矢頭）の症例である．

　リンパ節炎に関しては，近傍の炎症（時に原因），合併症，全身の病態，腫瘍の可能性などを考慮することが必要である．

図解 6-2 リンパ節炎（結核性）

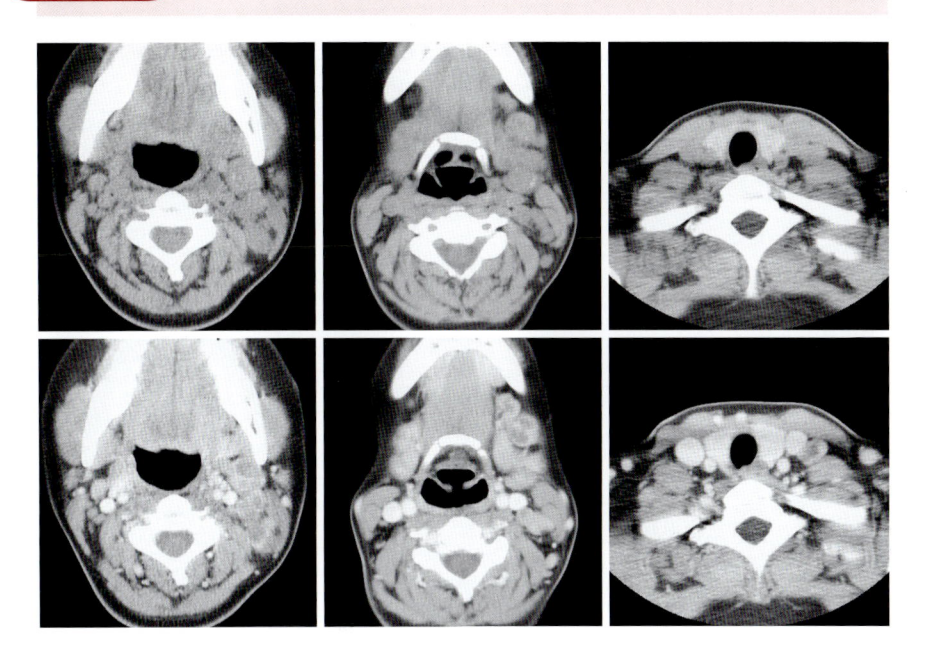

　発熱の有無を問わず，成人でリンパ節腫大（特に頸部）をみた場合，転移を含む腫瘍または転移でなければ結核を考慮する必要がある．

　この症例は微熱が続いた成人である．上段：非造影CT，下段：造影CT．いずれも左が頭側で上下は同じレベル．左頸静脈領域中心に多数の腫大リンパ節がみられるが，非造影CTでは多くに小さな石灰化がみられる．造影CTでは多くのリンパ節に丸い低吸収がみられる．これらは乾酪壊死巣に伴う所見である．肺外の結核では活動性の肺野病変を伴わないことも少なくないが，この例では肺野にも活動性病変がみられた．

　結核は長期にわたる適切な治療が必要な疾患であり，院内感染も起こしうる．わが国での発生は先進国の中では多く，また，世界的に多剤耐性菌も報告されるようになっている．救急・時間外においても適切な診断が望まれるが，翌日以後の再読影などにより見落としを減らしたい．

図解 7　川崎病

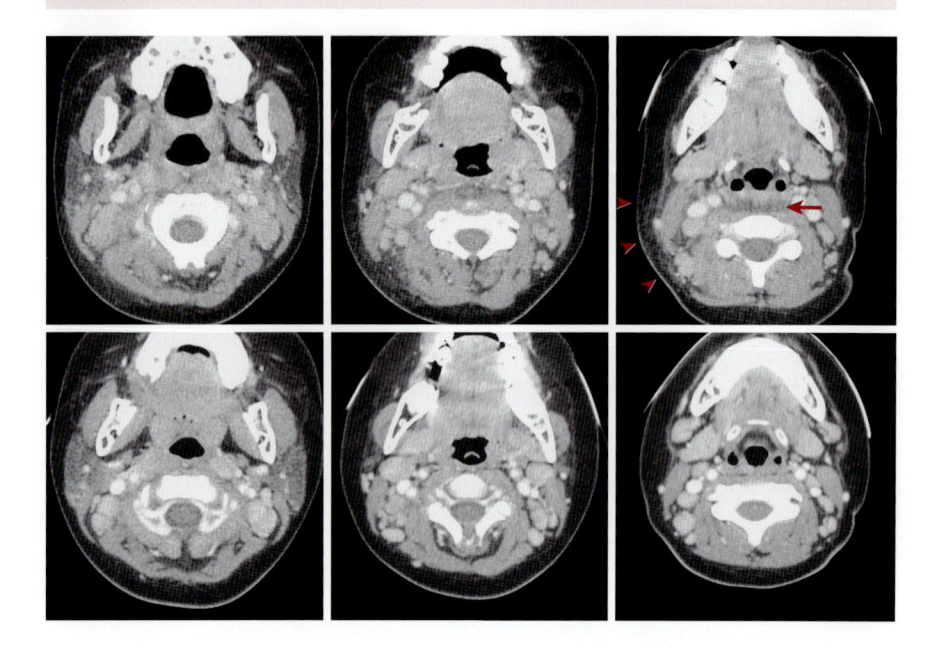

　川崎病は5日以上続く発熱と，リンパ節腫脹，皮膚・粘膜症状などが認められる主として4歳以下の小児にみられる原因不明の疾患である．血管炎を伴い，特に冠動脈に動脈瘤や狭窄を起こすため見逃してはならない疾患である．症状と採血などを中心に診断基準が定められており，CTの適応となることは少ない．

　CTでは(頸部に限らないが)多発リンパ節腫大がみられる．単なるリンパ節炎との鑑別点は皮下，頸部深部(頸動脈間隙，副咽頭間隙，咽頭後隙，その他咽頭周囲に浮腫状の変化が目立つことである．

　この年長児例では初診時造影CT(上段，左が頭側)で多数の腫大リンパ節と浮腫状の変化がみられる．右：赤矢印は咽頭後隙の浮腫を，赤矢頭は右頸部皮下の浮腫を示す．浮腫は皮下のみならず右優位に胸鎖乳突筋周囲，頸動脈間隙などにもある．リンパ節炎に伴う浮腫と異なりリンパ節周囲に強いとはいえない．下段は7日後のCTである．リンパ節腫大は残存するものの浮腫は消失している．小児のリンパ節腫大で皮下の浮腫が目立つ場合，川崎病の可能性を考慮すべきである．

290

II 軀幹部疾患による発熱

◎軀幹部疾患のポイント

- 発熱を主訴に来院した場合，まず上気道炎などについて考察することとなる．
- それ以外の部位の疾患については評価が不十分になる可能性がある．特に上気道炎症状が存在する場合にはほかの部位は無視されやすい．
  - ▶ 心筋炎などでは上気道炎が先行することも多く注意を要する
- 発熱が非特異的な症状である以上，軀幹部についても随伴症状，身体所見から原因を特定する努力を行うべきである．
- 盲点となることが多い点を以下に述べる．
  - ▶ 肺炎で熱，全身倦怠など以外の症状に乏しいことがまれではない．特に肺胞性肺炎でその傾向にある（単なる咳嗽は気管支の症状と理解する）．
  - ▶ 腹部の感染症・膿瘍などでは圧痛はあっても自発痛には乏しいことがある．特に糖尿病患者，高齢者ではこの傾向が強い．
  - ▶ 尿路感染は膀胱炎からの上行感染が基本像であり，膀胱炎には膀胱刺激症状が伴うのが典型であるが，後者が慢性的なものであれば症状に乏しいことが多い．
  - ▶ 褥瘡は大きな感染巣となりうるが背部の診察は省略されやすい．
  - ▶ 不明熱の原因疾患の多くは亜急性の経過であるが，「我慢しきれなくなった」，「続くので心配になった」として救急を受診することはまれではない．

◎CTの位置づけと着目点

- 一般的な診察で原因が特定できず，かぜ症候群とも言えない場合精査を考慮する．著しい高熱，高度の炎症反応，敗血症やそれに伴うショックやDIC，その他著しい全身状態不良などの場合，短時間で診断する必要があり，CTの適応となる場合がある．
- 軀幹部全体のCTを撮影した場合，肺炎，胆道感染，尿路感染，深部膿瘍，腹膜炎，褥瘡などに注意する．深部膿瘍としては肝膿瘍，虫垂炎や憩室炎に関連するもの，婦人科疾患などを重点的にチェックする．
- これら以外では悪性リンパ腫，膠原病を含む不明熱の鑑別，整形外科領域の感染症，心内膜炎などが考えられる．

図解 1-1 肺胞性肺炎

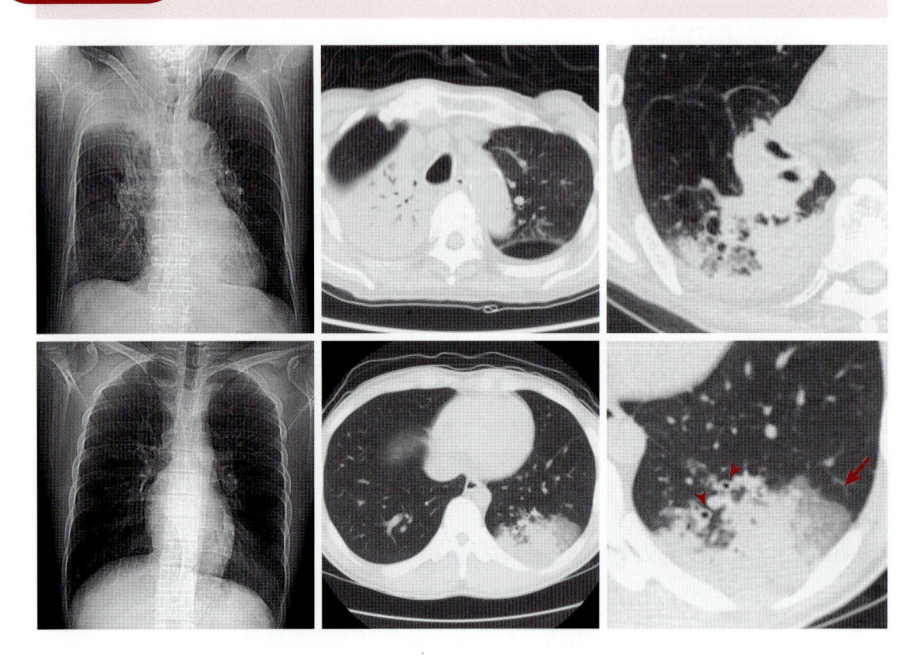

　肺炎診断の基本は症状と胸部X線写真である．発熱に呼吸器症状，聴診などの所見を伴うのが典型である．しかし，特に高齢者では発熱や呼吸器症状が目立たず，全身倦怠や意識レベル低下などを訴えて来院する場合があり，注意を要する．

　上段は肺炎桿菌による肺胞性肺炎の例．スカウト像（左）で右上葉に浸潤影が容易に同定できるため，本来はCTの適応外である．右上葉病変部（中央）では右上葉ほぼ全体の含気が失われ，軟部濃度に置き換わっているが，気管支には含気（air bronchogram）が残存する．右下葉にも病変があるが，一部は浸潤影濃度，一部はスリガラス影となっており，病変は背側中心に分布する傾向にある．これは肺胞性肺炎では気道ではなく，コーン孔など肺胞間の連絡を通じて感染が伝播するためと考えられる．

　下段は若年者の双球菌肺炎（肺胞性肺炎）例．スカウト像（左）で左下肺野に浸潤影があり，CT（中央）でも浸潤影が捉えられている．拡大（右）では外側にスリガラス影（赤矢印）の部分を含み，一部軽い気管支壁肥厚（赤矢頭）も伴う．

図解 1-2 気管支肺炎

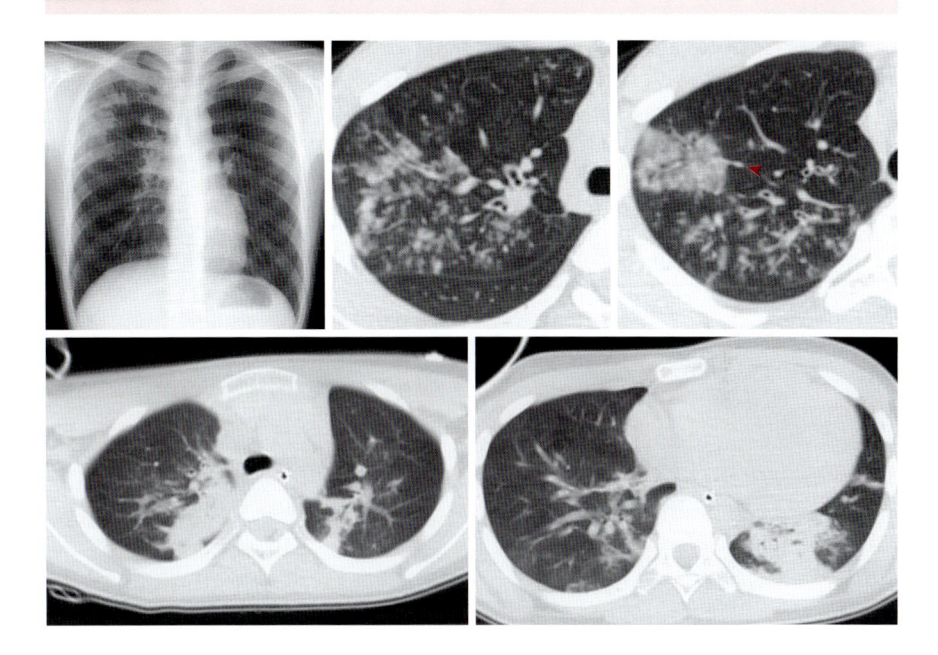

　肺炎の中には肺胞腔内の感染以外に気管支炎を伴っているものも多い．マイコプラズマ感染では咽頭炎から気管・気管支炎，さらに肺炎まで起こるが，肺炎の場合も気管支炎を背景に発症する（気管支肺炎）．

　上段は右上葉のマイコプラズマ肺炎例であるが，X線写真（左）では右上肺野に比較的淡い浸潤影がみられる．CT（1 mm厚スライス：中央，右）では気管支壁肥厚，気管支血管周囲影，小葉中心影などが捉えられている．一部癒合して浸潤影様となっている部分があるが，赤矢頭で示す血管は静脈で，その周囲が相対的に低吸収であるのは病変が気管支．周囲中心に分布することの表れである．

　誤嚥性肺炎では気道経由での感染の広がりを反映して，気管支肺炎の形態をとることが多い．仰臥位では背側など重力の影響を反映した分布となることが多い．

　下段は全身に筋力低下がある神経疾患患者の例である．浸潤影が仰臥位における重力に従う形で，両上葉，左下葉などのいずれも背側中心に分布している．誤嚥性肺炎の大部分は口腔内常在菌が起炎菌となる．

図解 1-3 間質性肺炎

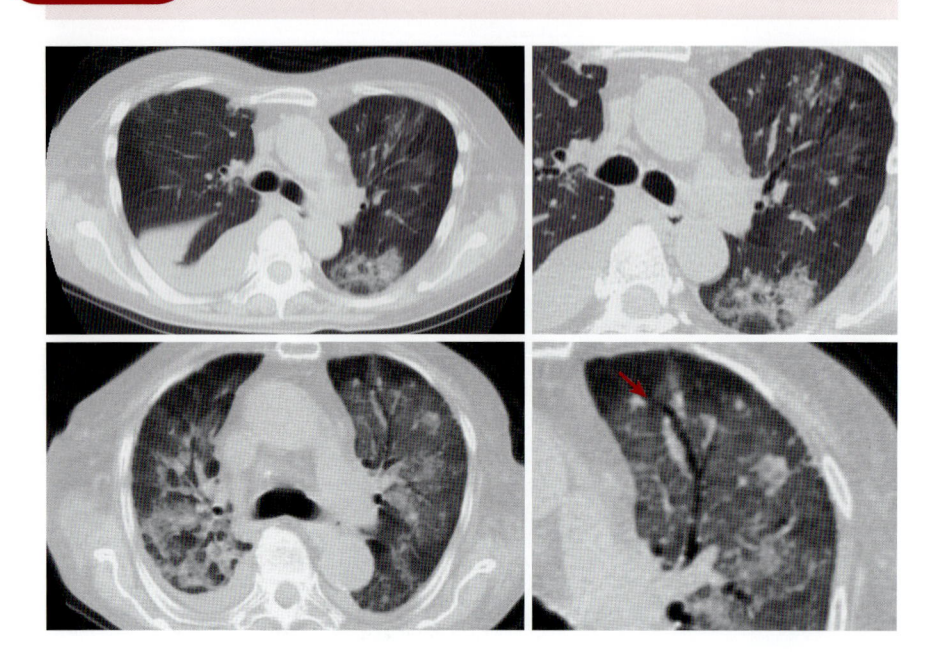

　ウイルス性肺炎，ニューモシスチス肺炎，間質性肺炎などでは，X線写真でみる病変の範囲・程度に比し呼吸状態が悪いことが多い．X線写真所見と臨床像の解離はCTの適応と考えられる．CTではスリガラス影が主体となることが多い．
　上段は抗がん剤治療中に抗菌薬に抵抗する肺炎像をみた例．肺野用ウィンドウのCT（左）で右に胸水があるほか，左にスリガラス影がみられる．1mm厚画像拡大（上右）でも同様であるが，精査によりニューモシスチス肺炎と診断された．
　サイトメガロウイルス肺炎でも同様の像を呈する．インフルエンザを含むウイルス性肺炎では広範なスリガラス影が主像となる．
　下段は発熱，呼吸困難で来院した症例．通常の5mm厚肺野用ウィンドウ（下左）で肺野全体にスリガラス影がみられる．1mm厚画像拡大（下右）ではスリガラス影に加え，小葉・細葉間隔壁肥厚（網状の像）や牽引性気管支拡張（矢印）がみられ，急性間質性肺炎と診断された．

3　発熱と発熱を伴う病態

図解 1-4　肺膿瘍

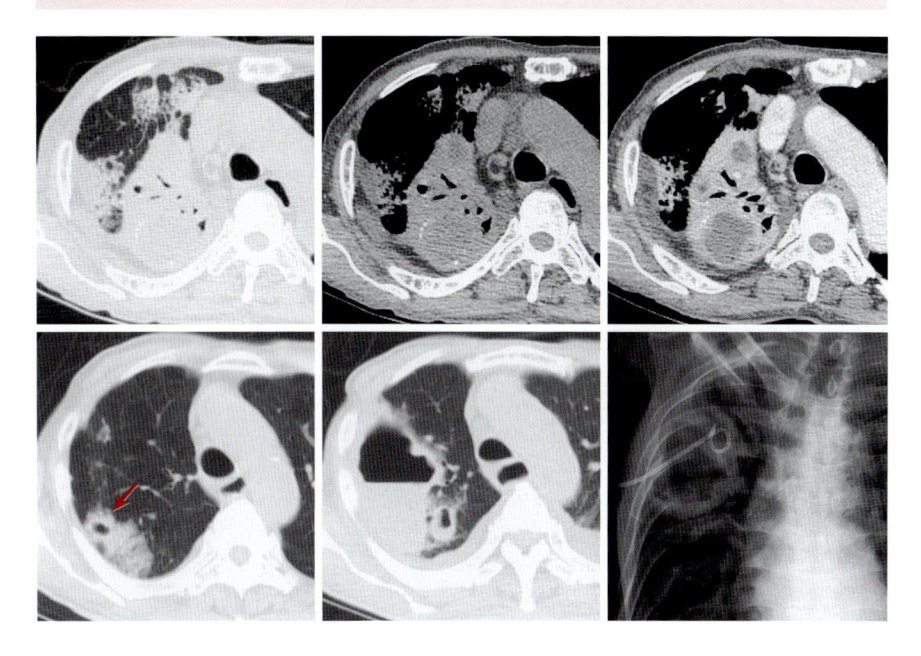

　肺炎は肺胞などの含気腔が，炎症物質（膿，分泌物，喀痰など）で充満する病態であるが，これに肺胞など肺構造の破壊が加わると，巨視的な液体貯留が形成され，膿瘍（肺化膿症・肺膿瘍）となる．

　上段は膿瘍を伴う肺炎の一例である．肺野ウィンドウ（左）では全体が浸潤影として描出されるが，軟部ウィンドウ（中央）ではより低吸収の部がみられる．これらの部は造影後（右）では濃染せず，正常肺組織のない液体貯留，すなわち膿瘍となっていることがわかる．

　下段は肺炎治療中に大きな膿瘍を形成した例である．肺炎として初診時のCT（左）で右上葉S2に浸潤影があり，その中に小さな空洞像（赤矢印）がみられる．1ヵ月後のCT（中央）では空洞は大きくなり，近傍に小さなものも出現している．抗菌薬のみでの治療は不十分で，経皮的ドレナージ（右）が行われた．画像上明らかではないが，陰圧をかけてドレナージしても腔は消失せず，気道と連続していると考えられた．

図解 1-5 粟粒結核

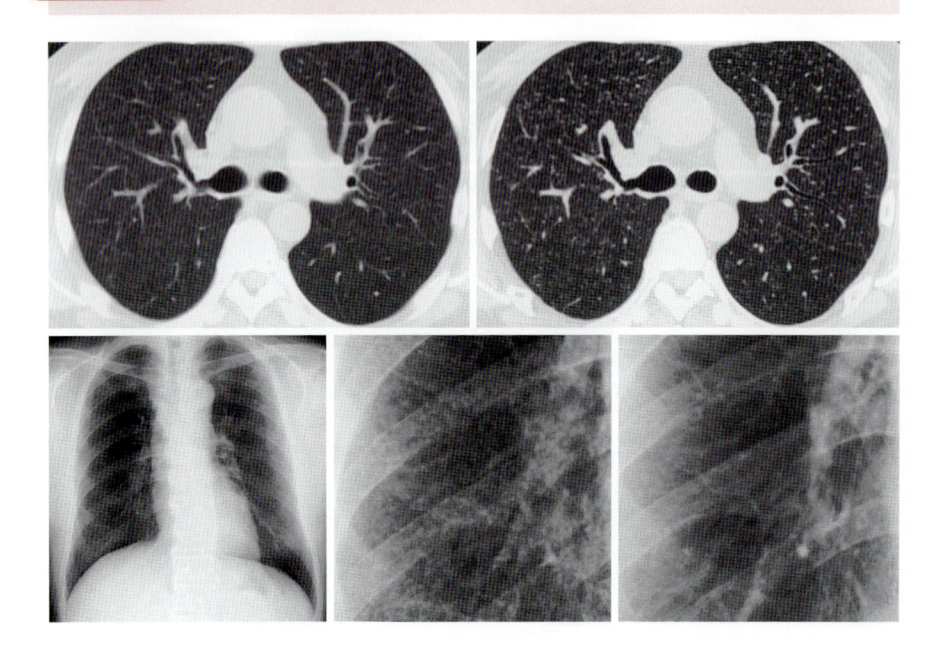

　結核は通常亜急性から慢性の経過で，発熱は微熱であることが多い．したがって通常は発熱を主訴として救急に来院することは一般的ではない印象がある．結核の中で粟粒結核は，比較的急性の経過をたどり，38℃以上の高熱が主訴となることもあり，救急疾患の一つともいえる．

　この症例も短い経過の発熱を主訴として，救急外来を受診した高齢者である．粟粒結核の粒状影はかなり小さいため，CTでも厚い5mmのスライス（上段左）ではわかりにくい．1mm厚スライス（上段右）では，ランダムに分布する細かい粒状影がびまん性にみられることが容易に認識できる．

　下段はX線写真であるが，全体（左）を漫然とみると問題ないようにもみえる．拡大（中央）ではごく細かい粒状影が無数あることがわかるが，20日前に撮影されたX線写真（右）では粒状影はみられない．粟粒結核は結核菌による菌血症・敗血症に伴う病態である．熱も経過も急性または比較的急性となる．肺以外にも髄膜炎や結核性尿路感染を伴うことがある．

図解 1-6 過敏性肺炎

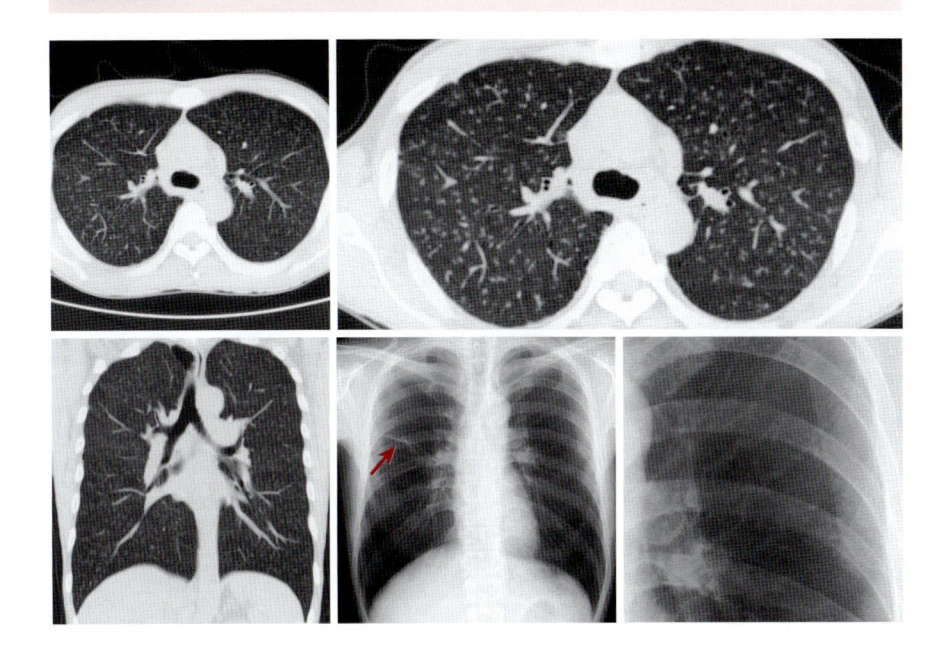

　数日前から38℃台の発熱，咳嗽，喀痰があり，抗菌薬治療が無効であったとして近医から救急外来へ紹介された症例である．上段左5mm厚のCT横断面でもびまん性に分布する小粒状影が認識できる．HRCT（上段右）ではこれらの小粒状影がいずれも小葉中心にあり，比較的淡い濃度で描出されている．肺の過膨張はあまり目立たず，経過も総合するとびまん性汎細気管支炎よりも過敏性肺炎が考えられる．

　その後の検討で住居内のカビが抗原と考えられ，抗原除去により症状は軽快した．下段左CT再構成冠状断で，粒状影は肺野にびまん性に分布することがわかる．X線写真（下段中央）やその拡大（下段右）では粒状影を指摘することはできない．これはCTでみるように個々の粒状影がスリガラス影濃度で，X線写真では認識できない小葉中心，すなわち細気管支レベルのみに分布するため，肺紋理の不明瞭化としても捉えられないことによると考えられる．なお，赤矢印は過去の肺炎の瘢痕である．

　過敏性肺炎は発熱，呼吸器症状および正常胸部X線写真の組み合わせで考えるべき疾患の代表である．

図解 2　膿　胸

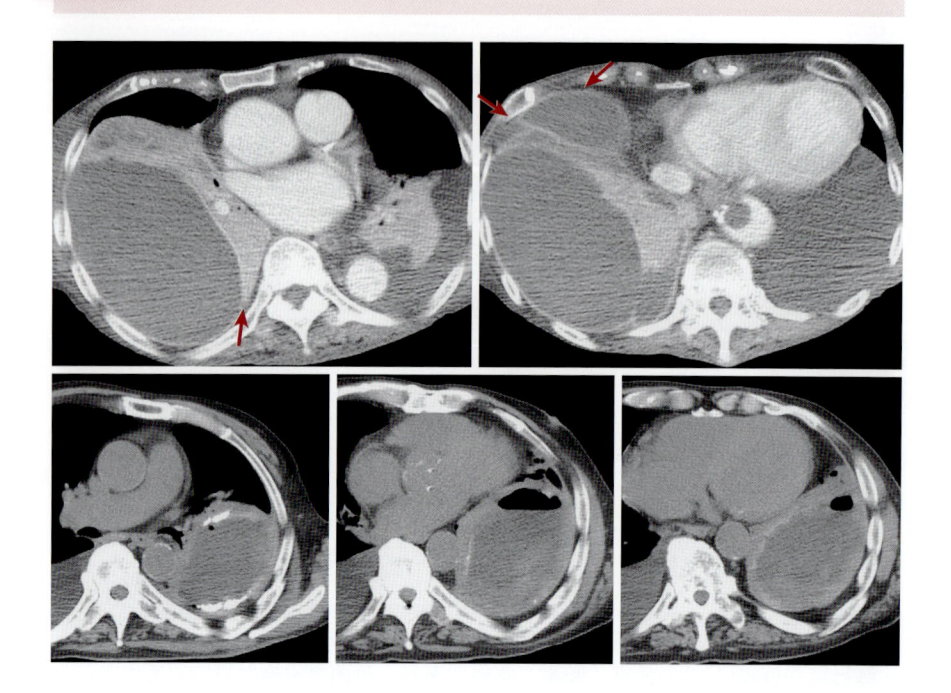

　膿胸は胸腔の感染で，蓄膿の状態になったものである．術後感染を除くと，感染源としては肺からの進展が多い．通常は肺炎が先行し，急性期に膿胸が主病巣となっていることはまれである．

　上段（造影CT，左が頭側）は発熱，呼吸困難などを主訴に搬送されてきた高齢者である．両側胸腔に液体貯留がみられるが，左が通常の胸水の分布であるのに対し，右は肺に向かって凸で，胸膜に肥厚・造影効果（左：赤矢印）が目立つ．右は膿胸，上段左は反応性の胸水である．

　下段（非造影CT，左が頭側）でも肺に向かって凸な液体貯留がみられる．非造影CTでもわかる程度の胸膜肥厚があるが，石灰化を伴い慢性の経過が示唆される．液体貯留内には気体も混在し，ガス産生菌の感染や気道との連続が疑われる．なお，胸膜肥厚を伴う胸水貯留には腫瘍によるものもあり，鑑別が必要である．また，石灰化を伴うものでは結核の可能性も考慮すること．

図解 3 急性肝炎・肝周囲炎

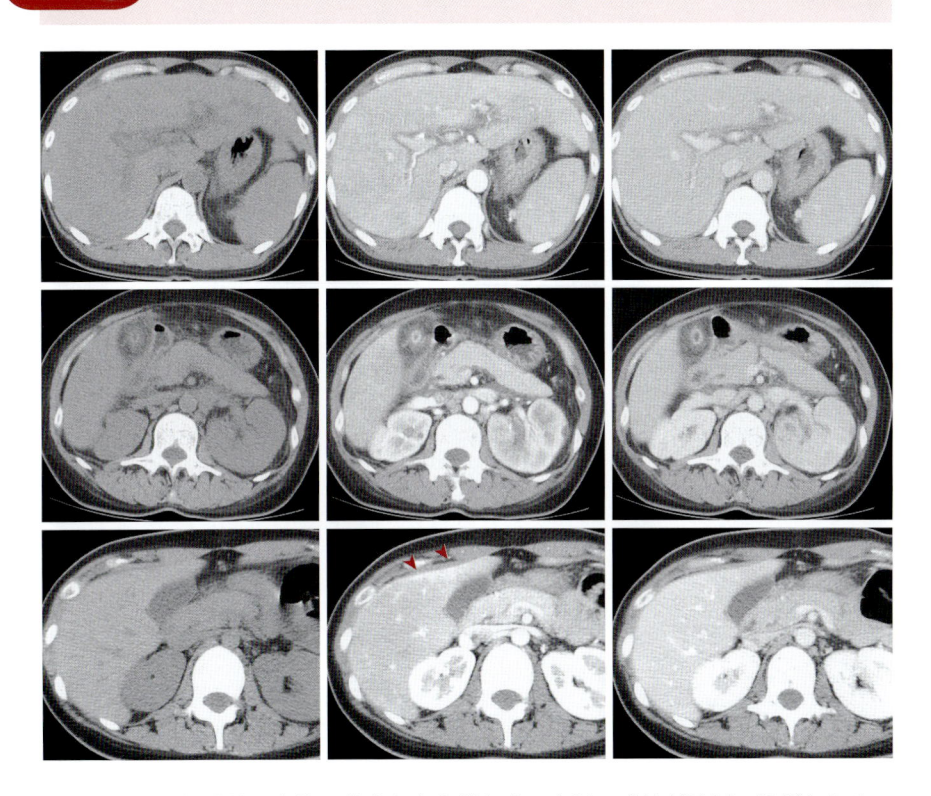

　急性肝炎の特徴的な症状は黄疸や全身倦怠感であり，発熱が診断の契機となることは比較的少ない．診断の主力は検体検査であり，画像はあくまでも補助的な位置づけである．CTでは肝腫大，脾腫，グリソン鞘に沿った浮腫状の変化，胆嚢周囲の浮腫状の変化，腹水などがみられる．

　上・中段は急性肝炎例．いずれもほぼ同一レベルで，左が造影前，中が動脈相，右が門脈優位相である．上段では肝門部の脈管周囲の相対的低吸収が比較的目立つが，胆管に拡張はない．中段では胆嚢壁の強い浮腫状の肥厚が捉えられている．

　下段はクラミジアによる骨盤部腹膜炎から波及した肝周囲炎（Fitz-Hugh-Curtis症候群）例．左：造影前，中央：動脈相，右：門脈優位相．動脈相のみで肝表面（中央：赤矢頭）に強い濃染がみられる．同様の濃染は上段例でもわずかにある．

図解 4　肝膿瘍

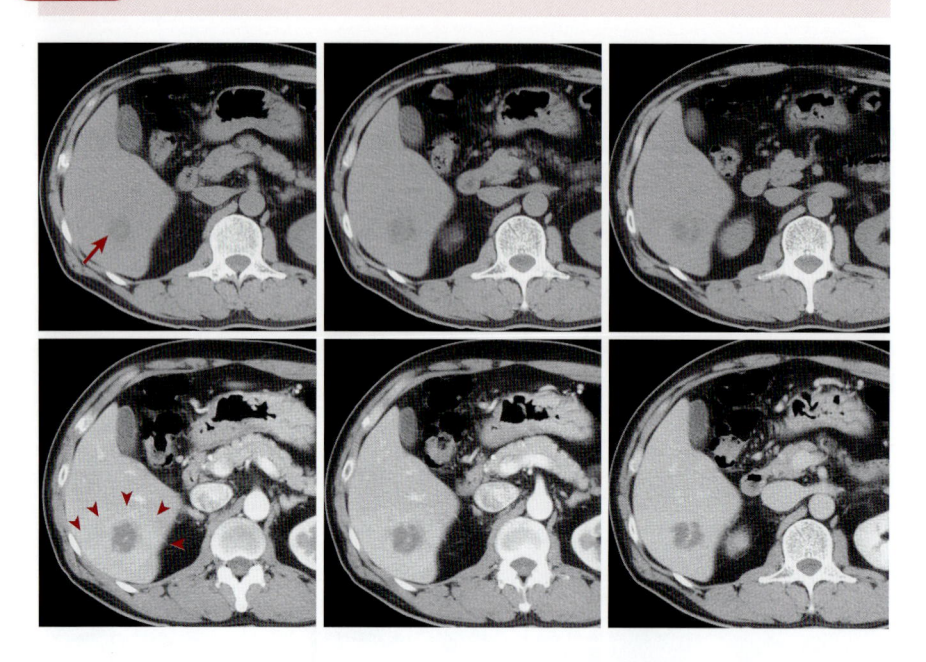

　肝膿瘍は発熱以外に症状に乏しいことが多く，症状，身体所見のみでは診断困難なことが少なくない．非造影CTを撮影しても，辺縁明瞭な丸い低吸収域として捉えられれば嚢胞と誤認されうる．また，軽度低吸収の腫瘤として認識されても非特異的な所見で，血管腫や腫瘍との鑑別は困難である．そのため発熱の原因を究明するためのCTで，肝に腫瘤が見いだされた場合，発熱，腫瘤のいずれについても説明するほかの病態がなければ，肝膿瘍を疑って造影CTも行う必要がある．なお，ほかの部位の膿瘍と同様，内部にガス産生菌などによる気泡がみられることもある．

　この症例では非造影CT（上段，左が頭側）で肝右葉後区域に辺縁分葉状の低吸収域（上段左のみ赤矢印で表示）がある．胆嚢内容よりは高吸収で，内部に隔壁様の構造がみられる．造影動脈相（下段左，中央）では腫瘤自体は濃染せず，右葉後区域に比較的広範な濃染像（下段左：赤矢頭）がみられる．後期相（下段右）には濃染は辺縁と隔壁にわずかにみられる．動脈相での周囲の広い範囲の濃染は炎症に伴う反応とみられるが，肝膿瘍に特徴的である．

3　発熱と発熱を伴う病態

図解 5-1　胆嚢炎

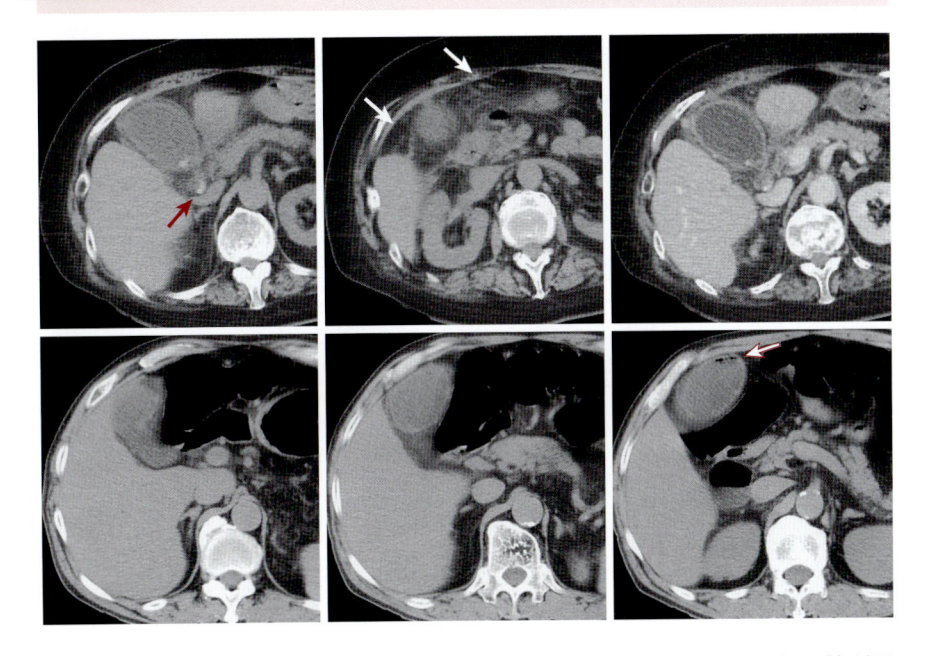

　胆嚢炎は胆嚢腔の細菌感染である．感染は胆嚢頸部から胆嚢管または総胆管が閉塞することを契機にして起こる場合が多い．閉塞から菌の増殖まである程度の時間がかかるため，閉塞による疼痛が発熱に先行することが普通である．しかし，疼痛を感じにくい**高齢者や糖尿病患者では発熱を契機に胆嚢炎が診断**されることはまれではない．胆嚢炎の診断は画像による部分が大きいが，**胆石の検出**はCTよりUSが優れるため，臨床的に疑われるならまずUSが行われるべきである．

　上段例（左，中央：造影前，右：造影後）では胆嚢頸部（赤矢印）などに結石がみられるほか，胆嚢周囲の脂肪（白矢印）に広範な濃度上昇がある．造影CTでは壁の造影と周囲の浮腫がよく区別されるが，壁の濃染はやや不均一である．

　下段例（いずれも非造影CT）では，結石は明らかではないが，軽度の壁肥厚がみられるほか，赤窓矢印の部に腔内の気泡がみられる．胆管には気体は分布せず，胆嚢腔内のガス産生菌の存在が考えられる．

301

図解 5-2 胆嚢炎

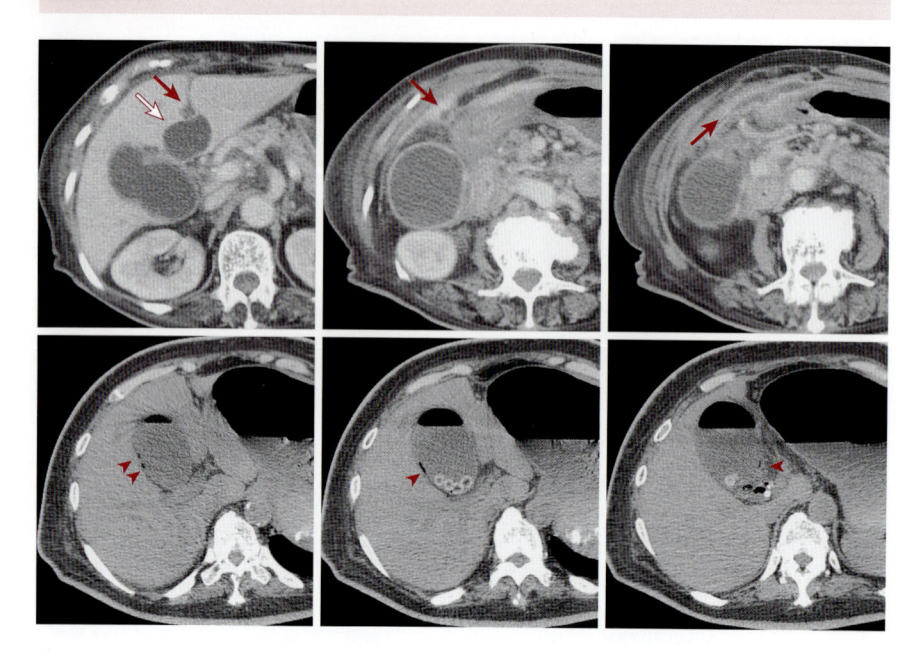

　胆嚢炎は少なくとも適切に治療されれば比較的予後がよい疾患である．しかし，発熱を契機に診断されるような例では，感染や炎症が軽度の時期を過ぎての診断になることも多く，重症例も多く混じる．重症とされる症状・病態には**黄疸**，肝および**胆嚢周囲の膿瘍**や**胆汁性腹膜炎**，胆嚢の壊死・虚血や壁実質の感染を伴う病態（**胆嚢軸捻転，気腫性胆嚢炎，壊疽性・化膿性胆嚢炎**）が含まれる．それに次ぐ状態として，炎症反応高度高値のほか胆嚢壁の高度肥厚，不整像，周囲の著明な液体貯留などが挙げられている．

　上段例（いずれも造影後，左が頭側）では胆嚢頸部左に膿瘍とみられる液体貯留（赤窓矢印）がある．液体貯留はさらに，鎌状靱帯に沿って腹壁まで（赤矢印）広がっている．

　下段例（いずれも非造影CT，左が頭側）では胆嚢底の液面を形成し，腔内にあるとみられる気体のほか，赤矢頭の部に重力に対し不自然な分布の気泡が存在する．壁内のガスと考えられ，気腫性胆嚢炎と診断される．

図解 6-1 胆管炎

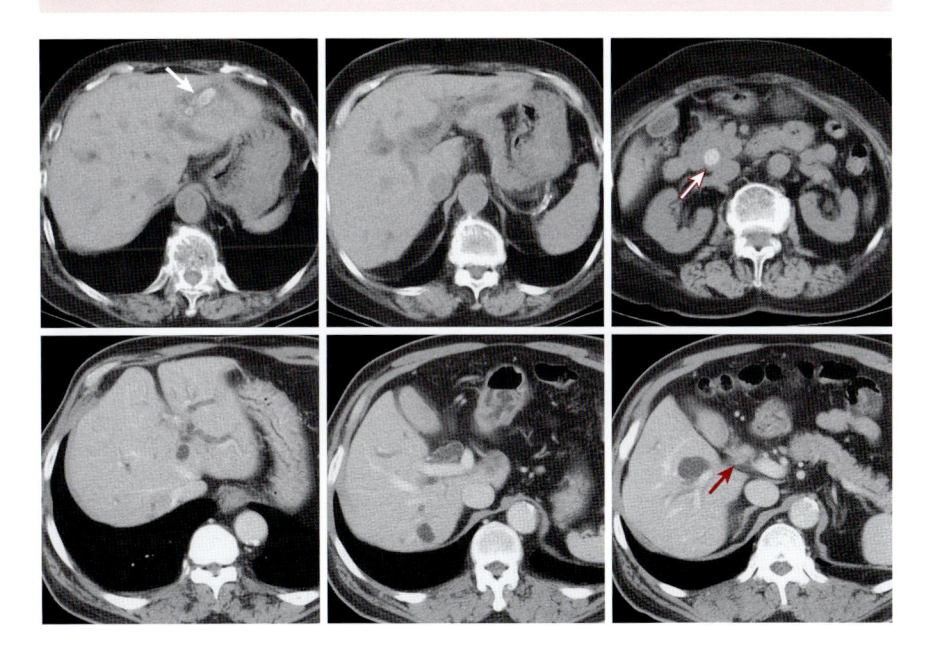

　胆管炎も胆嚢炎と同様，下流の閉塞により菌が増殖する病態であるが，敗血症やDICを起こしやすく，重症化しやすい．症状は右上腹部または心窩部の疼痛，発熱に加え，黄疸があるのが典型であるが，非典型例は少なくない．診断はこれら3症状とALP・γ-GTPなど胆道系酵素の上昇，白血球・CRPなど炎症反応高値および画像による胆管閉塞の所見により行われる．AST，ALTの上昇を伴うことが多い．

　上段は総胆管結石による胆管炎の例．いずれも非造影CTで左が頭側．造影なしでもわかる程度に肝内胆管が拡張するが，膵内胆管（赤窓矢印）に石灰化した結石がみられる．胆石と異なり，総胆管結石は大部分が石灰化している．この症例ではS3の胆管内にも結石がある．

　下段（いずれも造影CT門脈優位相，左が頭側）も黄疸，発熱により来院した症例である．上段例と同様に肝内胆管の拡張がみられるが，拡張の下流端に当たる肝門部胆管に造影される腫瘤があり，胆管癌による閉塞と，それに伴う胆管炎と考えられる．

図解 6-2 胆道系のガス

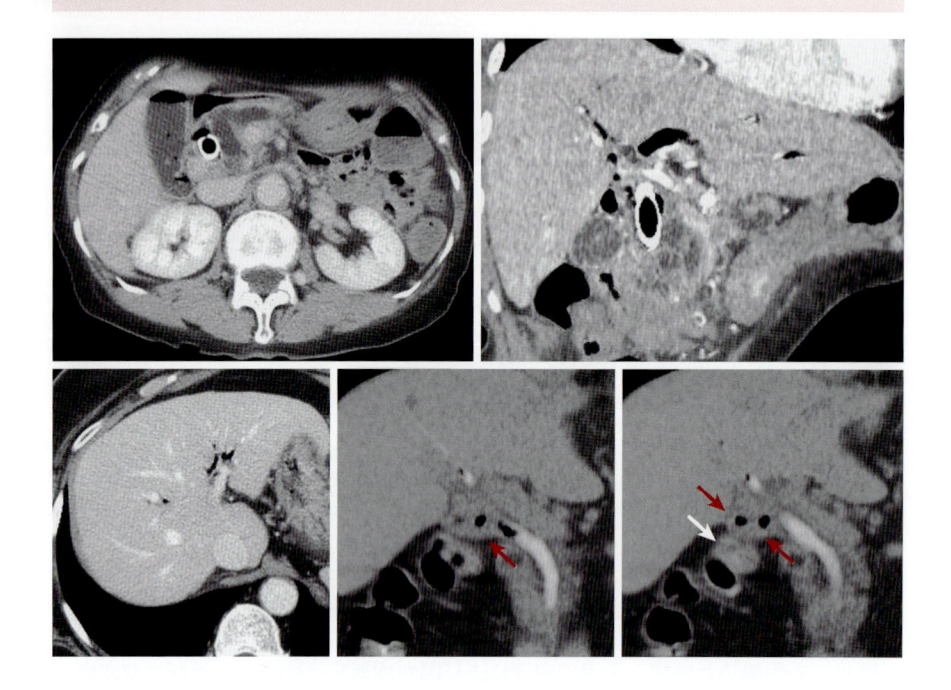

　胆道系のガスは感染を疑う異常所見の一つである．しかし日常診療で遭遇する胆道内ガスの大部分はこれとは異なり，医原性の変化である．

　上段は膵癌による胆管狭窄に対し，十二指腸乳頭をまたぐ形で金属ステントが挿入された例（左：造影CT横断像，右：再構成斜冠状断）である．胆嚢内にガス（左）があり，ガス産生菌による感染を考えたくなるが，冠状断ではステントを経由して十二指腸から気体が流入していることがわかる．このような治療後の症例ではむしろ，胆管内の気体の消失が通過障害を示唆することのほうが多い．

　下段（左：造影CT，中央，右：DIC後CT冠状断）は発熱，腹痛で来院した例．手術や胆管系の処置の既往はない．胆管内に気体がみられる．胆嚢（赤矢印）は収縮し壁肥厚を伴うが，腔内に気泡がみられる．胆嚢底付近で横行結腸（白矢印）と交通しており，後者に造影薬が流入している．胆石が結腸に穿通し，それによって生じた瘻孔により胆嚢炎・胆管炎が起こったものである．

図解 7-1　腎盂腎炎

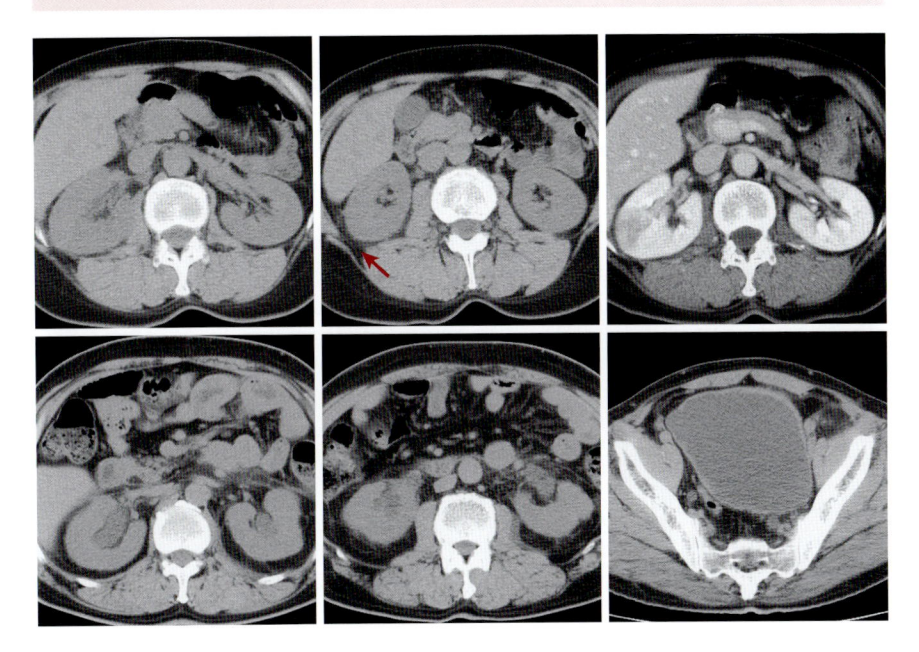

尿路感染も発熱の鑑別診断として頻度が高いものである．非造影CTは感度，特異度とも高いとはいえず，診断は症状，身体所見，尿検査によるべきである．非造影CTでは患側腎の腫大や腎周囲脂肪の濃度の変化などがみられる．造影CTでは患側腎の濃染が健側より低下し，遅延する．この変化は不均一にみられることが多い．患側腎盂・尿管には拡大があることが多く，時に壁肥厚も捉えられる．

上段（左，中央：非造影CT，右：造影CT排泄相）は若年女性例．右腎が対側より腫大，周囲の脂肪の変化（赤矢印）もみられる．腎腫大については腎中心方向にもみられるため，腎盂周囲の脂肪が見えにくくなっている．造影では右腎の濃染は対側より悪く，外側部は特に造影効果が低下している．

下段（いずれも非造影CT）は高齢男性例．両側に腎盂の拡張，腎周囲の毛羽立ち像がみられる．腎は腫大しているが，もともとの萎縮もあり，認識しにくい．膀胱が拡張するが，前立腺肥大に伴う尿閉で，これが膀胱炎，さらに上行感染の背景となっている．高齢者では腎盂腎炎は男性にも多い．

図解 7-2 腎膿瘍

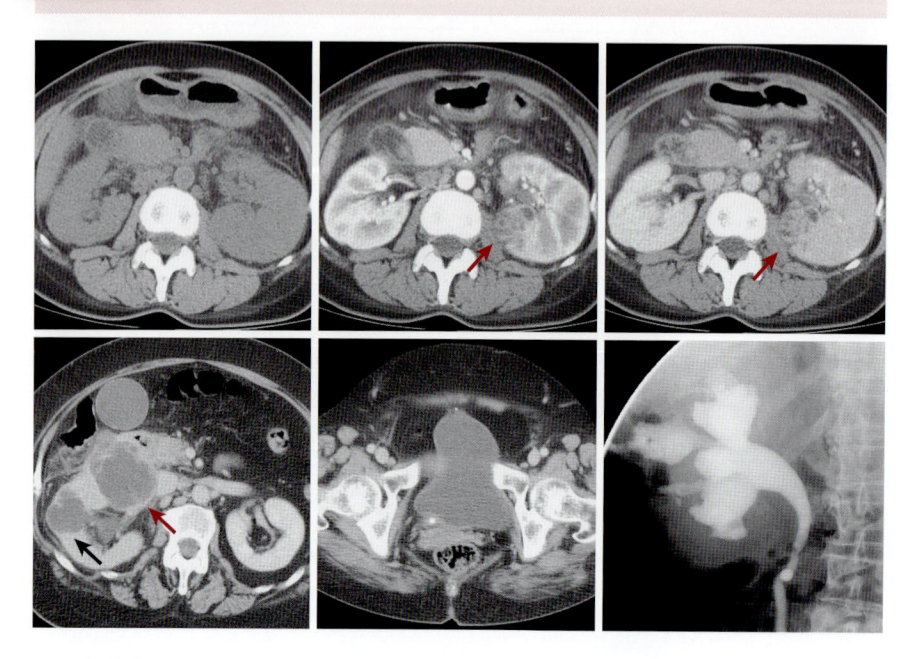

　細菌感染である腎盂腎炎で，実質の破壊を伴うと膿瘍が形成される．重症化につながりやすいだけでなく，治癒が遷延することも多い．尿路感染に際してCTは膿瘍，尿路閉塞合併などの重症例での治療方針決定に有力である．

　上段（ほぼ同じレベルの左から造影前，動脈相，腎実質相）は発熱，左背部痛などがみられた例．造影前には左腎の腫大や周囲脂肪の変化，少量の腹水などがみられる．造影では赤矢印の部に多房性の囊胞様の像がみられるが，膿瘍である．腎では実質の濃染が均一になる腎実質相での観察がわかりやすい．なお，左腎全体の濃染も対側より不良である．

　下段は別の症例である．腎門レベルの造影CT横断像で，赤矢印の部に膿瘍がみられる．腎盂に軽度の拡張があるが，右尿管膀胱移行部に結石があり，尿路の拡張は腎盂腎炎によるものとはいえない．黒矢印付近に囊胞様像がみられるが，腎盂と連続してみえる．逆行性尿路造影（右）では黒矢印の腔が腎盂外側に連続する様が捉えられている．腎盂憩室である．尿路閉塞，憩室とも感染の治癒阻害因子となる．

図解 8 感染性腸炎

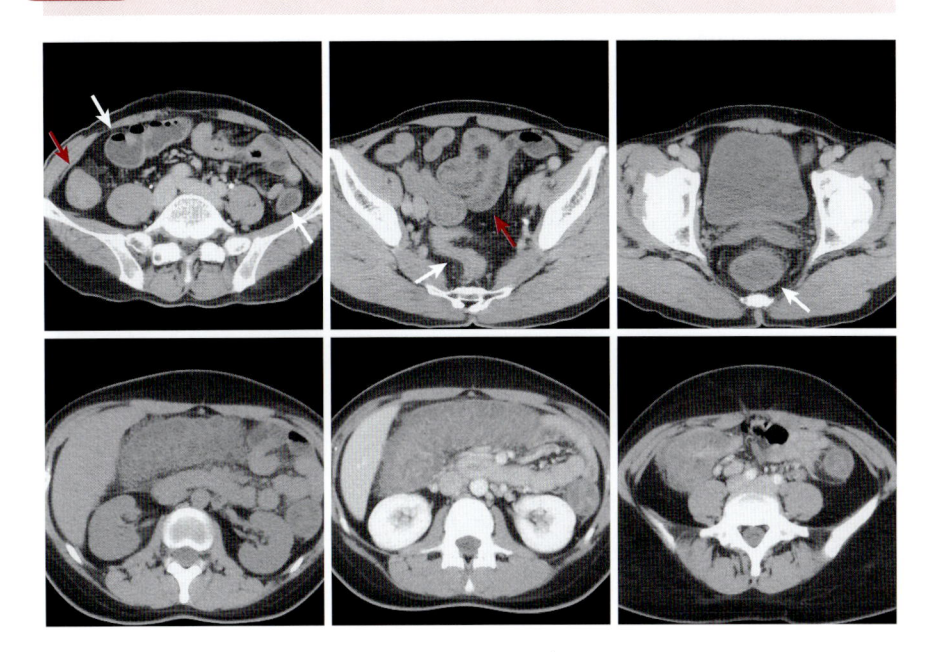

急性腸炎を起こす病原体は多種多様である．したがってCTの所見も一定しない．基本的な所見は，**腸管の壁肥厚，麻痺による拡張，下痢に伴い直腸まで液状の内容がみられる，あるいは大腸が空虚，腸間膜リンパ節腫大，腹水**などである．なお，CTの役割はむしろ腸炎以外の疾患の除外である．

上段(造影CT，左が頭側)は比較的軽症の急性腸炎である．横行結腸から直腸は空虚(中央：白矢印)または液状の内容を含む(左，右：白矢印)が，下痢のあることが示唆される．回腸から上行結腸には壁肥厚(赤矢印)があり，回腸は通常より拡張傾向である．

下段(左：非造影CT，中央，右：造影CT)は大腸菌O-157による感染例である．盲腸から下行結腸に著明な壁肥厚がみられる．粘膜と筋層が濃染する造影CTでは肥厚が粘膜下の浮腫状の変化であることがわかる．このような壁肥厚は(肥厚部全体が濃染する腫瘍や慢性炎症と異なり)急性の変化であることは示すが，特定の型の腸炎であることを示すわけではない．原因の特定には便培養などが必要である．

図解 9　クローン病

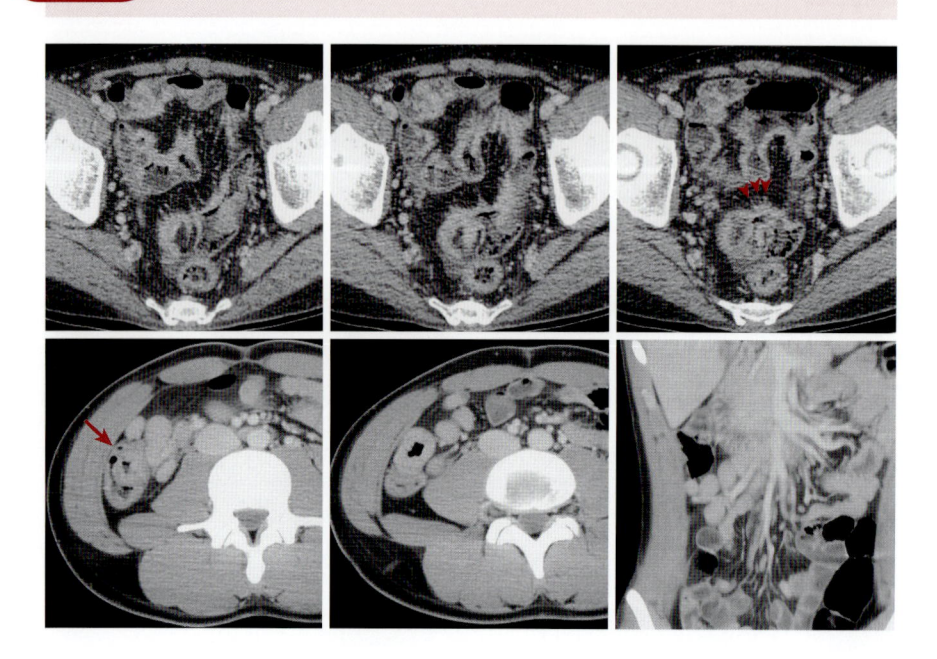

　クローン病は慢性炎症性腸疾患の一つで，粘血便，腹痛，腸閉塞症状などで発症することが多いが，発熱での発症もある．画像では病変が連続しないこと，全周性でない部分があること，腸管の全層および漿膜側にも所見がみられることなどが特徴である．CTでは病変部は収縮や短縮，変形を伴う壁肥厚，漿膜側の毛羽立ち像などがみられる．経過中に腸管の狭窄や穿孔・穿通を伴うこともまれではない．

　上段（造影CT，左が頭側）は粘血便で発症したクローン病の例．複数の全層に造影効果のみられる壁肥厚があり，一部は偏心性，一部に毛羽立ち像（右：赤矢頭）がみられる．

　下段（造影CT．左，中央：横断像，右：冠状断）は，数日続く高熱で来院した10代後半の男性例．赤矢印で示す回盲弁から10数cmにわたり壁肥厚があり，近傍に腫大リンパ節が多数みられる．内視鏡などでクローン病と診断された．このように初期の例では腸管の収縮，短縮，変形は目立たず，非特異的な像となることも多い．回腸末端炎では常に考慮すべき疾患といえる．

3 発熱と発熱を伴う病態

図解 10-1 腹膜炎

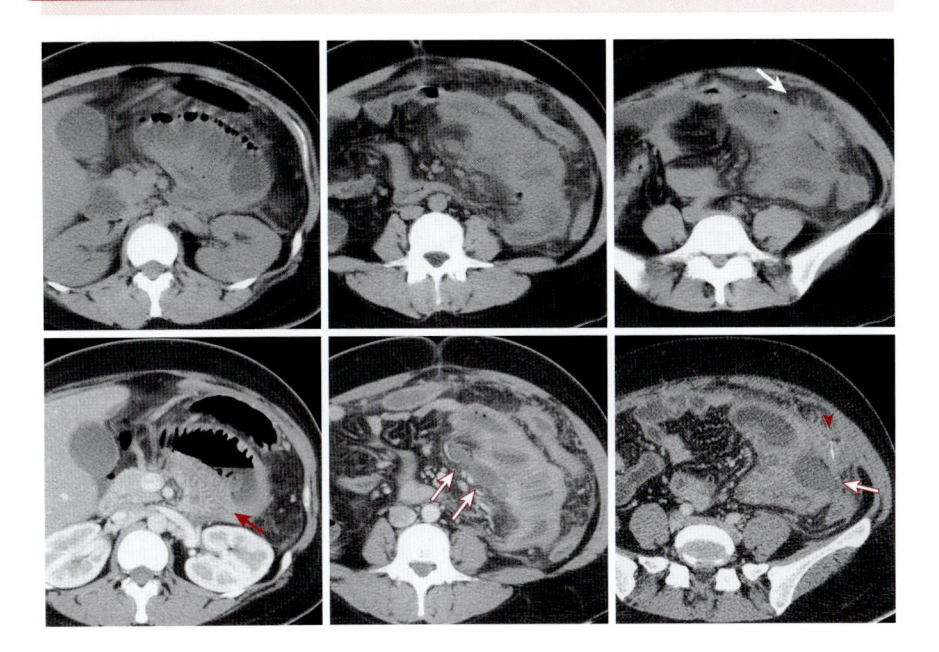

　腹膜炎は腹腔の感染である．腹痛，圧痛，反跳痛，筋性防御，発熱などがみられる．CTでは腹水，またはより限局した液体貯留，脂肪の濃度上昇，近傍消化管の麻痺による拡張や炎症波及による壁肥厚がみられる．感染原因の治療なしに腹膜炎の治療は十分に行えないため，原因を特定する必要がある．

　本症例（上段：非造影CT，下段：ほぼ対応する造影CT，下段右のみ1mmスライス）でも腸管の拡張，壁肥厚は容易に認識できる．造影CTでは肥厚した壁のうち粘膜よりも漿膜（赤矢印）に造影効果が目立つのが典型像である．少量の液体貯留（赤窓矢印）は造影CTのほうが，脂肪の濃度変化（白矢印）は非造影CTのほうがわかりやすい．

　術後などを除き，腹膜炎の原因としては消化管の破綻が多い．腹腔内遊離ガスが見いだせない場合，急性虫垂炎，憩室炎，下部消化管穿孔，卵管卵巣炎などの頻度が高いため，これらは必ず除外するようにする．

　本症例では下段右：赤矢頭の部に魚骨が捉えられており，それによる穿孔と考えられる．CT上所見が強い部を1mmスライスで詳細に観察することで発見された．

| 図解 **10-2** | 腹膜炎 |

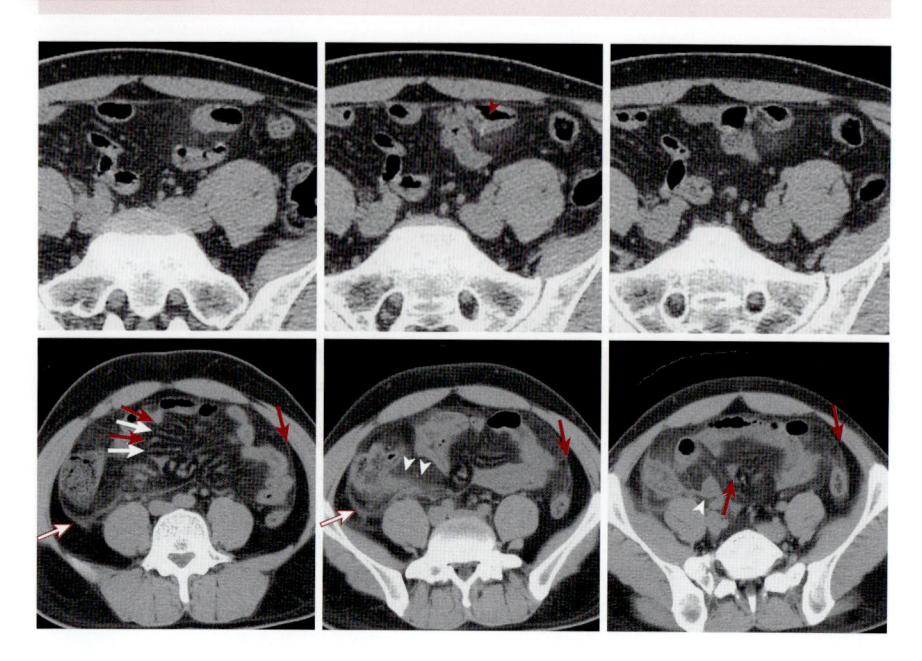

腹膜炎も初期，軽度のものでは，腹痛が広い範囲にみられても所見は狭い範囲の脂肪の濃度上昇のみとなることもある．

上段は魚骨穿孔による腹膜炎例で，中央：赤矢頭付近に魚骨が捉えられている．腹痛，圧痛は下腹部中心に広い範囲にみられたが，CT所見は魚骨自体とその近傍の脂肪濃度の変化のみであった．経過観察で魚骨も排泄され，軽快した．限局性腹膜炎では保存的に治療できる場合がある．

下段は穿孔虫垂炎に伴う汎腹膜炎である．虫垂（白矢頭）が腫大し，周囲に液体貯留（赤窓矢印）や脂肪の濃度上昇がみられるのは急性虫垂炎の所見といえる．液体貯留（赤矢印）はごく少量ながら，腸間膜間，左腹壁付近などにもみられる．腸間膜間のごく少量の液体貯留に関しては，左に示すように腸間膜の血管が並ぶ層（白矢印）の間に，血管ではない軟部組織濃度（赤矢印）の層が交互に分布することにより診断される．なお，虫垂に伴う汎腹膜炎では，圧痛など身体所見に基づく診断のほうがCTより感度が高い印象がある．

図解 10-3 腹膜炎・臍炎

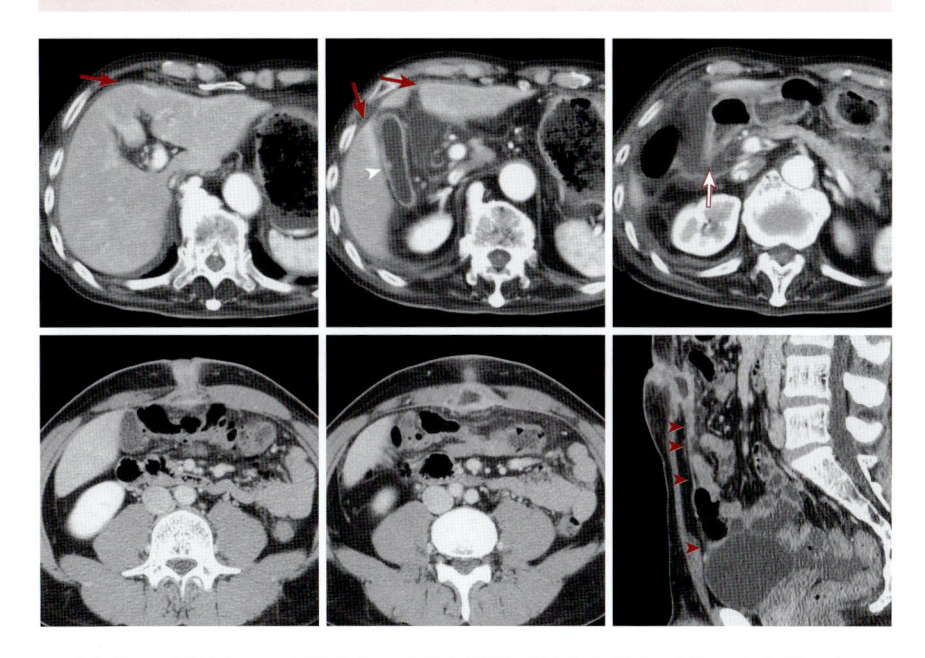

　消化管の破綻以外では胆道系の破綻や卵巣成熟嚢胞性奇形腫の破裂（第3部．6．（図解16）参照）も強い腹膜炎を起こす．上段（造影CT動脈相，左が頭側）は破裂胆嚢炎の例．胆嚢の破裂部ははっきりしないが，白矢頭の部に結石があり，近傍の腹腔に液体貯留がみられる．十二指腸壁肥厚（赤窓矢印）に加え，近傍の肝表面に濃染像（赤矢印：肝周囲炎と同様動脈相のみでみられる）があるのが腹膜炎の所見である（第3部．3．p298下段も参照）．

　臍は体表の構造であるため，その炎症，臍炎は臨床的に容易に診断できる．臍炎は胎生期の尿膜管の遺残に関連して起こることが多い．尿膜管遺残については原則，外科的全摘となるため，CTは治療方針，決定目的で必要となる．

　下段は尿膜管遺残に伴う臍炎の例．左で臍の腫大，造影効果の亢進がみられ，中央ではそれに連続して腹壁直下に膿瘍様の腔が捉えられている．矢状断（右）では完全ではないが，膀胱底腹側に向かう軟部組織の連続（赤矢頭）が捉えられており，尿膜管遺残を伴う臍炎と診断される．

図解 11 卵管卵巣炎

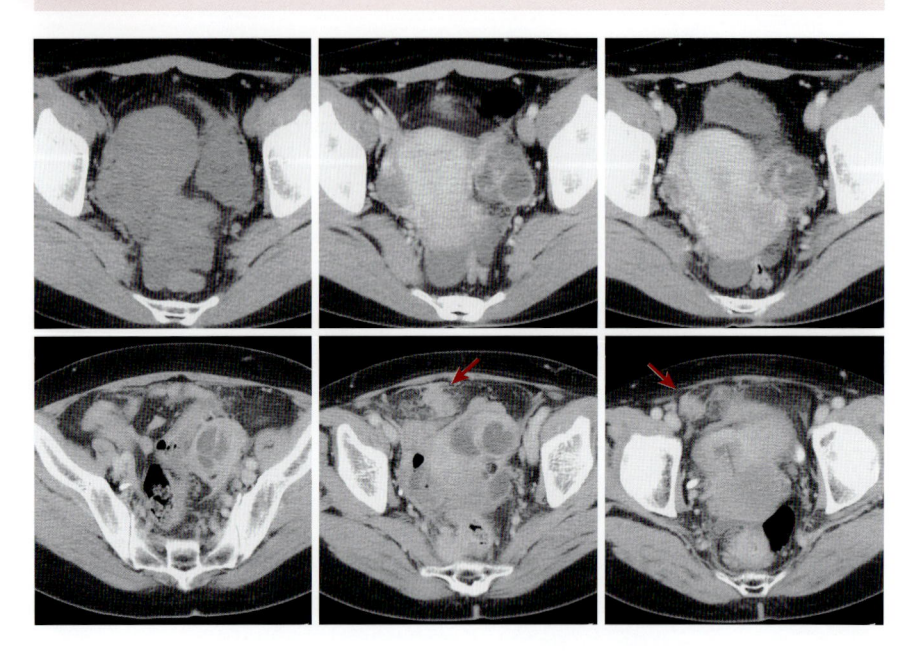

　女性については腹腔は卵管，子宮内腔，腟にて体外と連続している．この経路で空気が入り，腹腔内遊離ガスの原因となることも知られているが，細菌が侵入し，感染が起こることもある．急性の病態では通常，卵管，卵巣の両者が感染し，卵管卵巣炎または付属器炎と呼ばれる．CTでは拡張蛇行した卵管および膿瘍などが全体として多房性の囊胞性病変にみえることが多い．

　上段（左：造影前，中央，右：造影CT）は大腸菌による例．造影CTでは左付属器に囊胞性病変がある．上段右では蛇行した管状にみえる．非造影CTでは左付属器が腫大しているようにみえるのみ．なお，卵胞などが存在するため，付属器は正常でも均一にはみえない．

　下段（造影CT，左が頭側）はクラミジアによる例．下腹部の鈍痛などに関しては亜急性の経過であったが，受診動機となった発熱は急性の経過を呈した．上段例と同様に左付属器に多房性囊胞性病変があるほか，赤矢印付近に造影効果のある腫瘤あり，これらも感染巣であった．

III その他の原因による発熱

◎その他の病態のポイント

- 整形外科領域の感染では時に画像診断での感染巣の特定が困難である．
  - ▶CTで骨，関節の観察が怠られがちであるほか，椎間板，関節など比較的小さい構造が感染巣となる場合がある．
  - ▶脊柱や骨盤の感染では腰背部痛が主訴となることも多く内臓疾患との鑑別が問題となるほか，発熱による筋肉痛と誤診されうる．
  - ▶外傷時や術後以外の場合，感染は血行性である．
- 褥瘡は背部の診察を省略すると見逃されがちである．
  - ▶病歴聴取が困難などADLの評価ができない場合はCTで殿筋など筋肉量から推定することもできる．筋萎縮が目立つ場合，褥瘡に注意する．
- 蜂窩織炎は発熱よりも局所の腫脹が主となることが多く，局在診断は比較的容易と思われる．
- 術後の感染は創部や術野の汚染に伴うものと，縫合不全をはじめ消化管などの破綻によるものがある．
- 腫瘍による発熱は通常慢性から亜急性の経過であるが，時に急性に自覚される．

◎CTの位置づけと着目点

- 整形外科領域の感染のうち，脊柱や骨盤のものは症状からも内臓疾患との鑑別も必要でCT，MRなどの適応となることが多い．
  - ▶疼痛の部位に応じて椎間板，関節の所見や溶骨性変化に注意したい．
- 四肢の感染では通常視触診，穿刺，X線写真などで診断される．
- 褥瘡はCTで診断すべき疾患ではないが，全身状態の悪い高齢者の発熱では考慮すべき疾患であり，ほかに発熱の原因がみられない場合CTで気づかれることがありうる．筋萎縮に気づき背部の視触診で確認することもできる．
- 術後の感染では，治療の方針決定などのためにCTを含む画像診断が行われることが多い．膿瘍の有無や分布，画像ガイド下穿刺ドレナージの可否，手術時に挿入された人工物の感染の有無が問題となる．
- 腫瘍が未診断の場合，腫瘍による発熱を臨床的に診断することは不可能である．CTでも見落とす可能性があり，ダブルチェックなどの体制が望まれる．

図解 1　椎間板炎

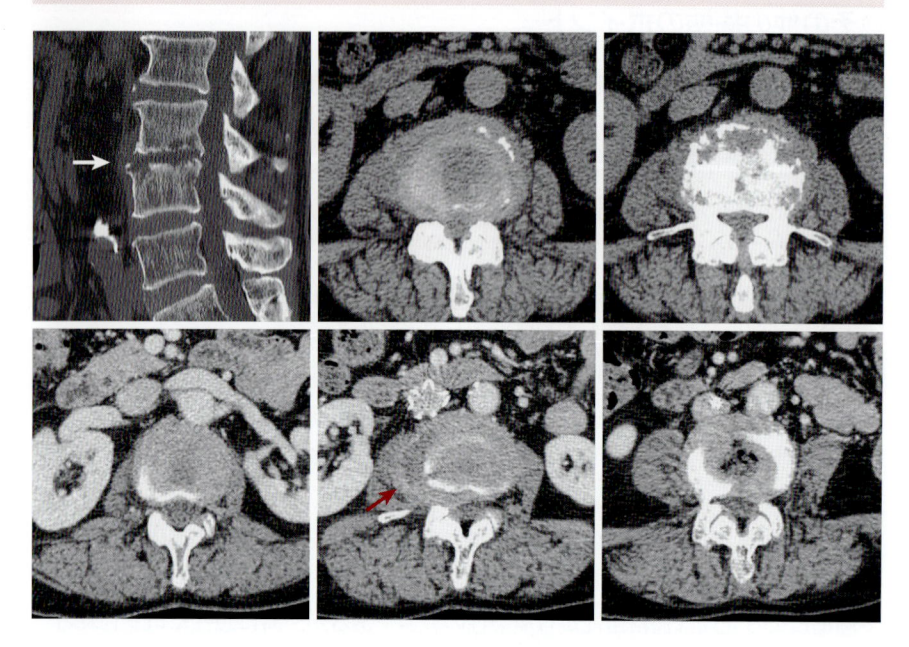

　椎間板炎は椎間板の血行性感染で，起炎菌には結核菌も含まれる．

　上段はその1例である．矢状断（左）では感染した椎間板（白矢印）の扁平化と直近上下の椎体の骨吸収・破壊像からなる基本的な所見が捉えられている．椎間板レベルの横断像（中央）では椎間板の膨化がみられ，直近の椎体終板付近（右）には不整形の骨吸収像が多数みられる．椎間板炎の多くは亜急性の経過をたどるが，この症例も腰痛が1ヵ月続くとして来院した．

　下段（造影CT）は発熱と腰痛を主訴に来院した症例．正常とみられるL1/2椎間板（左）に比し，感染しているL2/3椎間板（中央）は膨化し，辺縁（赤矢印）に造影効果が目立つ．濃染の直内側は比較的低吸収で膿瘍化しているとみられるが，椎間孔を経て脊柱管の硬膜外にまで及んでいる．L3/4椎間板（下右）には気泡がみられるが，これは変性による所見である．**発熱を主訴に来院するような椎間板炎は時に診断困難であるが，急性の進行を示すものが多い．硬膜外膿瘍が合併する場合もあり的確に診断したい．**

図解 2　関節炎

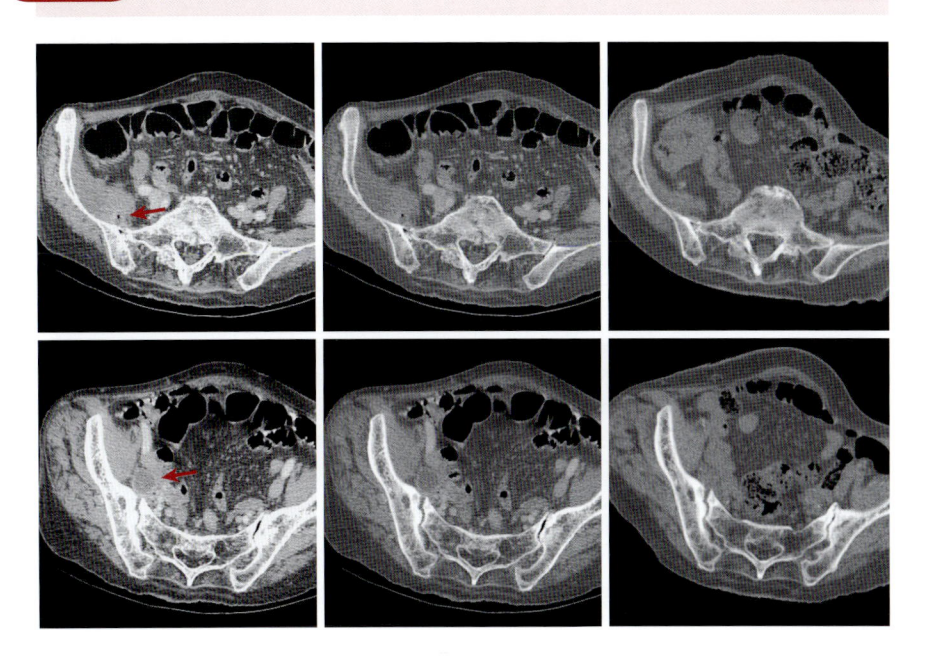

　関節炎は変性，感染，自己免疫などで起こる．通常は発熱以外にも局所の症状があり，それに従って診断を進める．**若年性特発性関節炎**など**自己免疫疾患**では発熱が主要症状となることがある．それぞれの疾患の診断基準に従って診断を進めるが，CT の役割はほかの疾患の除外に留まる．**痛風や偽痛風**でも発熱を伴うことがあるが，通常関節に強い疼痛がある．化膿性関節炎のうち，**仙腸関節炎や股関節炎**では局所の症状があいまいで，発熱が前面に出ることがある．

　この症例は右仙腸関節炎（上段が頭側で，左から診断時の造影CT，同骨用観察ウィンドウ，2日前の非造影CT）である．右仙腸関節腹側に連続して辺縁に造影効果がみられ内部に気泡を伴う病変がある（上段左・下段左：赤矢印）．気泡は関節内にもみられる（上段中央）が2日前（上段左，下段左）にはみられない．対側仙腸関節内にも気体があるが，液体は併存せず変性に伴うものである．両側仙腸関節に骨硬化があるが，右ではわずかに骨吸収もみられる．右腸腰筋の腫大も伴う．椎間板炎と同様初期の診断は容易とはいえない．

図解 3 褥瘡

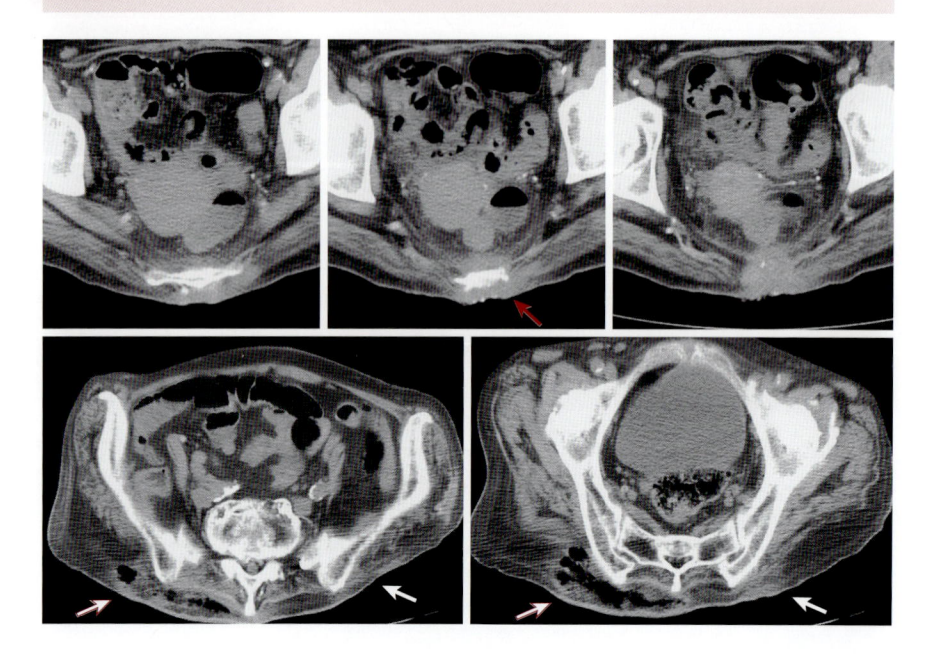

　寝たきり状態の場合，発熱や敗血症の原因として褥瘡が重要である．診察に際して十分に脱衣させ，背側まで観察すれば診断できるが，実際には全員には励行されない．CTは撮影さえすれば評価可能であり，感染症が疑われる場合には必ずチェックしたい．若年でも麻痺など褥瘡の危険因子がある場合は同様である．

　上段（非造影CT，左が頭側）は神経疾患があり，寝たきりに近い状態の50代女性である．仙骨尾側の背側を中心に皮下の脂肪に濃度上昇がみられる．赤矢印付近では仙骨にわずかな吸収像があり，骨髄炎も併発しているものと考えられる．肉芽腫により尾骨も吸収されている（右）．

　下段（非造影CT，左が頭側）は高熱で救急受診となった高齢女性例である．右腸骨後部付近の皮下の脂肪に気泡と軟部組織濃度が混在する像（赤窓矢印）である．ガス産生菌感染を伴う褥瘡である．褥瘡における病変の濃度は一定せず，この例の対側白矢印の部のように，わずかな濃度上昇のみで発熱の原因となる場合もみられる．CTで疑われれば患部を観察したい．

3 発熱と発熱を伴う病態

図解 4-1 蜂窩織炎

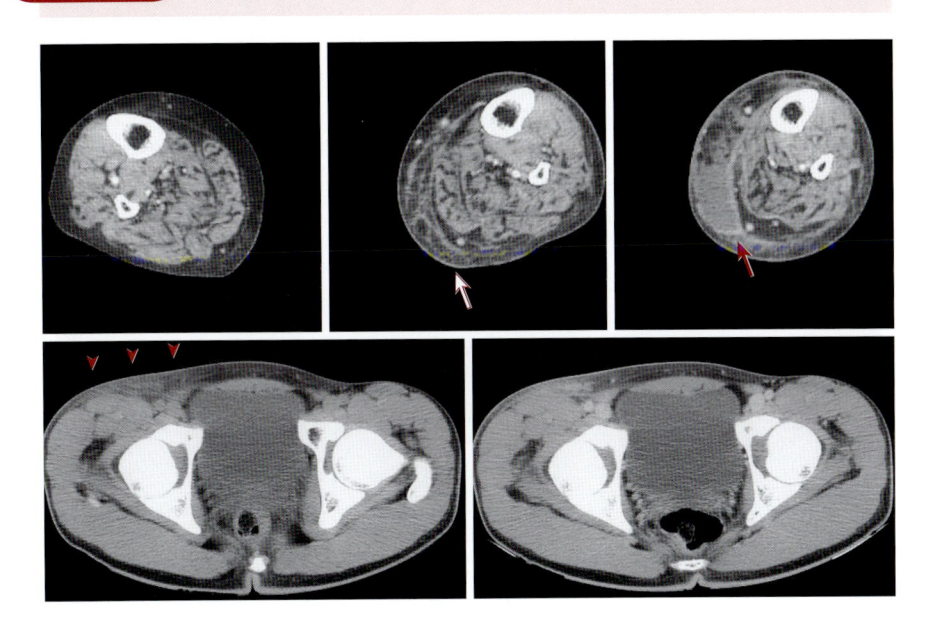

　蜂窩織炎は間質の炎症である．多くは細菌感染による．

　通常は別の病態として扱われる後腹膜，腸間膜，縦隔などの炎症・感染も広い意味では蜂窩織炎である．CTでは脂肪の，多くは毛羽立ち様あるいは網状の，濃度上昇や液体貯留がみられるが，基本的には部位によらず同様の所見である．

　臨床的には皮下の蜂窩織炎に遭遇する機会が多いが，これらは通常症状や身体所見で診断可能である．CTを行う必要があるのは深部進展の評価やほかの疾患の除外である．

　上段は下腿皮下蜂窩織炎（左：健側，中央：同じレベルの患側，右：患側の少し遠位）の例である．患側下腿に腫脹があるが，筋など深部ではなく皮下の腫大が主で，網状の脂肪濃度上昇（赤窓矢印）もみられる．より遠位には少量の液体貯留（赤矢印）もみられる．

　下段は右鼡径部皮下の蜂窩織炎（左：造影前CT，右：造影CT）の例である．患部（矢頭）皮下の脂肪の濃度は上昇し，一部に造影効果もみられる．

図解 4-2 蜂窩織炎

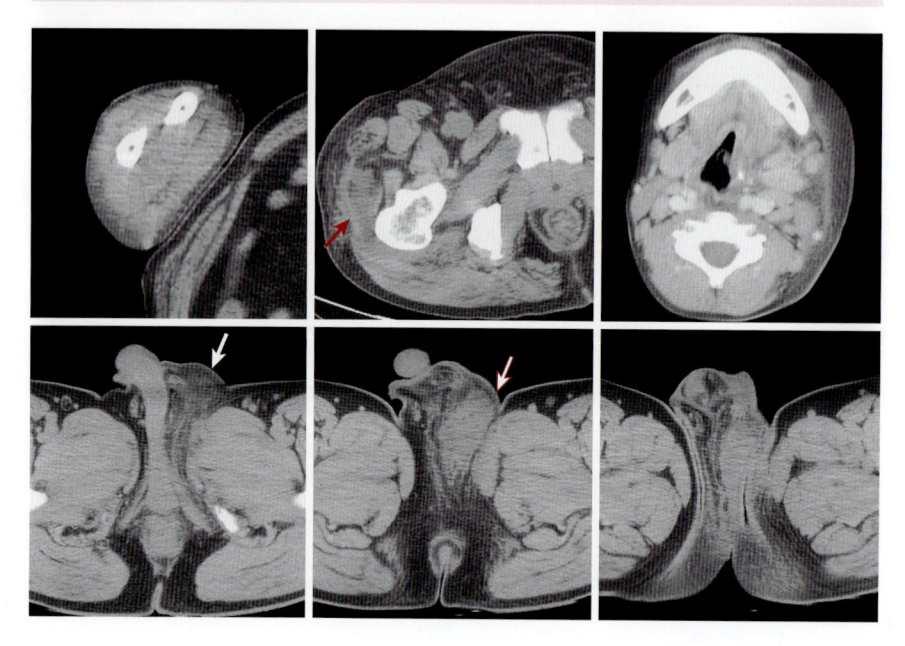

蜂窩織炎の多くは，外傷，熱傷，皮膚炎，皮膚付属器炎などで皮膚が傷害された場所に起こる．溶血性連鎖球菌感染などでは菌血症からの血行性感染もあり，全身の複数の部位に同時にみられることも少なくない．

上段左は前腕の病変で，皮下脂肪濃度の変化，皮下および筋の腫大などがみられる．上段中央は上段左と同じ症例の右股関節付近であるが，中殿筋に腫大と吸収低下（赤矢印）があり，筋膜や筋など深部に感染が及んでいるものと考えられる．上段右は別症例で，咽頭の溶連菌感染から発症した左頸部の蜂窩織炎である．これらの場合，壊死性筋膜炎の可能性もあり，厳重な管理が必要となる．

下段は陰部の蜂窩織炎である．中央：赤窓矢印付近にまとまった軟部組織濃度があり，膿瘍（造影CTが行われておらず，CTのみでは十分な診断ではないが，この後切開排膿で確認された）とみられる．陰部の蜂窩織炎・膿瘍は嫌気性菌によることが多く，治療に抵抗する場合も少なくない．

3 発熱と発熱を伴う病態

図解 5　術後創感染

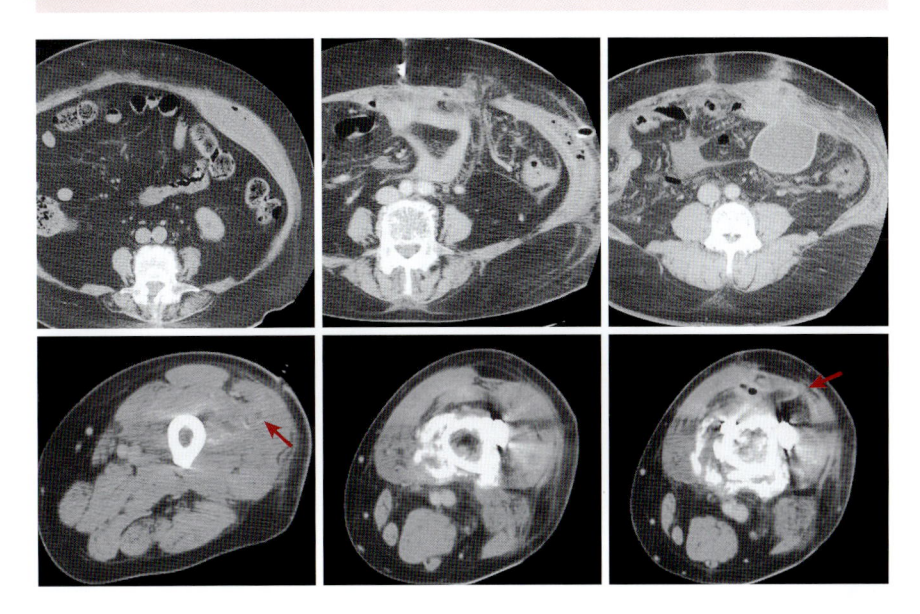

　術後の発熱は肺炎などによるものもあるが，創部の感染も少なくない．診断は臨床的な創部の観察が第一であるが，手術の術式や経過によっては感染が深部に及ぶ場合があり，CTの適応となる．特に胸腔，腹腔の手術，外傷に対する手術，人工物の挿入を伴う手術でリスクが高い．CTでの診断はほかの軟部組織感染と同様で，局所の**脂肪の濃度上昇**，**液体貯留**，**気泡**，**腫大**，**膿瘍**，**造影効果の亢進**などがみられる．

　上段左は下腹部の大きな粉瘤切除後腹壁に感染したもの．腹壁の筋層に液体貯留と気泡がみられる．上段中央は直腸癌術後．手術中に腹腔内に挿入されたドレナージチューブ近傍に気泡の混じった液体貯留がみられる．上段右は人工肛門閉鎖後の例で，腹壁直下の腹腔内に膿瘍が形成されている．

　下段は大腿骨遠位の開放骨折の術後に感染を起こし，再手術後に再び発熱をきたした例．新たに挿入された金属材料付近ではアーティファクトが強く，診断困難であるが，赤矢印の部に辺縁に造影効果がある液体貯留（遠位：下段右では気泡も含む）があり，膿瘍化しているとみられる．

図解 6-1 術後縫合不全

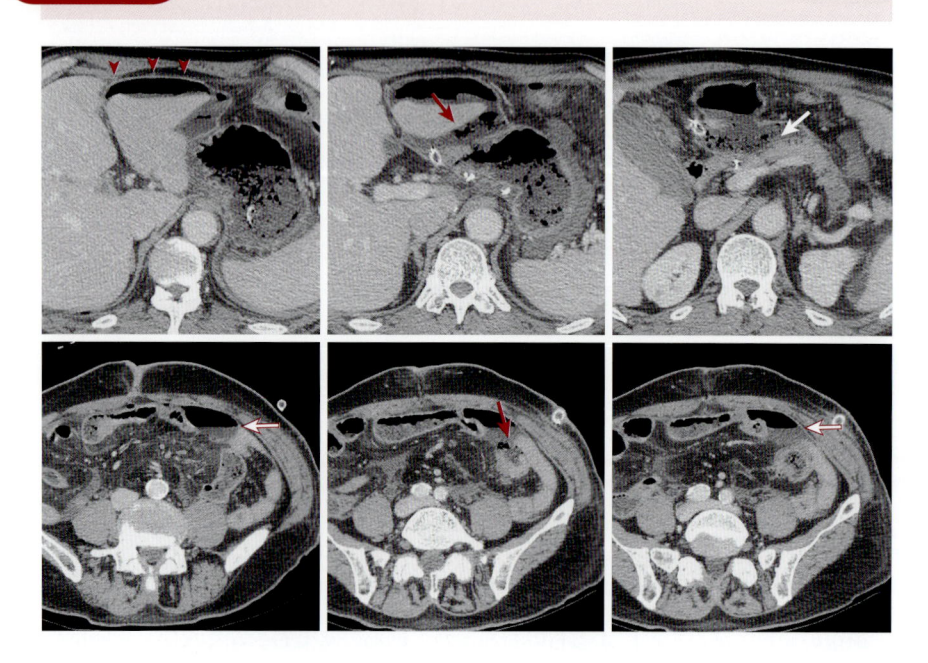

術後の発熱のうち，消化管の縫合不全は結果として消化管穿孔と同様の状況となるため，早急な対応が必要となる．CTでの診断はほかの穿孔の場合と同様であるが，①術後1週間程度は腹腔内遊離ガスが必ずしも異常といえない点，②穿孔部位の所見が目立たないことも多い点，③通常穿孔が吻合部付近に限られる点などで異なる．

上段（造影CT，左が頭側）は幽門側胃切除後の縫合不全例．術後10日が経過しており，遊離ガスの存在のみでも異常であるが，ガスに接する腹膜（赤矢頭）に肥厚があり，気泡を含む液体貯留（白矢印）がみられることから縫合不全と診断できる．上段中央：赤矢印延長線上の残胃壁に不連続性が捉えられている．

下段（造影CT，左が頭側）は複数の大腸癌に対する結腸亜全摘術後5日目の縫合不全．遊離ガスの存在自体は異常と言い切れないが，液面（赤窓矢印）を形成して液体貯留もみられ，縫合不全を疑うことができる．腸内容漏出の部位は中央：赤矢印付近で，やはり腸管壁が不連続になっている．これらの例では壁の欠損部が大きく，再手術となった．

図解 6-2 術後縫合不全

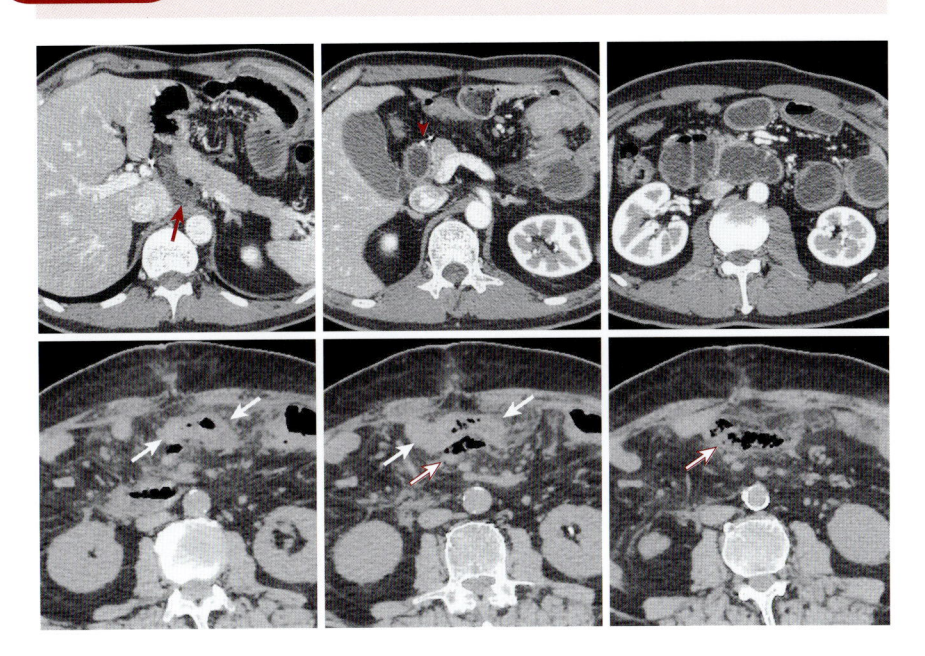

縫合不全でも壁の欠損が小さいと，CTで直接的な描出はみられない．むしろ前頁のように壁の不連続性が描出されることはまれである．

上段はルー・Y再建された胃全摘10日後に発熱をきたした症例の造影CT（左が頭側）である．十二指腸断端（中央：赤矢頭がその部のステープル）の直頭側（赤矢印）に気泡の混じた液体貯留がみられる．Y脚を含めた近位小腸に拡張があるが，腹膜炎による麻痺性の変化と考えられる．漏出した消化管内容がわずかであり，絶食と経過観察にて軽快した．

下段（非造影CT，左が頭側）は右半結腸切除5日後に発熱をきたした例．左，中央：白矢印が吻合部付近の腸管である．その直近にのみ分布する形で，明らかな腸管壁を伴わない気泡と少量の液体が混じた像（赤窓矢印）がみられる．縫合不全により漏出した腸管内容である．比較的少量の漏出で，ほかの部位にも遊離ガス，気泡，液体貯留などみられず，保存的に治療可能と考えた．腔の穿刺ドレナージにて軽快した．膿瘍として隔離された腔となっている場合には穿刺ドレナージが有効である．

図解 7-1 悪性リンパ腫

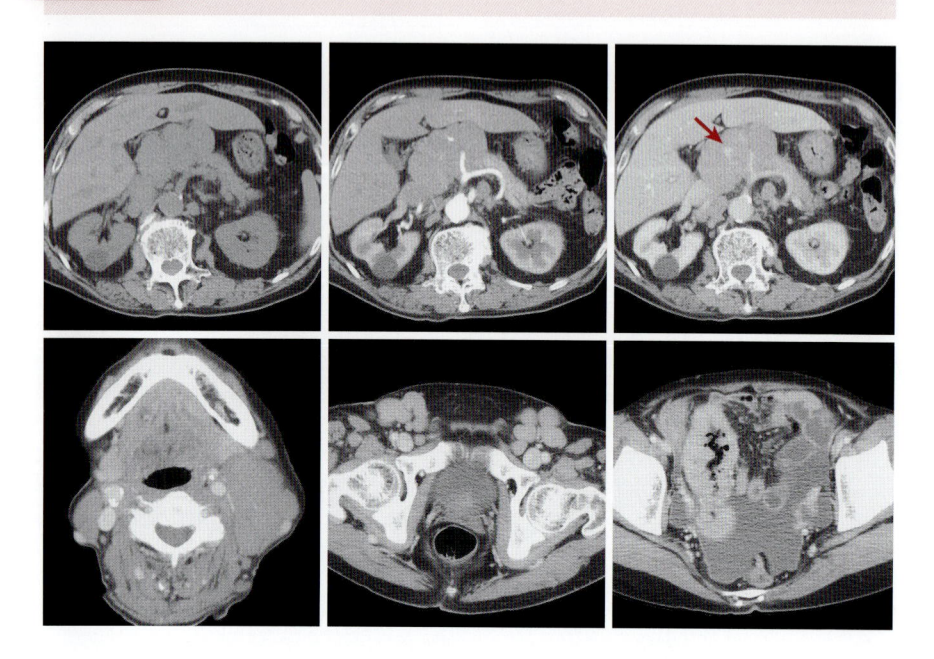

　腫瘍も発熱の原因となる．発熱に関しては通常亜急性の経過であるが，救急受診もありうる．腫瘍の中で発熱の頻度が高いのは悪性リンパ腫である．

　悪性リンパ腫は画像上比較的軟らかい印象の腫瘤を形成することが多い．上段はそのような例である．非造影CT（上段左）では膵頭部付近に分葉状の腫瘤がみられる．筋とほぼ等吸収で，後腹膜リンパ節を疑う位置以外，比較的非特異的な所見である．造影CT動脈相（上段中央），門脈優位相（上段右）では腫瘤の中を血管が通過するが，動脈のみならず門脈（赤矢印）も径は保たれており，偏位もわずかである．腫瘤の濃染は均一であることが多いが，壊死により囊胞性にみえることもある．

　悪性リンパ腫はリンパ節を原発とすることが多いが，そのため全身のどの部位にもみられる．下段左は頸部原発の例．頸部リンパ節炎に比し，1個のリンパ節が他よりも目立って大きい．下段中央は鼠径部に多数のリンパ節腫大をみた例．下段右は小腸原発とみられる悪性リンパ腫であるが，大腸癌に比し広い範囲に壁肥厚があり，閉塞の所見には乏しい．

図解 7-2 悪性リンパ腫

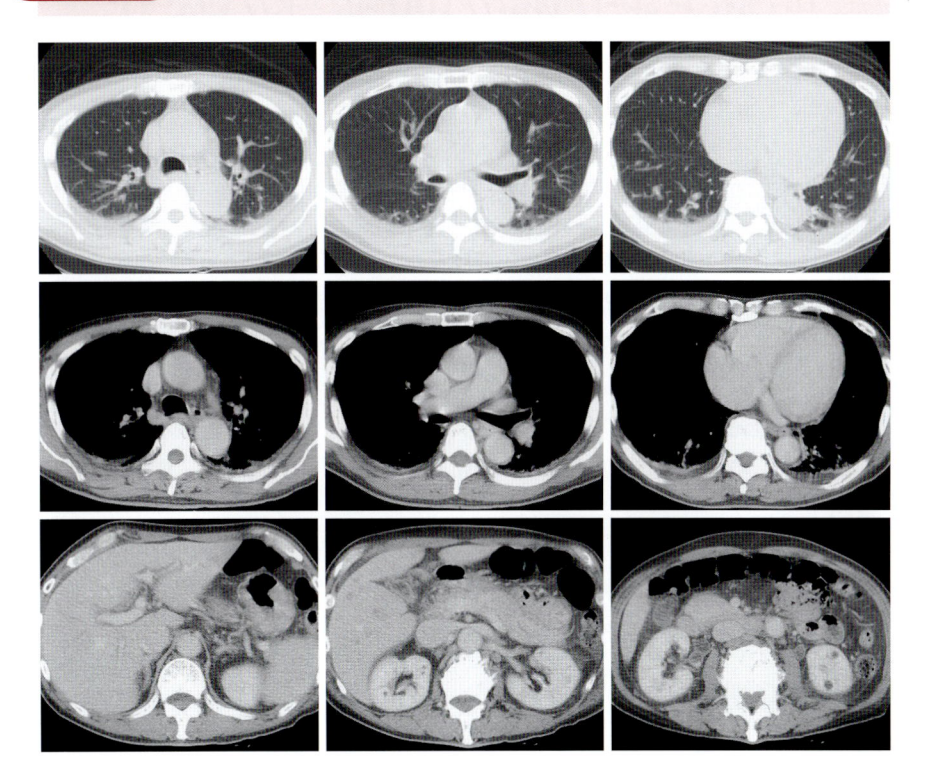

　この症例は亜急性の経過の38℃程度の発熱，進行する認知症症状，呼吸困難などをきたした60代男性である．呼吸困難については比較的急性に進行しており，このCTの時点でSaO$_2$も90％前後と低下，酸素投与でもほとんど改善はなかった．CTは肺野画像（上段），対応する造影CT（中段），腹部造影CT（下段）を示す．

　呼吸困難の画像診断（第3部．5．図解2-1参照）として肺野所見と肺血流に着目して検討する必要があるが，少量の胸水はあるものの肺野に換気障害やガス交換異常を疑うような所見はなく，肺塞栓の所見もみられない．しかし，右心は拡大（中段右）し，上・下大静脈も拡大しており，肺動脈圧は高いと考えられる．皮膚生検で血管内リンパ腫とされた．この時点で有意なリンパ節腫大はみられなかった．

悪性リンパ腫はさまざまな形態をとりうるため，時に診断は困難である．

4 頭痛とその他の頭頸部の症状

頭痛の概要

- 頭痛は救急・時間外受診の動機として代表的なものの一つである．
- 急性の頭痛にはくも膜下出血や髄膜炎，急性緑内障発作など緊急の介入を必要とする疾患もあり，注意を要する．
- 頭痛の多くは慢性または反復性のもので，これには一次性頭痛（片頭痛，筋緊張性頭痛，群発頭痛など）が含まれる．
- 脳腫瘍，その他頭蓋内圧亢進に伴う頭痛もあるが，出血以外では急性の発症はまれである．
- ほかに，副鼻腔炎，中耳炎，緑内障，顎関節症，頸椎症など頭頸部の中枢神経以外の疾患による頭痛や，熱中症，脱水，電解質異常，一酸化炭素その他の中毒，薬物乱用性頭痛，褐色細胞腫など全身の病態に伴う頭痛もみられる．

CTの役割

- くも膜下出血の診断・除外が最大の目的となる．
- 時に副鼻腔炎，中耳炎なども診断される．これらの場合，随伴する髄膜炎にも留意する．
- 脳腫瘍が診断されることもあるが，脳腫瘍の評価にはMRのほうが適している．

CTの盲点

- 急性頭痛の中で急性緑内障発作，褐色細胞腫などは頭部CTで診断できない．
- 髄膜炎も大部分は診断困難である．
- 一次性頭痛や全身の病態に随伴する頭痛もCTでは診断できない．
- 急性頭痛の全例をCTで検査すれば，くも膜下出血は10％程度以下にみられるのみである．被曝も問題になるが，救急ではやむを得ないと考えられることが多い．

- くも膜下出血については第2部.1.を参照.

診断の流れ

- 発症が突発性かどうかを評価する.
  - ▶ 発症の瞬間を具体的に表現できる場合は突発性と考えられる.
  - ▶ 「突然」「急に」などの表現では突発も急性発症も含まれる.
  - ▶ **突発性と考えられる場合はCT. 否定できない場合もCTを考慮.**
- 頭痛の強さを評価
  - ▶ 「**これまでに**体験したことが**ないほど強い**」「**いつもの頭痛とは明らかに異なって強い**」などの場合にはCT.
  - ▶ 頭痛はみられない例もあり, 強くないからくも膜下出血を否定する根拠にはならない.
- 発症後の経過を評価
  - ▶ くも膜下出血では発症後悪化し, 短時間(数分から10分)で最強となる.
  - ▶ 一次性頭痛ではいつも同様の経過となることが多い.
  - ▶ **悪化が続く頭痛も介入を必要とする場合が多い**.
- 髄膜刺激症状を評価する.
  - ▶ **髄膜刺激症状があればCTまたは髄液検査を行う**.
  - ▶ 特に髄膜炎を疑う場合は髄液検査は必須である.
  - ▶ くも膜下出血の場合も発症後の時間が長い場合などでは髄液検査を行う.
- その他随伴症状を評価する.
  - ▶ **悪心・嘔吐**はくも膜下血腫, 髄膜炎, 緑内障, 片頭痛でみられる.
  - ▶ くも膜下出血, 髄膜炎では**意識障害**がみられることも多い.
- 前駆症状, 反復歴を評価する.
  - ▶ 閃輝暗点(片頭痛), 虹視(緑内障)などがあれば特定の疾患が考えられる.
  - ▶ 一次性頭痛の多くは反復するため, そのように診断できるならCTは不要. なお, 一次性頭痛と診断されている患者においても「いつもと異なる頭痛」の訴えには反復歴なしとして対応する.
- 誘因, 増悪・改善因子を評価する.
  - ▶ ストレスなど(一次性頭痛), 光(片頭痛), 散瞳薬(緑内障)など.
- 全身状態, 状況その他を評価する.

- ▶発症時の環境・状況, 中毒の可能性, 使用薬物.
- ▶脱水の有無, 血圧その他, バイタルサインなど.
- ▶必要に応じて血液ガス分析, 採血なども行う.
- 明らかに原因が特定できない場合もCTを考慮する.

主な鑑別診断

- くも膜下出血
  - ▶典型例では突然の強い頭痛, 髄膜刺激症状がみられる.
  - ▶非典型例も多い.
  - ▶第2部.1.(p70)参照.
- 髄膜炎
  - ▶典型例では発熱, 意識障害, 頭痛, 髄膜刺激症状がみられる.
  - ▶頭痛が前面に出ている場合に見落としが多い.
  - ▶第3部.3.Ⅰ(pp281-282)参照.
- 急性緑内障発作
  - ▶画像診断の対象とはならないが, 失明の危険がある.
- 副鼻腔炎
  - ▶多くは慢性または亜急性の経過であるが, 急性発症や急性増悪もある.
  - ▶急性副鼻腔炎や急性増悪ではしばしば発熱を伴う.
  - ▶時に髄膜炎の原因となる.
  - ▶第3部.3.Ⅰ(p284)参照.
- 中耳炎
  - ▶頭痛としてよりも耳痛として発症することが多い.
  - ▶多くは発熱を伴う.
  - ▶時に髄膜炎の原因となる.
  - ▶第3部.3.Ⅰ(p285)参照.
  - ▶中年期以後の初発中耳炎は上咽頭を含めた腫瘍の検索が必要.
- 脳腫瘍
  - ▶急性の発症もありうる.
  - ▶脳圧亢進や水頭症による頭痛が主.
- 一次性頭痛または慢性頭痛

- ▶片頭痛.
- ▶群発頭痛.
- ▶筋緊張性頭痛.
- 顔面神経痛
- 顔面痛
- 歯痛
- かぜ症候群
- 褐色細胞腫，一酸化炭素中毒，薬物乱用性なども救急で遭遇しうる.

一次性頭痛

- 基本的に発作性・反復性.
- 画像診断は有用ではない.
- 典型的な症状で,「いつもと同様の質，強さ，経過」の頭痛であれば一次性頭痛の発作と診断してよいが，普段と異なる頭痛には十分な注意が必要.

- 前兆がある片頭痛
  - ▶閃輝暗点，めまいなどの前兆がみられる.
  - ▶時に前兆と同様の症状のみがみられ，頭痛を伴わない症例もある.
  - ▶しばしば拍動性，体動で増悪，前・側頭部片側が多い.
  - ▶悪心・嘔吐を伴うことが多い．光・音・におい過敏を伴うこともある.
  - ▶持続は数時間から3日程度.
- 前兆がない片頭痛
  - ▶閃輝暗点など前兆はみられない.
  - ▶他は前兆がある片頭痛と同じ.
- 群発頭痛
  - ▶前駆症状はない.
  - ▶常に片側，眼窩部，眼窩上部，側頭部.
  - ▶痛みの質は「焼け火ばしで目をえぐられるような」と表現される.
  - ▶結膜充血，流涙，鼻閉，眼瞼浮腫などを伴う.
  - ▶15分から3時間程度の持続が一般的.
- 筋緊張性頭痛

- ▶ 反復性.
- ▶ 後頭部が典型的もハチマキ様分布や頭全体の分布もある.
- ▶ 圧迫感,締め付け感が主体の頭痛.
- ▶ 肩こり,頸部筋緊張,めまい感などを伴う.
- ▶ 1時間から数日の持続がみられる.

☆「突然の」「今まで経験したことがない強さ」「いつもと違う」などの症状,髄膜刺激症状,神経学的所見,意識障害などを伴う場合は常に適切な検査などを行う.

その他の頭頸部の症状

頭痛以外の症状として以下のものをとりあげる.
- めまい・嘔気・嘔吐
- 痙攣
- 頸部痛,頸部腫脹
- 嚥下痛,嚥下困難
- 異物誤嚥,誤飲

図解 1-1 頭痛：脳腫瘍

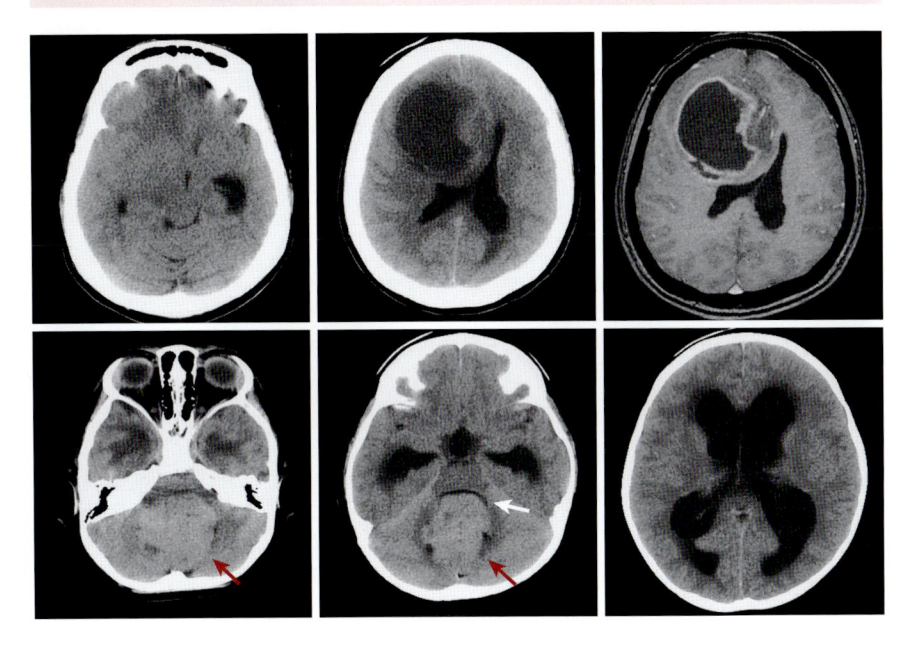

脳腫瘍も頭痛の原因となるが，通常は慢性または亜急性の経過である．頭痛の直接的な原因としては，腫瘤自体に体積に伴う頭蓋内圧亢進や，脳室系の圧迫などによる水頭症が主である．頭痛が朝に強いのが特徴とされる．

上段（左，中央：非造影CT，右：MR造影後T1強調像）は頭痛で発症した神経膠腫例．辺縁部に造影効果のある大きな嚢胞性病変がみられる．脳溝やシルビウス裂は狭小化しほとんど認識できなくなっているが，頭蓋内圧亢進の所見といえる．圧迫されていない脳室にも軽度の拡張がある．

下段（非造影CT，左が尾側）は午前中に強い頭痛で発症した小児例．両側側脳室および第三脳室に著明な拡張があり，水頭症の状態であることは容易に認識できる．腫瘍（赤矢印）は灰白質に比しわずかな高吸収を呈する．腹側に薄い脳脊髄液濃度域（白矢印）があるが，第四脳室の一部である．すなわち脳室内の腫瘍で髄芽腫瘍であった．この例でも脳溝やシルビウス裂は狭小化している．

第3部 シナリオごとの着目点

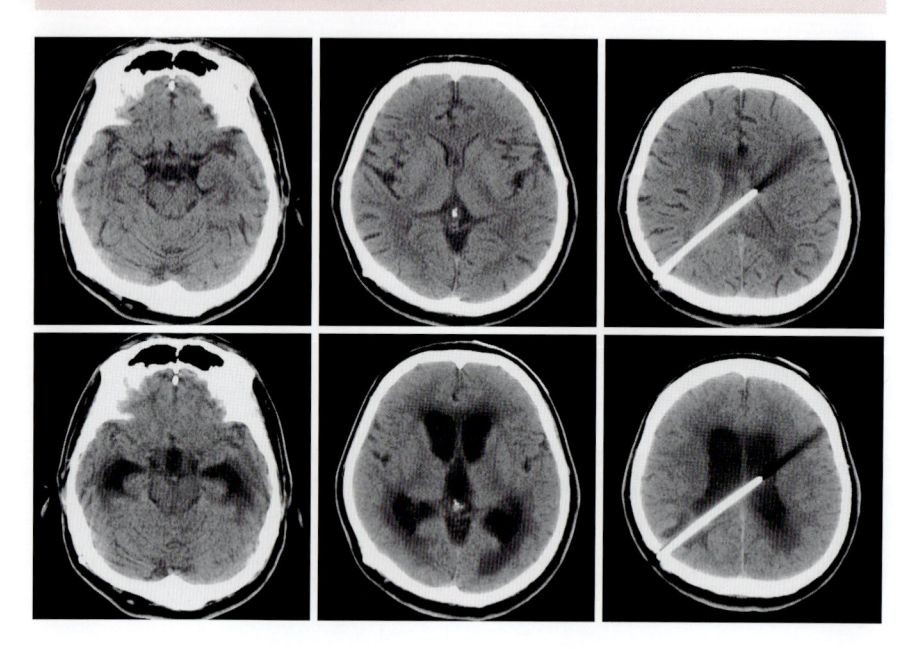

図解 1-2 頭痛：低髄圧症候群

　上段（非造影CT，左が尾側）は水頭症に対し脳室－腹腔シャント術後の例である．特に起座，起立時に増悪する頭痛を訴えた時点のCTであるが，脳室がほとんど認識できない程度に狭小化している．下段は経過中頭痛がなかった時点のCT（非造影CT，左が尾側：それぞれ上段の対応するパネルと近い部位）であるが，脳室が拡張し，上段では容易に同定できる脳溝やシルビウス裂が狭くなっている．上段の時点ではシャント過機能により，低髄圧となって頭痛をきたしたものと考えられる．

　低髄圧は起座，起立時に増悪する頭痛の原因となる．しかし，この例のようにシャント過機能ではCTでも評価できるが，それ以外では非造影CTで容易に診断できる例はまれである．救急で関連があるのは，外傷を原因とする場合，腰椎穿刺など医原性の原因の場合などであるが，救急での初診時には症状から疑うにとどめるのが妥当かと考えられる．なお，CTで診断可能であるとすれば，髄液中に造影剤を注入してのCTで，脊椎レベルを含むいずれかの部位で髄液の漏出を証明するか，造影CTなどで硬膜の肥厚を捉えるかである．

図解 1-3 頭痛：副鼻腔炎

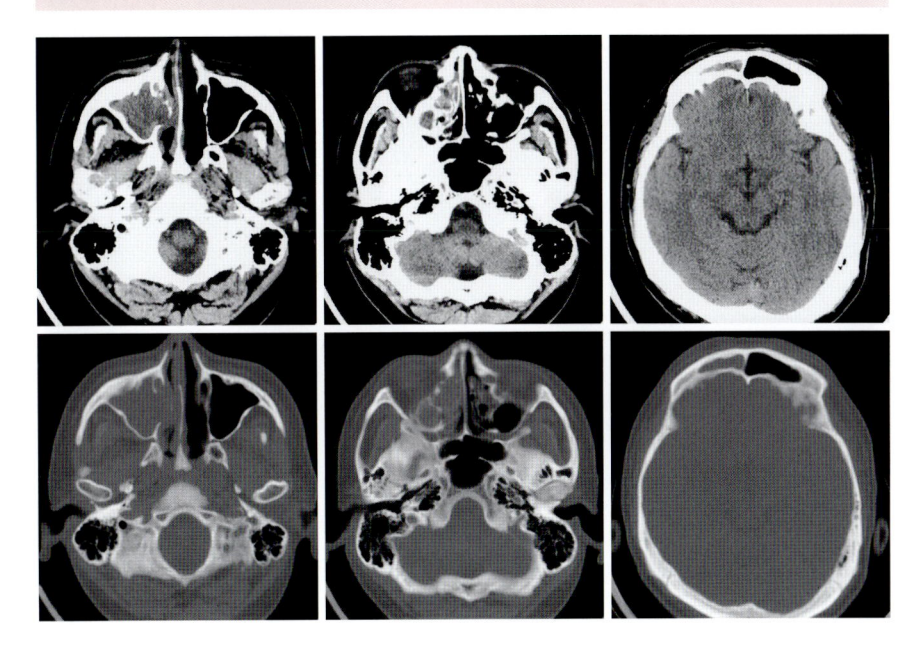

　先に述べたように，頭痛の原因には頭頸部の頭蓋外の疾患が含まれる．副鼻腔炎もその一つで，亜急性から慢性な経過のものが多い．鼻漏や鼻閉のような鼻腔-副鼻腔の病態を示唆する症状がなく，頭痛が前面に出る場合としては，髄膜炎などの合併症がある場合（第3部.3. pp281-282参照）のほか，副鼻腔内圧が高い場合などがある．疼痛は頭痛では前頭部にあることが多いが，頬部痛が強い場合もある．

　頭痛を鑑別することを目的に頭部CTを行う場合，頭部用の狭い観察ウィンドウで読影することが多く，また，副鼻腔炎のうち上顎洞は検査範囲外となることも少なくない．

　本症例は右前頭部痛のために頭部CT（上段：頭部ウィンドウ，下段：骨ウィンドウ．いずれも左が尾側）が行われたが，右上顎洞，篩骨洞，前頭洞を充満する軟部濃度がみられる．上段左のように上顎洞が撮像されていれば頭部ウィンドウでも診断は容易であるが，上段中央，右のみでは見落とす可能性がある．下段では骨壁に破壊像がないこと，右前頭洞の発達が悪いこと，上顎洞は右で膨隆傾向であることなどがわかりやすい．

図解 1-4 頭痛：中耳炎

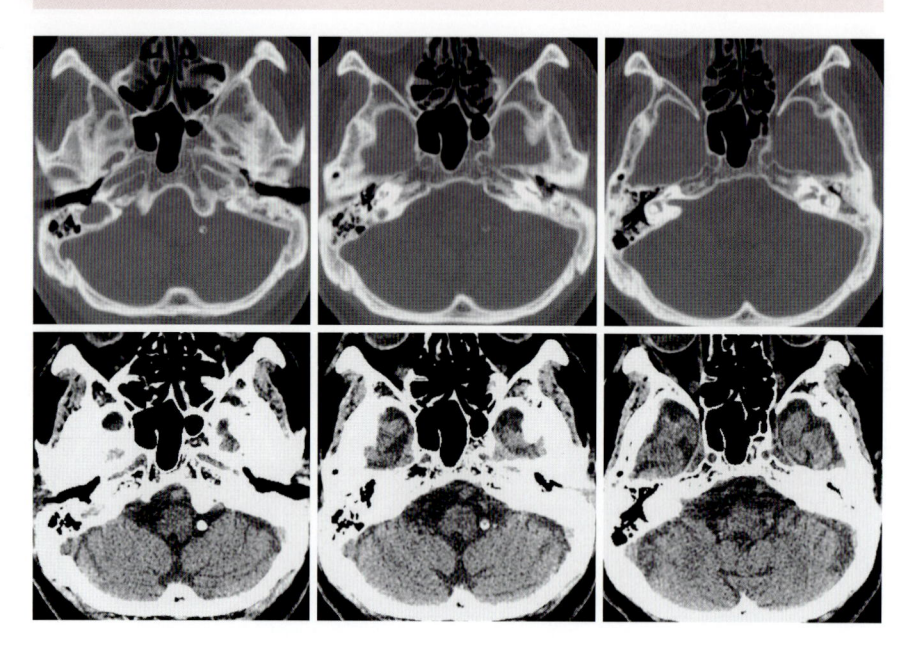

　中耳炎も副鼻腔炎と同様，頭痛，特に患側側頭部痛の原因となりうる．通常は耳痛として発症する中耳腔の圧の異常が頭痛として認識されている場合が多い．成人では初発の滲出性中耳炎はまれで，多くは慢性または過去の中耳炎の経過があるが，小児では疼痛や発熱を伴う急性例も少なくない．ほかに頭痛が前面に出る場合としては，髄膜炎などの合併症がある場合（第3部．3. pp281-282参照）がある．

　この症例は，頭痛のためCTを行った成人である．骨用観察ウィンドウ（上段，左が尾側）では左鼓室，乳突洞などに軟部濃度域が認識できる．左の中耳腔は全体に発達が悪く，慢性的な病態であると診断される．

　下段は頭部用観察ウィンドウで表示した1mm厚スライス（左が尾側）である．左錐体骨は全体に白くみえるが，軟部濃度は全く認識できない．頭痛のためのCTでは適宜骨用観察ウィンドウを用い，錐体骨，副鼻腔などと観察する必要がある．

図解2 めまい・嘔気・嘔吐

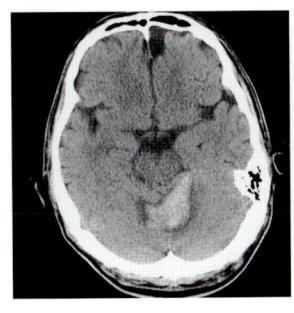

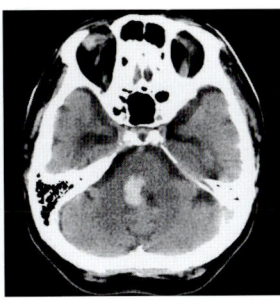

左：めまいで来院した左小脳半球から虫部の出血例．
右：ふらつき，歩行障害で来院した橋から右小脳脚の血腫例．

めまいには脳血管障害に伴う中枢性のものがあり，注意を要する．

脳幹・小脳出血はCTで診断できるが，梗塞の診断はしばしば困難である．

めまいは，脳血管障害以外の原因で突然の発症でなくても，「急に発症した」と訴えて来院する場合が多い．

小脳症状など中枢神経症状や，ほかの脳神経症状を伴うものは，中枢性である可能性が高い．

回転性のめまいより，平衡感覚障害としてのふらつきで中枢性の可能性が高い．一方，単なるふらつきには血圧低下などの病態を含む．

第3部.2.（p263，264，273，274）参照．

嘔気・嘔吐にも中枢性の場合がある．

▶CTで診断できるのは脳圧亢進に伴うものが主．腫瘍，水頭症，脳出血，くも膜下出血などが原因となる．頭蓋内の器質性の原因で起こる場合，嘔気なしの嘔吐など嘔気が比較的目立たない傾向にあるとされる．

▶髄膜刺激症状でも起こる．髄膜炎，くも膜下出血などが考慮される．

▶薬物，電解質異常その他体液性の原因で起こるものも中枢性といえるが，通常急性期のCTは無所見である．

嘔気に関しては消化管疾患，泌尿・生殖器系疾患，腹膜・後腹膜刺激や迷走神経反射，血圧低下などでも起こり，鑑別診断は多岐にわたる．もれのない全身診察と病歴，検体検査データなどを総合して評価するようにしたい．特に頭痛＋嘔気・嘔吐の場合も頭部・中枢神経疾患と短絡するのは危険である．

図解 3　痙攣

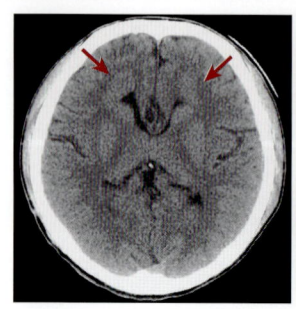

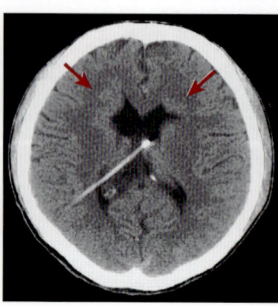

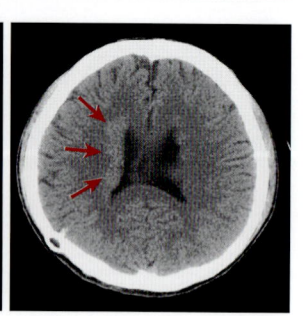

　痙攣は中枢神経の異常によると短絡されがちであるが，低酸素，低血糖，循環不全など多くの鑑別診断を含む．

　頭部CTで診断可能な疾患は以下の通り．
　①脳出血・脳外傷，②脳出血・脳梗塞・脳挫傷などの瘢痕，③脳腫瘍，④脳膿瘍その他頭蓋内占拠性病変，⑤先天奇形の一部（異所性灰白質，大脳半球・脳回・脳梁の形成異常，ダンディー・ウォーカー奇形，キアリ奇形など）

　CTで診断困難な中枢神経が原因の痙攣としては，てんかんの大部分，脳炎・脳症などがある．

　その他の原因としては循環障害（アダムス・ストークス症候群），低酸素，低血糖，ウェルニッケ脳症，尿毒症，肝不全・肝性脳症，薬物中毒，アルコール離脱症候群，ヒステリー，子癇，熱性痙攣などがある．

　痙攣が十分にコントロールされていない状態ではCT撮影自体が危険．また，十分な画像が得られないことも多い．頭蓋内占拠性病変が疑われるなどの場合を除き，救急で頭部CTが適応となることはまれである．

　通常救急では痙攣のコントロールに主眼を置き，原因検索はMR，脳波などを用い，後日行うこととなる．

　画像（非造影CT，左が尾側）は異所性灰白質の例．側脳室周囲など通常はみられない位置（赤矢印）に灰白質がみられる（必ずしも救急で診断しなくてよい）．

図解 4-1 頸部痛

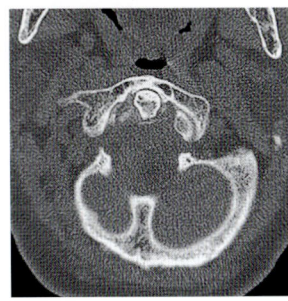

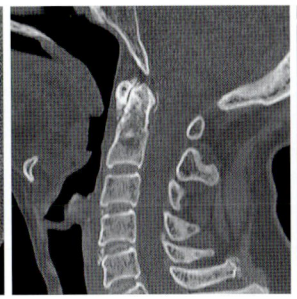

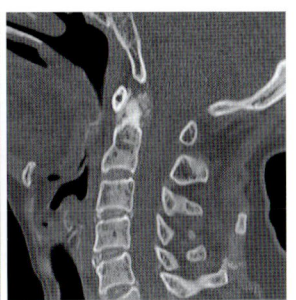

　咽頭痛などを含めると，頸部の疼痛も救急受診の動機としては頻度が高い．

　咽頭痛の大部分はいわゆるかぜ症候群によるもので，画像診断の対象とならないが，扁桃周囲炎・膿瘍，咽頭周囲炎・膿瘍，急性喉頭蓋炎など重篤な疾患も混じるため，十分な注意を要する（第2部.11. pp166～173参照）．

　発熱や高度の炎症反応を伴う場合，上記のほかにもリンパ節炎，歯科関連の感染なども考えられる（第3部.3.Ⅰ図解5-1から6-2参照）．

　亜急性甲状腺炎は破壊性甲状腺炎の一つで，甲状腺部の疼痛と甲状腺機能亢進を起こす．慢性甲状腺炎経過中にみられるが，未診断で，頸部痛が受診動機となることもある．

　頸部の血管炎（高安病，巨細胞性血管炎）や血管解離も頸部痛として発症する場合がある．小児では川崎病にも注意する必要がある．

　同じ頸部でも背側の疼痛では，頸椎や近傍の筋の問題が考えられる．CTでは椎間板ヘルニアなどの診断は困難で，椎間板症変化は発見されてもそれがただちに疼痛の原因とはいえない．

　画像（左から横断像，矢状断正中，矢状断左傍正中：いずれも骨用ウィンドウ）は軸椎歯状突起周囲の偽通風例．偽通風はピロリン酸カルシウム結晶による関節炎である．この付近も好発部位の一つで，急激な項部痛と炎症反応高値などで発症する．歯状突起周囲の石灰化が特徴的画像所見で「crowned dens syndrome」とも呼ばれる．急激発症となるのは結晶を含む関節包や，滑液包の破綻によるとされる．画像所見は有症の場合のみ有意とされる．

図解 4-2 頸部痛・頸部腫脹

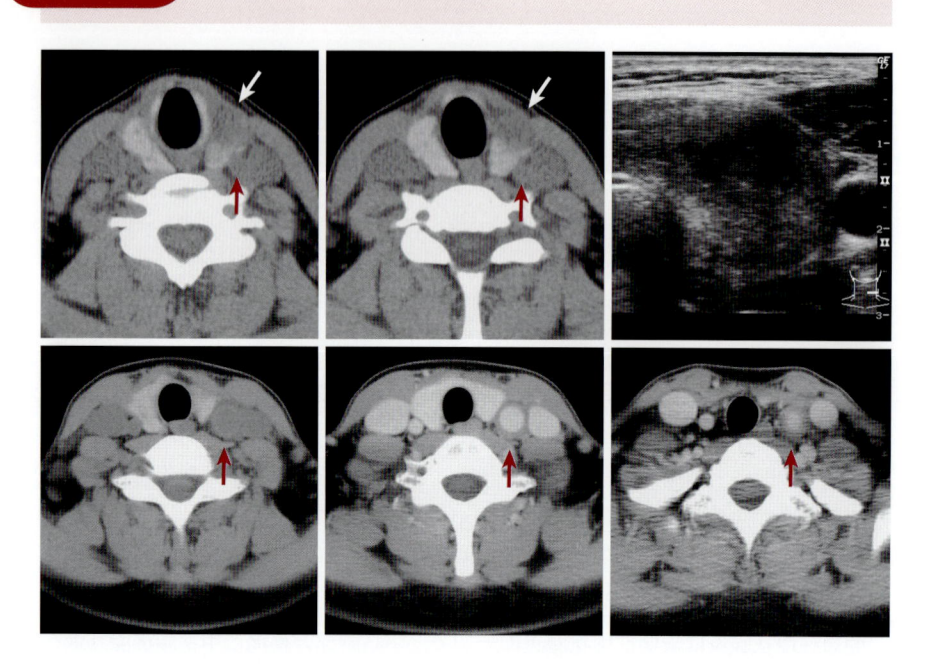

　上段は亜急性甲状腺炎の例．非造影CTで疼痛部に一致して甲状腺左葉に結節状の低エコー（上段左，中央：白矢印）がみられる．通常はUS（右）で評価されるが，辺縁不明瞭な低エコーとして捉えられることが多い．

　下段は上段の患者が数ヵ月後に再度左頸部痛で来院した時点のCT（左：造影前，中央，右：造影後）である．甲状腺左葉の低吸収は消失，同部に萎縮が残っている．左総頸動脈（上・下段とも赤矢印）は上段の時点に比し著明に拡大，壁も厚くなっている．血管炎の所見であるが，精査の結果，高安病（大動脈炎症候群）とされた．

　頸部の腫脹について，急性であれば頸部痛とほぼ同等の疾患を考慮する必要がある．一方，亜急性から慢性では腫瘍，結核などが重要である．

　悪性リンパ腫は腫瘍性疾患であるが，発熱を主訴とする救急受診もありうる．

　甲状腺癌の内，未分化癌は増大速度が速く，気管の狭窄を伴うこともある．呼吸困難と甲状腺腫大・腫瘤で考慮すべき疾患である．

図解 5-1　嚥下痛と嚥下困難

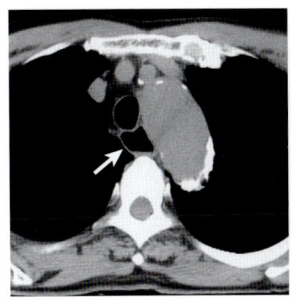

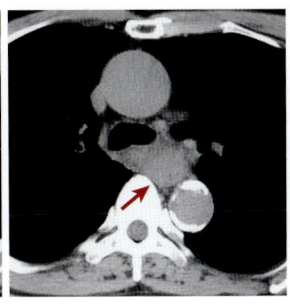

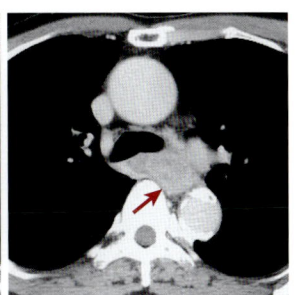

　咽頭痛の中で嚥下が困難になる程度の嚥下痛は咽頭周囲の膿瘍，急性喉頭蓋炎など炎症に伴う咽頭の狭小化を示す症状である可能性があり，精査の対象となる（第2部．11．pp166-173参照）．

　異物誤嚥などに伴うものについては後述（第3部．4．図解6-1，6-2）する．

　嚥下困難はものが飲み込みにくい状態であるが，症状としても単一ではなく，以下のような場合がある．

　①嚥下痛により痛くて飲み込めない：上述の通り，第2部．11などを参照．唾が飲み込めず「よだれが出る」などの症状になることもある．

　②嚥下に伴い，ものが通過していかない：食道などの通過障害が想定される．小児では異物も考慮される．

　③むせる，あるいは動作として嚥下ができない．痛くもつかえもしないのに飲み込めない：嚥下運動に関する麻痺であり，急性の場合は脳幹部の梗塞，出血などが考えられる．めまいで同部の梗塞・出血が疑われる場合に準じて精査が必要である．

　画像は嚥下困難を訴え，救急受診した男性例．左，中央：造影前，右：造影後．気管分岐部レベルの食道に腫瘤または壁肥厚（赤矢印）あり，それより近位（口側）の食道（白矢印）は拡張している．病変部には造影効果もみられ（右：赤矢印），食道癌と考えられる．腫瘍は急性の病変ではないが，食物などが詰まることにより救急受診で診断されることはまれではない．

図解 5-2 嚥下困難

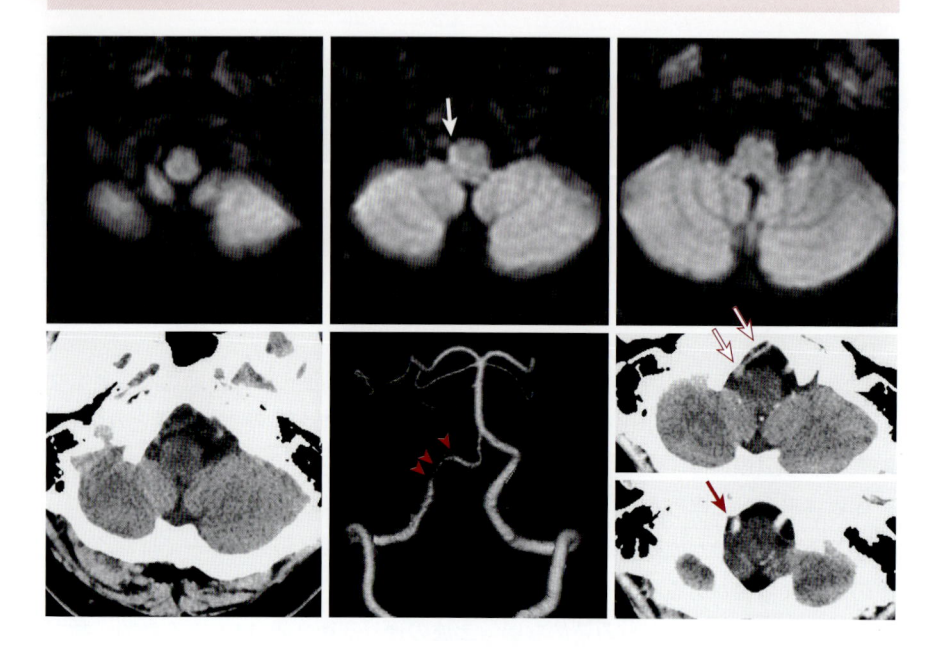

　この症例は「急に飲み込めなくなった」との訴えで来院した．咽頭痛，嚥下痛はなく，「ものがつかえる」のではないとのことであった．ふらつきもみられ，歩行も困難であった．

　上段は来院時のMR拡散強調像である．3枚の連続スライスを示すが，白矢印の部にごく小さな高信号がみられ，延髄梗塞と診断される．

　下段左はその直前に撮影された非造影CTであるが，この前後のスライスを含め特に異常吸収域は指摘できない．

　下段中央はその後撮像されたCTAである．右椎骨動脈は赤矢頭付近で細くなっている．下段右はそのときの横断像であるが，赤矢印付近で右椎骨動脈は壁が厚くみえ，それより遠位（赤窓矢印）が細い．椎骨動脈の解離による延髄梗塞である．

　この梗塞はCTでの診断はほぼ不可能で，MRでも細心の注意が必要である．症状での診断が基本となる．この例では動揺性のめまいもみられたが，嚥下困難のみで疑うべき症例も存在しうる．

図解 6-1 異物誤嚥・誤飲

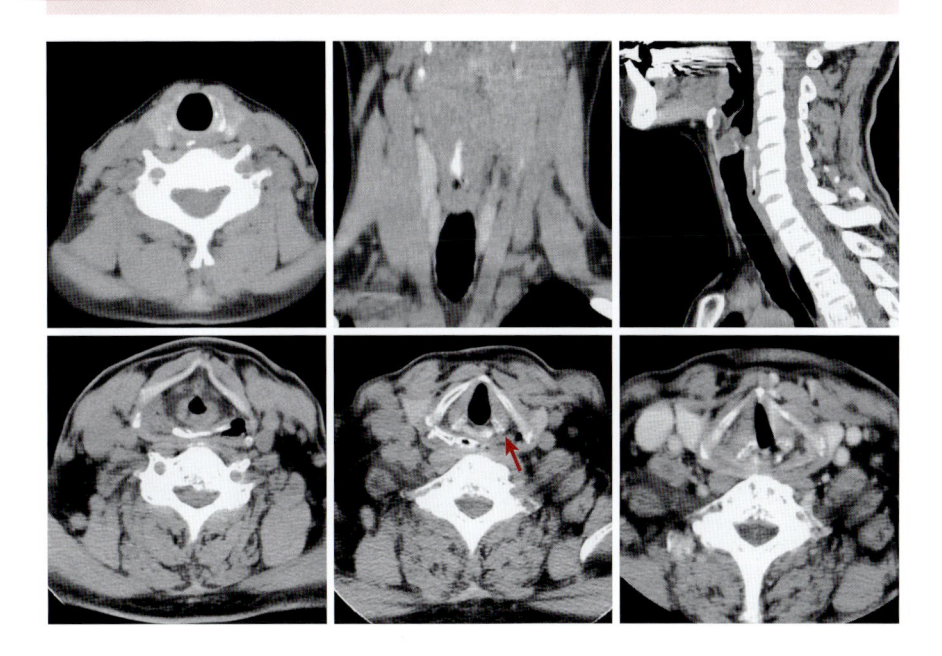

異物誤嚥に関しては、誤嚥した可能性のある異物が何であるかと、異物の存在部位により対処が変わる。鋭利なものでは、内視鏡などによる摘出で消化管の損傷を防ぐことができる。ボタン電池の場合は胃酸で腐食すると特に危険であり、早急に摘出する必要がある。ほかは咽頭から食道に留まらない程度の小さなものでは自然排泄が期待できる。鋭利なものの場合、幽門輪を越えるまでは内視鏡などによる積極的な摘出が、それを越えれば自然排泄を期待して経過観察、穿孔すれば早急な手術で対応されることが多い。

上段は咽頭部の魚骨例。横断像（左）では全容がわかりにくいが、冠状断（中央）、矢状断（右）を加えると頸部食道近位の位置がよくわかる。

下段は魚のえらぶたを誤飲した例。中央：赤矢印が披裂軟骨であり、この部が声門レベル。したがって異物は梨状窩に存在する。右は内視鏡的摘出後。咽頭壁に大きな損傷はみられない。大きな異物では確認が必要である。

図解 6-2 異物誤嚥・誤飲

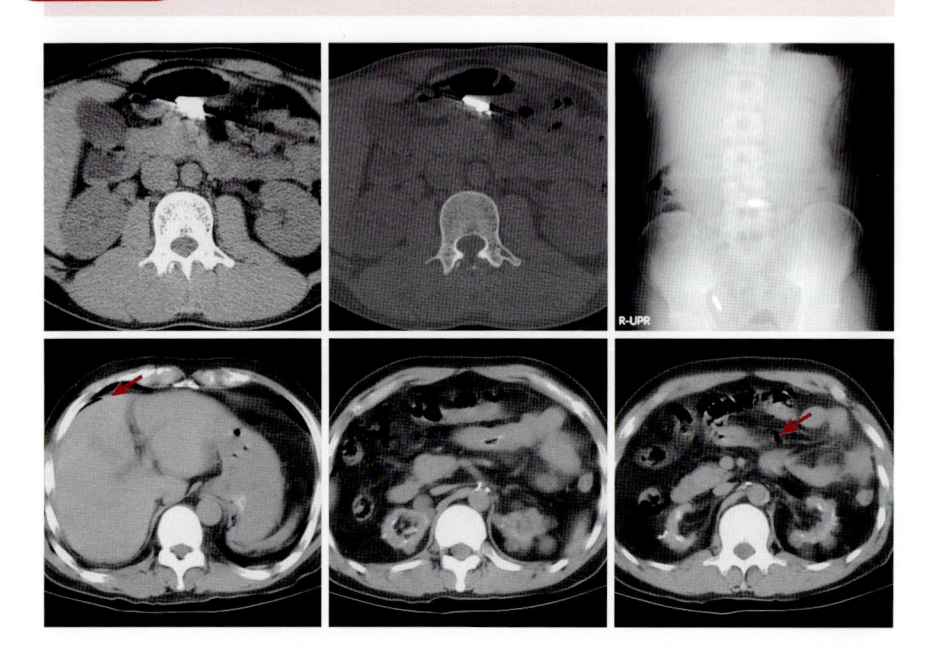

　ボタン電池は鋭利ではないが，腐食性のあるアルカリを含み，特に胃酸と接触すると危険である．

　上段は自傷目的で異物を飲んだ例で，通常観察ウィンドウのCT（左）ではアーティファクトのため異物が金属であること以外わかりにくい．骨用観察ウィンドウ（中央）なら，電池の薄い円盤状の形状が捉えられている．金属であればX線写真（右）のほうが形状はわかりやすい．ボタン電池と短く切った電線であった．この例では原則通り，胃内の異物は内視鏡で摘出，腸管内のものは経過観察にて自然排泄された．

　下段は錠剤をPTPシートごと服用してしまった例である．その後腹痛をきたして来院した．肝表面付近（左：赤矢印）に少量の腹腔内遊離ガスがあり，消化管穿孔が疑われるが，下段中央の腸管内にPTPシートとみられる異物が捉えられている．PTPシートが腸管外に脱出しているわけではないが，直近（右：赤矢印）にも腸管外とみられる遊離ガスがあり，この部の穿孔であることが推定できる．

5 胸痛とその他の胸部の症状

胸痛の概要

- 急性の胸痛を起こす疾患には，致死的となりうる**急性心筋梗塞・急性冠動脈症候群，肺塞栓，大動脈解離**が含まれ，それらの除外が必要．
- ほかには**胸膜炎，肺炎，心膜炎，縦隔洞炎**など炎症，**気胸，縦隔気腫，**肋骨骨折，帯状疱疹，その他神経痛，腫瘍などが考えられる．

CTの適応

- 急性の胸痛では，病歴，身体所見のみで重篤な疾患でないと診断できない場合，急性心筋梗塞・急性冠動脈症候群，肺塞栓，大動脈解離，気胸，縦隔気腫などの可能性が考えられ，CTが適応となることが多い．
- 急性心筋梗塞・急性冠動脈症候群の診断には発症様式，症状，経過，(複数回の)心電図，心エコー図が有用．冠動脈CTAでの診断も可能ではあるが，有用性は十分には確立されていない．
- 大動脈解離の診断には非造影CT・造影CT両方を行うことが望ましい．
- 胸痛に虚血に起因する症状(脳梗塞，腹痛，下肢痛など)を合併する場合，大動脈解離の可能性が高く，CTで評価する．
- 低酸素血症がある場合などは肺塞栓を疑い造影CTを行うが，血圧低下を伴う場合にはCTを行う余裕はなく，心エコー図などで診断し，ただちにカテーテル治療などを行う必要がある．
- 呼吸との関連があるなど胸痛の原因として胸膜炎，肺炎のほか肺塞栓の可能性を考慮すること．
- 気胸については，大部分X線写真，USで診断可能である．外傷や新生児などを除き，X線写真で診断できない気胸がただちに問題になることはまれ．ブラなど原因疾患の評価にはCTが必要なことが少なくない．

- 乳腺に関連した疼痛は通常，問診や視触診で区別できる．
- 肋骨骨折に関しては，咳嗽を原因とするものなど明らかな外傷を伴わない場合もある．
- 胸痛が短時間で消失した場合には，CTの適応とならない場合が多い．なお，狭心痛の場合は，ホルター型を含む心電図，心エコー図など精査が必要．

検査の進め方

- 大動脈解離の可能性が考えられる場合は非造影CT，造影CTを行う．
- 肺塞栓が疑われる場合は造影CTを行うが，肺動脈の造影効果が良好となる時相で撮影することが望ましい．
- 急性心筋梗塞・急性冠動脈症候群の評価には，心電図同期を伴う冠動脈CTAプロトコールを使用する．
- 冠動脈CTAの撮影範囲を拡張して大動脈の評価を行い，別に少量の造影剤で肺動脈の評価も行うことで，大動脈解離，肺塞栓を含む3疾患を一度に評価することも可能ではある．
- これら3疾患以外を疑い，非造影CTのみを撮影する場合も，読影できる範囲で評価する．
- 若年者の急激発症胸痛では気胸，縦隔気腫の相対的頻度が高いが，極力X線写真で診断する（被曝低減のため：第2部．12．p174参照）．

着眼点

- 大動脈解離，肺塞栓の多くは，造影CTでは容易に診断できる．着眼点については第2部の2-3（大動脈解離），2-4（大動脈瘤破裂），2-6（肺塞栓），2-7 1（急性心筋梗塞・急性冠動脈症候群）も参照のこと．
- 急性心筋梗塞・急性冠動脈症候群が通常のCTで診断されることはまれであるが，肺水腫，心筋の不均一な濃染などから疑いうる場合はある．
- 冠動脈CTAについては，それに熟練したものが読影することが必須である．画像ワークステーションでの解析も行われる．
- 非造影CTで大動脈解離については，偽腔閉鎖型解離の場合は偽腔の，破裂例では大動脈周囲の高吸収に着目する．
- 肺塞栓では肺動脈本幹から左右肺動脈の最初の分岐部に造影欠損がみられること

が多いが，末梢まで十分に追跡することが重要．冠状断での観察も有用．非造影CTでは右心負荷像に注意する．
- 気胸，肺炎，胸膜炎などでは肺野観察用のウィンドウで観察する．気胸に関しては肺尖付近以外に肺底腹側付近にも注意する．
- 心大血管，肺，胸腔に異常がない場合，それら以外の縦隔にも注意する．特に脂肪内の気体，脂肪の濃度上昇などが診断のポイントとなることが多い．
- 肋骨を含む胸壁の異常についてはCTで診断可能であるが，緊急性はなく，翌日以後の再読影時の指摘で問題はない．

その他の胸部の症状

胸痛以外の症状として以下のものを取り上げる．
- 呼吸困難・低酸素血症
- 咳嗽
- 血痰・喀血
- 呼吸音の異常

胸部では他に循環器系の症状もみられる．その内，不整脈は通常画像診断の対象とならない．心音の異常については心電図同期の造影CTによる評価が有用な場合もあるが，救急では心エコーが優先される．なお，心腔の大きさについては非同期のCTや非造影CTでもある程度は評価できる．

図解 1-1 胸痛：冠動脈CTAとtriple rule out

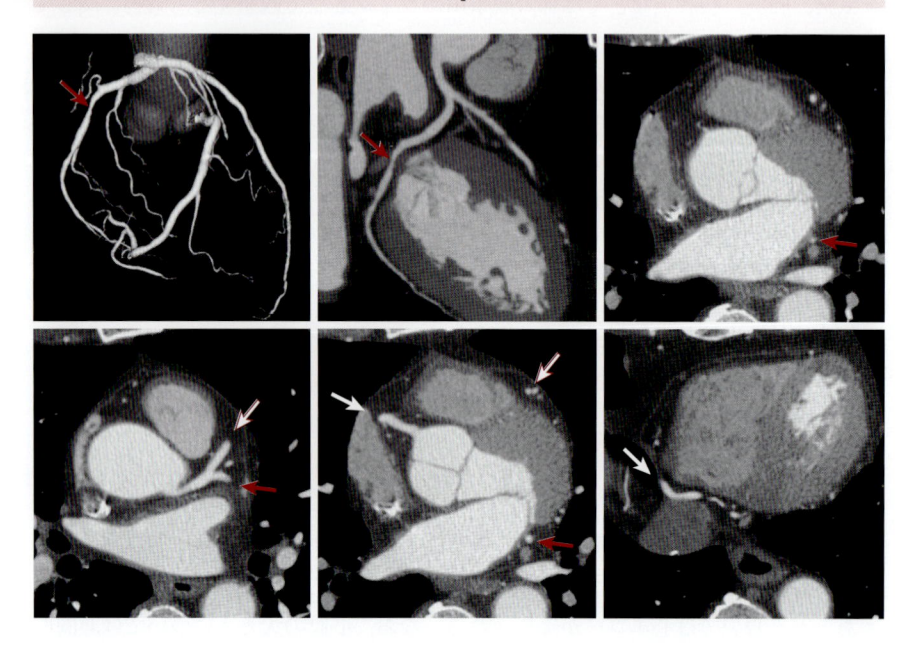

心電図同期を行うことにより，CTでも冠動脈の画像を得ることができる．

この症例は急性の胸痛に対しCTAを行った例．3D表示（上段左）では左回旋枝の赤矢印付近に狭窄がみられる．左回旋枝の走行に沿った曲面再構成（中央）では赤矢印で示す狭窄部の腔周囲にプラークとみられる軟部組織濃度が捉えられている．確実な診断のためにはこのような画像表示や解析が必要である．元の画像では狭窄部は右：赤矢印の位置である（これでも診断は可能）．

下段は同症例の代表的な横断面の画像である．左が頭側で，右冠動脈を白，左前下行枝を赤窓，左回旋枝を赤の矢印で表示している．**心電図同期がないCTでも冠動脈の一部が静止して画像化されることがあり**，大まかな走行の理解は役立ちうる．左冠動脈は右冠動脈より頭側で大動脈と左房の間から起始，すぐに左前下行枝と左回旋枝に分枝する．左前下行枝は右室と左室の間を，左回旋枝は左房と左室の間を走行する．右冠動脈は左冠動脈より尾側に起こり，基本的には右房と右室の間を走行する．なお，本例の狭窄部（上段右：赤矢印）は下段中央：赤矢印の直近位である．

図解 1-2 胸痛：冠動脈CTAとtriple rule out

- 救急外来において，急性発症の胸痛の原因を的確に診断することの意義は大きい．
- 急性の胸痛で生命予後に関連することが多いのは，急性心筋梗塞・急性冠動脈症候群，胸部大動脈解離・急性大動脈症候群，肺塞栓・肺梗塞である．
- 精度を度外視すれば，胸部大動脈解離・急性大動脈症候群，肺塞栓・肺梗塞は古くから造影CTで診断可能であったが，MDCTの登場以後は心電図同期により急性心筋梗塞・急性冠動脈症候群もCTで診断可能となりつつある．
- CTによる冠動脈画像（冠動脈CTA，CCTA）の診断能は，必ずしも十分ではなく，総じて「中リスクまでの症例の除外診断には有用という程度」とされる．
- 多くの施設では常時緊急対応可能ではない．
- 冠動脈に石灰化が強い症例，心拍が速い症例などで十分な画像が得られないことも多い．
- 救急でのCCTAの使用は施行，診断，診断後の治療に関して救急・時間外においても十分な体制が確保できる施設以外では行われるべきではない．
- CCTAに合わせ肺塞栓，大動脈解離の除外を同時に行うプロトコールも提案されている．これをtriple rule outと呼ぶが，基本的には除外診断が目的で，検査前に急性心筋梗塞・急性冠動脈症候群の可能性が高いと考えられる症例はすぐに冠動脈造影・PCIを行うべきである．

- 血管を目的とするCTでは，造影剤注入後の撮像のタイミングが問題となる．
- 肺動脈は冠動脈より早いタイミングで撮像する必要がある．以下のいずれかの方法によるのが妥当と考えられる．
  ▶ 冠動脈，大動脈を一度の呼吸保持で撮影し，肺動脈は少量の造影剤で別に撮像する．
  ▶ 造影剤の注入時間（注入量もこれに比例する）を長くし，動脈が造影される時相に肺動脈も造影されるようにする．

図解 1-3　胸痛：肺炎・胸膜炎

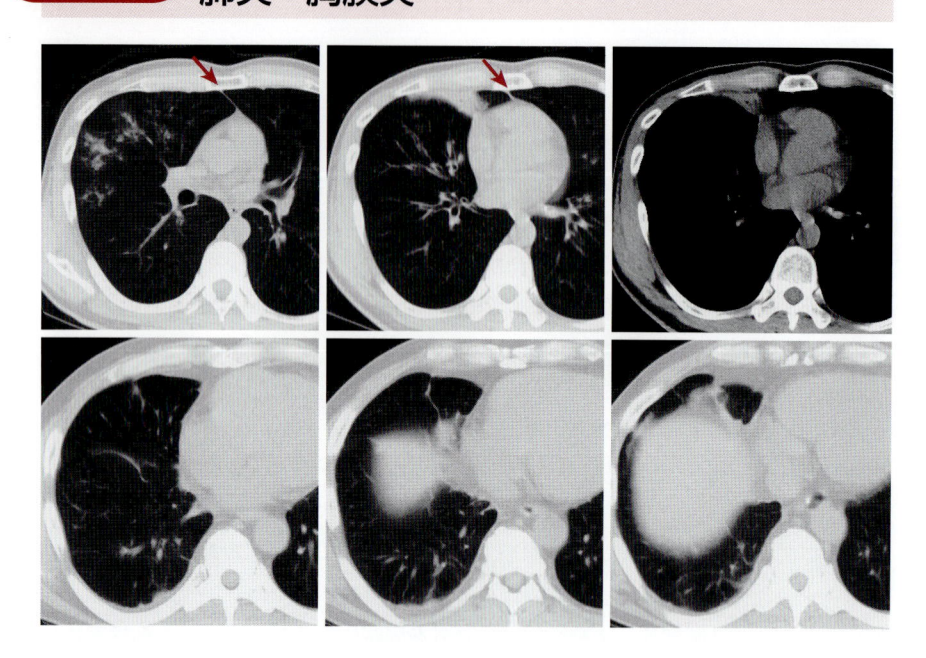

　肺炎は呼吸器症状と発熱が主症状であることが多いが，いずれも軽微で胸痛が主症状となることもある．

　上段は胸痛を主訴として来院した例（左：肺野用ウィンドウ頭側，中央：同尾側，右：中央と同レベル軟部用ウィンドウ）である．肺野条件での観察では気管支壁肥厚，気管支血管周囲影，小葉中心影，斑状影，浸潤影などがみられ，気管支肺炎と診断される．このほか腹側の左右肺境界部で胸膜が肥厚（赤矢印）してみえる．右側のごくわずかな胸水または胸膜肥厚を反映した所見と考えられ，合併する胸膜炎の所見とみられる．軟部条件での観察（右）では指摘困難である．この例では発熱はなく，咳嗽はあったが，気になる程度ではなかったということである．

　下段（肺野用ウィンドウ，左が頭側）は肺炎を伴わない胸膜炎例．中下葉間，肺底にわずかな胸膜肥厚がみられる．

　胸膜炎以外に深呼吸で悪化するなど**胸膜炎性胸痛がみられる疾患としては，肺塞栓・肺梗塞，心膜炎，気胸，縦隔気腫，肋骨・肋軟骨疾患などが挙げられる．**

| 図解 1-4 | 胸痛：肋骨・肋軟骨疾患 |

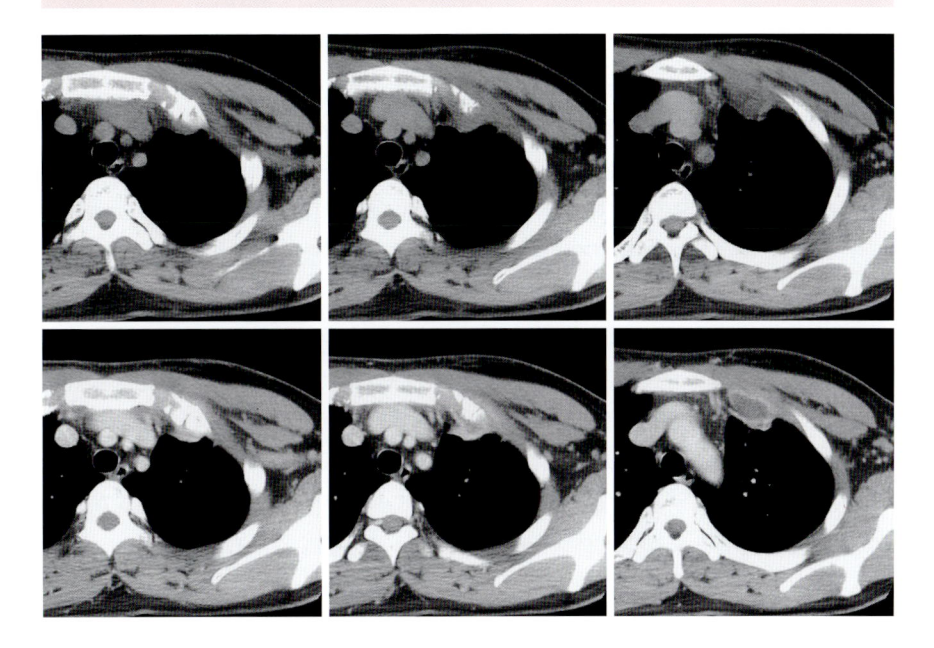

　肋骨骨折や肋骨転移を含め，肋骨や肋軟骨の疾患も胸痛の原因となる．

　肋骨骨折は明らかな外傷がなくても起こることがあり，内因性の疾患と区別するのが難しい．特に重要な疾患との鑑別が必要な突然発症の胸痛を主訴とする場合，問診でその直前のイベント（例えば咳嗽，ゴルフの素振りなど）が記憶されていることが多い．

　肋骨や肋軟骨疾患の疼痛は体性痛であり，疼痛の部位が患部を示すことが多い．多くは圧痛も伴う．肋骨・肋軟骨疾患は救急で見逃されても生命予後を左右することはまれと考えられるがまれに腫瘍や細菌感染もみられる．

　この症例（上段：非造影CT，下段：造影CTいずれも第一肋骨から肋間付近，左が頭側）は左前胸部痛と発熱を主訴とする40代男性である．第一肋骨・肋軟骨接合部周囲に軟部組織濃度の病変があり，辺縁に濃染像がみられる．感染に伴う肋骨・肋軟骨接合部炎と周囲に形成された膿瘍である．

図解 2-1 呼吸困難・低酸素血症

- 呼吸困難には低酸素血症を伴うもの，負荷時に低酸素となるもの，低酸素を伴わないものがある．画像診断の対象となるのは前二者である．
- 窒息など中枢気道に原因がある場合にはCTを行う余裕はなく，蘇生の手順に従い，診断・評価および気道の確保を行う．
  - ▶誤嚥，嘔吐，喉頭浮腫，喉頭蓋炎，気道出血，喀痰排泄困難などの原因がある．
- ガス交換が総体的に低下する原因としては，換気の障害，血流の障害，換気・血流の不均衡，肺胞ガス交換の異常がある．
  - ▶換気の障害の原因には肺の病態として肺炎，腫瘍，出血などによる肺胞の占拠，末梢気道の閉塞・狭窄（気管支喘息や慢性閉塞性肺疾患を含む），広範な無気肺などがあり，肺外の病態として大量胸水，胸壁・胸郭・縦隔の異常による肺の圧迫や横隔膜や呼吸筋の異常による呼吸運動の制限がある．
  - ▶血流の異常には肺塞栓など肺動脈の閉塞，心タンポナーデや緊張性気胸など右心の拡張障害，肺循環と体循環のシャント，心不全などがある．
  - ▶換気・血流不均衡は肺塞栓，シャントなどで起こる．
  - ▶肺胞でのガス交換の異常としては間質性肺炎，肺水腫などがある．
- 貧血も呼吸困難，特に労作時呼吸困難の原因となる．この場合，動脈血酸素分圧は保たれていることが多いが，中心静脈酸素分圧は低下する．
- 過換気症候群，不安神経症では低酸素は伴わず，「呼吸困難感」として扱うとよい場合が多い．

CTの位置づけと着眼点

- CTは気道，血流，肺野の換気の状態，ガス交換に関わる間質の状態などを一度に評価することができる．
- 低酸素血症を伴うような病態はCTでの評価が妥当である．
- 従来肺血流シンチグラフィーが標準とされた肺塞栓の診断でも，多くの施設で常時対応可能なCTでの評価が一般的になりつつある．
- 血流に関しては肺動脈の造影欠損のほか右心負荷の所見が重要．
- 肺野では胸水，浸潤影，無気肺，スリガラス影，間質影など正常肺より高吸収となる所見のほか，気腫やair trappingによる過膨張にも注意する．

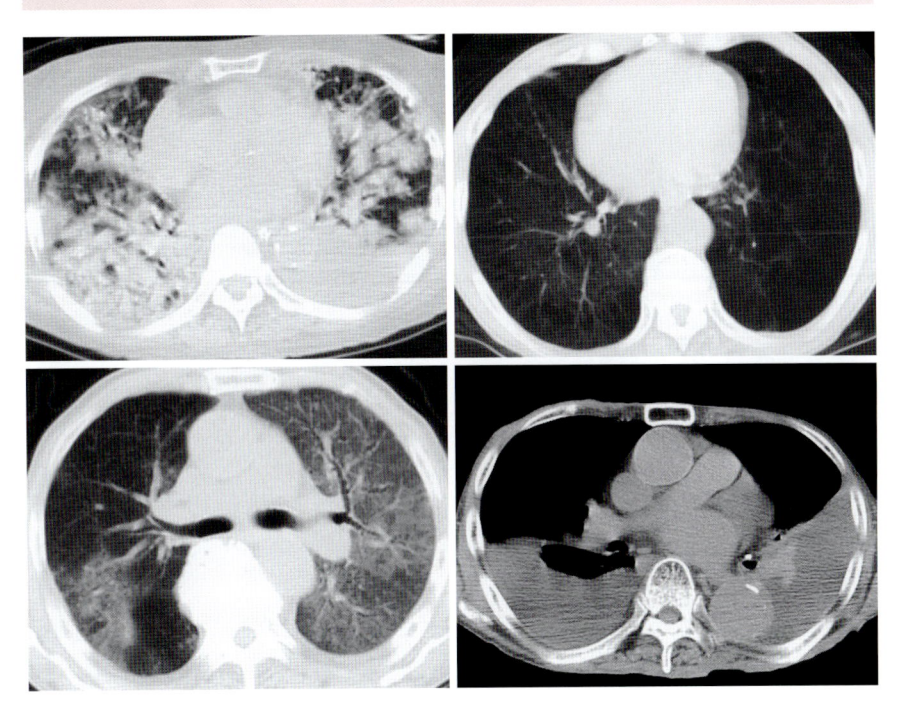

図解 2-2 呼吸困難・低酸素血症：肺野

　呼吸機能は換気，血流，肺胞でのガス交換で成り立っているが，非造影CTで観察しやすいのは換気障害に関する所見である．

　肺の空気が液体などで置き換わった状態（上段左：浸潤影；肺野が軟部濃度にみえる）がその代表であるが，肺気腫のように気体の呼出が障害され，過膨張となっている部（上段右：肺野は正常よりも低吸収となる）も換気は不良である．

　スリガラス影（下段左：急性間質性肺炎）は浸潤影を呈する病態のほか，肺胞間を含む間質の病態で起こる．前者の場合は換気の障害が主であるが，後者の場合はガス交換も障害される．大量胸水（下段右）や，気胸など胸腔に肺以外のものが貯留した状態でも肺の換気は障害される．

　肺があるべき場所が正常より白くみえる場合も，正常より黒くみえる場合も，その体積が大きければ換気障害が呼吸困難の一因である可能性が考えられる．

図解 2-3 呼吸困難・低酸素血症: 気道

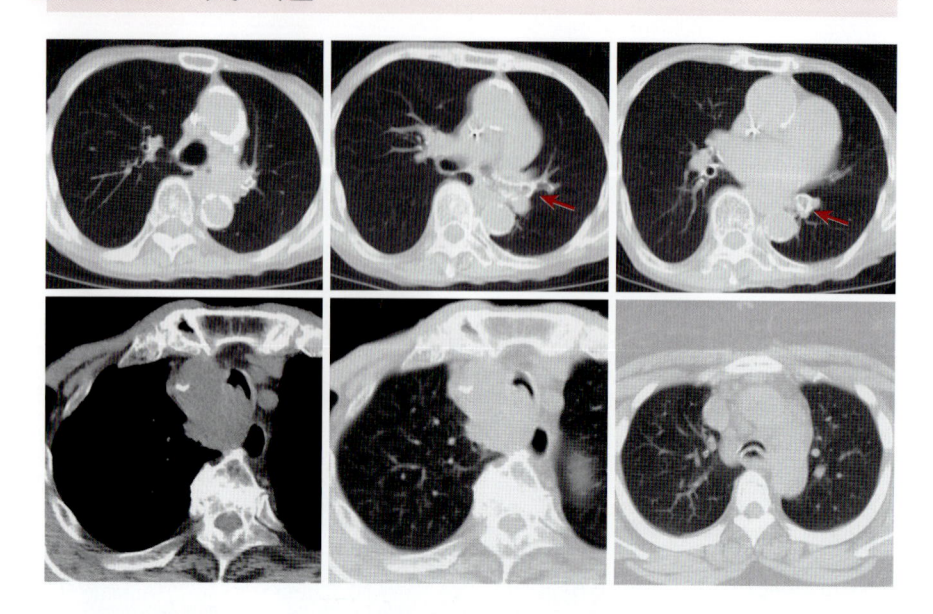

　上段は低酸素血症として介護施設から搬送された高齢者の画像である．肺野の吸収は全体に正常範囲内である．気管には特に問題はないが，左主気管支(中央：赤矢印)は軟部組織濃度で充満しており，上葉枝や下葉枝(右：赤矢印)にも軟部組織濃度がみられる．誤嚥による気道閉塞である．

　気道は肺野に比し断面積が小さく，観察を怠りがちであるが，外傷を含めた救急ではもれなく観察する必要がある．異物のほか，腫瘍や炎症による狭窄，気管支軟化症など機能性の病態，喘息など末梢寄りの気道の病態などが観察される．なお，異物については病歴からの診断は容易と考えがちであるが，小児や高齢者ではもちろん，そうでなくても意識障害などがあれば，病歴から診断できないことは多いと考えられる．

　下段左(非造影CT)，下段中央(肺野条件)は腫瘍による主気管支の狭窄，下段右(肺野条件)は気管軟化症とみられる気管分岐部付近の狭小化である．

　喘息も気道の病態で，CTでも気管支壁肥厚が観察可能ではあるが，救急では症状による診断が妥当と考えられる．

図解 2-4 呼吸困難・低酸素血症：心不全

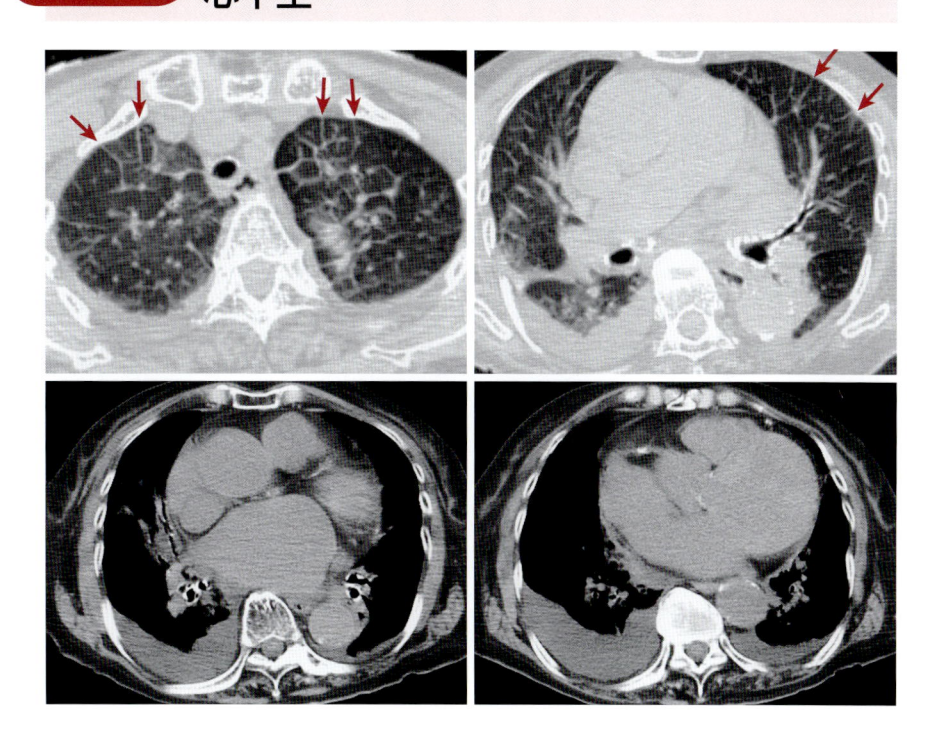

心不全も呼吸困難の代表的鑑別疾患である．呼吸困難を起こす機序としては，心拍出量の減少に伴う酸素運搬能の低下，肺水腫に伴う肺胞ガス交換の低下が主たるものである．

肺水腫では肺野の斑状影，浸潤影，スリガラス影などをみることもあるが，小葉・細葉間隔壁肥厚を捉えるのがわかりやすい．CTでは肺尖付近（上段左，一部を赤矢印で表示）によくみられる．単純X線写真で肋骨横隔膜角付近にみられるカーリーB線に相当する所見であるが，CTではその付近（上段右，一部を赤矢印で表示）にはあまり目立たない．肺水腫の原因には多くの病態が含まれるが，心不全や腎不全では心拡大や胸水がみられる（下段）．

なお，急性心筋梗塞など急性の心不全では心拡大は軽度，また単独の右心不全や心タンポナーデでは肺水腫はみられない．

図解 3 その他

◎咳　嗽

- 異物が疑われる場合，外傷に伴う場合を除き，咳嗽のみで緊急CTの適応となることはまれと考えられる．
- CTで評価する場合には，咳嗽は上気道から気管支の症状と考えるとよい．

◎血痰・喀血

- 喀血は大量になると気道閉塞・窒息の原因となるため，緊急の対応が必要となる場合がある．
- CTは原因の特定に役立つ（第2部．5．p110参照）．
- 気管支拡張症，腫瘍などを原因とする場合，出血は気管支動脈からである．気管支動脈塞栓術が行われることが多いが，CTAは気管支動脈の走行の評価に有用である．
- 肺動脈の動静脈奇形などでも，血管内治療の術前評価にCTAが行われる．
- 血痰は喀出物に血が混じる状態であるが，気管支や肺に限らず上気道を原因とすることも多い．肺癌など腫瘍の存在を示唆することがあり，精査は必要であるが，救急・時間外に行う必要はない．

◎呼吸音の異常

- 咽・喉頭を含む中枢気道の異常が示唆される場合は，気道確保が優先される．
- そのほかの場合を含め，身体所見やX線写真での診断が優先される．
- 呼吸音の異常単独でCTの適応となることはまれ．
- CTをした場合，咽・喉頭およびその周囲，気管・気管支（壁，内腔，周囲）を注意深く観察する．

5 胸痛とその他の胸部の症状

図解 4 喀 血

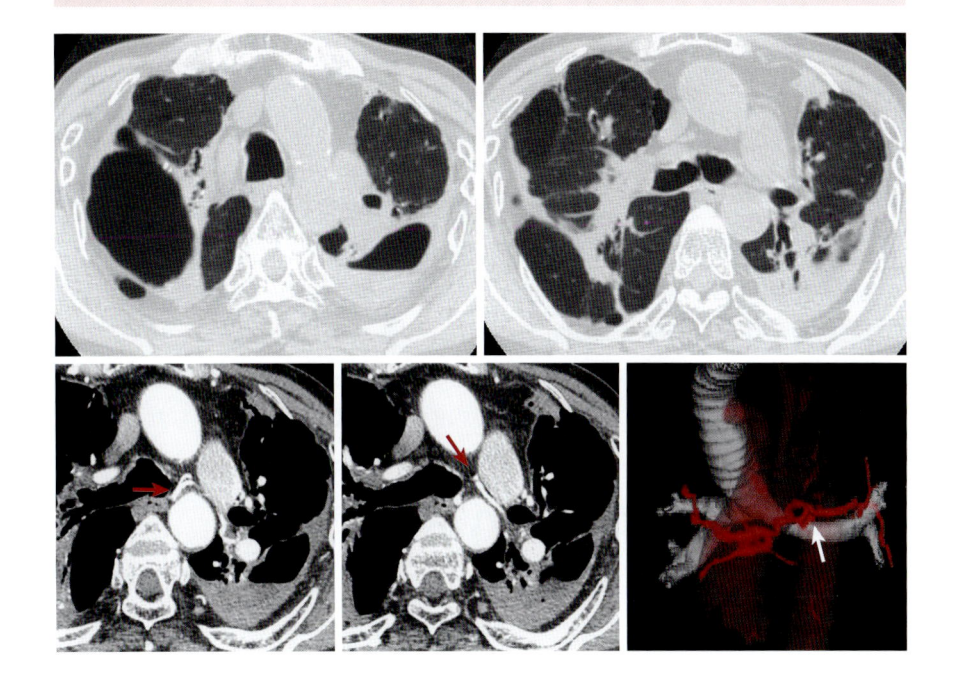

　喀血で失血死することはまれである．しかし，喀血には窒息の危険があり，出血量以上に早急な処置が必要となる．喀血の原因としては肺動静脈シャント・動静脈奇形，冠動脈-肺静脈シャントなども考えられるが，多くは肺の炎症性疾患に伴う気管支動脈からの出血である．これらは気管支動脈塞栓術により止血することが可能である．気管支動脈は正常では細く，その走行には破格も多い．気管支動脈CTAで拡張の程度を評価し，気管支動脈の走行を明らかにしておくと塞栓術の止血成功率が高くなる．

　本症例は破壊性アスペルギルス症に伴う喀血例である．肺野条件の非造影CT（上段）で両側肺野に空洞を含む浸潤影などが描出されている．CTA時の横断像（下段左，中央）で拡張した気管支動脈（赤矢印）が捉えられている．3D画像（赤矢印）では気管支動脈の走行が立体的に表示されている．気管支動脈は大動脈から直接分枝するため，塞栓術には起始部（白矢印）の位置が重要である．

第3部 シナリオごとの着目点

6 腹痛とその他の腹部の症状

腹痛の概要

- 急性の腹痛は急性腹症とも呼ばれ，緊急性が高い疾患を含む．
- 腹部大動脈瘤破裂，腹部大動脈解離，内臓動脈解離，内臓血管急性閉塞など血管性の病態，消化管穿孔，絞扼性イレウスおよびほかの臓器・構造の軸捻転，胆嚢炎・胆管炎，急性膵炎，急性虫垂炎・憩室炎ほか消化管の炎症，尿路結石，産科・婦人科疾患，ポルフィリン症，心因性その他多くの鑑別診断が挙げられる．
- 緊急性の高い疾患を見逃さないことが重要である．

緊急性の高いことが示唆される症状，所見

- 急激な発症：血管の異常，消化管穿孔，絞扼性イレウス，軸捻転など．尿路，胆道系の結石のこともある．
- 全腹部の激痛：上腸間膜動脈急性閉塞，腹膜炎，重症膵炎，NOMI（非閉塞性腸管虚血），腸炎などのこともある．
- 身体所見(圧痛など)と乖離した激痛：上腸間膜動脈急性閉塞など血管の病態．急性心筋梗塞/急性冠動脈症候群．
- 血圧低下，頻脈，頻呼吸：大動脈瘤破裂ほか大量出血，敗血症を伴う感染，重症膵炎，急性心筋梗塞/急性冠動脈症候群，その他．迷走神経反射などによる血圧低下はどの病態でも起こりうる．
- 腹痛出現後嘔吐頻回：イレウス，絞扼性イレウス，内臓動脈閉塞など．
- 急速な腹囲の増大：門脈系の急性閉塞，イレウス，腹腔内出血など．
- 腹膜刺激症状，後腹膜刺激症状：腹膜炎のみならず漿膜や周囲へ波及した炎症の存在が示唆される．
- 急性発症で改善なく，6時間以上持続．
- 炎症反応高値，発熱または低体温．

診察の基本

- 疼痛の部位，強さ，質，詳細な時間経過，随伴症状，増悪および軽減要因の聴取，バイタルサイン，腹部触診，腸音聴取，血液・尿検査，心電図，US，X線写真など．

CTの役割

- 急性腹症の範疇に入る急性の腹痛であれば，ほかの方法で診断がつかない場合，CTの適応となる．
- CTではUSと異なり，術者の技量に依存することなく，広い範囲を観察することができる．合併症，併存疾患も診断できる．
- 鑑別診断が限られる小児，若年者や特定の疾患が特異的に示唆される症状などがある場合よりも，中高年(おおむね50歳)以上，臨床的に絞り込めないなど多くの疾患を鑑別する必要がある場合に特に有用である．
- 手術など観血的な治療が適応となる場合には，その術式など治療計画の立案に役立つ(特に血管系の異常，消化管穿孔，絞扼性イレウス)．

CT以外の診断法

- 胆石，胆嚢炎，尿路結石，急性虫垂炎，小児の腸重積，憩室炎，肝膿瘍，大動脈瘤，産科・婦人科疾患，イレウス，鼠径・大腿・閉鎖孔ヘルニア，精巣軸捻転などではUSが有用．胆石についてはCTよりも検出感度が高い．
- USでは観察と同時に，圧痛の評価を行えることが有用な場合がある．
- ほかにUSでは腹水，ある程度以上の量の腹腔内遊離ガスの診断も可能．
- X線写真は穿孔，イレウスなどの消化管疾患では有用なことが多いが，より診断精度が高いCTに置き換えられてきている．
- 小児や妊娠後期にはMRでの診断も有用ではあるが，即応体制，一度の撮影可能範囲などに課題があり，必ずしも一般的ではない．
- 各種炎症疾患については採血での炎症反応が参考になる．なお，白血球は比較的速やかに上昇し，左方移動も早期からみられるが，CRPの上昇には数時間の時間がかかる．感染を伴う場合，早期から好酸球の実数が減少(目安は$<40/\mu L$)する．感染の有無の予測にはプロカルシトニンも有用とされる．

- 初期の膵炎に関しては，画像診断のみでは不十分なことも多く，血清・尿中アミラーゼ，血中リパーゼなども参考にする．
- 妊娠可能年齢の女性では明らかに否定できない場合，妊娠反応もチェック．
- 一般に疼痛の位置はあまり当てにならない．一方，圧痛の位置は病変部位を示すことが多い．
- 閉塞性イレウスでは特徴的な機械音（高音）が聴取され，麻痺性イレウスでは腸音はほとんど聴取されない（頻度が減少）．

主な鑑別診断

- 上部消化管
    - ▶ 食道炎，胃潰瘍，急性胃粘膜病変，十二指腸潰瘍，上部消化管穿孔
- 肝
    - ▶ 肝膿瘍，肝周囲炎
- 胆道系
    - ▶ 胆石発作，胆嚢炎，胆管炎
- 膵
    - ▶ 急性膵炎，慢性膵炎急性増悪
- 脾
    - ▶ 脾梗塞
- 尿路
    - ▶ 尿管結石，腎盂腎炎，腎膿瘍，腎梗塞
- 小腸・大腸
    - ▶ 腸閉塞・イレウス，虫垂炎，憩室炎，回腸末端炎，鼠径ヘルニア等嵌頓，急性腸炎，腸管穿孔，腹膜垂炎
- 生殖器
    - ▶ 卵巣（腫瘍）軸捻転，卵巣嚢腫破裂，卵巣出血，異所性妊娠，急性付属器炎，急性骨盤腹膜炎
    - ▶ 精巣軸捻転
- 血管系
    - ▶ 腹部大動脈瘤破裂，腹部大動脈解離，腸間膜動脈閉塞，腸間膜静脈・門脈血栓症，内臓動脈解離

- 腹部外
  - ▶ 急性心筋梗塞・急性冠動脈症候群，肺炎，胸膜炎，肋骨骨折
- 腹部全体の腹痛
  - ▶ 汎発性腹膜炎，消化管穿孔，腸閉塞・イレウス，腸間膜動脈閉塞，腸間膜静脈・門脈血栓症，腹部大動脈瘤破裂，急性膵炎，急性腸炎，クローン病
- 突然の腹痛
  - ▶ 血管系疾患，消化管穿孔，絞扼性イレウスの一部，卵巣・精巣など捻転，胆石，尿路結石

その他の腹部の症状

　腹痛以外の症状として，下痢，嘔気・嘔吐，吐血，下血，血尿，腰痛・腰背部痛についても簡単に解説した．

　以下の疾患・症状についてはそれぞれの部を参照のこと．一部は本項にも関連記事あり．

- 大動脈解離　　　　　　第2部.3　　pp89-97
- 大動脈瘤破裂　　　　　第2部.4　　pp98-106
- 内臓動脈解離　　　　　第2部.7　　p131
- 急性上腸間膜動脈閉塞　第2部.7　　p129
- 門脈系閉塞　　　　　　第2部.7　　p134
- 急性虫垂炎　　　　　　第2部.9　　pp148-156
- 肝膿瘍　　　　　　　　第3部.3　　p300
- 絞扼性イレウス　　　　第2部.8　　pp135-147
- 消化管穿孔　　　　　　第2部.10　 pp157-165
- 吐血　　　　　　　　　第2部.5　　p111
- 下血　　　　　　　　　第2部.5　　pp112
- 尿路出血　　　　　　　第2部.5　　p114
- 婦人科的出血　　　　　第2部.5　　p113

第3部 シナリオごとの着目点

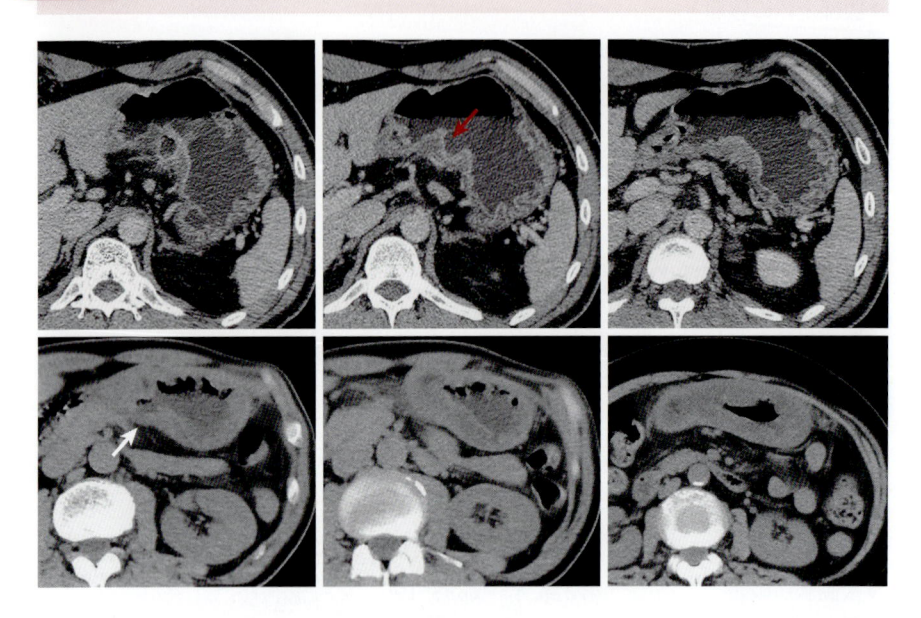

図解 1 胃潰瘍

　胃潰瘍は一般に慢性から亜急性の病態である．しかし，ストレス下などでは数時間のうちに悪化する場合もあり，潰瘍は慢性的にあっても，疼痛は急性に感じられることもある．胃潰瘍の診断は内視鏡またはバリウム検査が基本で，CTは感度，特異度とも高くない．CTではAステージの潰瘍を中心に，壁の浮腫状の肥厚，時に潰瘍自体の描出，周囲の炎症性変化などがみられる．

　上段（いずれも非造影CT，左が頭側）はAステージの胃潰瘍で，急性の心窩部痛をきたした例．中央：赤矢印付近に潰瘍が描出されている．左では胃内腔への連続が描出されず丸くみえ，尾側では浮腫性の壁肥厚のみが捉えられている．実際には潰瘍自体が描出されることは比較的まれである．

　下段左では白矢印付近に潰瘍があるがかなりわかりにくい．その尾側（下段中央）では比較的広い範囲に壁肥厚があり，胃になんらかの異常があることは指摘できる．下段右はアニサキス症でみられた胃の壁肥厚であるが，周囲に炎症性変化がみられることを含め，下段中央と大きな差はない．このようにCT所見の特異度は低く，内視鏡などでの確認が必要である．

図解 2　胃潰瘍穿孔，出血

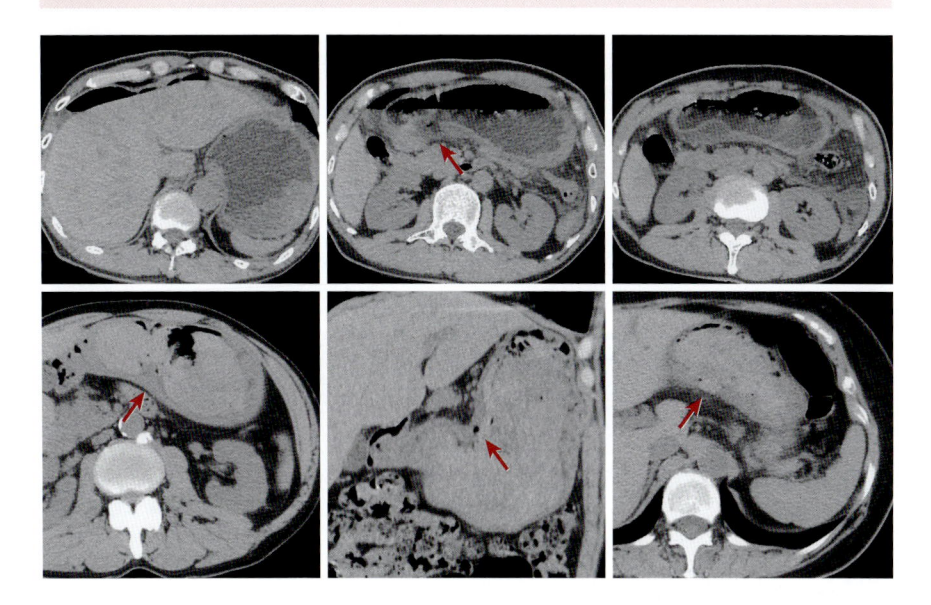

　胃潰瘍自体の予後は悪くないが，穿孔や出血を起こすと生命予後にも影響する．穿孔では消化管のほかの部位の穿孔と同様腹腔内遊離ガスがみられる．X線写真またはCTで遊離ガスがみられれば，穿孔部位の特定の努力をする必要がある．

　上段（いずれも非造影CT，左が頭側）では腹腔の腹側部に遊離ガスがあることは容易にわかる．潰瘍は中央：赤矢印付近であるがわかりにくい．右の同部位で壁肥厚を見いだせれば胃潰瘍穿孔を推定できる．

　上部消化管潰瘍からの出血はしばしば大量となる．大量の出血では吐血が一般であるが，時に下血で発症する．ショックなど血行動態の問題を伴うような下血では上部消化管出血を考慮する必要がある．このような状況でCTを撮像すると，胃内に血腫を示す，気泡があまり混入しない高吸収の内容がみられる．潰瘍自体の同定は容易ではない．

　下段は大量出血の例で高吸収の内容がみられる．いずれも潰瘍は赤矢印付近．下段左，中央は同一例であるが，部位によっては冠状断がわかりやすい．右では潰瘍内にも血腫がみられる．

図解3 十二指腸潰瘍

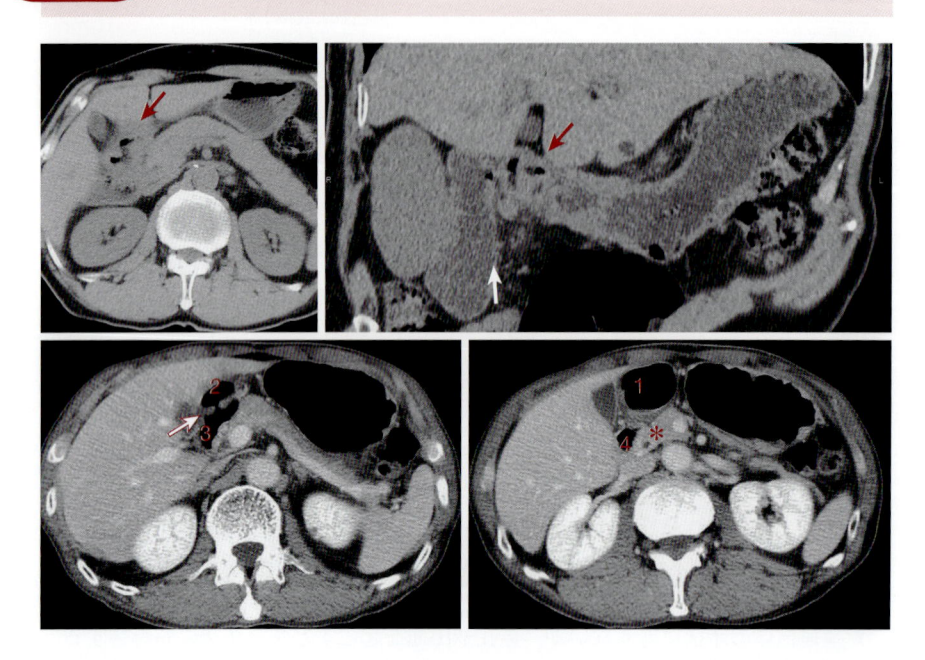

胃潰瘍と同様，基本的に慢性から亜急性の病態である十二指腸潰瘍でも腹痛による発症は急性の場合もある．診断についても，内視鏡やバリウム検査が基本である．CTでみられる所見は壁肥厚，時に潰瘍の描出，周囲の炎症性変化である．

上段は急性の上腹部痛で来院した例である．横断像（左）で赤矢印付近に壁が肥厚した腸管がある．十二指腸球部である．右は消化管の軸に沿った局面再構成の像であるが，赤矢印が球部であることはわかりやすい．球部の壁は正常では胃より薄く，十二指腸のほかの部分（例えば白矢印）と同等である．

下段は胃を発泡剤で拡張させたCT（正常例：左が頭側）である．赤窓矢印が幽門で，胃遠位からの経路は1〜4の順である．十二指腸下行脚（4の尾側）は後腹膜に固定されており，位置は膵頭部（*）の右で一定であるが，2，3の相互関係は，前後，頭尾，左右いずれの方向も一定しない．上述のように肥厚した腸管壁を疑っても正常でも比較的厚い胃壁と十分区別できない場合もある．

図解 4　十二指腸潰瘍穿孔

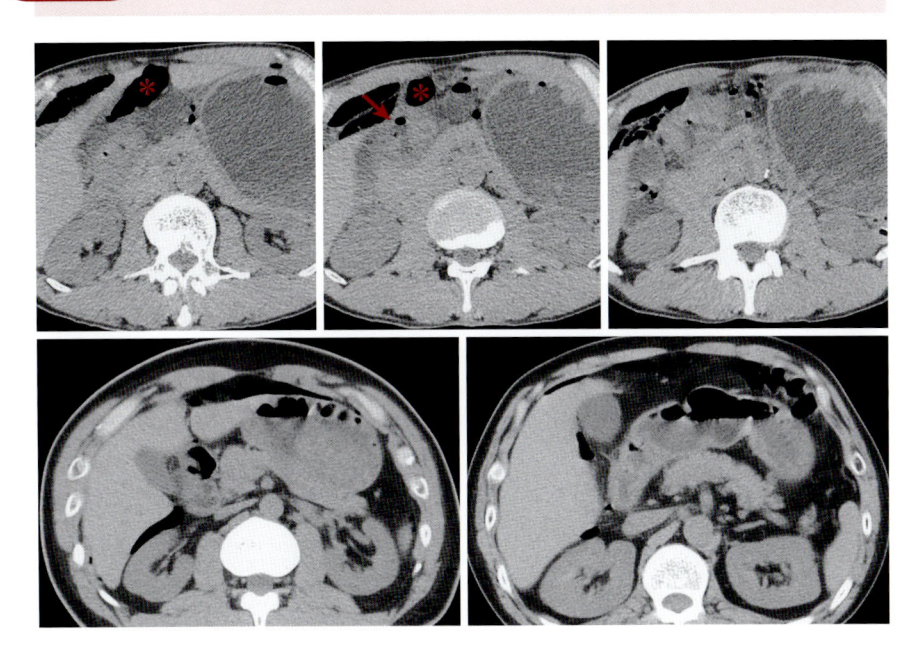

　一般に漏出する細菌の量が少ない上部消化管穿孔は，下部消化管穿孔に比し予後が良好である．若年者に多いこともあり，十二指腸潰瘍穿孔の予後は非常によく，保存的に加療できることもまれではない．CTでは十二指腸潰瘍の診断自体確実性はなく，壁肥厚により十二指腸潰瘍を推定，下部消化管穿孔を除外したうえで上部消化管内視鏡で確認するのが妥当な手順である．

　上段例（非造影CT，左が頭側）では十二指腸球部に変形と壁肥厚があり，＊の遊離ガスが赤矢印付近で，壁の連続性がはっきりしないところで球部の腔に連続しているが，容易に診断できるとは言い難い．

　下段左では腹腔内遊離ガスの他，十二指腸球部右側の壁に壁肥厚と変形がみられる．下段右では腹腔内遊離ガス以外には十二指腸球部の壁肥厚しか指摘できない．

　これらの例ではいずれも腹腔内に液体貯留がほとんどなく，内視鏡で確認のうえ保存的に治療され，良好に経過した．なお，壁の観察には造影CTのほうが有利であるが，非造影CTの後に追加する意義は小さいと考える．

図解 5 胆石発作

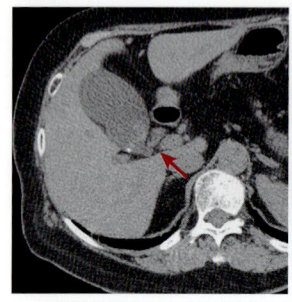

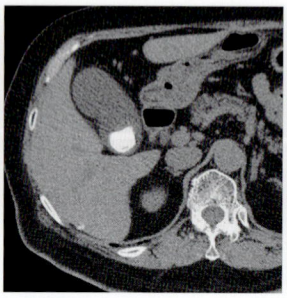

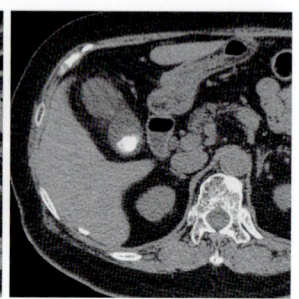

　胆嚢炎は最初に，結石などで胆嚢頸部または総胆管が閉塞することにより起こる．結石などでの閉塞がチェックバルブ様であることもあり，やがて腸内の細菌が上行し，感染を伴うようになれば胆嚢炎となる（第3部.3. p301，302参照）．当初は感染は伴わず，疼痛があるのみである．この状態では採血による炎症反応にも乏しく，画像診断でも結石がみられても胆嚢壁肥厚や胆嚢周囲の脂肪の濃度の上昇など炎症の反応はみられない．胆石の描出率は，USでは100％近いのに対しCTは50％程度と悪く，胆嚢を観察しながら圧痛を診るいわゆるマーフィー徴候も評価できない．胆石発作や胆嚢炎を疑うならCTよりUSを行うべきで，CTでの診断はそれらを積極的に疑わない腹痛の評価のときに留めるべきである．なお，そのようなCTで胆石が見いだされ，ほかに腹痛の原因がないなど胆石が疼痛の原因である可能性が考えられる場合には，確認のためにUSを行うべきであろう．

　この例（非造影CT，左が頭側）では胆嚢内に大きな結石がある．胆嚢壁肥厚や周囲脂肪の濃度の上昇はみられない．比較的急激な発症の右上腹部痛を主訴に来院したもので，胆石発作の可能性は高いが，結石は胆嚢頸部から胆嚢管（赤矢印付近）にはなく，嵌頓しているわけでもない．したがってCTでは胆石発作とも胆石胆嚢炎とも診断できない．その後，採血では炎症反応の上昇なく，US下の圧迫で圧痛が確認されたため胆石発作と診断された．US，MRでは石灰化した結石以外に多数の小結石があり，発作時にはこの一部が頸部に嵌頓したものと考えられる．

　この症例では，後日胆嚢炎を起こしたが，胆石発作を繰り返す例ではいずれ外科的切除が必要となることが多い．

6 腹痛とその他の腹部の症状

図解 6 総胆管結石

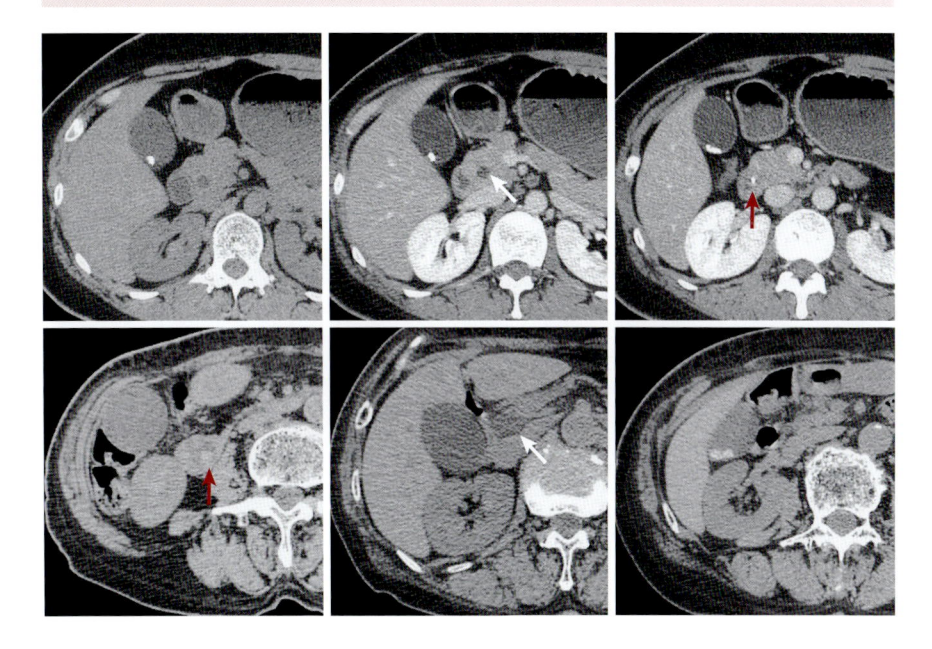

　総胆管結石の症状は腹痛，黄疸，胆管炎や胆嚢炎を併発すると，発熱を伴うようになる．胆嚢にあった結石が総胆管に落下して症状を起こす場合は，比較的急激な腹痛で食後の発症が多い．一方，胆摘後などでは胆管内に結石ができるが，この場合の症状は閉塞性黄疸や胆管炎に伴う発熱が多い．胆嚢内の結石のうちの半数程度はCTで検出されない．胆嚢から落下した結石の場合，総胆管にあってもCTでよく描出されないこともある．その場合は胆管拡張などが診断の根拠となる．

　上段例(左：非造影CT，中央，右：造影CT)では総胆管下端部または十二指腸乳頭付近に結石(赤矢印)があり，総胆管は軽度拡張(白矢印)している．胆嚢内にも結石があるが，総胆管の結石と同じ程度に石灰化している．

　下段例(いずれも非造影CT)も同様で，総胆管内に結石(赤矢印)があり，総胆管は軽度拡張(白矢印)している．胆嚢内，総胆管内いずれでも結石の石灰化は比較的淡い．上段例，下段例とも胆嚢壁肥厚は目立たず，臨床的にも炎症反応はわずかであった(第3部．3．p303参照)．

第3部 シナリオごとの着目点

図解 7-1 急性膵炎

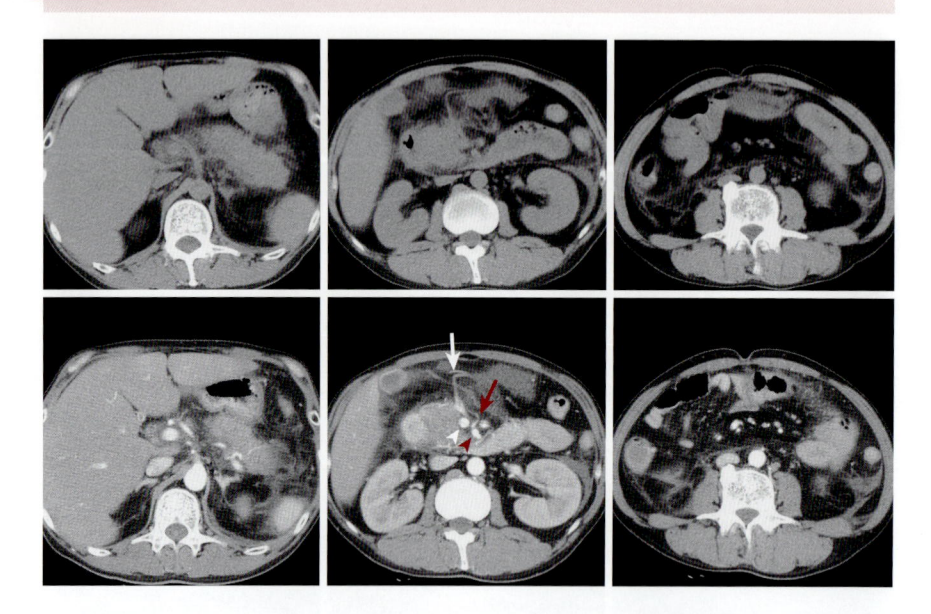

　上腹部痛の中でも比較的強い疼痛となることが多いのが急性膵炎である．膵液の漏出と，消化酵素の活性化が伴うため，自己消化による組織損傷がみられ，悪循環による劇症化の可能性もある．軽症であっても経過観察が必要で，的確な初期診断が求められる．

　CTでは膵の腫大，膵周囲脂肪の濃度上昇，膵の壊死が重要な所見である．

　この症例はアルコール多飲後に上腹部痛をきたしたものである．非造影CT（上段，左が頭側）では膵の腫大，膵周囲の脂肪の毛羽立ち像およびそれから連続して腸間膜や傍腎間隙などの脂肪の濃度上昇が捉えられている．

　造影動脈相（下段，左が頭側）では膵全体に造影効果が低下（造影欠損，すなわち壊死の所見はない）している．また，濃度上昇がみられる脂肪の解剖学的位置が，血管など諸構造との関係からよくわかる．特に横行結腸間膜に関しては上腸間膜動脈（赤矢頭）の分枝である中結腸動脈（赤矢印）や上腸間膜静脈（白矢頭）に合流する中結腸静脈（白矢印）の分布範囲として認識される．この例では腎下極を越えて（上段右・下段右）脂肪の変化がみられる．

6 腹痛とその他の腹部の症状

図解 7-2 急性膵炎

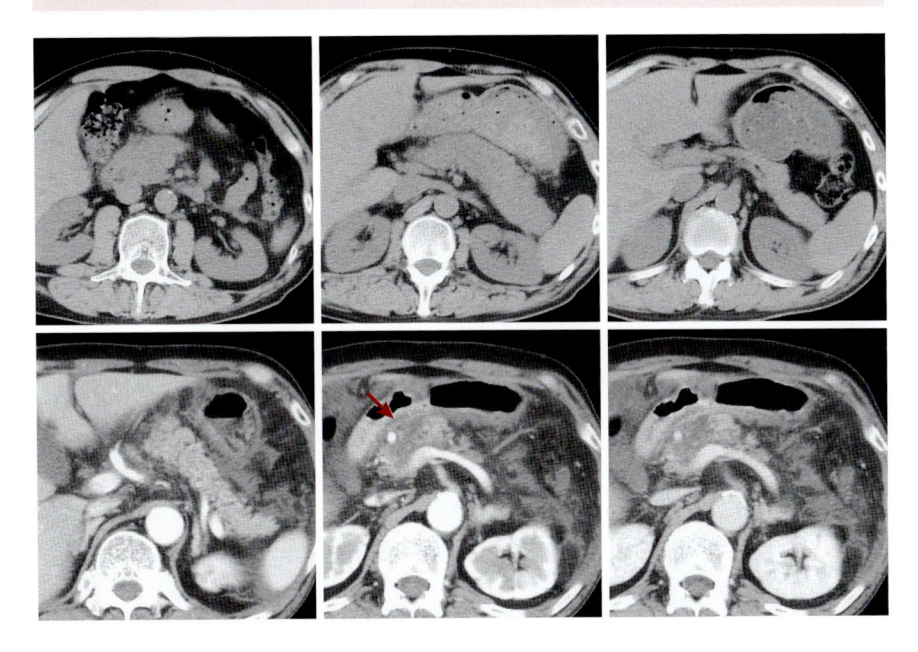

　膵の大きさには個人差，年齢差があり，単回のCTのみで膵腫大を評価することは時に困難である．

　上段は軽症の急性膵炎例で，膵周囲の脂肪の変化は頭部周囲にわずかにみられる程度（左で膵頭部の輪郭がわずかに不鮮明）．体部に腫大があり，膵表面が平坦化しているが，若年者では正常の膵はこの程度であり，これだけでは断定できない．右は過去の同部位のCTであるが，それとの比較で腫大があることは明らかである．

　壊死に関しては造影CT動脈相および遅延相で全く造影効果がみられないことで評価する．前頁の例では膵全体に造影効果は低下しているが，これは壊死ではなく，膵炎では通常みられる所見である．

　下段では膵周囲の脂肪に広範に濃度上昇や液体貯留がみられる．造影動脈相で膵体尾部（左）は正常に濃染しているが頭部（中央：赤矢印）には全く濃染していない部分がみられる．造影CT遅延相（右）でも造影効果はみられず壊死と判定される．

図解 7-3 急性膵炎

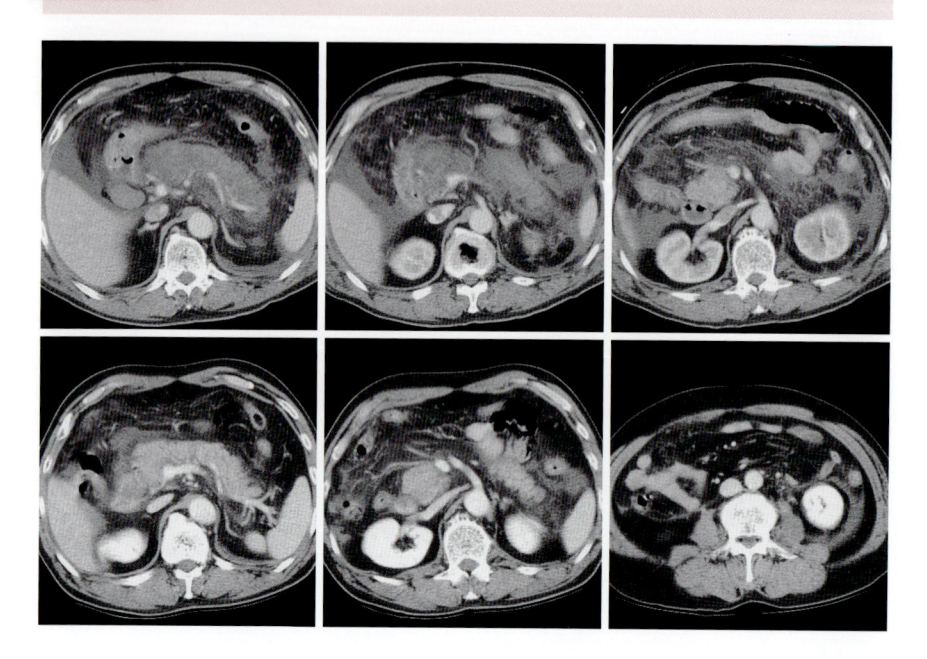

　これは重症膵炎例である．上段は重症化診断時造影CTで膵の大部分に造影効果がみられなくなっている．頭部尾側（右）の一部には造影効果のある膵組織が残存している．

　下段は2日前の膵炎発症時の造影CTである．膵に膨化や周囲脂肪の変化はみられるが，膵実質の造影効果は全体にほぼ正常にみえる．脂肪の炎症性変化はこの時点で著しくはないが，腎下極を越えて（右）分布する．

　CTでの重症度判定は，炎症の膵外進展度を前腎傍腔まで（0点），結腸間膜根部に達する（1点），腎下極以遠（2点）で判定される．

　膵の造影不良域を1区域に限局または膵周囲のみ（0点），2つの区域にかかる場合（2点），2つの区域の全体を占めるかそれ以上（2点）とし，両者の合計が1点以下をGrade 1，2点をGrade 2，3点以上をGrade 3とする．2点以上が重症である．なお，区域とは頭部，体部，尾部の別を指す．

図解 7-4 急性膵炎

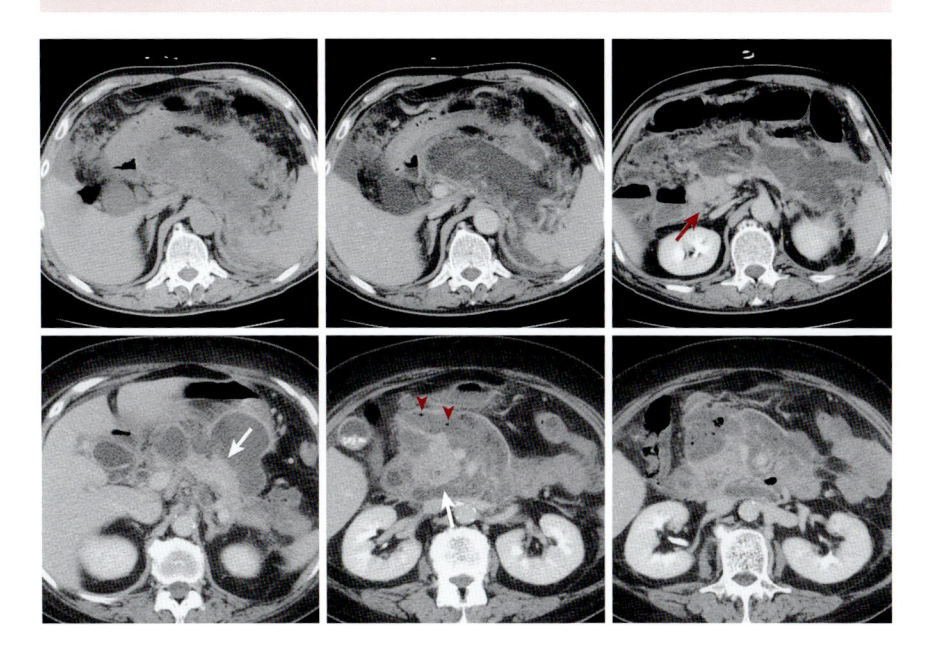

上段は前頁膵炎例の経過像である．非造影CT（左）で膵体尾部に相当する部に膵組織はほとんど残存せず，無構造な低吸収がみられる．この部分は造影CT（中央）でも近傍の血管以外濃染せず，全体が不整形の囊胞状となっている．

膵管外に漏出した膵液，膵や周囲脂肪の壊死物質などは被包化された液体貯留となり，仮性囊胞を形成する．壊死していない膵実質が頭部の一部（赤矢印）のみに残存するのは，前頁上段とほぼ同様の分布である．仮性囊胞は膵炎急性期より遅れて問題となることが多い．

下段も仮性囊胞がみられるが，膵実質（白矢印）の壊死はなく，膵外に漏出した膵液が貯留して形成された仮性囊胞と考えられる．この症例では中央，右で仮性囊胞内に気泡（中央では赤矢頭）がみられる．気泡は腸管由来，ガス産性菌由来のいずれもあるが，前者の場合も感染は必発であり，気泡＝感染と考えてほぼ間違いない．特に広範な膵壊死に感染を合併する場合，致死率も高い．

図解 7-5 急性膵炎

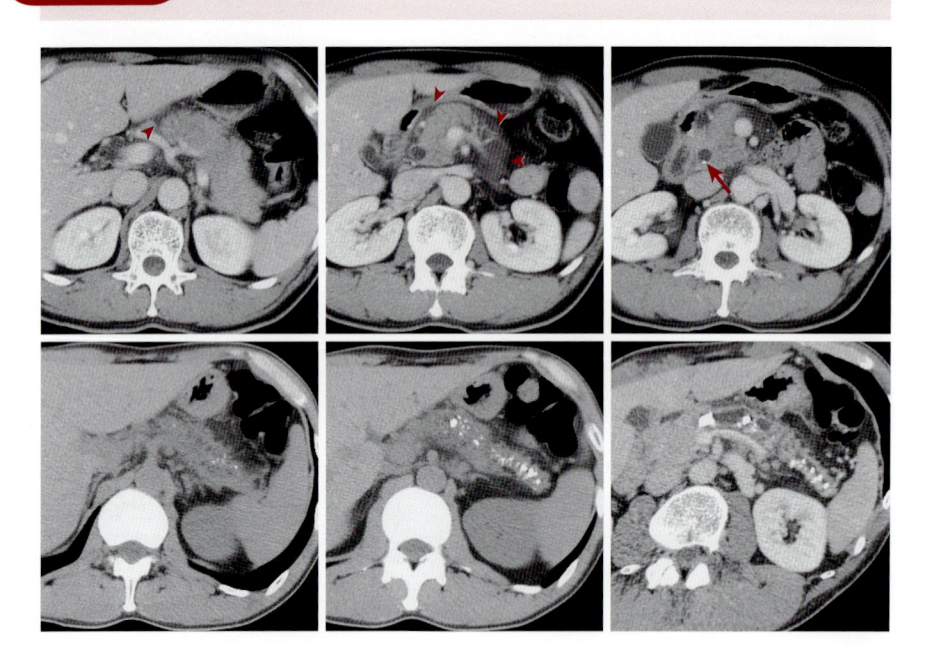

　胆石や総胆管結石は，それ自体でも上腹部痛などの症状を起こすが，膵炎の原因でもある．その場合，膵炎治療のためにも結石の治療が必要となる．よって，急性膵炎に際しては胆石や総胆管結石の有無に注意する必要がある．
　上段は頭部から体部周囲に液体貯留や脂肪の濃度上昇（赤矢頭）がある急性膵炎例である．総胆管は下端部に小結石（赤矢印）がみられるが，膵炎の原因と考えられる．
　膵石は膵炎に伴って膵管内に形成される．膵仮性嚢胞や膵管の不均一な拡張と並んで慢性膵炎の所見であるが，膵石や狭窄は膵管の通過を障害するため，急性膵炎の原因となる．このように慢性膵炎を背景に急性膵炎を生じたものを慢性膵炎の急性増悪と称する．基本的には急性膵炎と同様の治療となるが，膵管ステント挿入など膵管疎通性の確保を考慮する必要がある．下段はそうした例で，膵体尾部周囲の脂肪に濃度上昇（左がわかりやすい）がみられる．体尾部に結石（中央）があるが，膵管を通る斜位（右）では膵管内での結石の分布，近位の1個が主膵管を閉塞する様がわかる．

6 腹痛とその他の腹部の症状

図解 7-6 自己免疫性膵炎

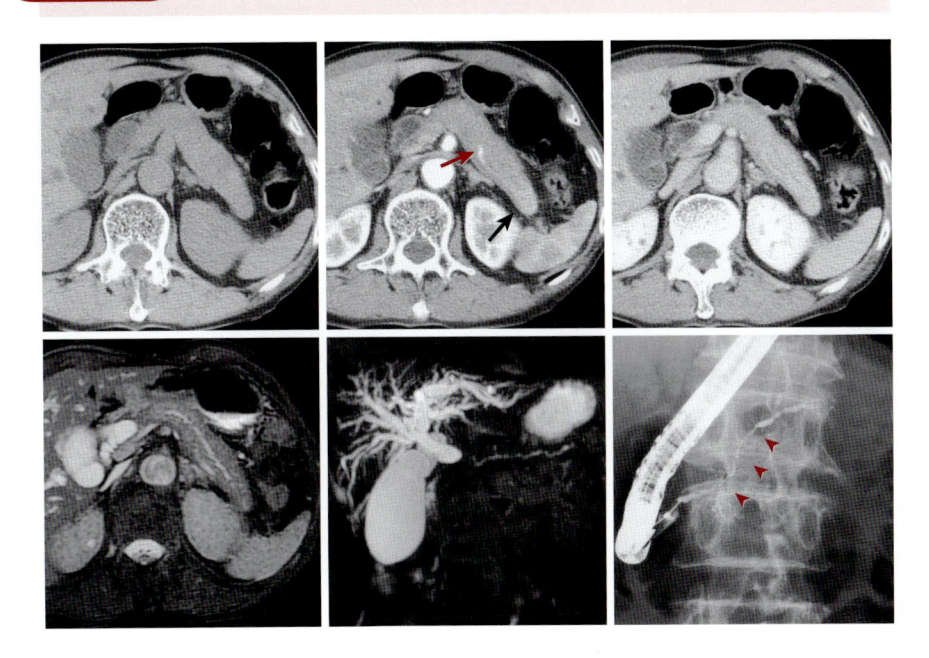

　自己免疫性膵炎はIgG4関連疾患である．膵炎ではあるが急性ではなく，亜急性の経過で，腹痛よりは黄疸，腫瘤形成などを主症状とする．画像では膵腫大（多くはびまん性，時に限局性・腫瘤様）がみられる．限局性腫大の場合，腫瘍との鑑別が必要となるが，びまん性の腫大の場合，急性膵炎との鑑別が問題となることもありうる．臨床的には疼痛はあっても軽度で，黄疸や検診などでの膵腫大の指摘が受診動機となり，急性膵炎とはかなり異なる．

　これは黄疸を主訴とした1例である．造影前（上段左）には膵の腫大が捉えられる程度であるが，周囲脂肪の毛羽立ちなど濃度上昇はみられない．動脈相（上段中央）では，尾部先端（黒矢印）の腫大が比較的軽度な部分に比し，ほかの部分の濃染が淡い．脾動脈（赤矢印）背側に浮腫状ではない軟部組織濃度（急性ではない炎症の所見）がみられる．後期相（上段右）には腫大部の造影効果もみられる．MR（下段左，中央）では胆管拡大がみられるほか，膵頭部の主膵管が同定されない．ERCPでは同部に長区間の壁不整を伴う狭小化（赤矢頭：特徴的な所見）がみられる．

図解 8-1　尿路結石

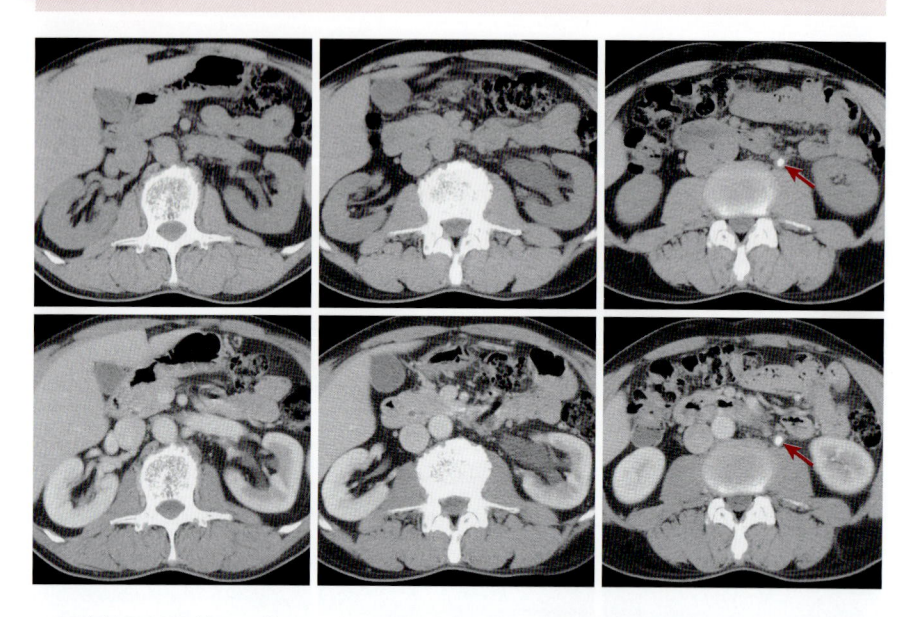

　尿管結石は腎結石の落下によって起こるため，突然発症の疼痛で発症することが多く，大動脈解離その他重大な病態との鑑別が必要な疾患の一つである．疼痛は側腹部痛が典型的であるが，腰背部痛や腹痛として感じられる場合もある．比較的若年での発症が多く，反復例も少なくないが，高齢での初回発症はまれである．肋骨脊柱角の叩打痛や血尿がみられることが多い．

　CTでは尿管内の結石，同側の水腎がみられる．造影CTでは尿路の通過障害を反映して患側の造影が遅延する．ヘリカルCT普及以後ごくわずかな例外を除いて尿路結石はほぼ全例CTで検出可能と考えられる．結石がみられない水腎の場合，腫瘍など結石以外の原因を考慮する必要がある．

　この症例では左尿管上部に結石（赤矢印）があり，左尿管，腎盂に拡張を伴う．腎盂に関しては傍腎盂嚢胞と異なり，腎全体に拡張した腔が分布している．下段は腎実質相の造影CTであるが，健側の腎実質が皮質，髄質ともほぼ同等に濃染するのに対し，患側では皮質に比し髄質の造影効果が低く，動脈相に近い像（すなわち遅延した像）となっている．腎実質全体に軽度腫大するが，これも水腎の所見である．

図解 8-2 尿路結石

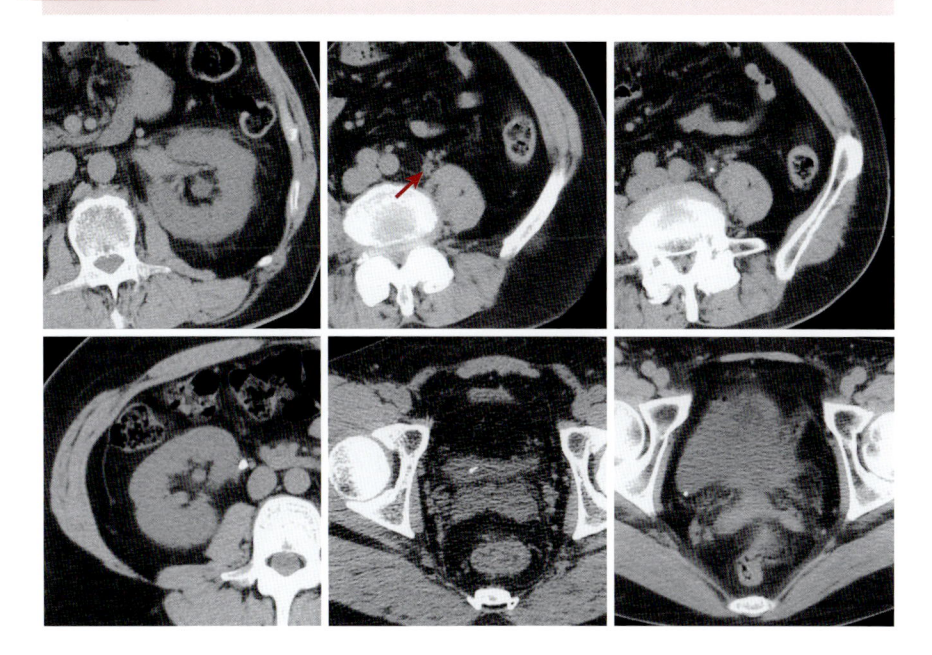

　水腎は閉塞(小児では逆流も問題となる)に伴う尿路の拡張である．ほかの構造の拡張にも当てはまるが，高度の拡張は慢性の変化で，急性水腎では拡張は比較的軽度である．腎の腫大や腎周囲の毛羽立ち像など脂肪の濃度上昇を伴うことが多い．時に尿管の拡張がほとんどなく脂肪の変化(この場合は炎症ではなく溢尿)のみがみられることもある(第1部.4.図解3-2参照)．

　上段は脂肪の変化が目立つ症例．腎周囲(左)にもみられるが，尿管周囲(中央)にも捉えられている．結石はそれよりわずかに尾側(左)にみられた．

　初診時の結石は尿路のどの部位にもみられうるが，腎盂尿管移行部(下段左)，尿管膀胱移行部(下段中央)などにみられることが多い．これらはいずれも生理的狭窄部である．時には膀胱内(下段右)にみられることもある．この場合症状などを参考に左右を診断するが，合併症がなければ排石後の結石の由来を決めることの意義は小さい．

　腎盂尿管移行部は最初の生理的狭窄部に当たり，この部の結石は自然に排泄されない可能性がある．大きな結石では遷延化の可能性がある．

図解 9-1 イレウス

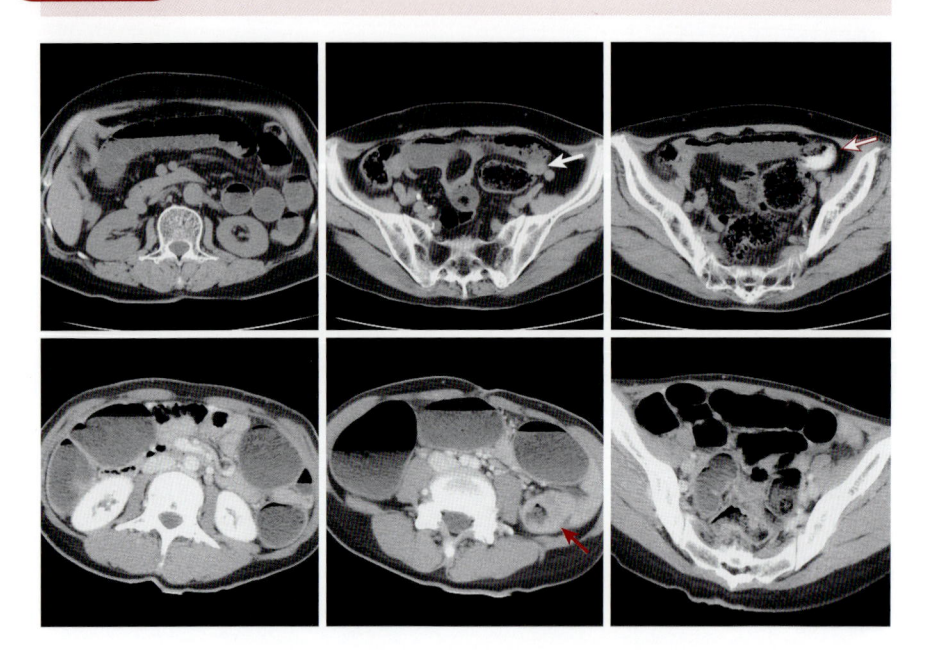

　イレウスは腸管の通過が悪くなった状態である．その状態でも腸液の分泌などがあるため腸管は拡張する．腸管の閉塞による拡張の場合，まず閉塞の直近位が一定の太さ（小腸の場合約3cm，大腸の場合約6cmといわれる）まで拡張する．その部分はそれ以上は拡張せず，より近位が同じ太さまで拡張する．このように拡張している部分が徐々に近位に広がってくる．

　イレウスは機械的な閉塞によるもの，すなわち閉塞性イレウスと，機能的麻痺によるもの，すなわち麻痺性イレウスに大別されるが，前者では腸管径は小腸で約3cm，大腸で約6cmの一定となる．一方麻痺性イレウスでは径は一定しない．

　上段（非造影CT，左が頭側）は餅による食餌性イレウス．上段左にみるように小腸が拡張するが，その径はほぼ一定である．拡張部の遠位端は上段右：赤窓矢印の付近で高吸収の内容（餅）があり，その遠位（中央：白矢印）は虚脱している．

　下段はS状結腸癌に伴うイレウス．大腸中心に拡張があり（左，中央），その遠位端に全周性の壁肥厚（赤矢印）がみられる．小腸（右）の拡張は比較的軽度である．

6 腹痛とその他の腹部の症状

図解 9-2 イレウス

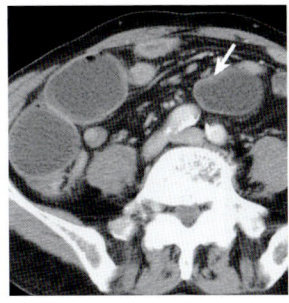

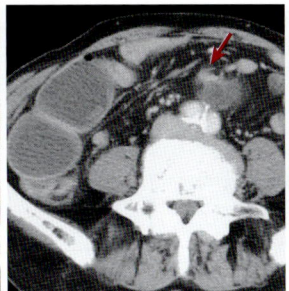

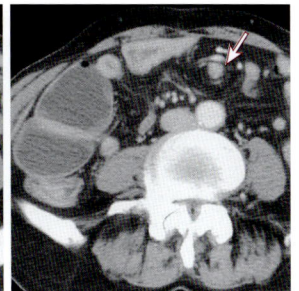

- イレウスの診断で最も重要なことは絞扼性イレウスを正しく診断することである（第2部．8．p135参照）．
- クローズドループ，whirl sign，内外ヘルニアの所見，腸重積の所見，腔内への出血，腸管壁の造影効果の異常（低下も亢進もある）が主な所見．
  - ▶ 非造影CTで「絞扼性ではない」と断定できないなら造影CTで確認する．
  - ▶ イレウスの原因は拡張した腸管を遠位へたどり，拡張の遠位端（遷移点）を見いだすことが基本である．
  - ▶ 閉塞性イレウスでは癒着（によるキンク），索状物による圧迫，腫瘍による閉塞，クローン病など炎症性の狭窄が多い．
  - ▶ 麻痺性イレウスでは腸管の追跡により径が一定しないことがわかるほか，遷移点が見いだせない（第2部．9．p154参照）．
  - ▶ 拡張の遠位端が見いだされても，その遠位に再び拡張があればクローズドループとなっている可能性がある．

　この症例では小腸に拡張がみられるが，その遠位端は左：白矢印の拡張，中央：赤矢印の遷移点，右：赤窓矢印の虚脱に移行している．特に壁肥厚や腫瘍，あるいは再度の拡張はみられず，また腸管壁の造影効果も正常である．絞扼のない単純性イレウスであり，腫瘍や異常な内容もみられないことから癒着性の可能性が高いと診断される．なお，手術歴がない症例では癒着性との診断はより慎重に行う必要がある（本例はS状結腸癌術後）．

373

図解 10 虚血性腸炎

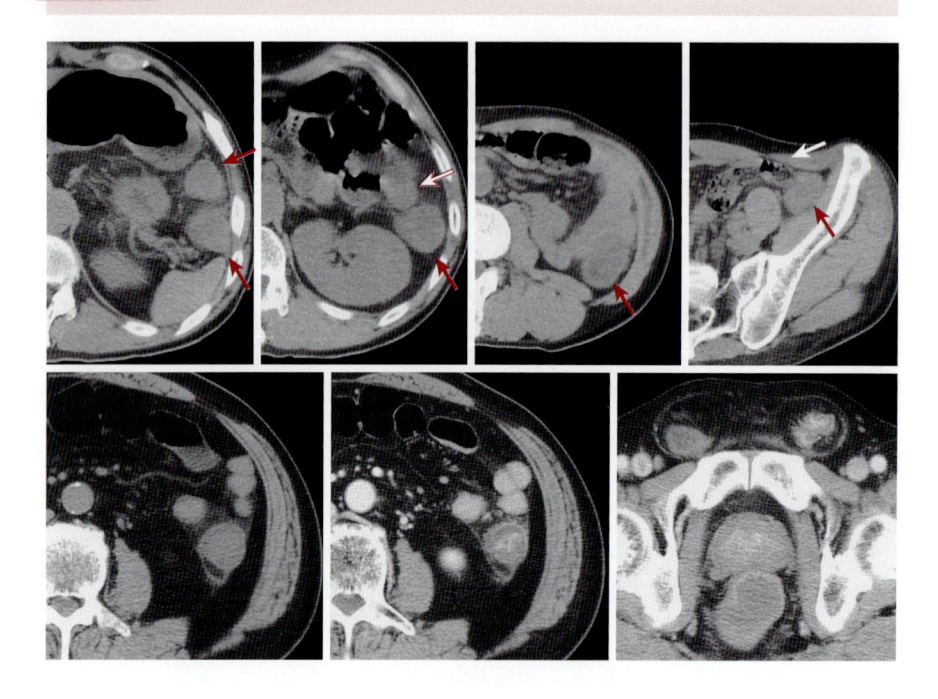

　虚血性腸炎の典型的症状は下血を伴う急性発症の腹痛である．CTでは**血管支配域に一致する分布**の腸管の浮腫状の壁肥厚がみられる．

　上段例（非造影CT，左が頭側）でも下行結腸中心に壁肥厚（赤矢印）があり，近位は横行結腸遠位（赤窓矢印）から，遠位は下行結腸-S状結腸移行部（白矢印）付近までの分布である．左結腸動脈の支配域に一致する分布で虚血性腸炎が考えられる．

　下段例では，非造影CT（左）で下行結腸に周囲に毛羽立ち像や液体貯留を伴う壁肥厚があり，造影CT（中央）では筋層，粘膜の造影効果により肥厚の主体が粘膜下の浮腫であることがわかる．尾側（右）で両側に鼡径ヘルニアがあるが，左ではS状結腸が脱出している．この部での左結腸静脈の圧迫によるうっ血に伴う虚血と考えられる．

　虚血性腸炎は静脈の還流傷害によることが多く，通過障害，便秘など内圧上昇が原因であることが多い．なお，動脈の完全閉塞では壁肥厚はみられない．

6 腹痛とその他の腹部の症状

図解11 その他の腸炎

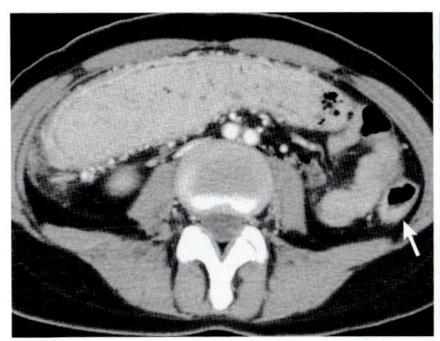

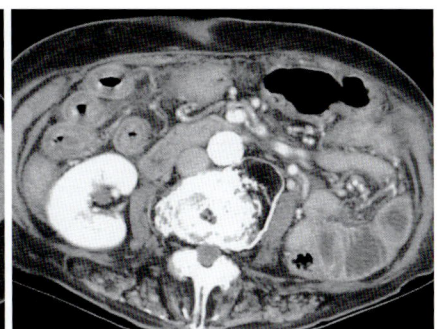

　感染性腸炎でも種々の程度の浮腫状の腸管壁肥厚がみられる．腸管運動が低下する場合には腸管の拡張傾向や麻痺性イレウス様の像も伴う．

　クローン病，潰瘍性大腸炎など炎症性腸疾患は基本的には慢性疾患である．腸管の壁肥厚がみられることも多いが，慢性経過を反映して浮腫状ではなく肥厚部全層の造影効果を伴う変化となることが多い．なお，クローン病ではしばしば初期に急性から亜急性の経過を示し，CT上も非特異的な腸管壁肥厚にみえることがある（第3部．3．p308参照）．

　潰瘍性大腸炎では直腸から連続する分布が特徴的である．活動性がある部では内容がみられなくなることが多いが，急性増悪時などには強い拡張がみられることもあり，時に中毒性巨大結腸症の病態を示す．

　左はその一例．下行結腸（白矢印）の変化はわずかであるが，全体としては直腸から連続して腸管の短縮やハウストラの消失がみられる．上行結腸から横行結腸には腸管壁に軽い肥厚と造影効果亢進があり，腔は拡張している．

　急性腸間膜動脈閉塞は急激な腹部の激痛で発症することが多い．圧痛など臨床的な所見にも乏しいが，CT上も所見に乏しいことが多い（第2部．7．p129参照）．しかし，閉塞後の再開通や不完全閉塞では浮腫状の腸管壁肥厚をみることが多い．これは完全閉塞時には浮腫時に血管外に漏出する血液の血漿も途絶するが，不完全閉塞などでは虚血による障害と血漿の供給いずれもがあるためと考えられる．

　右は不完全閉塞の例であるが，右腹部に浮腫状の腸管がみられる．

図解12 憩室炎

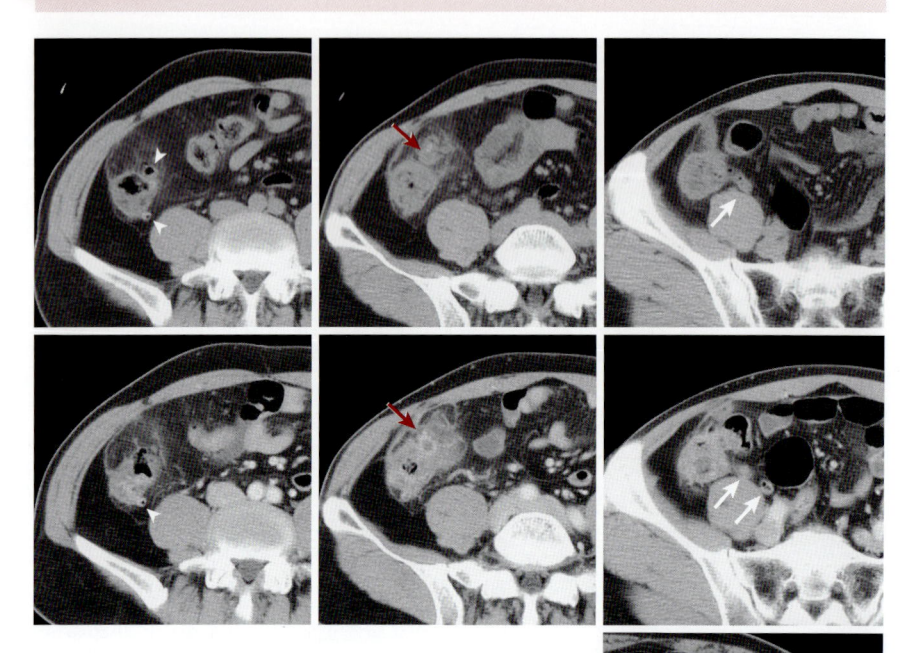

　憩室炎は，憩室の入口部が閉塞することにより起こる炎症である．閉塞に伴い炎症が増悪するのは虫垂炎や胆嚢炎と同様である．憩室は虫垂や胆嚢に比し小さく，CTで腫大，拡大した憩室そのものを捉えにくいため，腸管近傍の脂肪の炎症性変化で診断しなければならないことが多い．

　上段（非造影CT），中段（造影CT）は上行結腸憩室炎例．赤矢印付近に炎症を伴う憩室があり，壁の造影効果が目立つ．非造影CTでは憩室としては認識しにくく，周囲脂肪の炎症性変化や少量の液体貯留が目立つ．近傍にはほかにも憩室（白矢頭）がみられる．虫垂（白矢印）は正常である．

　下段は後腹膜に穿孔した下行結腸憩室炎の例．前腎傍腔に気泡がみられる．

　憩室炎破裂では膿瘍形成，穿孔・穿通が問題となる．なお，小膿瘍は保存的に治療可能である．

6 腹痛とその他の腹部の症状

図解13 腹膜垂炎

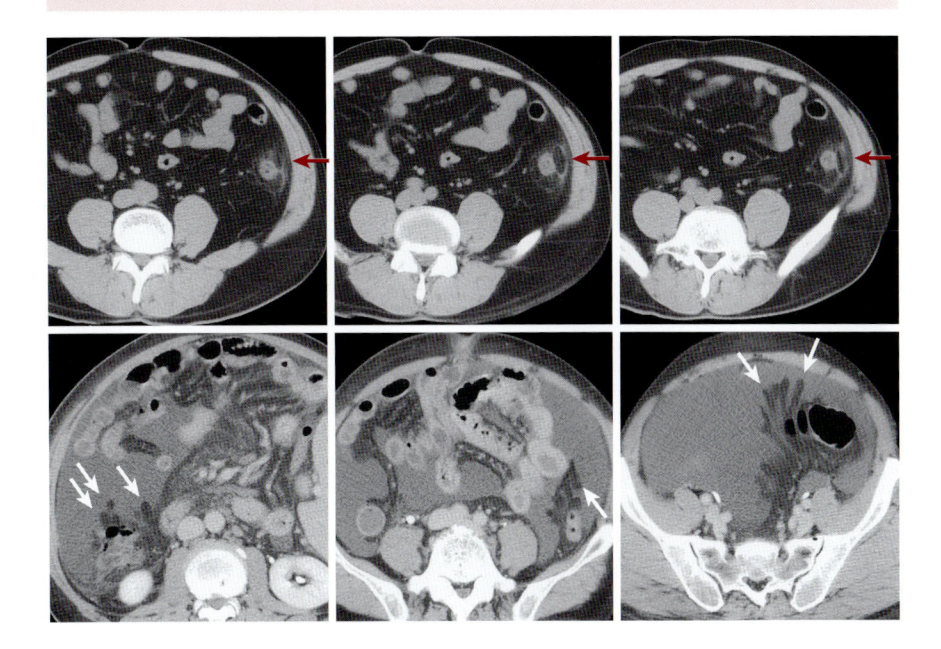

　憩室炎と同様，結腸走行付近の疼痛の原因として腹膜垂炎が挙げられる．これは腹膜垂が軸捻転を起こし，虚血に陥るために疼痛をきたすものであるが，重要な構造の虚血ではなく，また，感染も伴わないため，疼痛コントロールのみで軽快する．正しく診断し，不要な抗菌薬投与を回避することが望まれる．

　上段は左側腹部痛で発症した例．非造影CT（左が頭側）で下行結腸周囲の脂肪に濃度上昇がみられるが，赤矢印で示すように病変の中心部には細長い脂肪がみられる．細長い形状から腹膜垂が想起されるが，憩室炎と異なり，炎症の中心に充満した憩室など軟部組織像がみられることはない．また，感染や感染物も伴わないため，気泡や遊離ガスもみられない．

　腹膜垂は腸管から連続する細長い脂肪で腹膜に覆われる．

　下段は大量腹水の例であるが，結腸から腹側に突出する複数の脂肪濃度（一部を白矢印で表示）がみられる．この画像にみられるようにS状結腸に最も多く分布する．なお，同様の構造は結腸以外にも肺などにもみられる．

図解 14 排卵出血

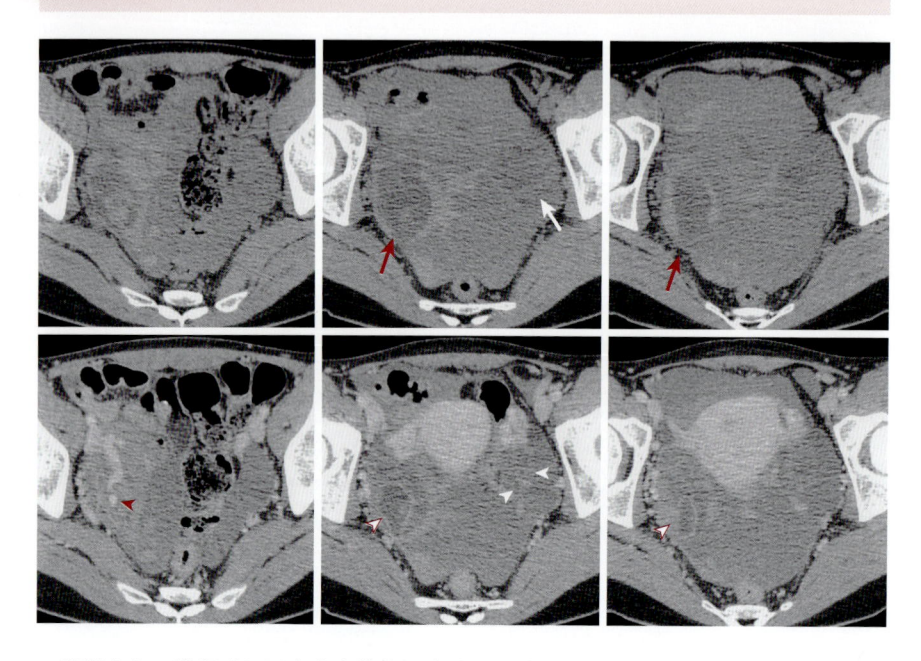

　卵巣からの排卵時には出血を伴う．出血は通常少量であるが，時に大量となる．下腹部痛で発症し，不正出血を伴うこともある．ショックでの来院もありうる．CTでは骨盤腔内に血性の液体貯留がみられるが，左右いずれかの卵巣付近に目立つことが多い．鑑別すべき疾患に異所性妊娠があるので，最終月経の問診と妊娠反応のチェックは必ず行う必要がある．

　本症例（上段：非造影CT，下段：造影CT．いずれも左が頭側）では骨盤底に中等量の液体貯留があるが，水よりは高吸収で血性腹水とみられる．非造影CTで右卵巣（赤矢印）は対側（白矢印）より大きく，内部および周囲に骨盤底の血性腹水よりさらに高吸収の部分がみられる．造影CTでは卵巣の実質が濃染している．ややわかりにくいが，左には卵胞とみられる小さな囊胞状の相対的低吸収（白矢頭）がある．右にはそれより大きな囊胞像（赤窓矢頭：排卵直後の卵胞または黄体）があるが，その頭側部分には血管と同程度に濃染する部（赤矢頭）があり，出血点とみられる．

　繰り返しになるが，診断には異所性妊娠，卵巣軸捻転などの除外が必須である．

図解 15 卵巣軸捻転

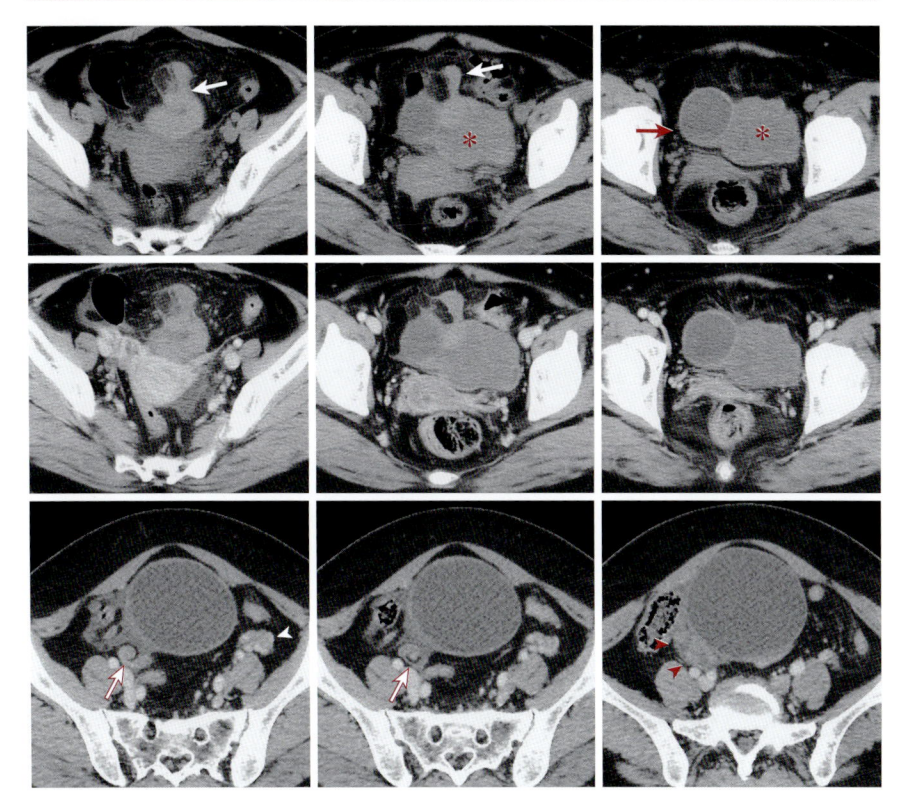

卵巣軸捻転も下腹部痛で発症する．急激発症が典型であるが，そうでない例もある．静脈うっ血による出血や囊胞壁の浮腫・造影効果欠如などがみられる．

上・中段（上段：造影前CT，中段：造影CT．いずれも左が頭側でほぼ同一レベル）では大きな血腫（白矢印）がみられ，囊胞壁は厚く，内部に出血による液面形成（赤矢印）がみられる．壁に造影効果はみられない．なお，MRと対比すると左の腫瘤（＊）も血腫の一部である．

下段例（造影CT，左が尾側）では血腫はみられないが，赤窓矢印付近に渦巻き状の像があり，捻転部とみられる．対側卵巣（白矢頭）に比し，患側卵巣（赤矢頭）や囊胞壁の造影効果は不良である．

図解 16　卵巣嚢腫破裂

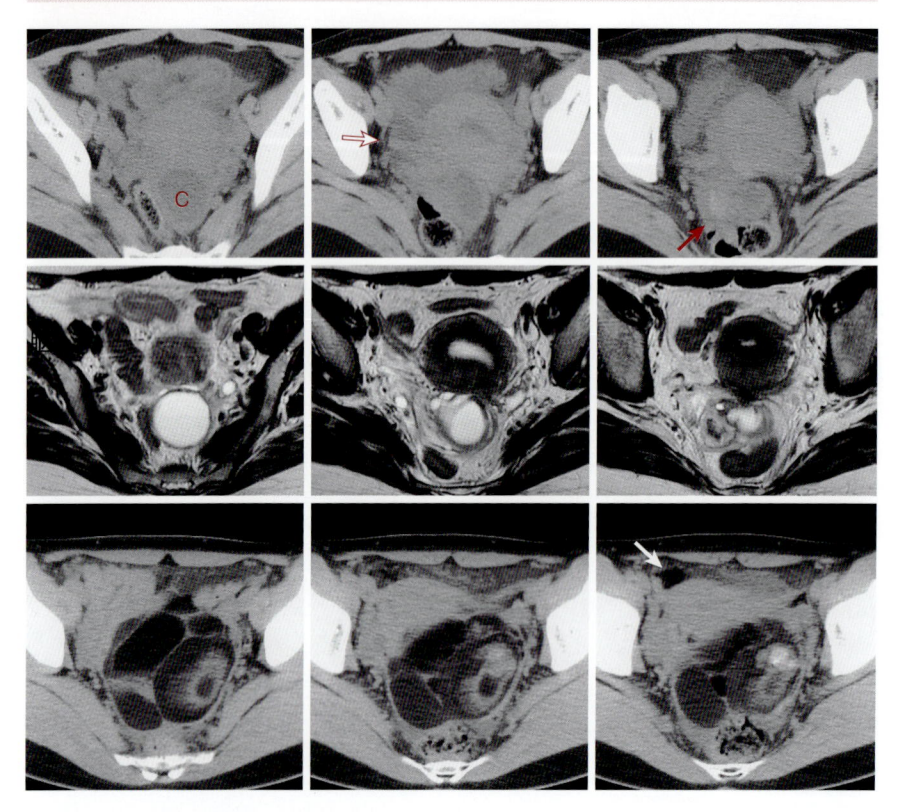

卵巣の**内膜症性嚢胞は破裂を繰り返しながら増大**する．上段（非造影CT）は内膜症性嚢胞破裂時のもの．嚢胞性病変（**C**）があり，一部に血腫とみられる高吸収（赤矢印）を含むことから内膜症性嚢胞と診断できる．嚢胞が緊満しないこと，赤窓矢印付近に少量ながら血性の腹水があることなどから破裂していると考えられる．

中段は2日後のMRのT2強調像．嚢胞は再び緊満している．

下段は急激な下腹部中心の腹痛で発症した例．骨盤底部に脂肪を含む嚢胞性病変があり，**成熟嚢胞性奇形腫**とみられる．その内容と同等の低吸収（白矢印）が腹腔内にもあり，破裂していることがわかる．近傍の脂肪に濃度上昇があるが，これは漏出した嚢胞内容による**化学性腹膜炎**の所見である．

図解 17 異所性妊娠

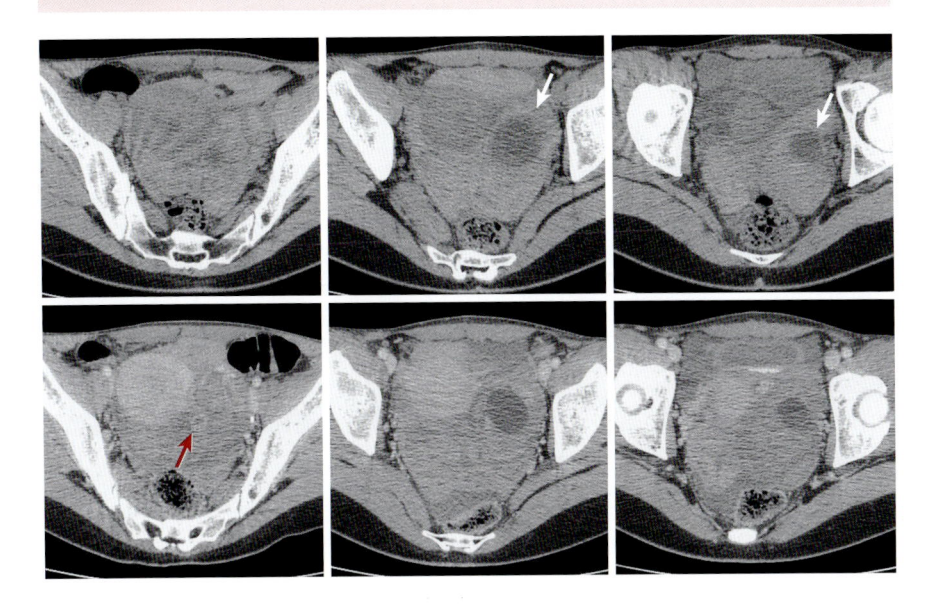

　妊娠可能年齢の女性の下腹部痛に際しては，必ず妊娠の有無をチェックする必要がある．単に問診のみではなく，採尿して妊娠反応をみるのが基本である．

　異所性妊娠は，破裂すれば大出血をきたす場合もあり，緊急手術の適応となる．その場合は急激の下腹部痛での発症が多い．破裂しない場合，月経遅延など正常妊娠の症状のほか下腹部痛や不正出血が受診動機となる．産婦人科を受診すれば画像診断は経腟USで行われ，必要に応じMRが追加されることが多い．いずれかで胎児または胎嚢が証明できれば診断は確定するが，妊娠反応陽性と子宮内に胎児がみられないことで疑う場合もある．

　救急ではほかの急性腹症と同様，CTが行われることが多い．未破裂例の診断は困難であるが，破裂例では血性腹水と妊娠反応陽性で疑う．

　この症例(上段：造影前CT，下段：造影CT．いずれも左が頭側でそれぞれほぼ同一のレベル)でも骨盤底部に高吸収の液体貯留がみられる．丸い低吸収(白矢印)は妊娠黄体または卵巣嚢胞とみられる．造影でも同様の所見であるが，赤矢印の部にリング状の濃染像があり，胎嚢と考えられる．手術では卵管妊娠であった．

図解18 その他の腹部の症状

下痢

- 大部分は腸炎，その他消化管の疾患である．急性，軽症で臨床症状などから腸炎と診断できるのであれば，画像診断は不要．
- 腸間膜動脈急性閉塞，虫垂炎，消化管穿孔などで腹痛＋下痢を起こすことがある．
- 時に尿路，呼吸器など消化管以外の感染症で下痢を生じることがある．これらの場合，原因を示す症状があることが多いが，発熱＋下痢の場合は診断困難な場合もありうる．
- まれに膵内分泌腫瘍などを原因とするが，これらは急性の病態ではない．

嘔気・嘔吐

- 消化管疾患が最も多い原因．その中では胃炎，腸炎，胃潰瘍，十二指腸潰瘍などが多い．
- 腹部の管腔臓器・構造の疾患にもみられる．
    - ▶胆嚢炎，胆道疾患，尿路疾患，生殖器疾患．
    - ▶腹膜，後腹膜，胸膜，心嚢などの刺激症状としてもみられる．
- 電解質異常，ケトアシドーシス，その他体液性の異常にも注意が必要．脱水を伴うことも少なくない．
- 中枢神経系の異常では脳圧亢進が代表的病態．
- 血圧低下，全身状態不良，薬剤も原因となる．

吐血

- 上部消化管由来が大部分．
    - ▶食道静脈瘤破裂，マロリー・ワイス症候群，胃潰瘍，胃腫瘍，胃静脈瘤．
- まれに気道からの出血が嚥下され，吐血と混同されることがある．

下血

- 下部消化管由来が多い．
    - ▶痔核，憩室，腫瘍，虚血性腸炎など．
- 下血＋ショックの場合には，上部消化管からの大量出血を先に考える．
- 上部・下部消化管に問題がない場合，小腸が原因である可能性が高い．

血尿

- 真の血尿とヘモグロビン尿を分けて捉えることが必要.
- 尿沈渣にて赤血球があれば真の血尿.
- 疼痛を伴う血尿では結石，膀胱炎などがある.
- 激痛の場合は大量出血で起こる膀胱タンポナーデにも注意.
- 救急・時間外に行うことはないが腫瘍を念頭とした精査も必要.
- 疼痛などを伴う場合，まず，症状の原因となっている疾患を治療する.
- 無症候性血尿および症状に対する治療後に対し精査を行う.
- 検尿で蛋白尿や円柱がみられる場合腎疾患が考えられる.
- それ以外の場合は尿細胞診，画像検査にて腫瘍性病変を除外する.
- 男性，高齢者，喫煙，職業歴などが腫瘍の危険因子である.

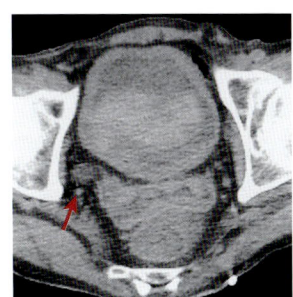

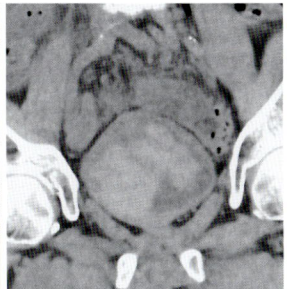

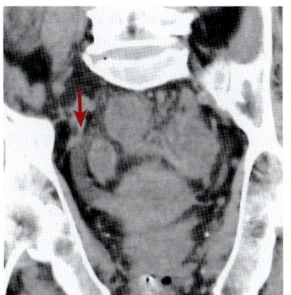

　膀胱も尿管も大量出血で大きな血腫が形成されると通過が障害される．この状態が膀胱(尿路)タンポナーデである．しばしば悪化傾向のある激痛を伴う．

　画像は膀胱癌からの出血で膀胱タンポナーデとなった高齢男性例．非造影CT横断像(左)で膀胱内に高吸収の腫瘤があるが，大部分は血腫である．右尿管(赤矢印)は拡張している．内尿道口付近を通る冠状断(中央)では膀胱腔の大部分が血腫で占められているのがわかる．より背側の冠状断(右)では拡張した尿管(赤矢印)と膀胱の移行部にも血腫とみられる高吸収がある．

図解 19　急性腰痛・腰背部痛

- 急性の腰痛, 腰背部痛では**大動脈解離**(第2部. 3. p89参照), **大動脈瘤破裂・切迫破裂**(第2部. 4. p98参照)が重要.
- ほかの内臓疾患にも注意すべきものが多い.
  - **感染性心内膜炎**, 胸膜炎, 膿胸などは背部・腰背部痛での発症例がある.
  - **胆石, 総胆管結石, 膵炎**は腰痛を伴うことも多いが, 時に腹痛より腰痛が強い.
  - 泌尿生殖器の疾患では腹痛ではなく, 腰痛・腰背部痛での発症もある.
  - この中では**腎梗塞, 腎盂腎炎**, 卵巣・精巣軸捻転, 異所性妊娠などが重要.
- 胸腰椎やその関連構造が原因である急性腰痛のうち, 内科的なものとしては以下のものが挙げられる.
  - **脊椎・脊髄動静脈奇形破裂などによる脊椎レベルのくも膜下出血.**
  - 脊椎腫瘍やそれに伴う**病的骨折**.
  - 脊椎炎・椎間板炎でも腰痛がみられるが, 急性発症は比較的まれ.
- 整形外科的疾患では外傷やきっかけとなった運動・動作などがみられることが一般である. 急性神経症状を伴う場合を除き, 緊急に画像検査を行う必要がある場合はまれ.
  - 脊椎骨折など外傷については第3部. 1. pp241-243参照.
  - 椎間関節の捻挫ほか, 脊椎近傍の筋, 靱帯の損傷が多い.
  - 椎間板ヘルニアでは急性根症状を伴うこともある.
  - 若年者では脊椎分離症(第3部. 1. p247参照)にも注意. 放置するとすべり症に発展する場合がある.
  - 圧迫骨折(第3部. 1. p248参照)では受傷後脊椎の変形が進行する. 早期治療が有用な場合があるほか, 変形によっては神経圧迫を起こすこともある. また, 背景に悪性腫瘍がある場合があり, 悪性腫瘍の既往がある場合, 骨粗鬆症がない場合などには精査が必要である.
  - 仙骨脆弱性骨折(尻餅をつくなどして仙骨の両側仙腸関節近傍が頭尾方向に, 仙骨尾側が水平方向に折れる)はX線写真では認識しにくく, 時にCTでも見落とされる.
  - 脊柱管狭窄や梨状筋症候群も腰痛の原因であるが, 基本的には慢性の病態である.

第4部

示唆に富む症例

示唆に富む症例

- この章は症例集である．
- この本の隠れたテーマとして「救急・時間外」のCTでは以下の点が重要な問題とみる．
    ① 最大限迅速に対応すべき状況の見極め
    ② 患者を帰すかどうか
    ③ 非造影CTでどれだけ読めるか
    ④ 造影CTを撮像するか否か

- この章では数は少ないが，それらについて示唆に富む症例をピックアップした．
- いずれの症例も最初の頁に画像を提示し，2頁目以後で解説する．
- それぞれの症例の最後には教訓をまとめてみた．

症例1 家人の目前で突然倒れたという高齢者

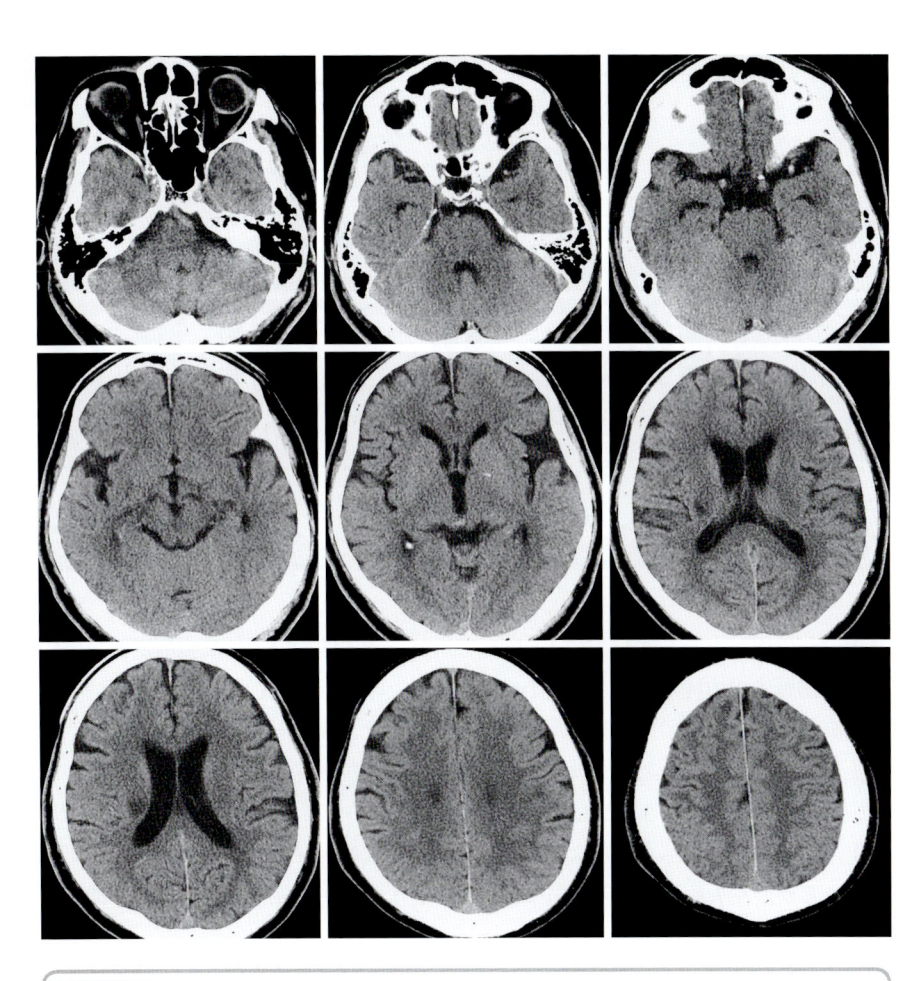

First look! ▶右片麻痺がある

Point 所見は？

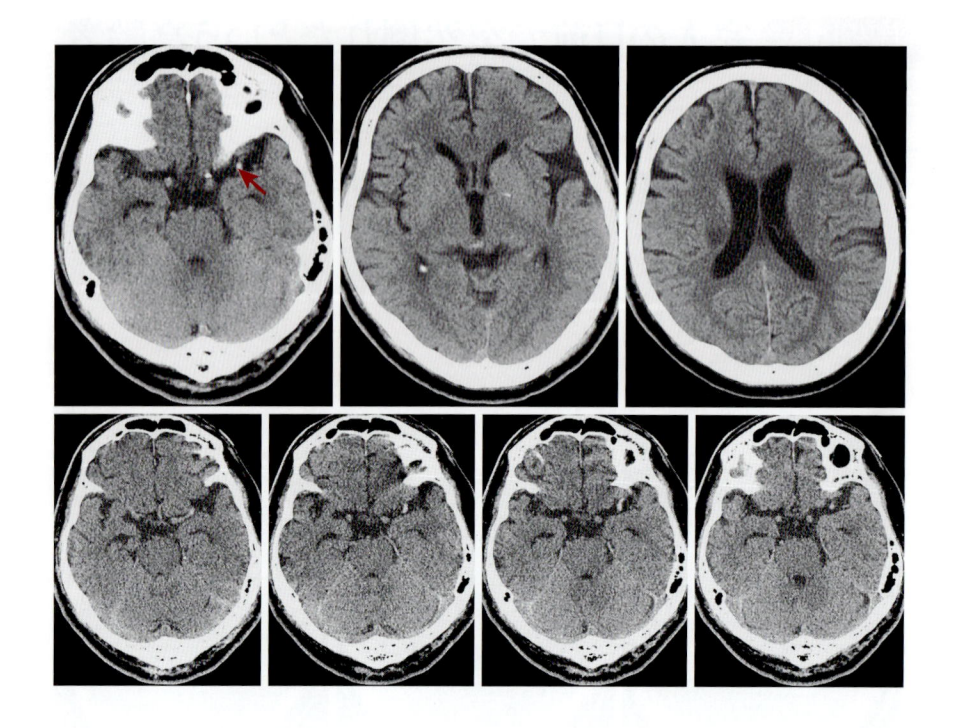

- 上段左は前頁上段左から3枚目と同じである．赤矢印の付近に高吸収があり，中大脳動脈内の血栓が疑われる．1mmスライスでの観察（下段：左が近位・頭側）では高吸収の分布が中大脳動脈走行と一致することがよくわかる．
- 上段中央は基底核を通るスライスであるが，中大脳動脈領域に当たる基底核，前頭葉，側頭葉に有意な所見は見いだせない．
- 上段右は側脳室体部を通るスライスである．右放線冠に症状とは無関係な低吸収があるが，左大脳半球の灰白質・白質のコントラストは保たれており，早期虚血サインがあるとはいえない．

- CTのみで評価するなら，ほかの条件に問題がなければt-PAの適応といえる．
- MRを追加するために時間を浪費することは避ける必要がある．

症例1

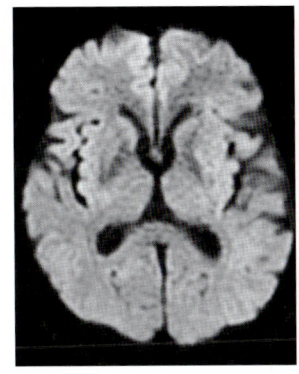

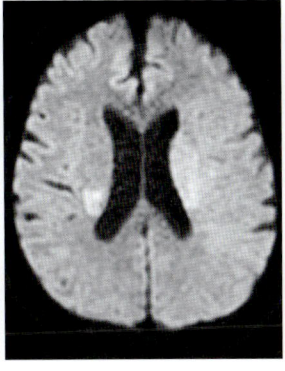

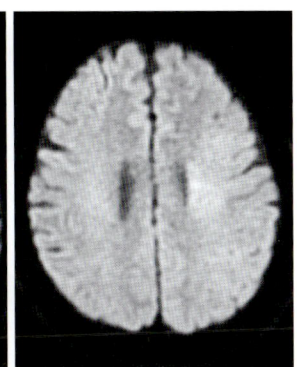

- MRを行ったが，拡散強調像（上段）では対側放線冠にも高信号がみられるものの，患側の高信号はごくわずかであった．MRAでは左中大脳動脈に途絶がみられた．

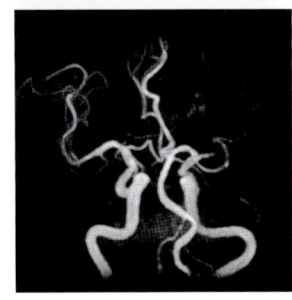

after that… ▶ この後血管造影にて血栓吸引などが行われ，血流は再開通．大きな麻痺を残さず経過している．

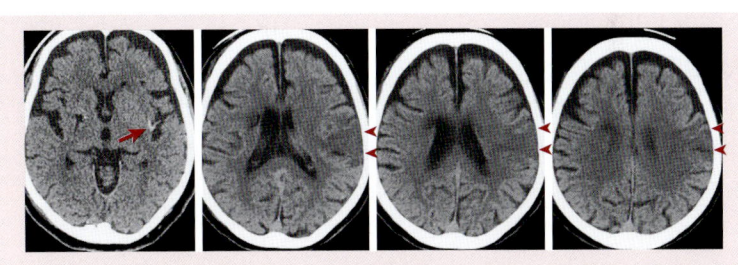

参考 矢印の位置に血管内の血栓とみられる高吸収があるが，その領域の大部分には早期虚血サイン（early CT sign：矢頭）がみられる．虚血半影がないので，t-PAの適応とはいえない

◎症例の教訓

- 中大脳動脈などの血栓による高吸収がみられたら，最速での対応が必要である．
- 脳実質に早期虚血サインがみられない場合は，特に迅速な評価，適応があれば1分でも早く血栓溶解療法を開始する必要がある．

●解　説

- わが国では非常に多くのMR装置が稼働している．しかし，多くの施設では予約検査の待ち時間が非常に長くなっており，緊急検査には対応できないのが実情である．
- 血栓溶解療法は，正しい適応のもと行えば脳梗塞の予後を大きく改善する可能性がある．適応の評価はガイドラインに従って行う．
- 適応の限界は3時間，条件によっては4.5時間であるが，これは，3時間後あるいは4.5時間後に投与を開始せよとの意味ではなく，投与開始は1分でも早いほうがよい．
- 脳卒中においてt-PA適応の評価は，CTのみでも十分とされる．
- MRを行う場合でもCTで評価し，CT上適応となる場合には「1分たりとも無駄にしない」という迅速さで行う必要がある．
- CTで広範な早期虚血サインがみられた場合，MRの結果にかかわらず血栓溶解療法は適応とはならない．
- 早期虚血サインの的確な評価には熟練も必要である．単に低吸収をみるのではなく，灰白質・白質のコントラストの低下や，基底核を含む灰白質の辺縁の不明瞭化などにも着目し，的確に評価できるようにしたい．

症例2　自宅で倒れていた60代女性

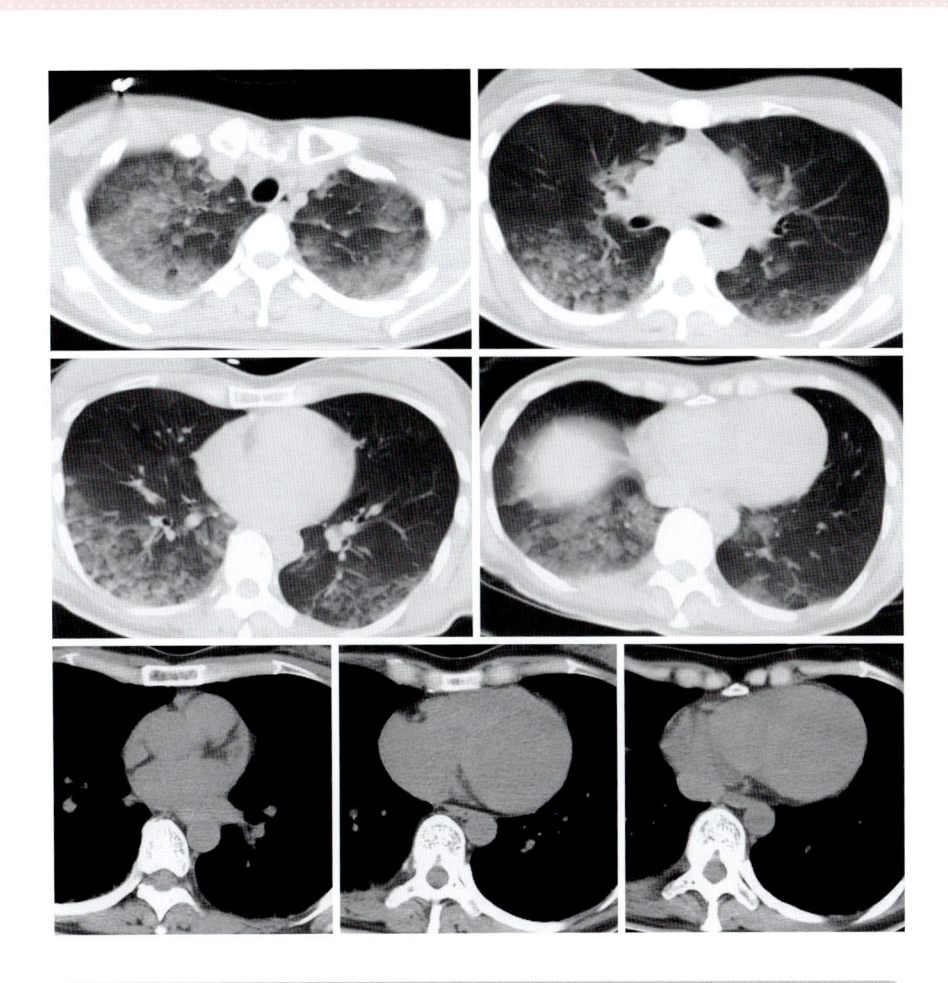

First look!	▶ 反応性が低下した状態で倒れているところを発見された． ▶ 来院時呼びかけに反応するが，病歴聴取はできない ▶ 胸部聴診にて湿性ラ音がある．血圧208/116　脈拍98　呼吸促迫軽度

Point　考えられる疾患は？

第4部　示唆に富む症例

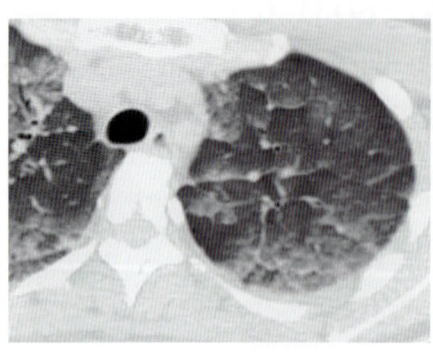

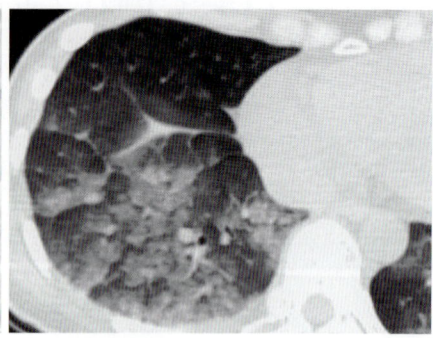

- 肺野全体にスリガラス影が広がる．肺尖や肺底でややわかりやすいが，小葉・細葉間隔壁肥厚もみられる．肺水腫の状態である．

- 肺水腫を起こす病態としては，①肺毛細血管圧の上昇，②膠質浸透圧低下，③血管透過性亢進がある．
- ①肺毛細血管圧の上昇は，通常左心の障害や容量負荷によって起こる．心臓の大きさには個体差や基礎疾患による差もあり，急性期にははっきりしないこともあるが，基本的には心拡大がみられる．本例では心拡大，特に左房拡大はない．
- ②膠質浸透圧については，全身の浮腫の有無など身体所見からも推測できるが，基本的には血液化学検査が必要である．
- ③血管透過性の亢進は，肺炎や気道熱傷などを含め種々の炎症で起こるほか，薬物によっても惹起される．薬物による肺水腫の多くはアレルギー性であるが，薬理作用により肺水腫を起こすものもある．救急で使用する薬物ではアドレナリンがしばしば肺水腫の原因となる．さらに外因性のアドレナリンでなくとも，内因性のアドレナリンも肺水腫の原因となりうる．
- そのように大量のアドレナリンが分泌される状態としては褐色細胞腫・傍神経節細胞腫のほか，いわゆるサイトカインストームの状態が知られる．その代表はくも膜下出血である．サイトカインストームによる肺水腫では，心電図で広い範囲にST変化がみられるなど，異常が検知されることが少なくない．本例でも心電図異常はみられた．

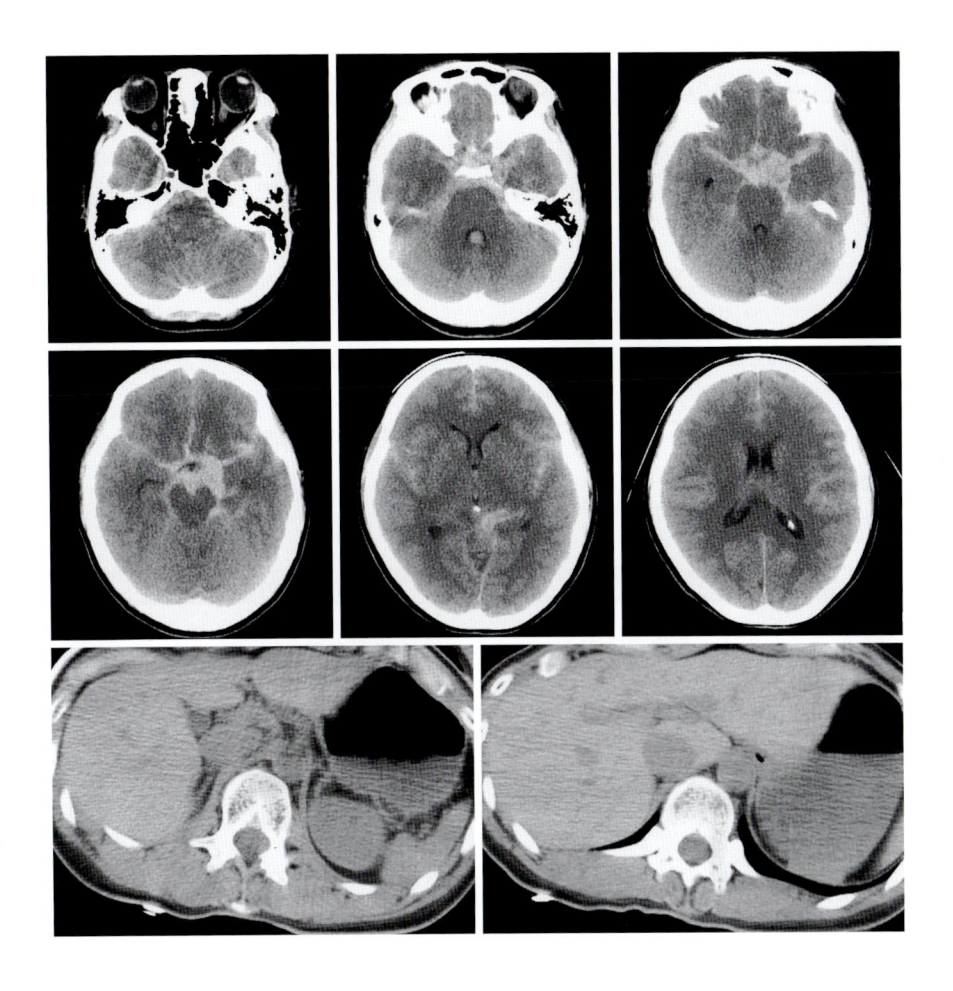

- 本例では検査前にくも膜下出血の疑いはもたれなかったが，意識障害の評価として頭部CTも行われた．
- 頭部CTでは容易にくも膜下出血と診断された．鞍上槽左に血腫が目立ち，非造影CTでも内頸動脈後交通枝分岐部付近の動脈瘤破裂が推測できる．
- なお，最初に提示した胸部CTでみる限り，副腎付近には腫瘍はみられない．もっとも，傍神経節細胞腫については，全身の広い範囲に発生する可能性がある．

◎ 症例の教訓

- くも膜下出血の初発症状は頭痛とは限らない．
- サイトカインストームに伴う肺水腫や心電図異常は，くも膜下出血の重要な所見の一つである．
- 自覚症状は意識レベルによっては評価困難となる．
- 意識障害の原因には中枢神経障害以外に呼吸や循環の異常，代謝疾患，中毒なども含まれるが，一見それらしい原因が見いだせる場合にも，常に広い視野で，ほかの可能性を除外する必要がある．
- 本例では初期評価でラ音が聴取され，呼吸・循環以外の可能性が盲点になっていたと考えられる．

● 解　説

- くも膜下出血は，救急で見逃さないように特に意識すべき疾患である．
- 通常は急激発症の強い頭痛で発症するとされるが，頭痛を伴わないもの，意識障害のため頭痛がマスクされるものが存在する（10％程度とされるが，頭痛が強くないものを含めるとさらに多い）．
- 問診可能な程度の状態であれば，「急激発症」の頭頸部の症状では常にくも膜下出血を意識する必要がある．
- 意識レベルが悪い場合，サイトカインストームの症状が前面に出る場合もある．くも膜下出血の場合，肺水腫や心電図異常と著しい高血圧の組み合わせがみられることが多い．
- 肺水腫の原因も多岐にわたるが，心不全，腎不全がみられない場合には広い可能性を考える必要がある．薬物によるもの，くも膜下出血，褐色細胞腫などが考慮される．
- 蘇生術後では投与されたアドレナリンによる肺水腫に遭遇する機会が多い．

症例3　朝食後，突然倒れた高齢男性

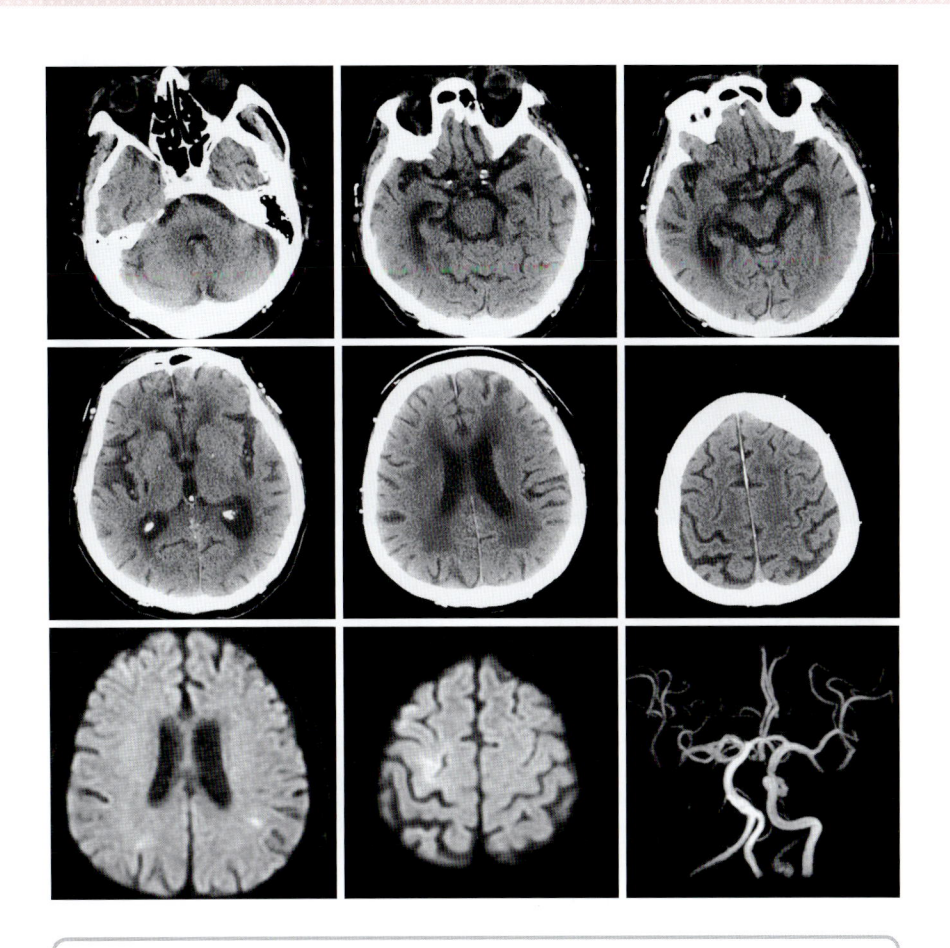

First look!	▶簡単な動作については指示に対応できる程度の意識レベル． ▶左片麻痺あり．血圧210/130．高血圧の病歴なし． ▶上段・中段：頭部CT，下段左・中央：MR拡散強調像，下段右：MRA正面像．

Point　診断は？　また，その原因は？

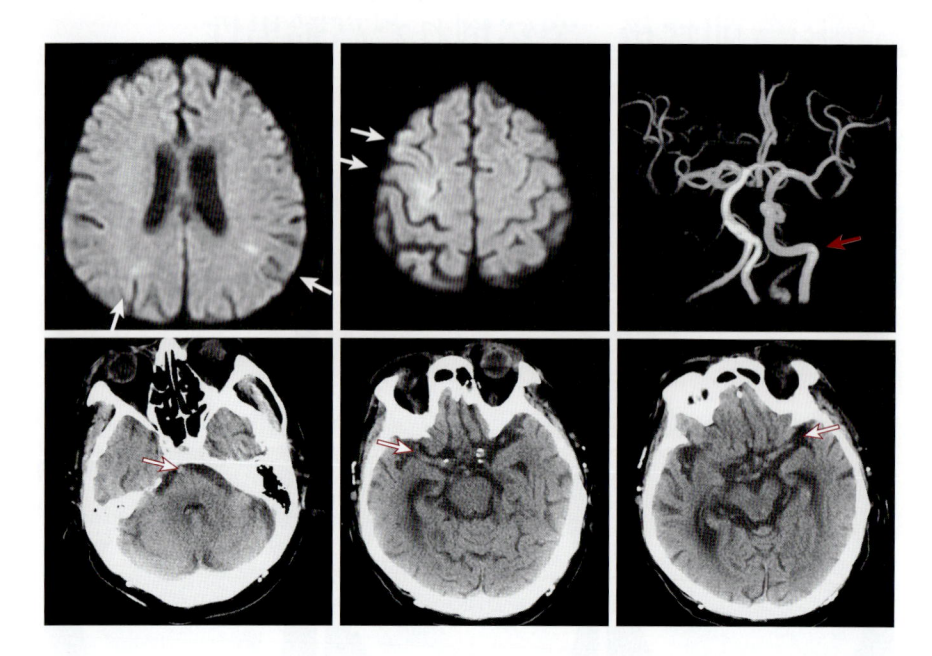

- 脳梗塞である．MR（上段）拡散強調像で中心前回を含め，両側に小さな高信号がみられる（上段左，中央：白矢印）．これらの部についてCTでの指摘は困難で，「新しい麻痺＋CTで出血なし」により，脳梗塞と診断しなければならない状態である．
- MRAでは赤矢印の部に左内頸動脈が描出されているのに対し，右側ではみられない．右中大脳動脈，前大脳動脈にはウィリス輪からの血流があり，閉塞は明らかではない．したがって右内頸動脈の慢性閉塞があり，血行動態性に左右に新たな梗塞を生じたと考えることもできる．
- 問題は血圧である．血行動態性の脳梗塞であれば，血管の狭窄などと血圧低下などにより虚血を生じる．梗塞自体は疼痛を伴わないため，脳出血と異なり，それ自体が高血圧を生じることはまれである．虚血を起こし，血圧上昇の原因となるような疼痛を伴う病態といえば，第一に大動脈解離を考える必要がある．
- 拡散強調像で右大脳半球の比較的広い範囲に梗塞が分布するが，CT（下段）で血管内（赤窓矢印）に高吸収がみられないのもMRAの所見と同様，注意を喚起すべき所見かもしれない．

症例3

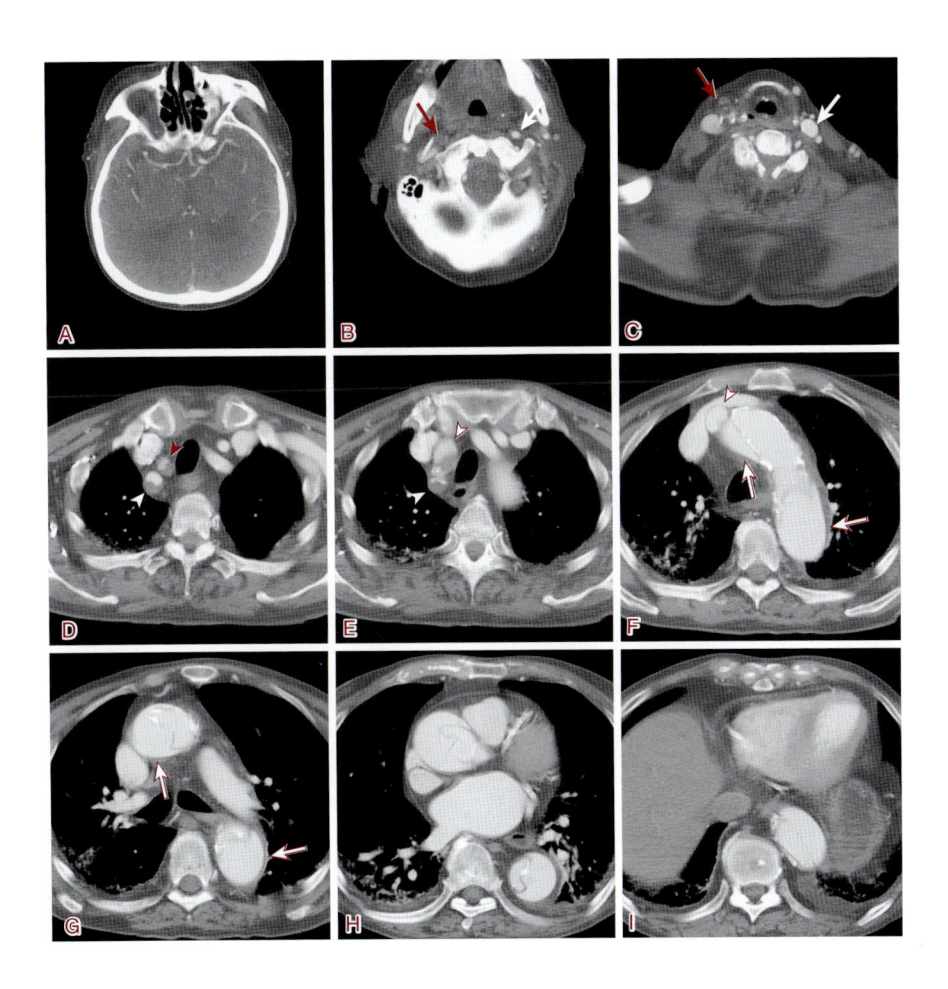

- 大動脈解離の評価のため行われたCTである．両側中大脳動脈は造影されている（A），頭蓋底（B），総頸動脈分岐部（C）では左頸動脈（白矢印）は造影されているが，右頸動脈（赤矢印）は造影されていない．右鎖骨下動脈（白矢頭）および総頸動脈（赤矢頭）の近位（D）は腔の一部のみが造影されている．右腕頭動脈（赤窓矢頭）は大部分が造影されているが（E, F），それは偽腔（赤窓矢印）に連続している（F）．上行および下行大動脈でも偽腔が大きい（F〜I）．

397

第4部 示唆に富む症例

◎症例の教訓

- ほかの部位の虚血と同様，脳梗塞の症状，すなわち脳卒中症状も大動脈解離の初発症状でありうる．
- 意識障害＋麻痺は重症の症状であり，CTやMRで脳梗塞が診断されれば，「診断は済」との感覚になりがちであるが，大動脈解離の除外は常に行うようにしたい．**脳梗塞診断のルーティンワークには大動脈解離の除外を含むこと．**
- この症例では画像からは血行動態性脳梗塞が考えられ，血圧低下が想定されたが，実際には著しい高血圧がみられ，乖離が感じられた．このような乖離は診断の推論に誤りがあることを示唆することが少なくない．あらゆる可能性を念頭に再評価を行いたい．

●解　説

- 脳梗塞治療の基本は抗凝固や血栓溶解療法である．一方，大動脈解離急性期では，解離進展の防止や破裂・出血への対処が主眼となる．すなわち両者の治療はほぼ反対方向の事象である．
- したがって単に脳梗塞であるか，大動脈解離による梗塞であるかの見極めは重要である．
- 脳梗塞においてt-PAなどで血栓溶解を行う場合，発症後の経過時間に制限があり，さらに，一刻も早い治療開始がよいとされている．だからといって，安易に事を進めると大動脈解離について十分な考察なくt-PAが開始され，大動脈の破裂などに帰結する可能性がある．
- 脳梗塞では意識障害があることも多く，病歴が十分聴取できないことも少なくないが，家族など目撃者を含め，少しでも多くの情報を収集すべきである．
- 胸痛，背部痛など疼痛は有力な手がかりとなる．また，平常時の血圧がわかると現在の血圧の評価が行いやすい．単純な脳梗塞で血圧が上昇することはまれである．
- 脳梗塞の初期評価に際しては，病歴から大動脈解離を積極的に疑う場合は，CT（造影前および造影CTが原則）を，そうでない場合も全例少なくとも胸部単純写真や心エコーおよび心電図，D-ダイマーその他の凝固系の指標などで大動脈解離の除外を行うべきである．定型手順としてあることが望ましい．

症例4 通常みないような造影剤の分布

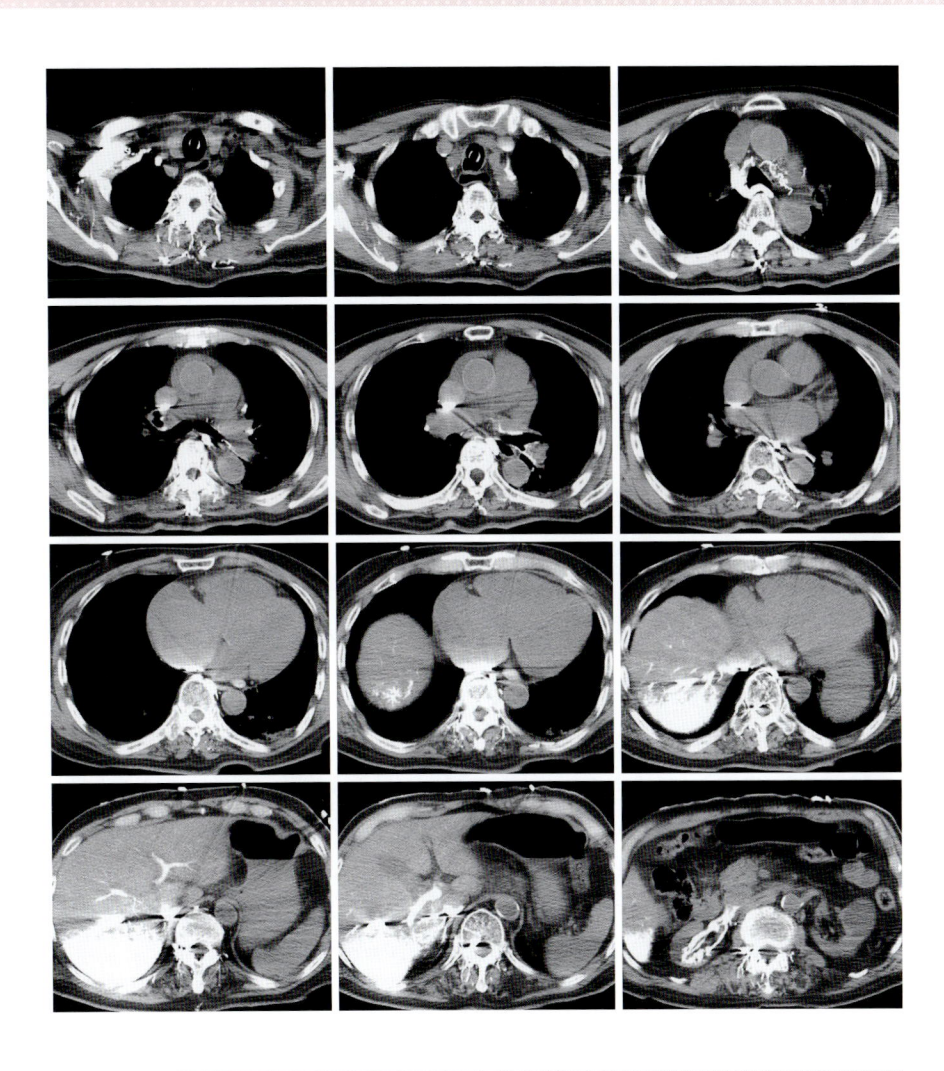

Point この画像はいかにして撮影されたものであろうか？

第4部 示唆に富む症例

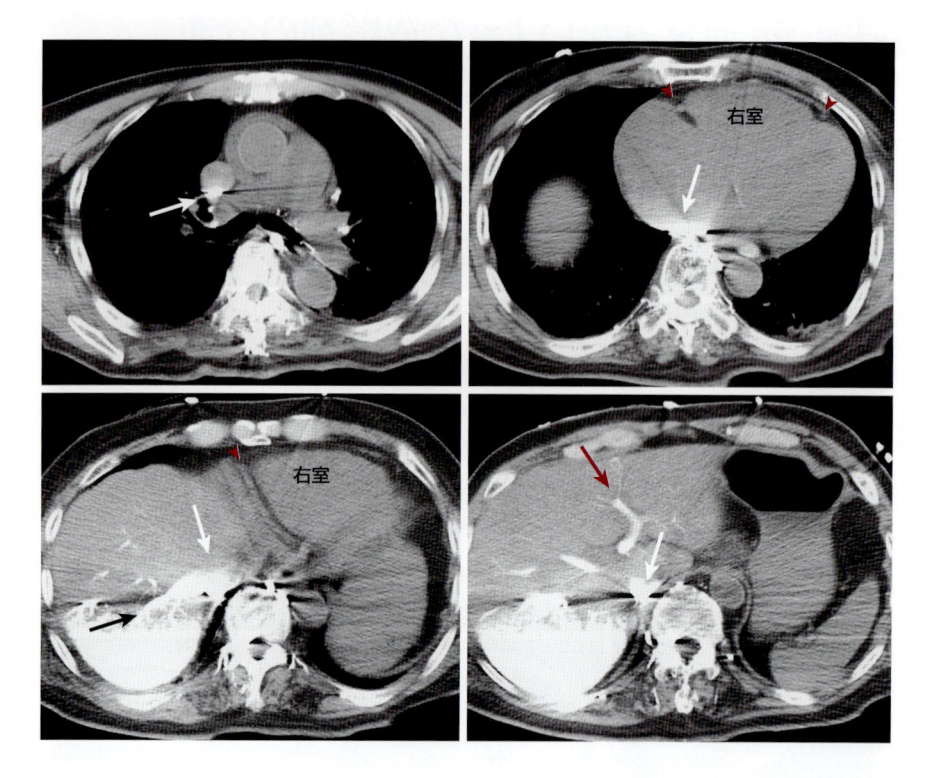

- 造影剤は右上肢の静脈から注入されている．注入された造影剤は上大静脈（上段左：白矢印）から右房（上段右：白矢印）に流入しているが，血液とほとんど混じらず右室への流入もみられない．右房の造影剤は下大静脈（下段左，右：白矢印）に逆流し，さらに肝静脈（下段左：黒矢印）を経て背側の肝実質が強く濃染している．ここからさらに門脈（下段右：赤矢印）に逆流している．
- すなわち，心臓が停止した状態での造影である．上段右，下段左：赤矢頭で示す冠動脈がブレることなく描出されているのもこのためである．
- この例は呼吸苦を主訴に徒歩にて来院した高齢者であるが，肺塞栓を疑われてCTAを行ったものである．心電図モニターは使用しており，特に変化はみられなかったが無脈性電気活動（pulseless electrical activity：PEA）の状態になっていたものとみられる．最終的に救命はできなかった．

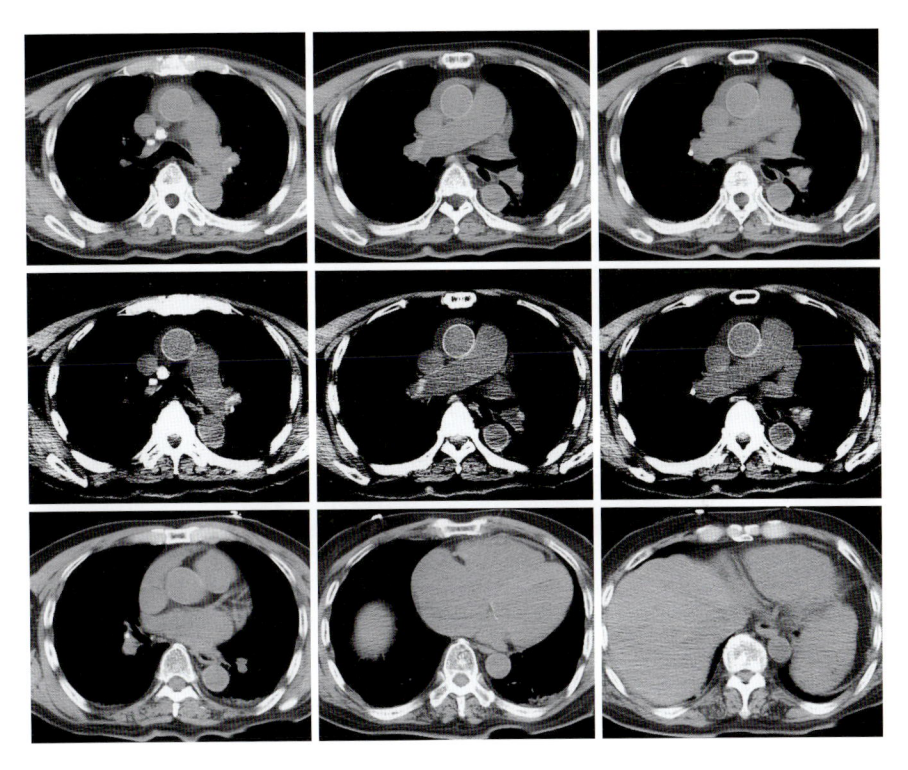

- 前頁CTより前に撮影された非造影CT（左が頭側．上・中段はそれぞれ同レベルで，上段が軟部用ウィンドウ，中段が頭部用ウィンドウ．下段はより尾側のスライス）では，左右肺動脈の肺門での分岐部付近に高吸収が捉えられており，塞栓と診断できる．肺動脈は大動脈より太く（上段中央など），右房，右室の拡大もあり，塞栓に気づかなくても肺塞栓を疑うことは可能であろう．前頁と同様，冠動脈はブレることなく描出されており（下段），心の壁運動も不良であると考えられる．
- この例は非造影CTの時点で診断可能，心臓がほとんど動いていない状態である．救命できた可能性が高いとはいえないが，ただちにカテーテルによる処置を行うべきであったと考えられる．

◎症例の教訓

- 肺塞栓は無脈性電気活動（PEA）の原因の一つである．
- 肺塞栓では，急な発症の胸痛や呼吸困難を訴えて来院することが多い．本症例のように重症例でも，徒歩にて来院することもありうる．
- ショックなどを伴う肺塞栓では，高度の右心不全を伴っていることが多く，CTを行っている余裕はないことが多い．救命の可能性は低いが，心エコーなどで短時間のうちに診断し，血管造影・血管内治療室へ直行すべきである．
- 重症例に関しては「重症の肺塞栓」と診断できれば治療開始は十分であり，本症例でも非造影CTの時点でそのように判断すべきであった．

●解　説

- 肺塞栓も救急の現場で見逃されやすく，また，見逃しが重大な結果を招く病態である（第2部．6．pp117-122参照）．
- ショックなど循環動態に大きな問題がない場合はCTAで診断されることが多い．なお，従来行われていた肺血流シンチグラフィー・肺換気シンチグラフィーでの診断は両方を緊急で行える施設が少なく，最近あまり行われなくなっている．
- ショック例では，左室機能が維持できない程度に血液の還流が阻害されており，心エコーなどで短時間のうちに診断し，一刻も早い治療を開始する必要がある．
- すなわち，ショック例ではCTAで診断している余裕はないと考えられる．
- 根本的治療としては血管内からの血栓溶解，血栓吸引，外科的血栓切除などが行われる．これを行うためには対応可能な体制の整備が必要である．
- 抗凝固治療も有用である．血栓は，それ自体が凝固系を活性化するため，血管内で成長・増大する傾向にある．抗凝固薬により塞栓後の血栓の増大を防止することが期待される．血栓の増大が防止されれば，生理的な線溶系の活性により血栓の溶解・縮小も望める．これは診断がつき次第，開始できる．
- 血行動態に重大な問題がない場合にも抗凝固療法が重要とされるが，これは残存深部静脈血栓からの再塞栓の予防が主眼とされる．

症例5　発熱を主訴に来院した高齢者

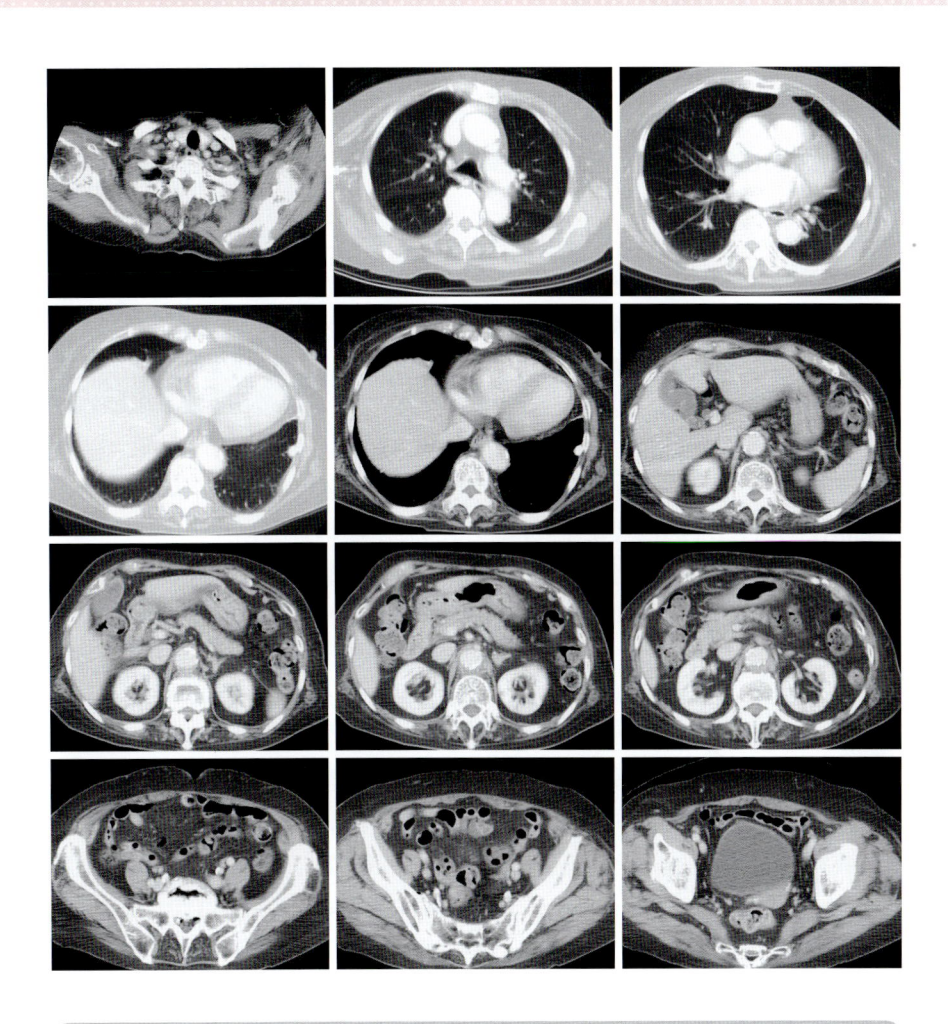

First look!	▶発熱以外に目立った症状なく，バイタルサインにも問題なし． ▶炎症反応軽度高値．

Point	感染巣がみられるがどこか？

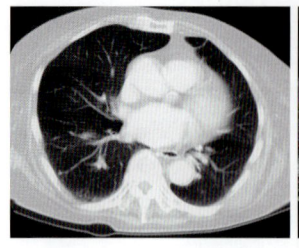

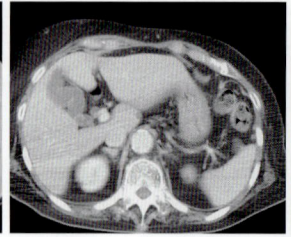

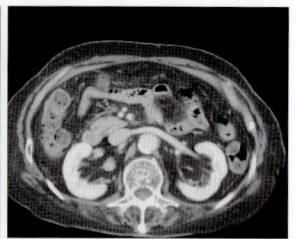

- 発熱は救急受診の動機として最も頻度が高いものの一つである．しかし，発熱は全身の症状であり，それ自体が特定の責任病巣を示すわけではない．したがって発熱の原因を検討するにあたっては併存する局所の症状が重要となる．
- 発熱のみを訴えて来院した場合でも，問診や診察によりなんらかの局所症状が捉えられることが多いが，発熱やバイタルサインの異常以外に特に所見を見いだせないことも少なからず存在する．
- このような患者すべてにCT，それも特にターゲットを決めない全身やそれに近い広範囲のCTを行うことは被曝低減の点からも勧められない．例えばインフルエンザなどのウイルス感染では，発熱以外の症状に乏しいことがあるが，疾患自体は自然に軽快することが一般的であり，精査の対象とはならない．意外ともいえるが，肺炎で呼吸器症状に乏しく，発熱のみが前面に出ることはまれではないが，X線写真で診断できることが多い．CTを行うのはある程度の経過があり，軽症ではなく，通常の診察などで可能性が絞り込めない場合に限るべきである．
- 髄膜炎はCTでは診断できないことが多く，ほかの頭頸部の感染症では局所症状が見いだせないことがまれであるため，撮影するとすれば胸腹部CTが行われるのが一般的である．頻度からは肺炎，胆道感染，尿路感染が多い．他には深部膿瘍，膠原病その他の炎症性疾患，悪性リンパ腫をはじめとする腫瘍などがある．
- 本例では肺野に浸潤影なく（上段左），胆嚢，胆管に結石や感染の所見なく（上段中央），腎も左右均等な造影効果があり（上段右），肺炎，胆道感染，尿路感染は否定的である．肝膿瘍や腹膜炎もみられない．
- 右肩関節には腫脹があり（下段），滑膜の濃染像（赤矢印）もみられ，関節炎が疑われるが，穿刺にて感染の所見は得られなかった．

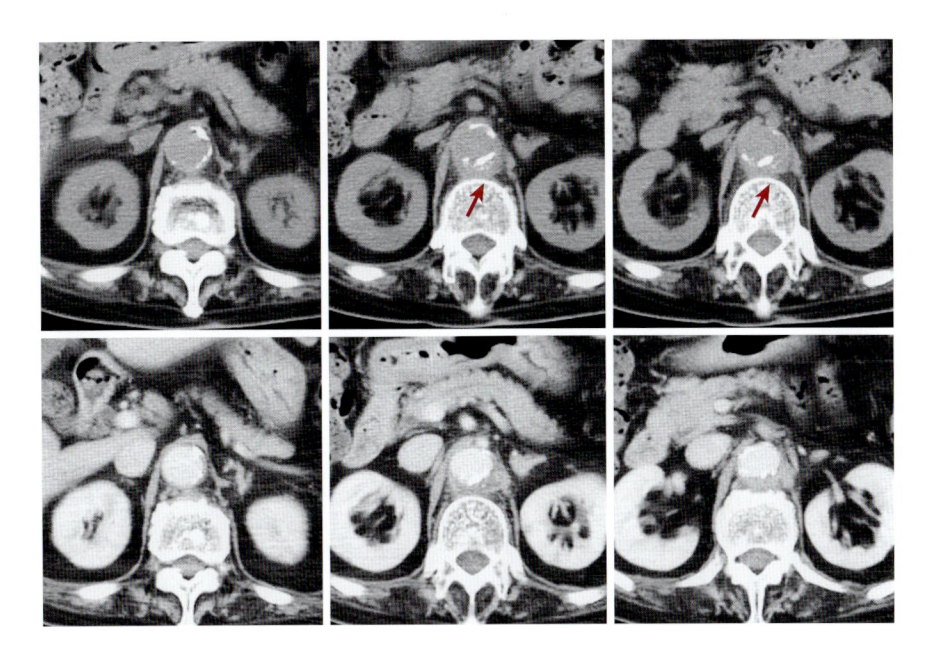

- 腎のレベル（上段：造影前CT，下段：造影CT．いずれも左が頭側で，上・下段はほぼ同じレベル）で大動脈を観察すると，周囲に軟部濃度（上段のみ赤矢印で表示）がみられる．その辺縁は，なだらかに大動脈辺縁に移行し，一方，石灰化は病変と造影される大動脈腔との境界に位置するため，病変は大動脈壁そのものと考えられる．やや不整な形状でもあり，外膜側辺縁にわずかな造影効果もみられ，感染性大動脈瘤と診断される．
- 血管内には白血球も循環しており，壁にも常在する．このため血管壁は感染に対し厳重に防御されていると考えられるが，同様に防御されている心内膜にも感染することがあり，心内膜炎と呼ばれる．
- 同じように大動脈壁の感染も存在し，しばしば瘤化し，感染性大動脈瘤となる．
- 心内膜炎では，弁など機械的損傷を受ける部に菌が定着するが，大動脈では動脈硬化性プラークの部分に定着することが多いとされる．
- 基本的には血行性感染で，起炎菌としては口腔内常在菌が多い．

第4部 示唆に富む症例

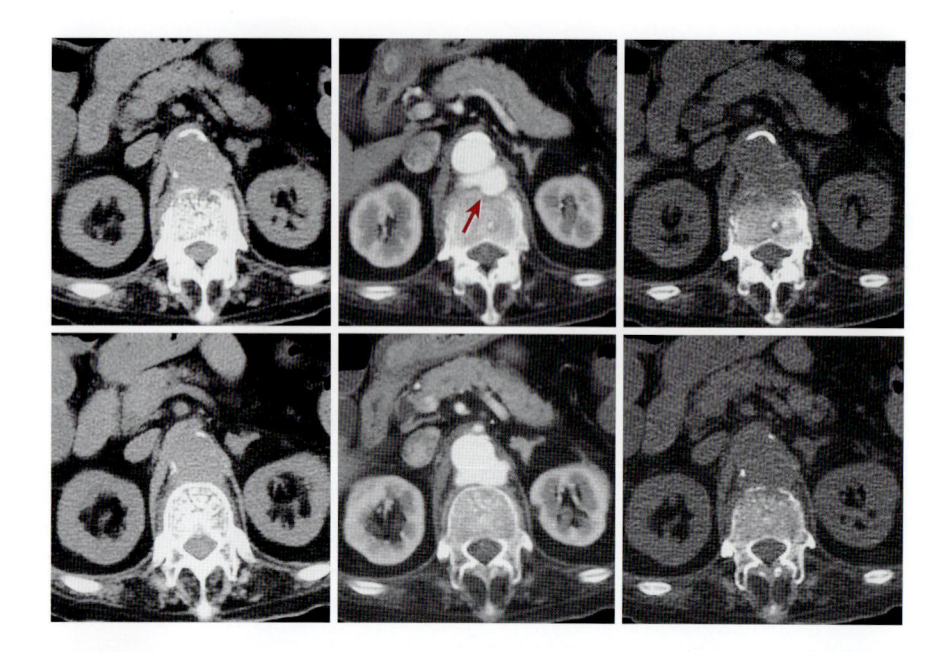

Second look!	▶初診時の血液培養では細菌は検出されなかった．厳密には感染性大動脈瘤と断定できたわけではないが，抗菌薬投与にて発熱，腰痛などの症状が軽快した
	▶しかし，その後受診が中断され，経口抗菌薬も継続できなかった5ヵ月後に腰痛が強くなり，来院した

- 上段（頭側），下段はそれぞれ左が造影前通常ウィンドウ，中が動脈相，右が造影前骨用ウィンドウである．
- 前頁で，軟部濃度域として捉えられた部分に造影剤が入り（赤矢印），動脈瘤であることがわかる．さらに接する第11，12胸椎椎体に溶骨性変化がみられる．仮にこの瘤が単なる大動脈瘤であれば，この部は皮質骨が圧排されたような形状の溶骨，すなわち骨びらんとなるはずであるが，実際には皮質骨も溶解している．これはこの部が大動脈の拍動や動脈瘤の拡大に伴う変化ではなく，細胞浸潤を伴う病変であることを意味し，腫瘍性の病変ではないため，感染性の病変であることが示されていると考えられる．

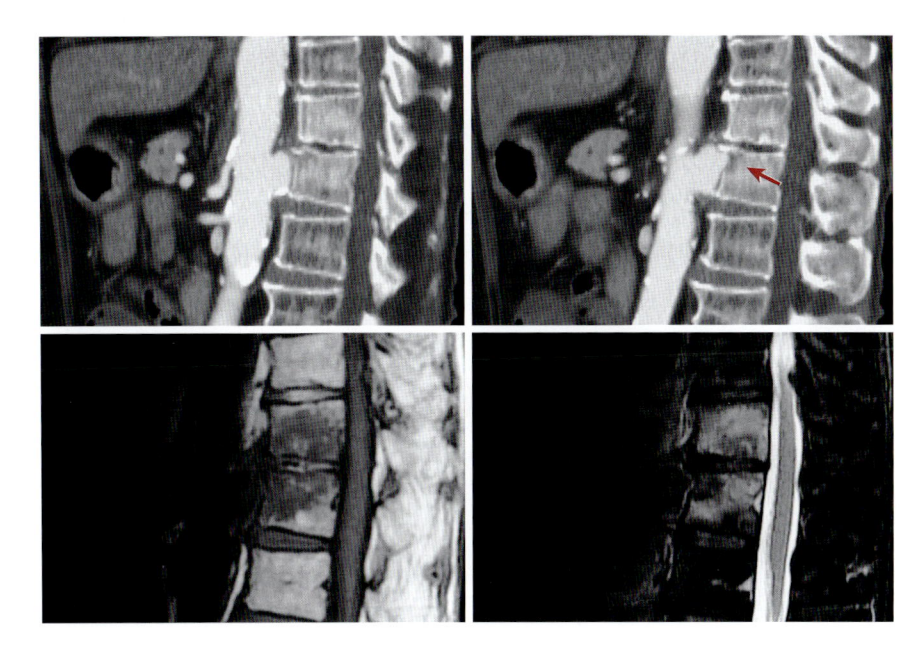

- 上段は前頁CT動脈相の再構成矢状断である．大動脈の瘤は背側中心にあり，赤矢印の部分で第12胸椎椎体内に侵入している．その周囲には溶骨性変化が目立つ．
- 引き続きMRが行われた．T1強調矢状断（下段左）で第11，12胸椎の椎体は，正常ならみられる骨髄の脂肪による高信号が腹側中心に消失，その範囲を中心に脂肪抑制T2強調像（下段右）では高信号が分布している．動脈瘤が侵入する付近は脂肪抑制T2強調像で周囲の高信号に比し低い信号強度を示す．炎症の波及による脊椎炎（骨髄炎）の状態である．
- 連続する2椎体の骨髄炎は，その間の椎間板の感染に伴うことが多い．そのような病態は脊椎椎間板炎と呼ばれるが，本症例では椎間板の膨化，T2強調像高信号など椎間板炎の所見はみられず，大動脈からの感染の波及であることが示されている．

◎症例の教訓

- 感染に伴う大動脈瘤，すなわち感染性大動脈瘤という病態がある．不明熱に際して考慮すべき疾患である．
- 人口の高齢化に伴い，増加している印象がある．
- 治療は感染性心内膜炎に準じた抗菌薬の長期投与となる．十分な投与期間が確保されないと再発する可能性がある．

●解　説

- 血管は無菌と考えられがちであるが，体表や消化管表面を含め，全身に分布している以上，感染の機会は多い．実際には種々の防御機構により，菌が侵入しても症状の発現に直結していないだけと考えられる．特に歯周囲や消化管では細菌が血管内に侵入する機会が多い．
- こうして侵入した細菌は，正常では血中および血管壁の白血球などにより排除される．しかし，菌が血管壁に定着すると，排除されない可能性がある．菌は通常異物として機能しうる構造に定着する．
- 心内膜炎の場合，菌は弁の付近に定着することが多く，疣贅を形成する．弁は機械的に損傷されやすいが，内膜が損傷されると血栓を形成するなど，異物として機能しうると考えられる．
- 血管では動脈硬化性プラークへの定着が多い．プラークは内膜損傷を伴うことが多いだけでなく，内部には死んだ組織球などの壊死物質を含み，まさに異物である．
- ここで細菌が繁殖すると血管壁は脆弱化し，瘤となる．
- 血管の感染には感染性塞栓による場合もあるが，そうでない場合は上記のように動脈硬化の存在が背景にある．
- 原因菌は口腔内常在菌が多く，病原性が高い菌は比較的まれである．したがって，急性よりは亜急性程度の経過が多く，炎症反応も軽度の高値が典型的である．
- このような血行性感染による疾患としては上記のほか，化膿性関節炎，化膿性椎間板炎，カテーテル感染時の網膜感染などが挙げられる．いずれも診断時に盲点となりやすい疾患である．

症例6 血痰で来院した高齢女性

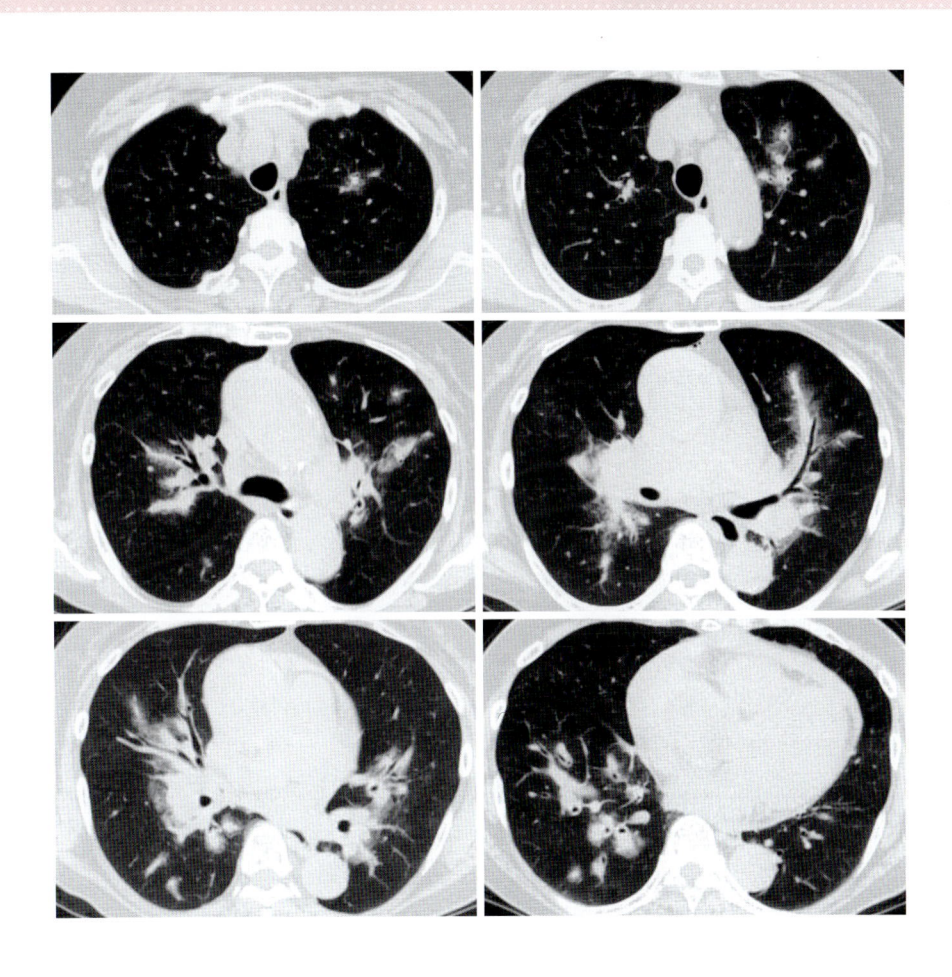

First look!
▶1時間前から血痰が出るとして来院.
▶それまでは特に呼吸器症状はなかったという.

Point 原因は？

第4部 示唆に富む症例

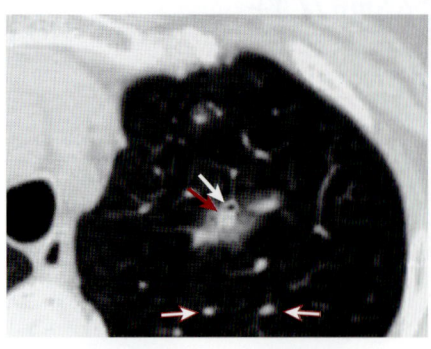

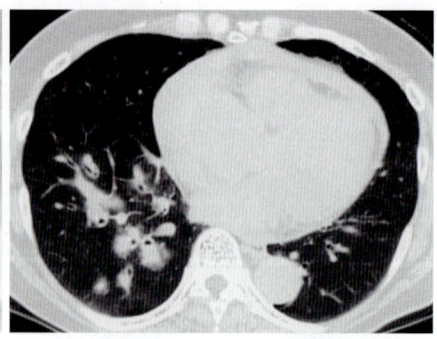

- 「血痰＝呼吸器疾患⇒肺野用ウィンドウでの観察⇒気管支血管周囲などに所見はあるがみたこともない像」と考えると，「よくわからない気道からの出血」ということになり，正しく診断できない．

- 肺野の像を詳細にみると，肺野全体に不均一に分布するスリガラス影がみられる．スリガラス影は気管支血管周囲主体に分布するが，通常気管支血管周囲影と呼ばれる像が，気管支または気管支周囲の病変を示すことが多いのに対し，本症例では血管周囲中心に分布する．
- 上段左は前頁上段左の左肺野の拡大である．画面中央にスリガラス影がみられるが，白矢印で示す気管支周囲よりも，赤矢印で示す肺動脈周囲に分布の中心がある．近傍の肺動脈（赤窓矢印）を観察するとスリガラス影はすべての肺動脈分枝周囲にあるわけではなく，不均一に分布していることがわかる．
- 上段右は前頁下段右と同じ画像であるが，このレベルでも同様で，スリガラス影，一部浸潤影濃度が右下葉の肺動脈周囲にみられる．右中葉や左下葉にはそのような変化はみられない．なお，肺動脈周囲に所見がある部分では伴走する気管支に軽い壁肥厚がみられる．
- 気管支よりも肺動脈に沿って分布する病態であるから，気道や気管支動脈よりも肺循環など心大血管が原因である可能性が考えられる．

> **Point** 肺野用観察ウィンドウであっても，上段右の画像で心囊水の存在に気づくであろうか？

410

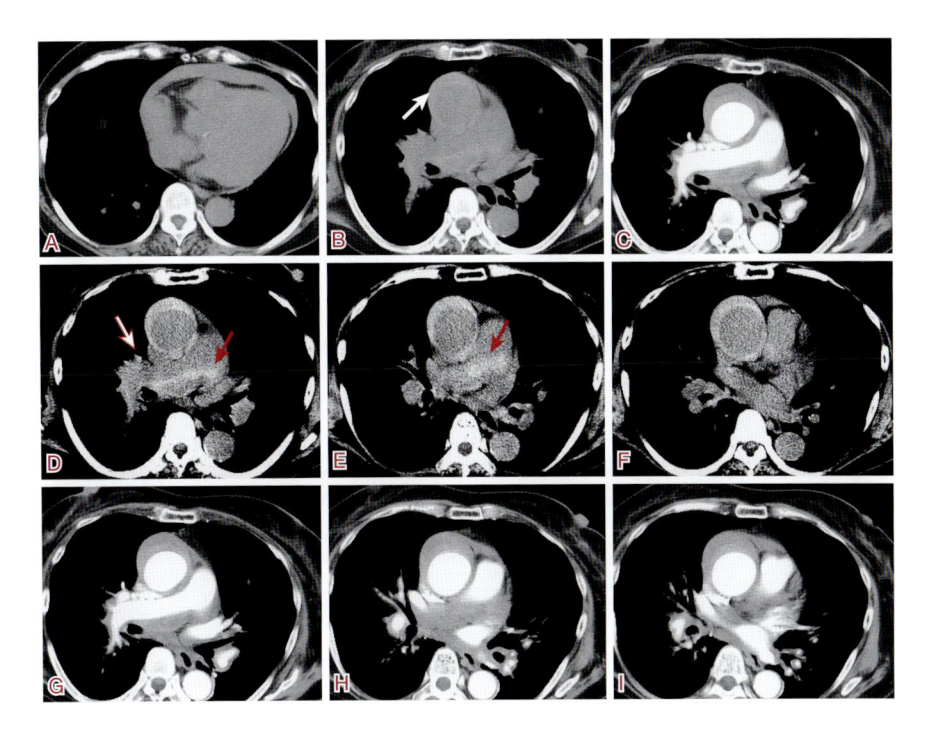

- A：通常ウィンドウでは心囊水の存在は容易にわかる．
- B：上行大動脈には三日月状の高吸収（白矢印）がみられ，解離が疑われる．
- C：造影では偽腔に造影剤は流入せず，造影前に高吸収であることも併せ，偽腔閉塞型の解離と診断される．
- D〜F：肺動脈分岐部から右肺動脈付近の非造影CTを頭部観察用の狭いウィンドウで表示した像．
- G〜I：同じレベルの造影CTである．
- 非造影CTでは大動脈の偽腔とみられる高吸収はよりはっきりみえる．これから連続して右肺動脈から肺動脈分岐部付近にも高吸収があり，その一部は肺門部の肺動脈分枝周囲（赤窓矢印）にも連続する．これは偽腔からの出血が肺動脈周囲に進展した像と考えられる．造影CTでは複数の肺動脈分枝周囲にも広がっている．これが血痰の原因と考えられる．

◎症例の教訓

- 大動脈解離には疼痛を伴わない症例がある．
- 血痰，喀血はまれな大動脈解離の症状である．
- 血痰，喀血は慢性の呼吸器疾患に伴うことが多く，一般的にはなんらかの呼吸器症状が先行する．呼吸器症状がない患者に血痰，喀血がみられた場合には，動静脈奇形と並んで大動脈解離も考慮する必要がある．
- 救急の場では，いかなる症状でも突然発症したのであれば，血管の疾患を想起する必要がある．

●解　説

- 疼痛を伴わない場合，臨床的に大動脈解離を想起することは困難な場合が少なくない．
- 疼痛以外の症状としては以下のものがある．
  1. ショックや血圧低下
     - ▶破裂に伴うもの
     - ▶心タンポナーデに伴うもの
  2. 臓器の虚血
     - ▶急性心筋梗塞
     - ▶脳梗塞，脊髄梗塞
     - ▶四肢虚血
     - ▶腹部臓器虚血
  3. 圧迫の症状
     - ▶嗄声（反回神経圧迫による）
     - ▶嚥下障害（食道などの圧迫による）
     - ▶顔面浮腫（直接または血腫による上大静脈の圧迫または心タンポナーデによる）
- 血痰，喀血，咳嗽は比較的まれな症状である．
- 疼痛がある場合も前胸部痛の場合，先に急性心筋梗塞・急性冠動脈症候群を疑い，解離の診断が遅れる場合がある．特に随伴性の急性心筋梗塞や心筋虚血があり，心電図異常を伴う場合は要注意である．

症例7　腹部激痛の高齢男性透析患者

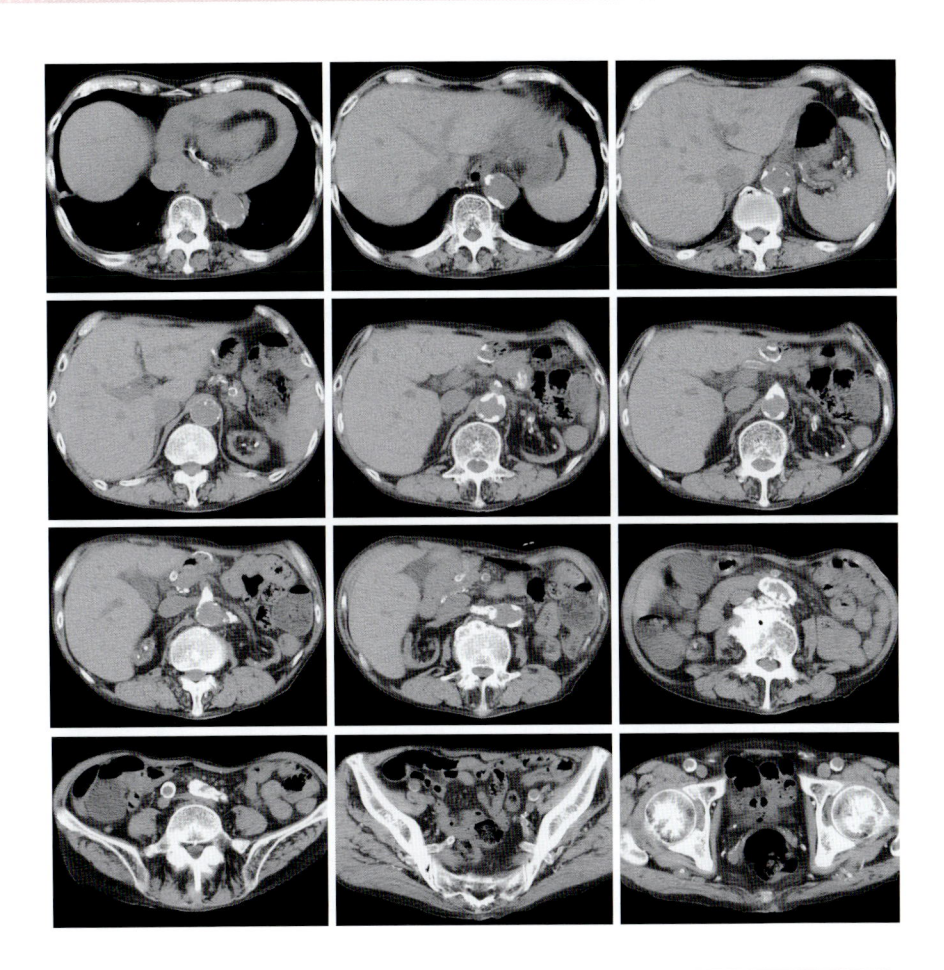

First look!
- テレビ視聴中に急に腹部全体の激痛をきたした．
- 腹痛はその後も持続．特に増悪・軽減因子はない．
- バイタルサイン，腹部触診に問題なし．

Point 1 原因として考えられることは？

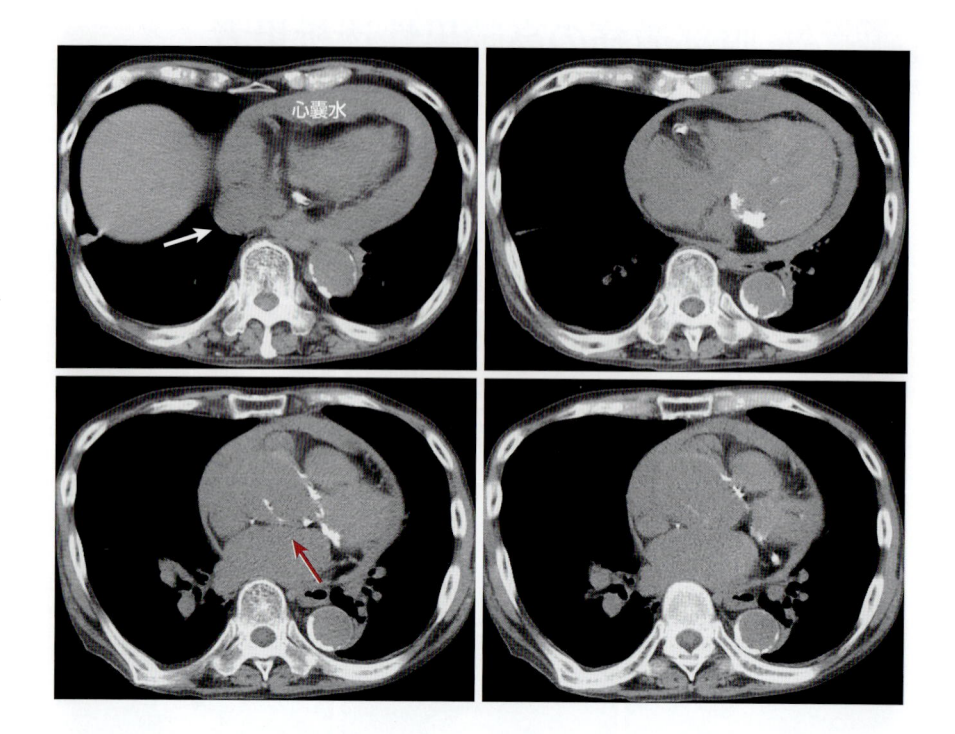

- 腎は萎縮し動脈の石灰化が目立つが，これらは疼痛の原因にはならない．胆嚢・胆管系，膵，消化管など，通常腹痛の原因となる臓器には著変を指摘できない．大動脈にも非造影CTで指摘できるような解離はみられないようである．
- 大動脈と並んで救急で着目すべき心臓をみると，前頁最上段左で心囊液の貯留に気づくであろう(本頁でも上段左に再掲)．
- 心囊液をさらに観察すると，大動脈・下大静脈内容と同等のX線吸収を示し，水より高吸収である．血性心囊水が考えられる．心腔は十分拡張せず(上段右)，下大静脈(上段左：白矢印)は太い．心タンポナーデの状態である．
- 心タンポナーデ＋腹部血管の動脈硬化性狭窄でも腹痛をきたしうるが，その場合は血圧低下がみられることが多い．原因解明が不十分としてさらに頭側を観察すると，下段左の赤矢印の付近に大動脈に石灰化したフラップがみられる．下段右ではフラップの石灰化はわずかである．大動脈解離である．

Point 2 ではどのような機序で，上行大動脈の解離が腹痛を起こしたのであろうか？

- 前頁CT時には診断できず，帰宅．翌日心肺停止状態で搬送され死亡．その後のCT．

- A：心腔レベル；心タンポナーデは消失，血胸も目立たない．

- B〜E：大動脈弓から頸部血管近位（上が頭側）．上行-弓部大動脈にフラップ（E：赤矢頭）があり，解離と診断されるが，右腕頭動脈（C：赤矢印）に及んでいる．左総頸動脈および大動脈遠位の領域には真腔のみが分布している．

- イラスト：概念図．上行大動脈の解離が右腕頭動脈にリエントリーしたため，真腔側が虚血になり，腹部症状を起こしたと考えられる．

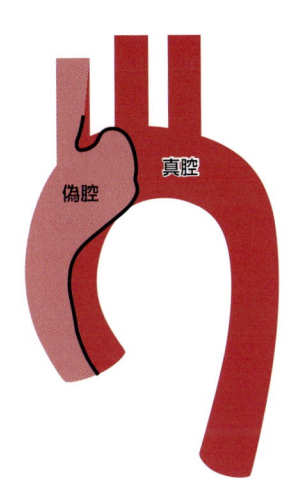

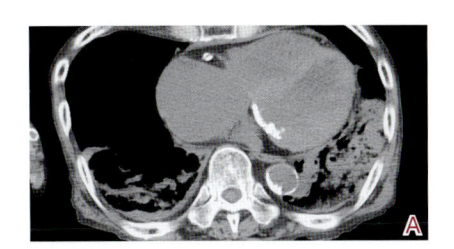

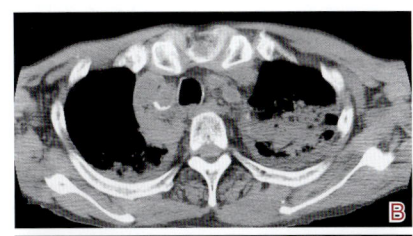

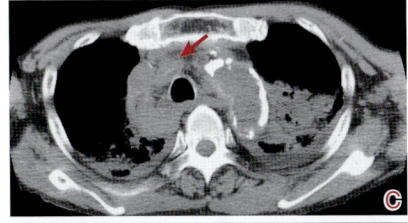

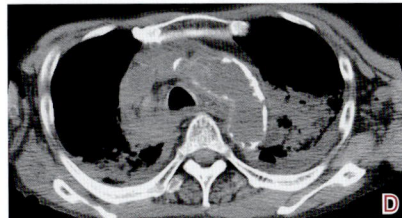

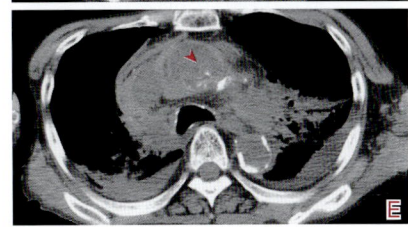

◎症例の教訓

- 一般に動脈解離の症状は，血管の**拡大**，**破裂**，**血流障害**である．
- これらのうち，血管の拡大や破綻は解離部に起こるが，血流障害に伴う虚血は解離部より末梢のすべての部位で起こりうる．
- 大動脈解離の場合は全身のいかなる構造の虚血も起こしうる．また，いかなる構造の虚血も大動脈解離の初発症状となる可能性がある．
- 血性の心タンポナーデの原因には大動脈近位の解離，心破裂，外傷，冠動脈瘤破裂などがある．内因性では大動脈解離が重要．
- 「CTで写っていれば心臓をみる」「血圧は左右で測る」「腹痛でも心電図をチェック」のいずれかを実行していれば診断できた可能性が高い（本症例では当初血圧は右上肢のみ測定，心電図は行わなかった）．

●解 説

- 解離により動脈壁が脆弱化すれば，血管径は拡大し，瘤化する．瘤化した血管はラプラスの法則もあり，さらに拡大しやすく，破裂に至ることもある．
- 急性期の破裂はしばしば致命的である．顕在化した破裂ではCT診断は容易．切迫破裂では時にCTでも診断困難．
- 虚血が主症状となった場合の解離は，しばしば診断が困難．特に大動脈解離では，虚血となりうるのが全身であり，注意を要する．
- 虚血には複数の機序がある．
  1. 偽腔がリエントリーしない場合，早晩血栓化するが，その場合真腔は圧迫され，狭窄する．
     - ▶偽腔が分枝などにリエントリーした場合，通常真腔より偽腔が広いため，真腔の遠位側が虚血となる．
     - ▶遊離端をもつフラップが形成された場合，それが弁として機能し，虚血になる部分ができる．
  2. いかなる虚血（急性の疼痛）でも，その原因として支配血管や大動脈の解離の可能性を考える．

症例8 突然の腹痛で来院した女性

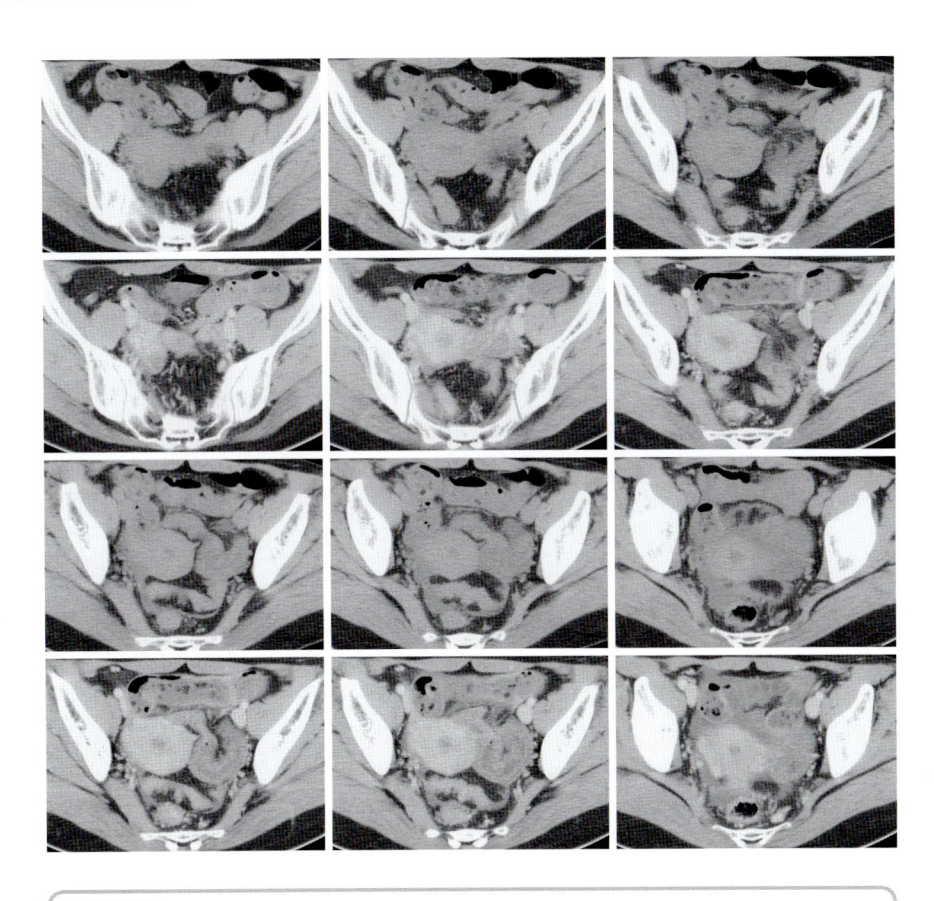

First look!
- 嘔気を伴う．左下腹部に圧痛がある．
- CT：上段から非造影，造影，非造影，造影．上段左が頭．

Point 所見は？

第4部 示唆に富む症例

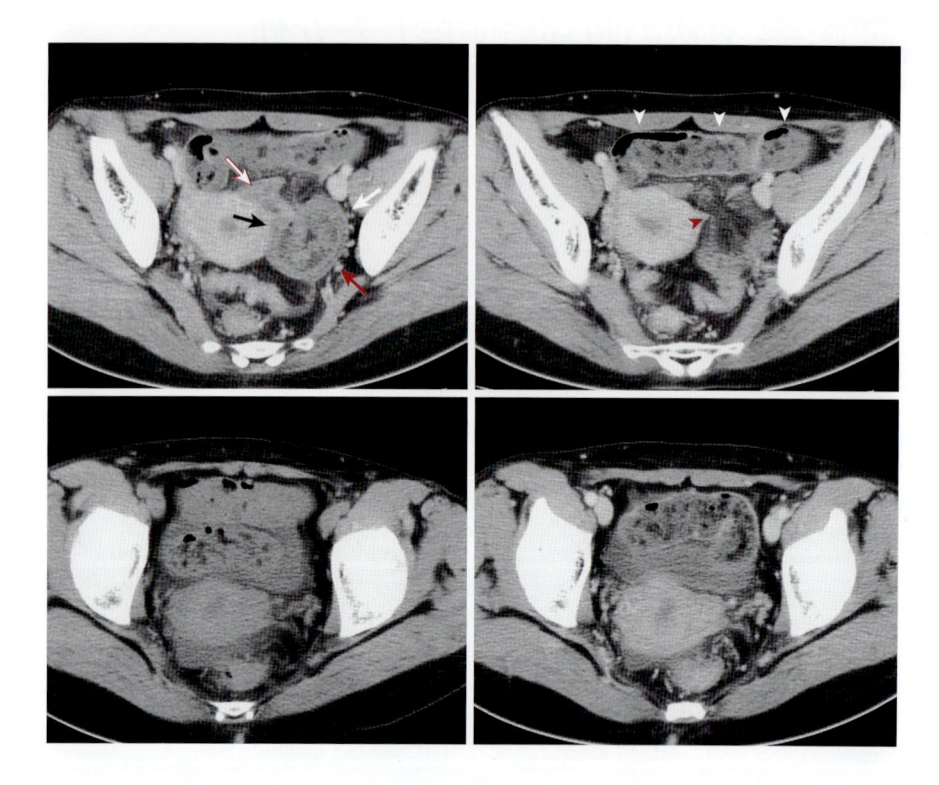

- 上段左は前頁最下段中央と同じ画像である．子宮の左側の白，赤，黒3つの矢印で囲まれた範囲に壁に浮腫状の肥厚があり，拡大は目立たないが，内容が液状の成分のみとなった腸管（以下病変部）がみられる．
- 腸管の追跡では白矢印が近位，黒矢印が遠位である．赤窓矢印は黒矢印より遠位の小腸であるが，病変部に腸管拡張があるとすれば黒矢印 - 赤窓矢印間に遷移点があることになる．
- 白矢印より近位の小腸は下段（下段左：非造影CT，下段右：造影CT）を経て上段右白矢頭の部に達するが，前頁最上段と2段目の比較などから，造影前，造影後の20分程度の間に近位小腸の拡張が悪化している．近位，および遠位の小腸に壁肥厚はみられない．白矢印の直近近位にも狭小部（遷移点）があるが，黒矢頭近傍の遷移点と互いに近接する．上段右：赤矢頭付近には血管が一点に収束するような像もみられる．病変部は絞扼性の病態である．

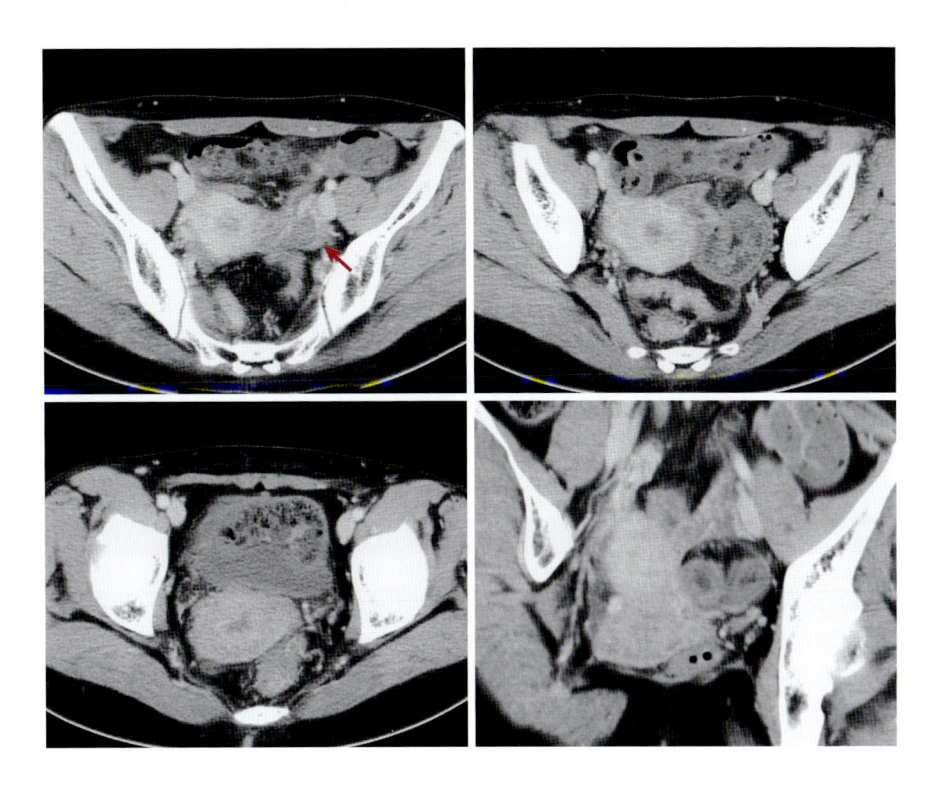

- 上段左は前々頁の上から二段目中央と同じレベルであるが，赤矢印で示す吸収のやや低い部分が卵巣である．近傍，子宮との間の造影効果がみられる部は卵管などとみられるため，この付近と子宮を結ぶ面が子宮広間膜ということになる．
- 上段右は病変部レベルであるが，病変部は広間膜より左後方に位置する．
- 下段左はそれより尾側であるが，このほかのスライスを含め，病変部以外に子宮広間膜より左後方に位置する腸管はみられない．
- 下段右は子宮と卵巣を通る冠状断に近い斜位の画像であるが，病変部の浮腫を伴う腸管が広間膜を通過している状態を捉えている．
- 診断は子宮広間膜ヘルニアである．

◎ 症例の教訓

- 絞扼性イレウスは，イレウスの一種と理解されるが，診断時には絞扼部，近位とも腸管拡張が完成しておらず，認識しにくい場合がある．
- 内ヘルニア，軸捻転では突然の発症が多いが，このような場合，CTが早期に撮影されると腸管の拡張が目立たないことが少なくない．
- 突然発症の腹痛では，血管・血流の病態を考えるのであるが，その中には絞扼も含まれ，それは時にイレウスらしくない像を呈する．
- **絞扼性イレウスは単純イレウスの類似疾患ではなく，独立した血流障害の病態**との理解が重要．

● 解　説

- 腸管拡張はイレウスの所見であるが，腸管が閉塞した瞬間に拡張がみられるわけではない．
- 機械的イレウスでの腸管の拡張には閉塞のみではなく，腸液の分泌や滲出液など腔内の液体の増加が必要条件となる．
- イレウスのうち，絞扼を伴う内ヘルニアやそれに類する病態，捻転では腸の閉塞と強い症状はほぼ同時に起こるため，発症後ごく短時間でCTが撮像されることも多い．この場合，イレウスの典型像といえるほどの腸管腔内の液体が貯留しておらず，診断が困難なことがある．
- 単純なイレウスの場合，腹痛は腸管の拡張に伴って起こり，徐々に悪化する．この間，胆汁を含む，あるいは便臭のある嘔吐もみられ，臨床的にも容易にイレウスと診断できることが多い．
- 絞扼性イレウスの場合，血流障害である絞扼自体が強い疼痛を引き起こす．腹痛は一般的に単純性イレウスより強く，通常長時間の自制は困難である．
- 本症例では病変部の腸管の造影効果は消失していないが，絞扼性イレウスである以上，緊急手術の適応である．

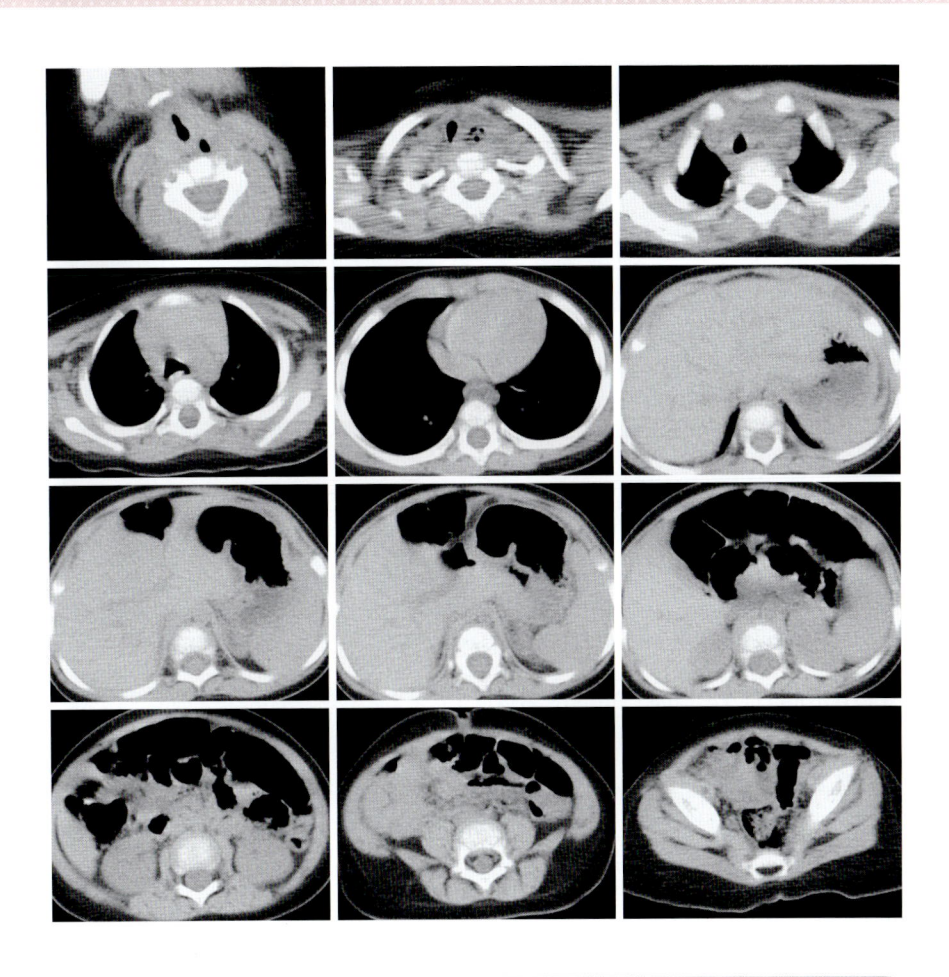

症例9 摂食不良と発熱で来院した1歳女児

> **First look!**
> ▶2日前から摂食不良，当日から飲水も十分できなくなった．
> ▶38℃の発熱あるほか，身体所見には著変なし．

Point 摂食不良の原因は？

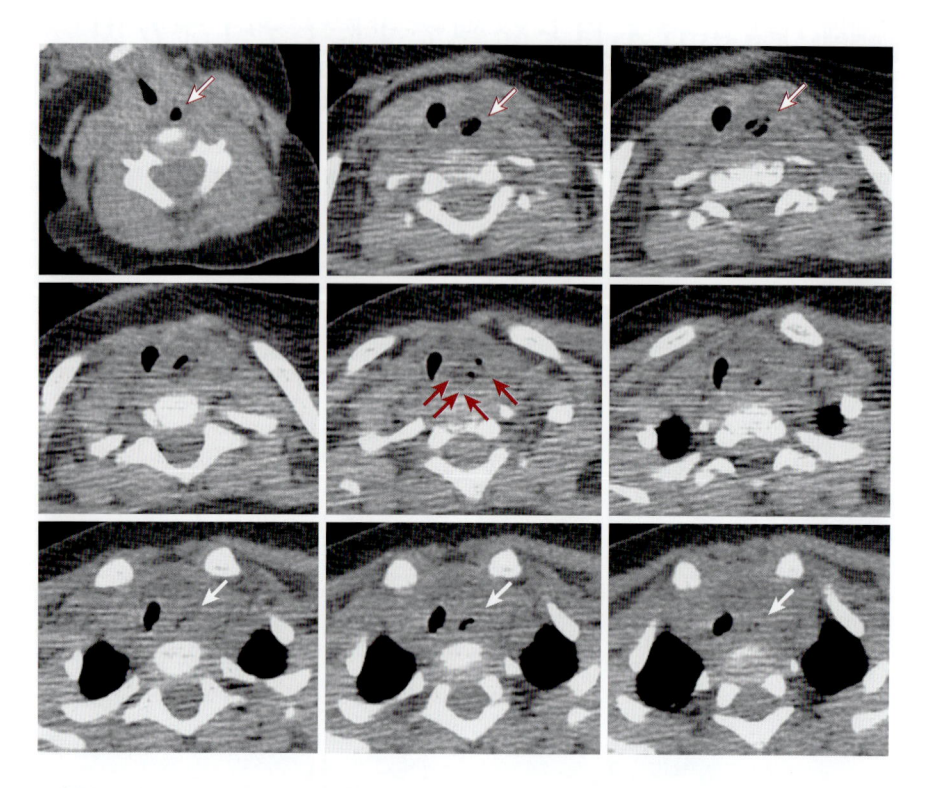

- 摂食不良は種々の原因で起こる．食欲低下などとともに，消化器の問題に目が向きがちであるが，精神疾患でもしばしばみられる症状であり，また，発熱や全身状態不良でもみられる．飲水に関しては，食欲が低下しても比較的保たれていることが多いが，「液体も飲み込めない」場合には嚥下に関連する問題の可能性が高い．
- 本症例では声門直下に当たる上段左（前頁上段左と同じレベル）で，通常内容を含まない食道（赤窓矢印）に気体があり，拡張している．中段中央（前頁上段中央と同じレベル）および中段右には自然物ではない長方形の低吸収（中段中央：赤矢印）がみられ，気管が右に圧排されている．それより尾側の食道にはほとんど内容がみられない．

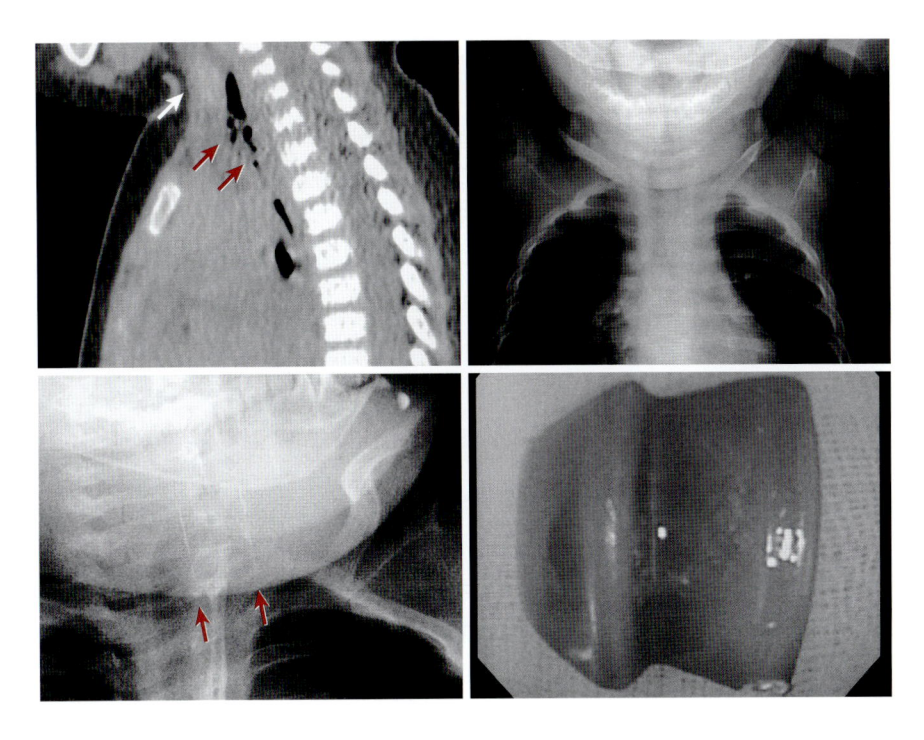

- CTの再構成矢状断（上段左）では人工物とみられる低吸収は赤矢印の付近にあり，それより頭側の食道（正常では速やかに嚥下されるため内容はこの部に留まらない）に拡張がみられる．なおその直腹側の淡い高吸収（白矢印）は甲状腺左葉である．
- 胸部X線写真（上段右）では気管の変位が捉えられているが，結果論としては最も容易に異常に気づける所見であったといえよう．
- 内視鏡的な摘出のためには全身麻酔が必要であり，確認のためにガストログラフィンによる造影（下段左）を行ったが，赤矢印の部に人工物とみられる直線的な辺縁が捉えられている．その後の問診で，兄弟が遊んでいたおもちゃから小さな部品がなくなっているとの情報があった．

> **after that…** ▶ 全身麻酔下に内視鏡が行われ，頸部食道におもちゃの部品とみられるプラスチック片が確認され，摘出された．

◎ 症例の教訓

- 小児では誤飲・誤嚥は，必ずしもそれとわかる病歴が聴取されない．
- 食欲不振・摂食不良は種々の原因で起こるが，液体も摂取できないのは嚥下に関する問題が多く，なかでも嚥下痛による場合が多い．
- 異物の中で金属や乾いた木片などがCTで容易に認識できるのに対し，プラスチック，水分を含んだ木片などではCTでも十分なコントラストが得られないことが少なくない．

● 解　説

- 一般的に小児はなんでも口に入れる傾向にあり，しばしば誤飲，誤嚥を起こす．
- 窒息の危険がある程度の大きさのものの誤嚥は，蘇生術(特にbystanderによる蘇生術)の対象であり，CTの適応となることはほとんどない．
- 誤飲の場合，十分に小さく自然に幽門を通過した場合は経過観察となることが多いが，より大きなものなどでは咽頭，食道に留まることもある．特に下咽頭，頸部食道に留まることが多い．
- 胃内またはそれより近位に留まる異物は内視鏡などでの摘出の適応となる．特に鋭利なもの，ボタン電池など腐食性のあるもの，食道または近位にあるものは摘出の絶対的な適応である．
- 異物の一部はCTでも十分には描出されない．したがって随伴所見(本例では食道入口部直下の拡張，気管の変位など)にも注意が必要である．
- 特に低年齢の小児では，画像診断でも臨床でも常に異物誤飲・誤嚥の可能性を念頭に置いておくことが重要である．
- なお，成人では自ら「誤飲・誤嚥した」と申告する場合が多いが，思い過ごしの場合も少なくないようである．

症例10 全身倦怠感を主訴に来院した高齢女性

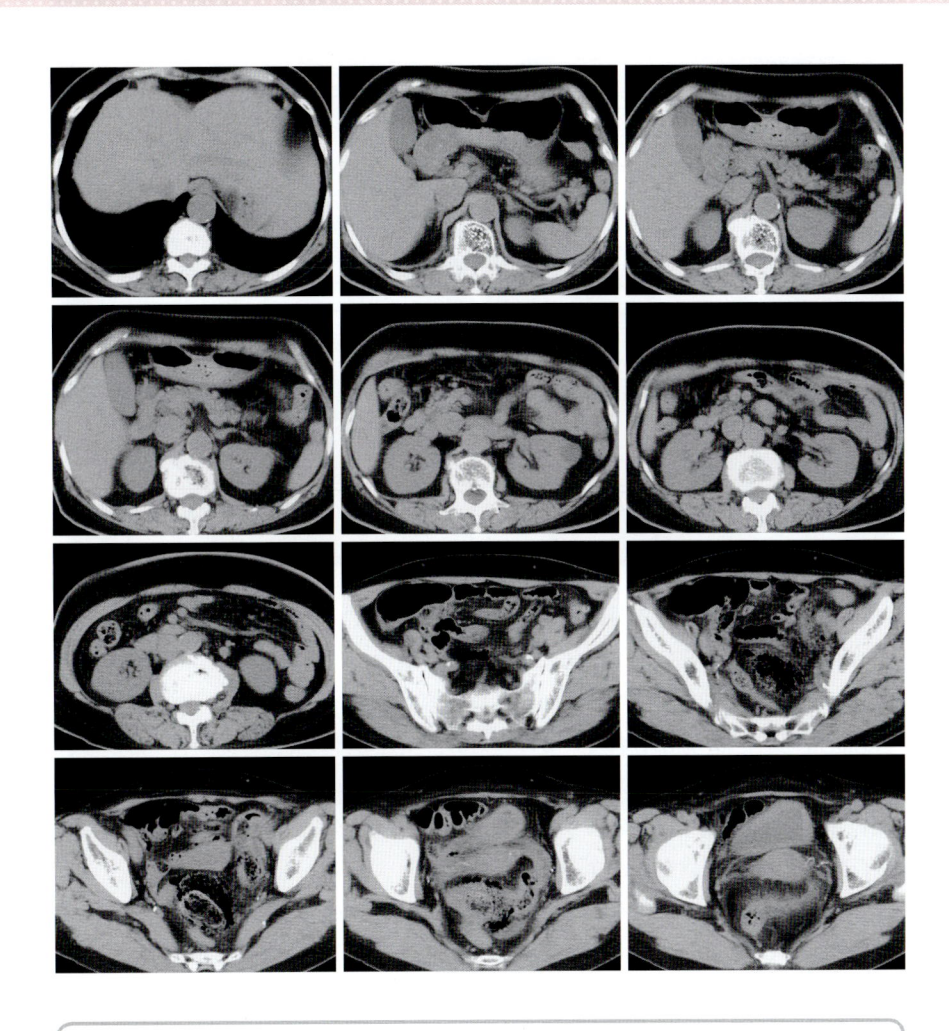

First look! ▶意思疎通困難で病歴の十分な聴取は行えなかった．

Point 1 CTの所見は？ 予想される身体所見，検体検査結果は？

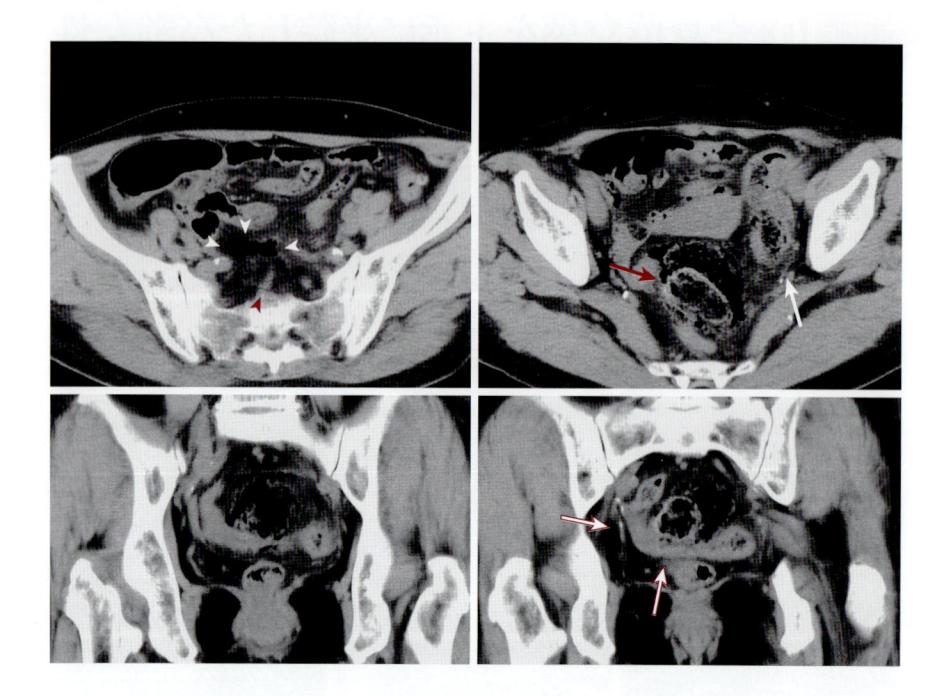

- 下腹部腹腔内やや背側寄りの脂肪に気体・気泡（上段左：白矢頭）がみられる．その尾側には辺縁が高吸収で内部に気泡を伴う像（上段右：赤矢印）がみられる．これは大腸内容と類似の像であるが，大腸内容（上段右：白矢印；S状結腸付近）では周囲に腸管壁が描出されているのに対し，上述の部の周囲には腸管壁はみられない．なお，赤矢印の部の辺縁には被膜状の高吸収がみられるが，水分が吸収され，硬くなった便ではこのような形状を示すことが多く，軟便では液状の軟部濃度域の中に気泡を含む像となることが多い．
- CT横断面の連続スライスを腸管走行を観察すれば推測できるが，適当な再構成断面での観察でよりよくわかる．本症例では冠状断で穿孔部位でS状結腸壁が不連続にみえる（下段右2本の赤窓矢印の交点付近頭側．5mm腹側である下段左の同部位では壁は連続している）．
- なお，本例では狭い意味で腹腔内遊離ガス（腹腔内に漏出した気体）はみられなかったが，これは穿孔がS状結腸間膜内に起こったためである．

症例10

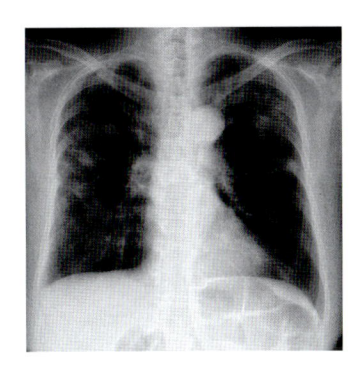

Second look!
- 初診時はCT後の診察で下腹部圧痛，反跳痛が確認され，緊急S状結腸手術が行われた．
- 手術8日後に高熱があり，縫合不全が疑われ，腹部CTを行ったが，腹部に所見はみられなかった．
- 胸部X線写真，胸部CTが撮影された．

Point 2 何を考えるか？

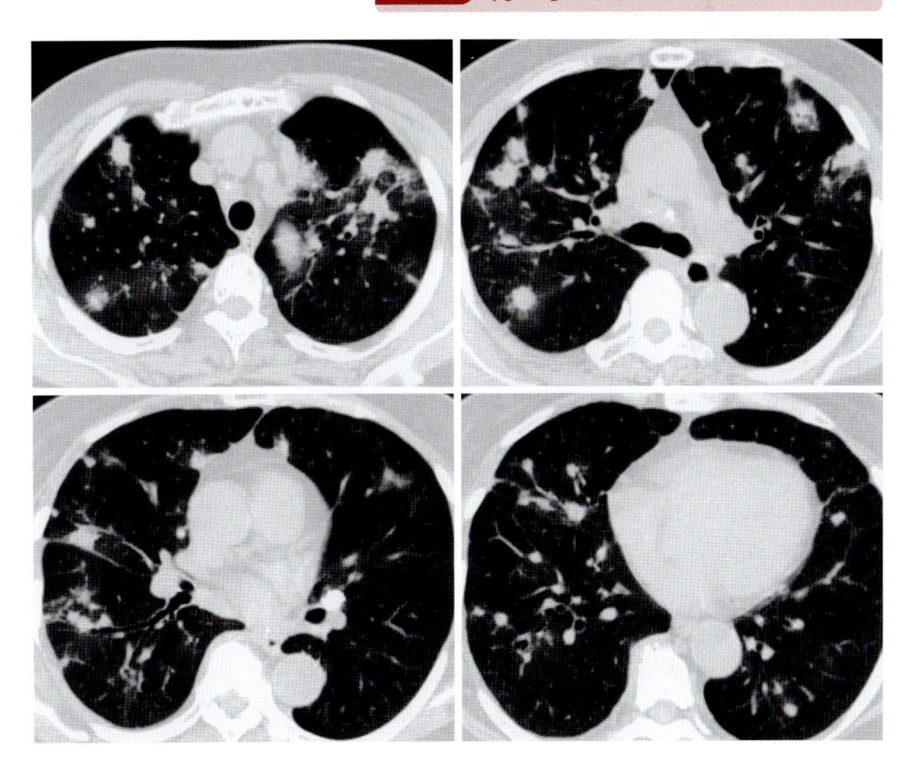

427

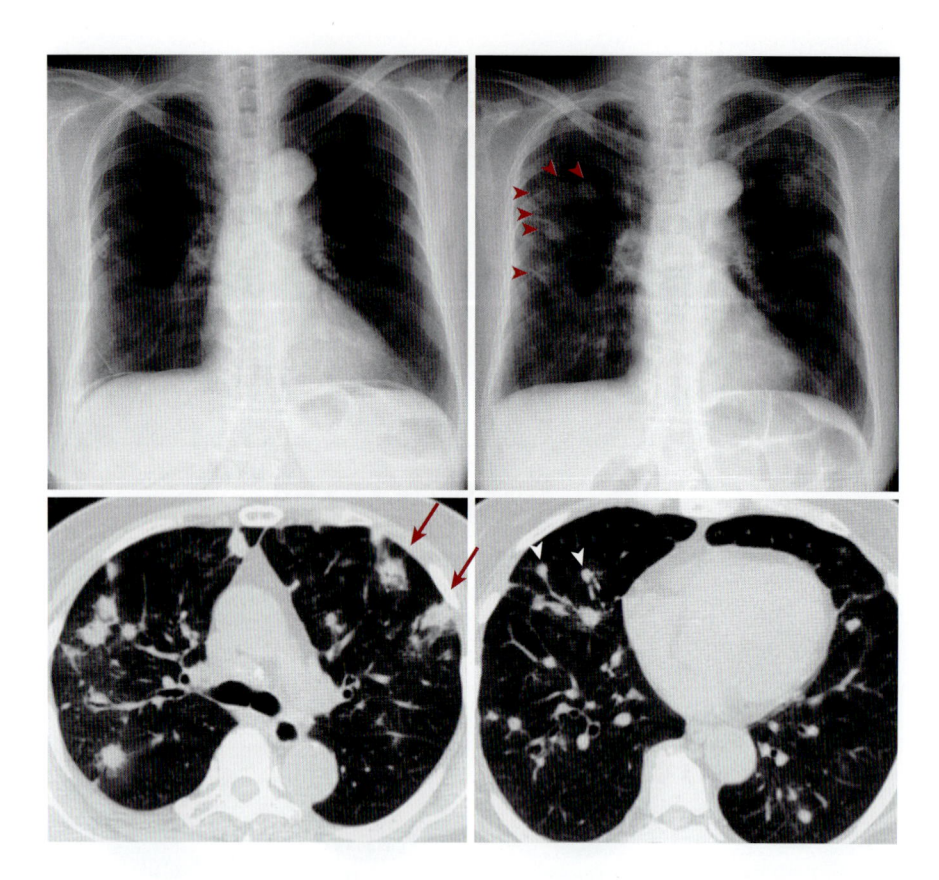

- 上段左は手術直後のX線写真であるが，著変は指摘できない．上段右（前頁と同じ）は発熱後のX線写真であるが，複数の結節または斑状影（右側の一部を赤矢頭で表示）がみられる．CTでも同様の像がみられる．
- 下肺野で小さな結節（下段右：右腹側の一部病変を白矢頭で表示）が目立ち，上中肺野では斑状影が目立つが，全肺野に比較的びまん性に分布している．左肺の病変（赤矢印）にはair bronchogramを伴うものもある．
- 多発結節影で転移の可能性も考慮されるところであるが，数日の経過で出現しており，考えにくい．血中に入った感染物が血行性に肺に定着した感染性肺塞栓（septic pulmonary embolism）であると考えられる．定着後は肺炎の形態をとり，air bronchogramなどの所見もみられる．

◎症例の教訓①

- 腹腔内に明らかな遊離ガスがなくても，消化管穿孔は否定できない．
- 高齢者の「急性腹症」では，腹痛をはじめ症状がはっきりしない場合がある．
- 本症例のように，「なんとなくしんどい」との訴えに重大な疾患が隠れている場合がある．
- CTで所見が見いだせれば確認の診察を行いたい．

●解　説

- 消化管穿孔では腹腔内遊離ガスがみられることが一般であるが，例外もある．
- 穿孔が腸間膜内に起こると，そのまま腸間膜内に留まることも，そこから腹腔内に穿破することも，後腹膜へ進展することもある．
- このような場合，CTを撮影しても見逃しは起こりうる．
- 急性腹症画像の観察では必ず腸間膜も観察したい．
- 下部消化管の穿孔では単純なガスよりも便塊などが漏出する場合がある．
- 便塊は腸内にあっても，腸管外に出ていても軟部濃度に気泡が混在するような像を呈する．周囲にみられる腸管壁の有無が腸管内外を区別することになるが，水分が吸収され，硬くなった便では辺縁部が高吸収となり，区別しにくい場合がある．このような場合には非造影CT，造影CTの比較を行うと確実である．
- 臨床的に腹膜炎が疑われるなら，CTは特に慎重に読影したい．

- 高齢者では症状，訴えとも不明瞭なことが少なくない．また，意思疎通に問題があることもある．
- 通常時との違いが重要であるが，通常時の状態も個人差が大きい．家族などの見解も参考に，重症度・緊急性の的確な判断が必要となる．

◎症例の教訓②

- 術後高熱の原因は縫合不全以外に，呼吸器感染などの頻度も高い．
- 感染性肺塞栓症の病態を理解する．

●解 説

- 術後発熱では術野感染，縫合不全，術後肺炎，カテーテル感染などが原因となることが多い．
- 術後肺炎は人工呼吸器に関連するもの，通常の院内感染の経路によるものなどがあるが，疼痛や臥床などのため，換気が不十分になることも重要な背景因子である．
- カテーテル感染に関しては，挿入時，操作時の感染予防措置が重要であるが，完全に防止することは困難である．血管内もドレナージチューブなど不要なカテーテルは抜去することが原則である．

- 肺塞栓は，肺循環の血行動態が変化して症状が現れるのが一般的であるが，微小な塞栓は比較的高頻度に起こっているとされる．
- 微小な塞栓は通常線溶系により短時間に溶解し問題ないが，塞栓が感染物である場合には，細菌などがその場に定着し，増殖することがある．
- こうして血行性に肺に起こった感染症が感染性肺塞栓症である．
- 細菌性心内膜炎などと同様に，歯周病などを背景とする口腔内常在菌による感染が多い．
- その場合，菌糸など塊状の感染物を作る真菌による場合が多い．
- カテーテルなど血管内異物の感染によるものもみられる．
- 肺血管以外に眼底などにも感染性塞栓症が起こりうる．
- 細菌性心内膜炎，感染性関節炎，脊椎椎間板炎なども同様の血行性感染である．
- これらはいずれも敗血症，菌血症の合併症と捉えられる．
- 本症例では穿孔部からの血行性感染の可能性が考えられる．

症例11 頭部外傷の60代男性

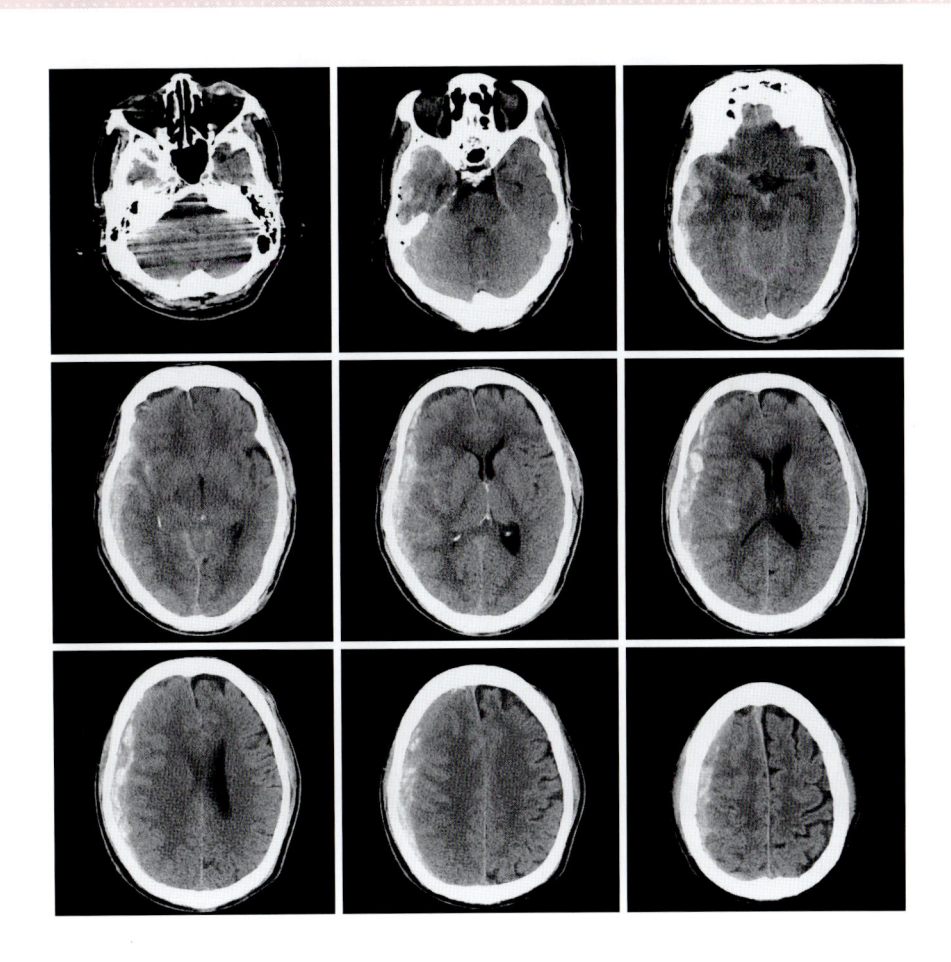

First look!
- サイクリング中に転倒して頭部を強打した．
- 来院時意識清明，明らかな神経学的所見なし．
- バイタルサインやほかの部位のCTには問題なし．

Point 経過観察でよいか？

431

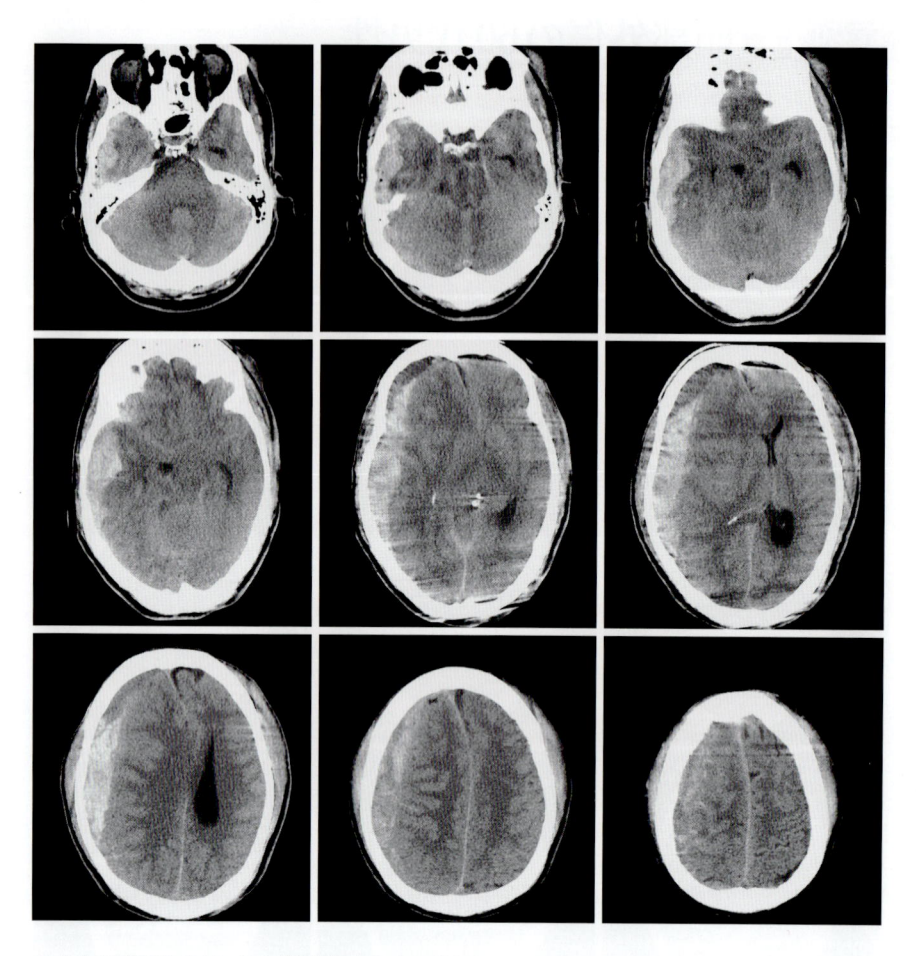

- これは初回CTから1時間後のCTである．
- 鞍上槽は脳脊髄液濃度域としては認識できない．その付近にある小さな脳脊髄液濃度域は右側脳室側頭角の一部である．頭側では正中構造が大きく左に偏位し，左右とも脳溝は消失している．すなわち下行テント切痕ヘルニアの状態である．

> **after that…**
> ▶ 臨床的には急激な意識状態の悪化がみられた．
> ▶ この後に血腫除去，減圧開頭が行われたが，術後に死亡した．

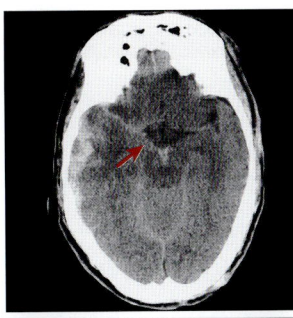

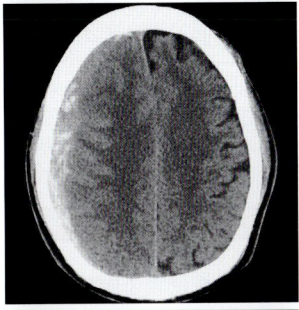

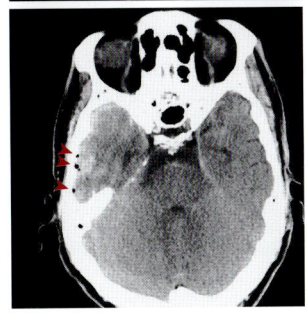

- では初回CTはどう読影すればよかったのであろうか.
- ほとんどのスライスで右脳表付近に厚い高吸収域があり，急性硬膜下血腫との診断は容易であろう．急性硬膜下血腫と急性硬膜外血腫（第3部.1．p191参照）は動脈性の出血であることも多く，その場合長時間にわたり止血しない場合がある．したがって出血は続くものとして，脳ヘルニアのリスクを評価する必要がある.
- まずは鞍上槽（上段：p431上段右と同じレベル）をみるが，赤矢印の部は対側に比しわずかに狭くなっている．この所見でヘルニア切迫の可能性を考える.
- 次に患側の頭蓋腔の余裕をみるが，例えば中段（p431下段中央と同じレベル）では左の脳溝が容易に認識できるのに対し，右には脳溝に相当する脳脊髄液濃度がみられなくなっている．すなわち，右の頭蓋腔にはこれ以上の内容を許容するだけの余裕がなく，今後出血が続けば脳ヘルニアを起こす可能性は高い.
- 急性硬膜下血腫や急性硬膜外血腫（非専門医には必ずしも差は重要ではない）では頭蓋骨折がある場合，動脈性出血を伴っていることが多い．本症例では骨用ウィンドウでの観察でも骨折は明らかではなかったが，下段（p431上段中央と同じレベル）で矢頭の部にみえる気泡は乳突洞ではなく，硬膜下の血腫内で，側頭骨骨折があることがわかる.
- **外傷での脳ヘルニアは起こる前に検知することが重要である.**
- この例ではオンコール体制のスタッフの呼び出しなどに時間がかかり，死亡の結果となったが，十分早期に開頭術が行われていれば後遺症を残さず退院できた可能性もあると考える.

◎症例の教訓

- 急性硬膜下血腫や急性硬膜外血腫は動脈性の出血であれば，初回CT後も急速な増大が続いている可能性がある．
- 結果として死亡する例であっても，病院到着時には無症状ということもある．
- 十分な診断とタイムリーな治療の有無が，後遺症なしの退院vs死亡というように大きな差となる可能性があるため，救急の現場では最も重要な病態の一つと考えられる．
- CTで急性硬膜下血腫または急性硬膜外血腫をみた場合，出血が続くものとして脳ヘルニアのリスクを評価する．
- 必要がある場合，極力短時間のうちに開頭術が行われることが望ましい．

● 解　説

- 外傷初期診療の第一の目標は防ぎうる死の防止であるが，急性硬膜下血腫，急性硬膜外血腫はその対象となる病態の代表といえる．
- 外傷による損傷は，外力の直接的または介達的な衝撃によって起こる一次損傷と，一次損傷の結果として起こる二次損傷がある．一次損傷は受傷の時点での障害であり，ことに中枢神経については医療により回復できる余地は小さい．一方二次損傷は防止の可能性もあり，医療の役割が大きい．
- 脳ヘルニア，特に下行テント切痕ヘルニアやそれに伴う虚血は，代表的な二次損傷である．
- 下行テント切痕ヘルニアは，いったん起これば致死率も高く，死亡しなくても大きな後遺症を起こす．一方その直前の状態で減圧開頭が行われるなら，脱出した脳組織による脳幹や脳底動脈など血管の圧迫は起こらず，予後は良好である．
- リスクについては鞍上槽の変形，患側脳溝の狭小化や消失，受傷後CTまでの時間(短時間ほど高リスク)で評価する．
- 下行テント切痕ヘルニアが起こっておらず，今後起こる可能性が高いなら，極力早く(目安としては30分以内)に減圧開頭が行われることが望ましい．
- そのためには，的確な診断のほか，緊急手術に向けた体制づくりが重要である．

症例12 交通事故で受傷の60代女性

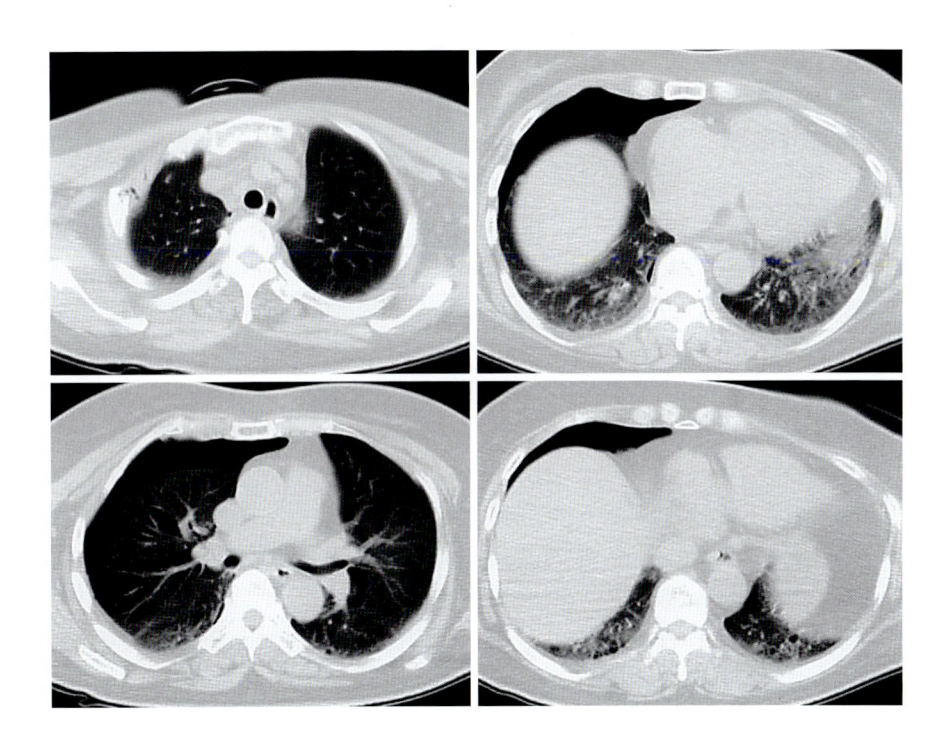

First look!	▶ 対向車線にはみ出して正面衝突となったとのことである． ▶ 血圧110/60mmHg程度，脈拍58． ▶ 呼吸困難の訴えがあったが，呼吸促迫はない．SaO$_2$＝98． ▶ 意識は清明だが，事故時の記憶はない． ▶ 右肩付近に挫傷があるほか，外観では明らかな外傷はない． ▶ FASTで心嚢，胸腔，腹腔に液体貯留はない． ▶ 頭部，頸椎，腹部・骨盤部のCTでは異常所見はない．

Point 1 気胸が最大の問題といえるか？

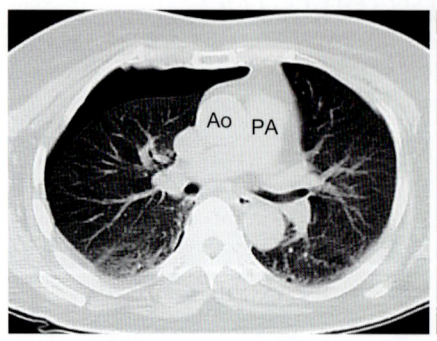

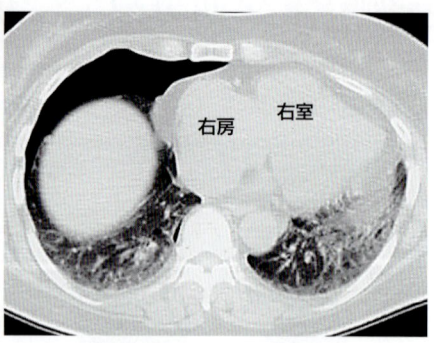

- 気胸が外傷救急で最も重要な問題となるのは，緊張性気胸の場合である．その場合，心臓が対側に偏位するのみならず，右心系の拡張が妨げられ（拡張障害），その結果，循環不全に陥るのが基本的な機序である．
- 本症例では気胸は少量で，右心はむしろ拡張傾向といえる．なお，肺動脈（PA）は大動脈（Ao）を比べて拡張しているとはいえず，SaO_2は正常であり，呼吸困難の訴えはあるが，肺塞栓は否定できる．逆に，正常の含気がある肺がかなり残存しているのに，呼吸困難の訴えがあることにはなんらかの説明が必要である．
- また，緊張性気胸に関しては基本的に画像診断は適応でなく，胸郭の変形，打診での鼓音，呼吸音の消失，ショックまたはそれに準ずる循環動態などから身体所見のみで診断されるべきものである．特にショックまたはPEAに伴う場合は即座に脱気を行う必要がある．

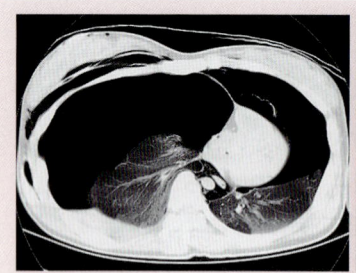

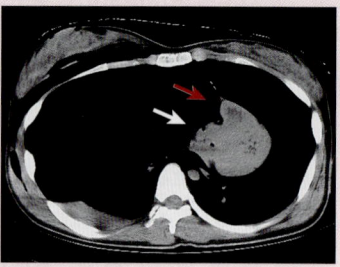

参考　右緊張性両側気胸例

縦隔は大きく左に偏位し，右房，右室は圧迫されている．
右皮下にも気腫があるが，皮下の気腫も緊満感がある．本症例は死亡後に撮影されたCTであるが，出血は少量で，気胸が第一の死因と考えられた．

症例12

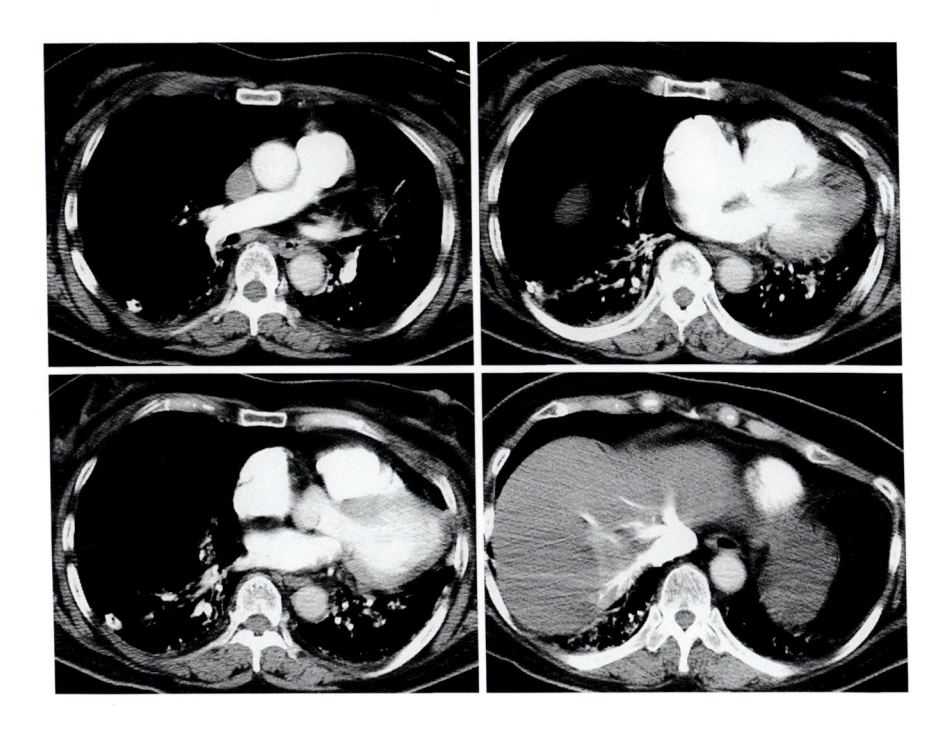

Second look!

- 気胸に対し胸腔穿刺ドレナージ施行．30分で1,000 mLの輸液を施行し，経過を観察していたが，意識レベル低下傾向があった．
- 血圧70/触，脈拍50．
- 状態がかなり変化したため，外傷のprimary・secondary survey，FASTを繰り返したが，大量出血を伴う外傷性変化の所見は得られなかった．
- 心電図にてⅡ，Ⅲ，aVF，V₁~₆にST変化がある．AVブロックがある．

⇩

- 事故直前に大動脈解離があった可能性を考え，動脈相造影CTを撮影（造影剤注入は右大腿静脈）．

Point 2　血圧低下の原因は何か？

第4部 示唆に富む症例

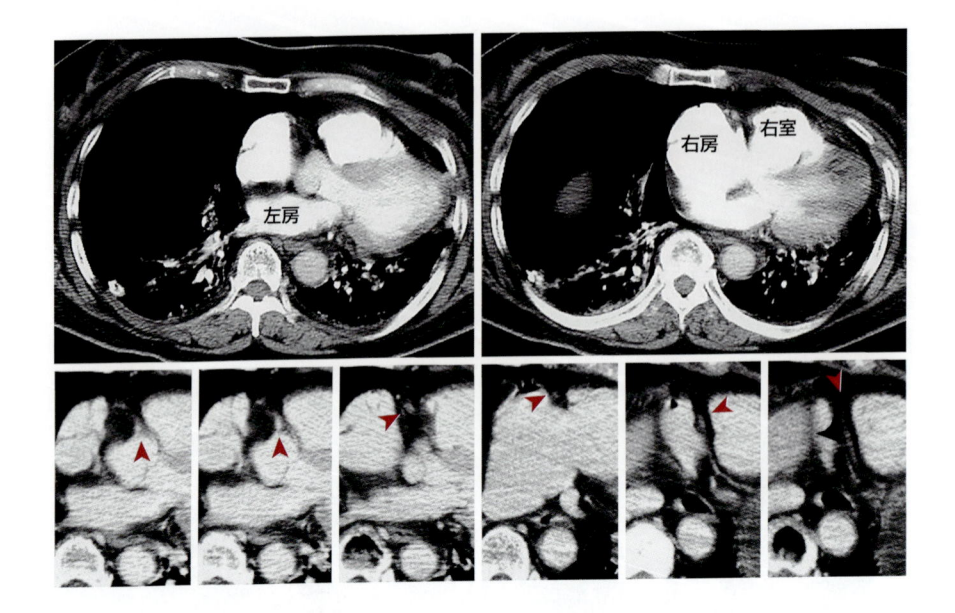

- このCTは大動脈解離をみるための造影剤注入開始後40秒で撮影されているが，大動脈の濃染は肺動脈に比しかなり悪い．右心は拡大し，左心は比較的虚脱，少なくとも左房に拡張はみられない．前頁下段右では肝静脈への逆流もかなり目立つ．
- 右心拡大，下大静脈の還流低下傾向などから右心不全が考えられる．
- 急性右心不全の鑑別としては，肺塞栓，緊張性気胸，心タンポナーデ，急性左心不全からの波及（両心不全），右室梗塞（下壁梗塞または右冠動脈領域梗塞に合併）がある．
- 前頁上段左などから肺塞栓は否定的．緊張性気胸や心タンポナーデでもない．
- 左心に拡大ないことから両心不全でもない．
- したがって右室梗塞が最も考えやすいといえる．

- 一部画像のみの提示でわかりにくいが，非造影CTでも造影CTでも右冠動脈はぶれることなく比較的明瞭に描出されている．これも心臓，特に右心が動いていない所見である（通常心電図同期なしに右冠動脈全長が明瞭に描出されることはない）．下段より遅い相での右冠動脈付近（左が近位）である．それぞれのパネルで右冠動脈は赤矢頭で示す．近位2パネルでは右冠動脈の濃染がみられるのに対し，ほかでは造影がみられない．なお，最遠位パネル黒矢頭は伴走する静脈である．

438

症例12

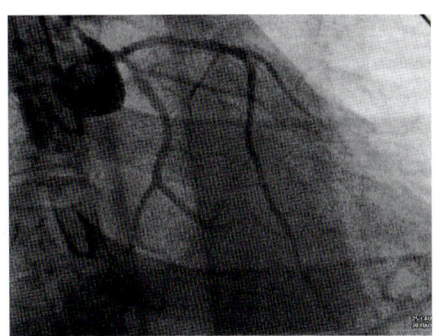

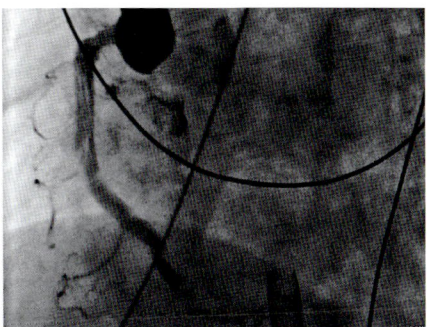

左冠動脈造影　　　　　　　　右冠動脈造影

after that…
- ▶心臓カテーテル検査の準備中に一度心室細動となり，心肺蘇生術，除細動後冠動脈造影を行った．
- ▶左冠動脈には著変はなかった．
- ▶右冠動脈近位に血栓または解離があり，遠位は造影されなかった．
- ▶PCIを試みたが不成功で，救命できなかった．

- 総合的に右冠動脈近位閉塞による急性心筋梗塞があり，それに伴う意識消失などで事故が起こったものと考えられる．
- 右冠動脈閉塞に関しては，事故との関係も問題となる．
- 状況からは通常の状態では対向車線にはみ出すような運転をすることはまれな年齢・性別の人物であり，ふらつくようにはみ出して正面衝突した，現場にブレーキ痕なしとの情報もあり，事故直前に内因性の病態があったことは考えやすい．
- 心電図では広い範囲にST上昇あり，心筋挫傷も考慮された．
- 画像では縦隔，心周囲などに脂肪濃度上昇など挫傷による変化はなく，心筋挫傷や外傷性の冠動脈損傷は考えにくい．したがって事故および外傷は急性心筋梗塞の結果であると考えられた．

◎症例の教訓

- 外傷例では，事故の原因となった内因性の病態が隠れている可能性がある．
- 画像，その他検査所見と症状，身体所見などに矛盾点がある場合，矛盾の原因を慎重に考察する必要がある．
- 救急では右心系に着目すべき病態が多い．

●解　説

- 右心不全は，血圧変動に直結しにくく発見が遅れがちである．
- CTは心エコーのように動態を観察できるわけではなく，心臓の異常の評価に優れているとはいえないが，少なくともX線写真と同等以上に心腔の大きさの評価は可能であり，その有用性も高い．
- 右心腔が左心腔に比し不均等に大きい場合，右心機能に留意して評価する必要がある．
- 急性右心不全では以下の疾患を鑑別すること：
    ▶ 肺塞栓
    ▶ 緊張性気胸
    ▶ 心タンポナーデ
    ▶ 左心不全からの波及(両心不全)
    ▶ 右室梗塞＝下壁梗塞の一部に合併＝右冠動脈が責任血管
- これらの内肺塞栓と右室梗塞と両心不全では右心は拡張，緊張性気胸と心タンポナーデでは右心は虚脱．上・下大静脈いずれでも拡張する．

症例 13 労災事故症例

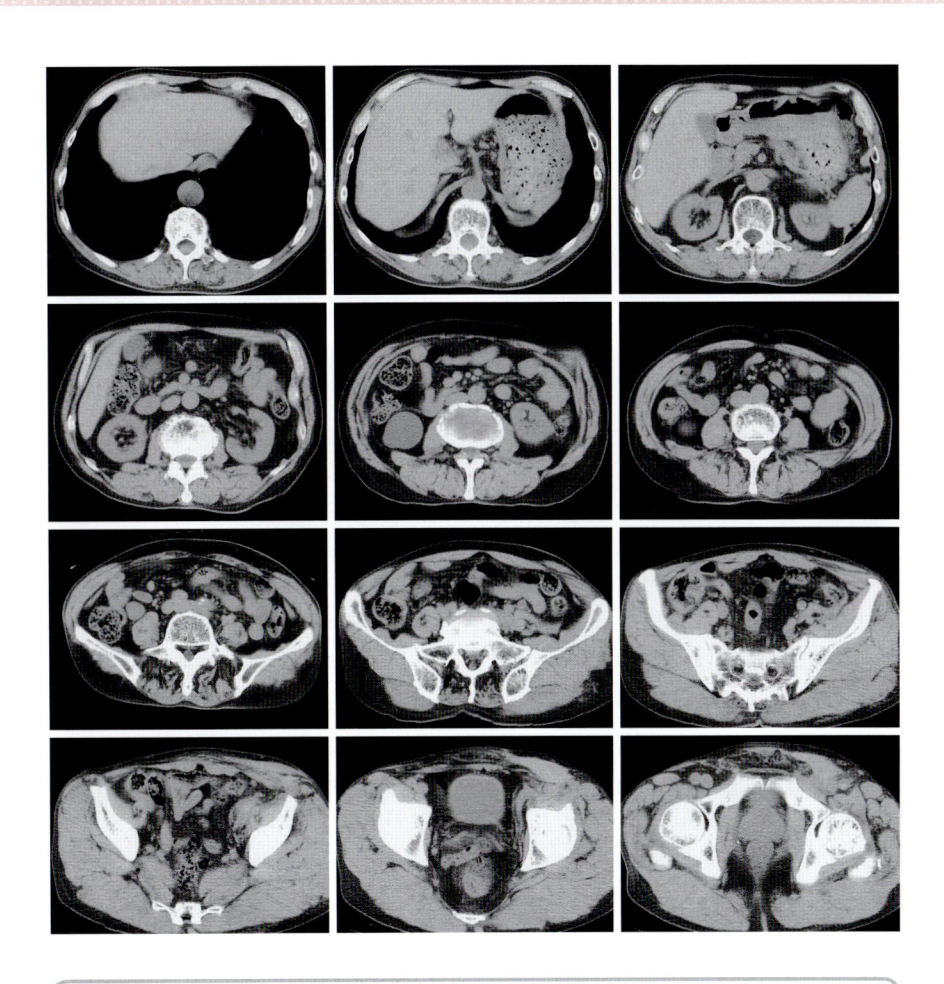

> **First look!**
> ▶ 重機と壁の間に左脚付け根付近を挟まれたという.
> ▶ 同部に疼痛と腫脹がある.
> ▶ 診察でバイタルサイン, 頭頸部, 胸部, 上肢には著変はない.

Point 最も重要な所見は？

第4部 示唆に富む症例

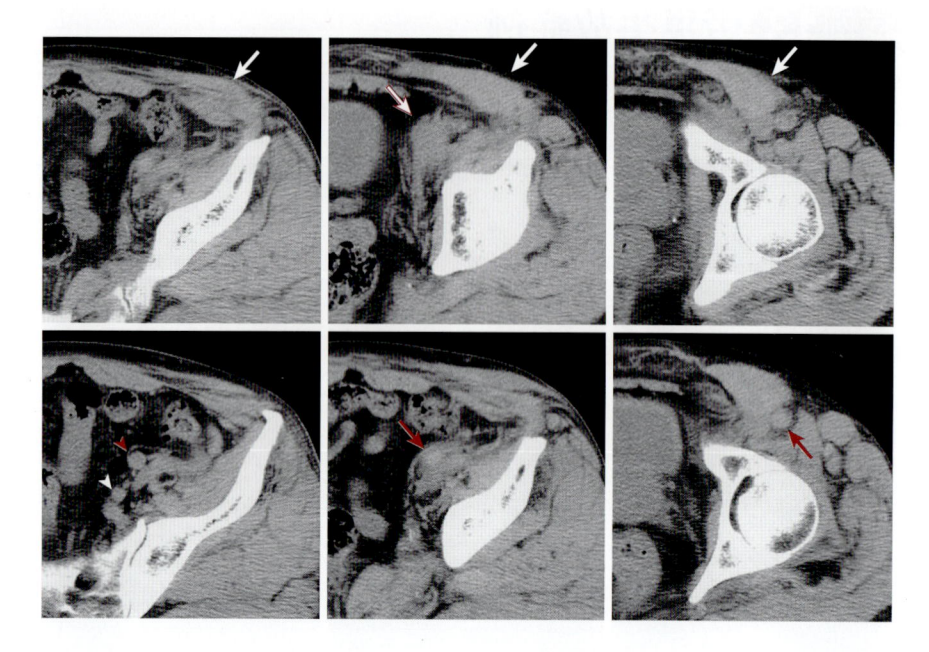

- 外傷時のCTであるから，血腫を示す高吸収に着目すると，左鼡径部付近の腹壁（白矢印）および後腹膜（赤窓矢印）にみられ，前者で目立つ．大きさは比較的小さく，活動性の出血でなければただちに問題にはならないように思われる．実際バイタルサインも安定していた．
- しかし，出血の分布は左外腸骨動脈に近い部分であり，特に後腹膜の血腫はその直近である．受傷の機序からも股関節臼蓋付近の寛骨と重機の間に血管が挟まれて損傷している可能性が考えられる．
- そこで左外腸骨動脈に着目して観察すると，その起始直後（下段左：赤矢頭）ではほかの部位の血管内容（例えば内腸骨動脈：白矢頭）と同様，筋より低吸収である．しかし，その遠位（下段中央：赤矢印）の付近では筋より多少高吸収となっている．高吸収はさらに遠位大腿動脈近位（下段右：赤矢印）．

> **Second look!**
> ▶非造影CTの後に左下肢に疼痛が発生し，徐々に悪化してきた．
> ▶バイタルサインは安定．造影CTが行われた．

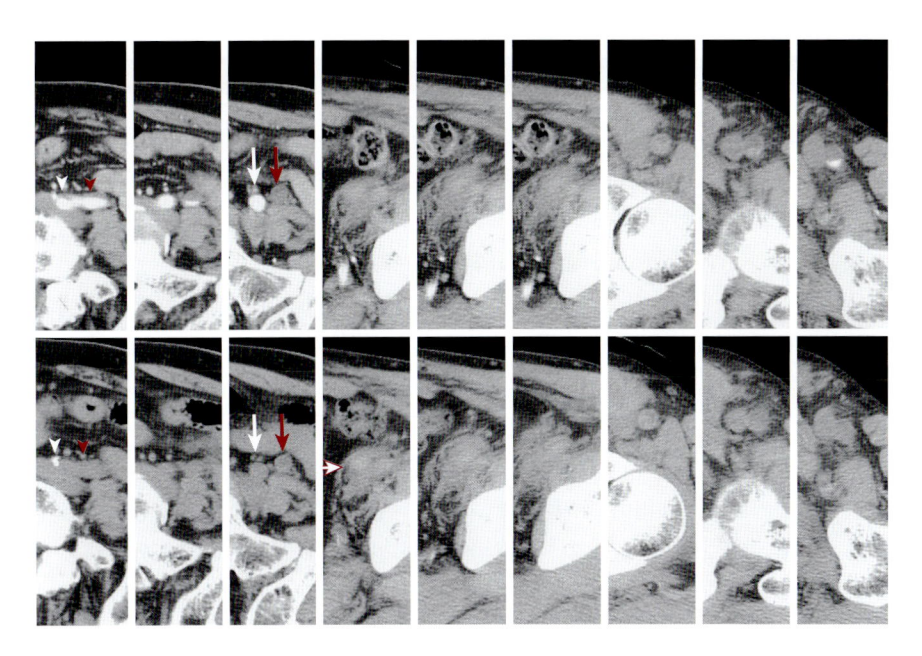

- 造影CT動脈相（上段：左が頭側）では，左外腸骨動脈は起始部直後で閉塞している．遠位に再び造影されている部があるが，これは腹壁の側副路，深大腿動脈経由の血流を反映したものである．
- 動脈相造影CTと造影前CT（下段：左が頭側．対応する上段とほぼ同じレベル）の比較では，正常に造影されている範囲（例えば白矢頭：内腸骨動脈，赤矢頭：外腸骨動脈）では造影前CTでも血管内容のX線吸収に差はない．
- 一方，閉塞直後（赤矢印．白矢印は開存している内腸骨動脈）では，造影前CT上外腸骨動脈内容は内腸骨動脈内容より低吸収である．その遠位では外腸骨動脈内に高吸収（下段左から4枚目：赤窓矢印）もみられる．高吸収は血栓化した偽腔，低吸収は真腔内の血液（内膜がある真腔では血栓化しにくい）と考えられる．血管内に高吸収と低吸収が分布するさまは，動脈相造影CTでの造影がみられる直前まで連続的に観察される．
- このように，血管の損傷では動脈相CTと造影前CTを詳細に比較検討することにより，病態を正確に評価することができる．また，ある程度の診断は非造影CTのみでも可能である．

◎ 症例の教訓

- 外傷では大血管の損傷が問題となる場合がある．
- 血圧低下や目にみえる出血がある場合は念頭に置きやすいが，そうでない場合には見逃される可能性がある．
- 血管損傷の一つの形態は外傷による解離である．
- 内因性の解離と同様，出血や瘤形成を起こすほか，虚血の原因ともなる．
- 症状としては虚血が主であっても，大出血する可能性がある．実際，本例でも外科的に損傷部に到達した時点で，真腔，偽腔両方からある程度の量の出血がみられた．
- 血管の病態ではあるが，非造影CTでかなりの情報を読影できる．また，血管内の血栓の評価などの点で，造影CTのみでは不十分と考えられる．
- 外傷例で軽症または損傷の所見がない場合，造影CTを行わないことも考えられる．外傷診療に従事するなら，血管損傷の非造影CT所見について十分習熟しておく必要がある．

● 解 説

- 外傷診療で医療の質の良否により，予後が大きく変わる場合の多くに，出血が関与する．
- 血管外傷は，病院到着時に一時的な止血が得られていても，輸液による循環血液量の回復などに伴い大量の再出血を起こすことも多く，初期評価の時点で診断されることが必要である．
- 出血により血腫が形成されると，血清成分は吸収され（血腫内の）ヘマトクリットが100％に近くなることにより，高吸収となる．単に脂肪内の液体貯留や脂肪の濃度上昇として捉えられることもある．
- 血腫や損傷部位の近傍に大血管がある場合，その損傷の有無を検討する必要がある．非造影CTでは血管径の不自然な推移，血管内，直近の高吸収などが捉えられる．
- 臨床的には出血，特に大量出血の徴候のほか，虚血の症状や所見が血管損傷を示唆することも多い．
- 病態の詳細な評価には非造影CT，造影CT両方を行うことが望ましい．
- 造影剤血管外漏出の有無によらず，緊急治療の対象となることが多い．

症例14 高速道路での交通事故症例

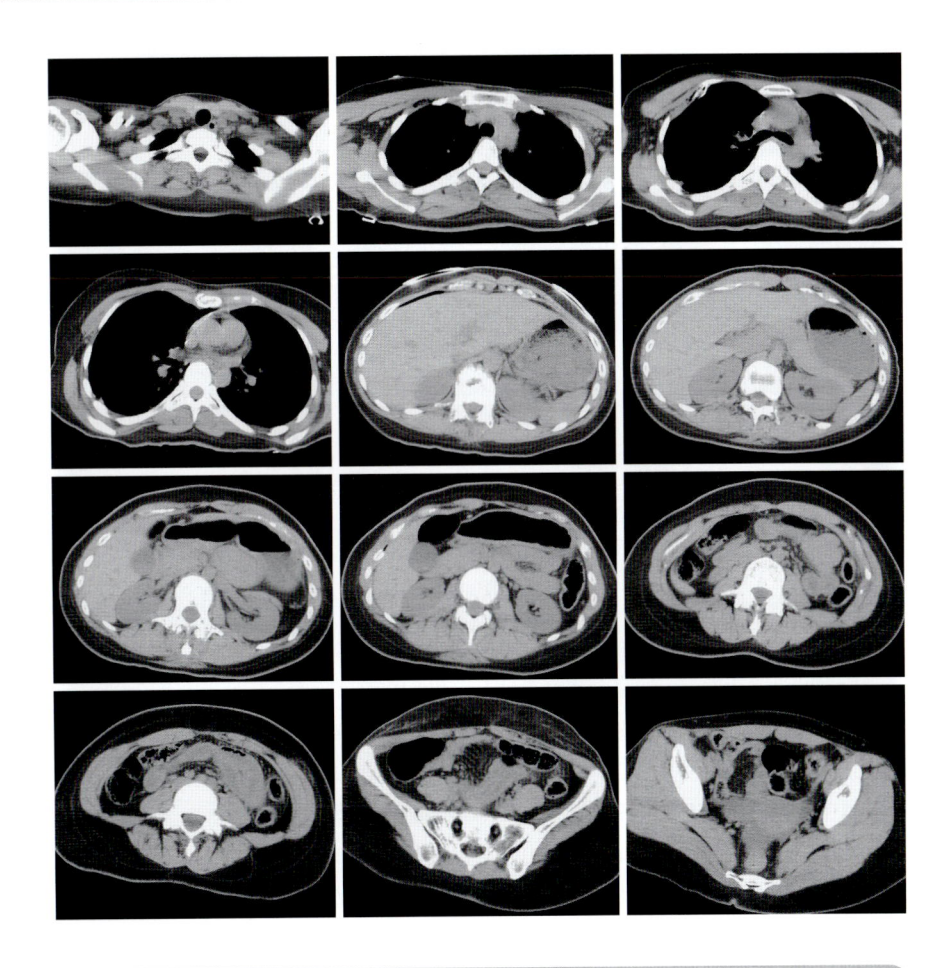

First look!	▶後部座席の同乗者，シートベルトをしていた．
	▶バイタルサインに問題はない．意識障害・神経症状はない．

Point　多くの外傷性変化がみられるが，通常の観察ウィンドウで評価できる範囲で，緊急度・重症度の高いものは？

第4部 示唆に富む症例

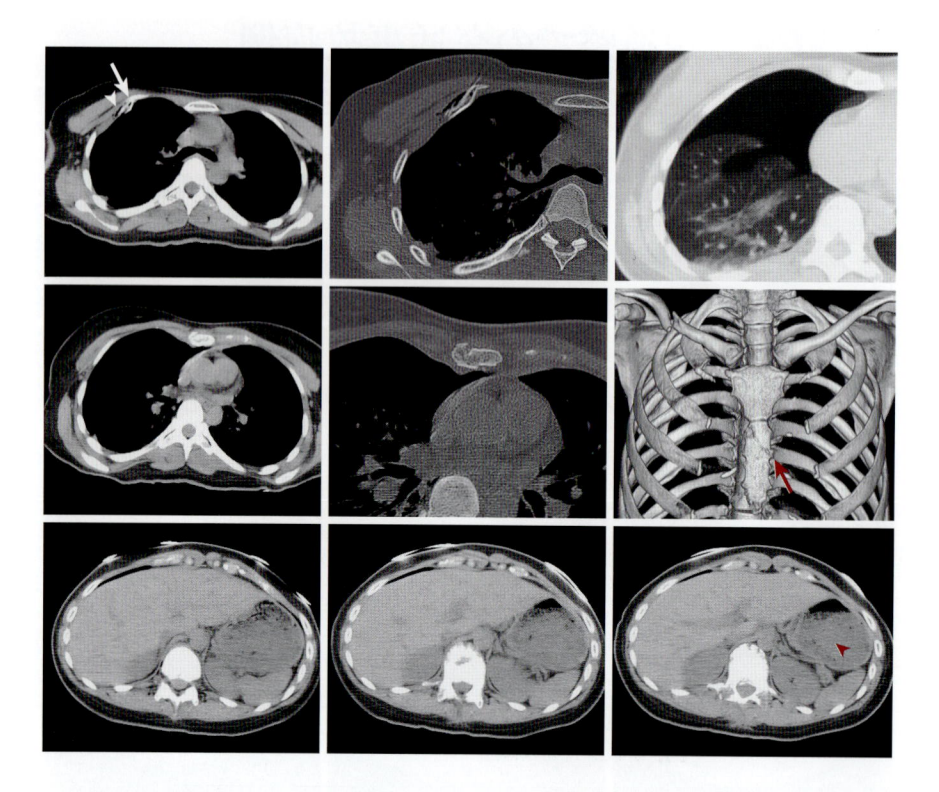

- 上段は肋骨骨折など．通常の観察ウィンドウ（上段左）でも，右第2肋骨に骨折（白矢印）が認識できるが，この直近（白矢頭）には少量の皮下気腫がある．骨用観察ウィンドウ（上段中央）では骨折がよりよく認識でき，肺野用ウィンドウ（上段右）では中等量の気胸があることもわかる（この気胸は高緊急度）．
- 中段は胸骨骨折．通常ウィンドウ（中段左）ではややわかりにくいが，骨用ウィンドウ（中段中央）では胸骨に骨折があることがよくわかる．3D画像（中段右）では胸骨体骨折（赤矢印）のほか右鎖骨，右第2肋骨の骨折も描出されている．
- 下段は第1腰椎骨折．通常ウィンドウではややわかりにくいが，前頁には示していない上（下段左：下段中央が前頁上から二段目中央と同じ画像），下（下段右）との比較では第1腰椎椎体に骨折があることがわかる．
- この骨折を次頁でさらに詳しく観察すると…（次頁へ）

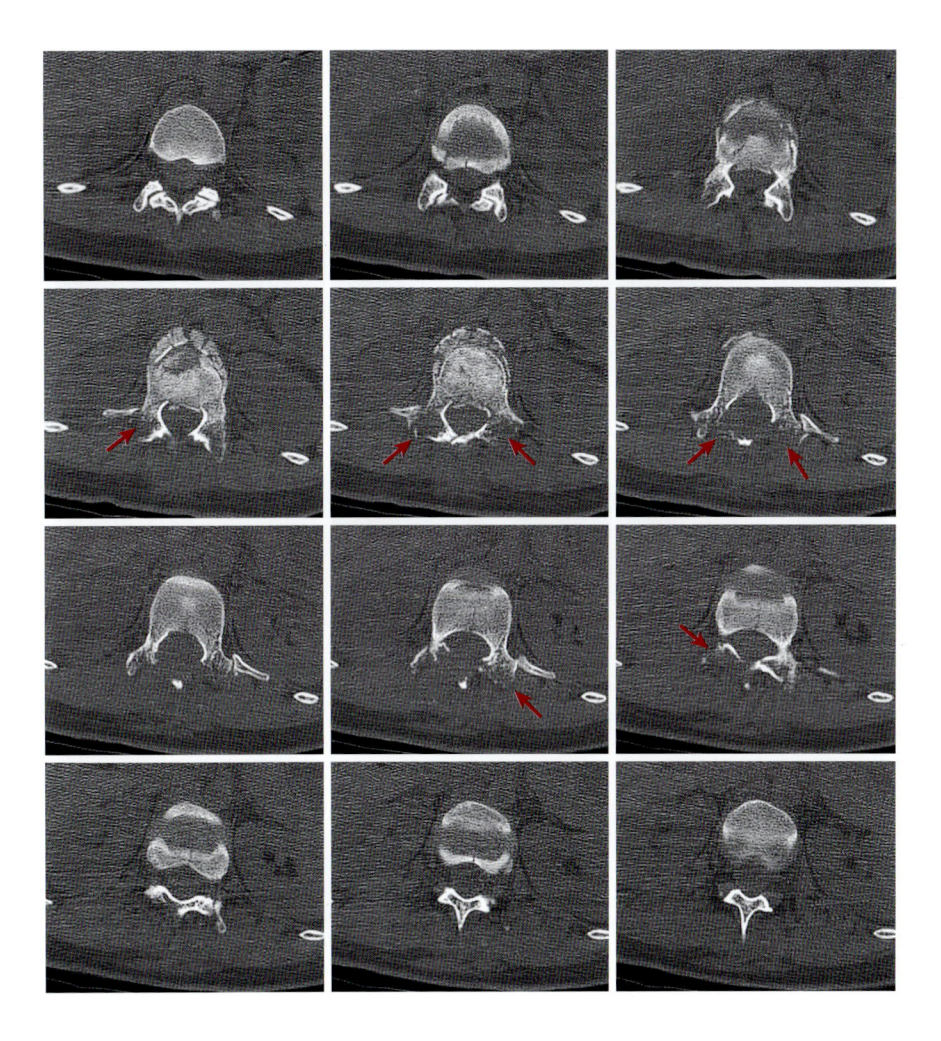

- 骨用観察ウィンドウの連続スライスでは，椎体の骨折は破裂様で，椎体前面は腹側へ，後面も一部がわずかに脊柱管内に変位している．他に両側椎弓根付近にも不連続性（赤矢印）がみられる．Anterior, middle, posterior columns で捉えるとすべてが不連続となる不安定骨折である．

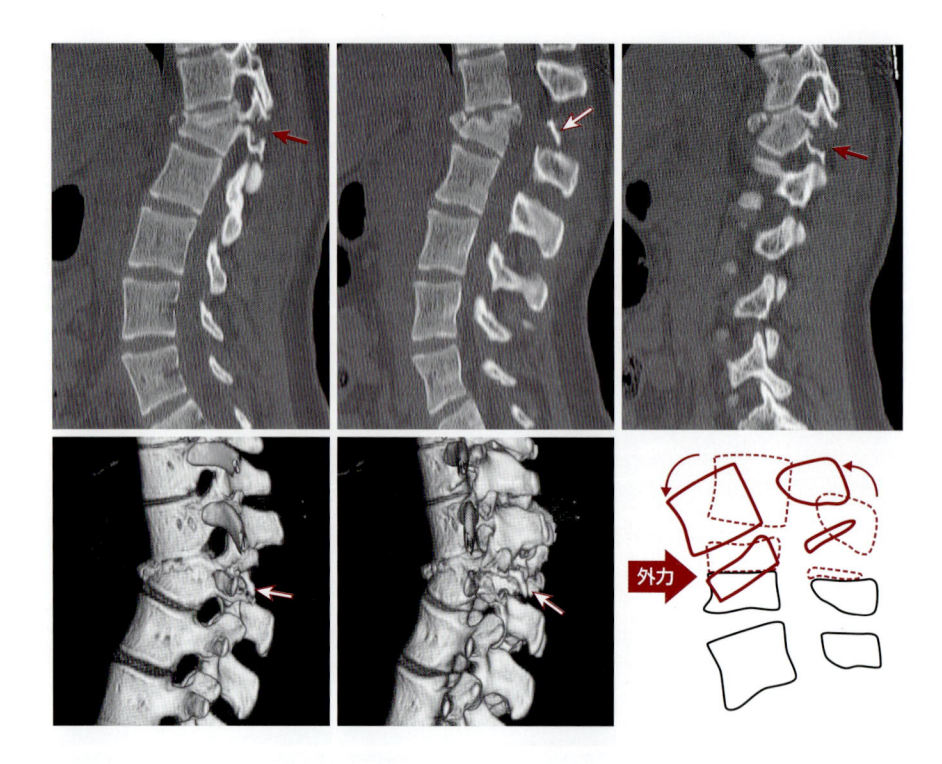

- 矢状断（上段：左が左側）での観察では立体的な関係がよりわかる．外側では椎弓根が上下に二分するよう（赤矢印）に折れており，正中では棘突起上面（赤窓矢印）が剥がれるように折れている．
- 3D画像（下段左：側面像，下段中央：やや後方からの像）でも椎体の腹側が強く圧縮されているほか，棘突起は上面が剥がれるように水平に割れ，一つ頭側の棘突起と骨折した棘突起の尾側骨片が大きく離れているのがわかる．
- これは腹側からの外力（下段右：シェーマ）で，それを支点に脊柱が過屈曲することにより起こる．3つのcolumnsのうちmiddle columnが最も強靱であるから，過屈曲時の回転はそこを中心に起こり，anterior columnは圧縮され，posterior columnは上下に分割される．この分割は棘突起内だけでなく棘間靱帯の断裂として発現する場合もある．
- 外力としてはシートベルトが多く，脊柱との間に挟まれた内臓損傷を伴うことが多い．このような骨折はChance骨折と呼ばれる．

症例14

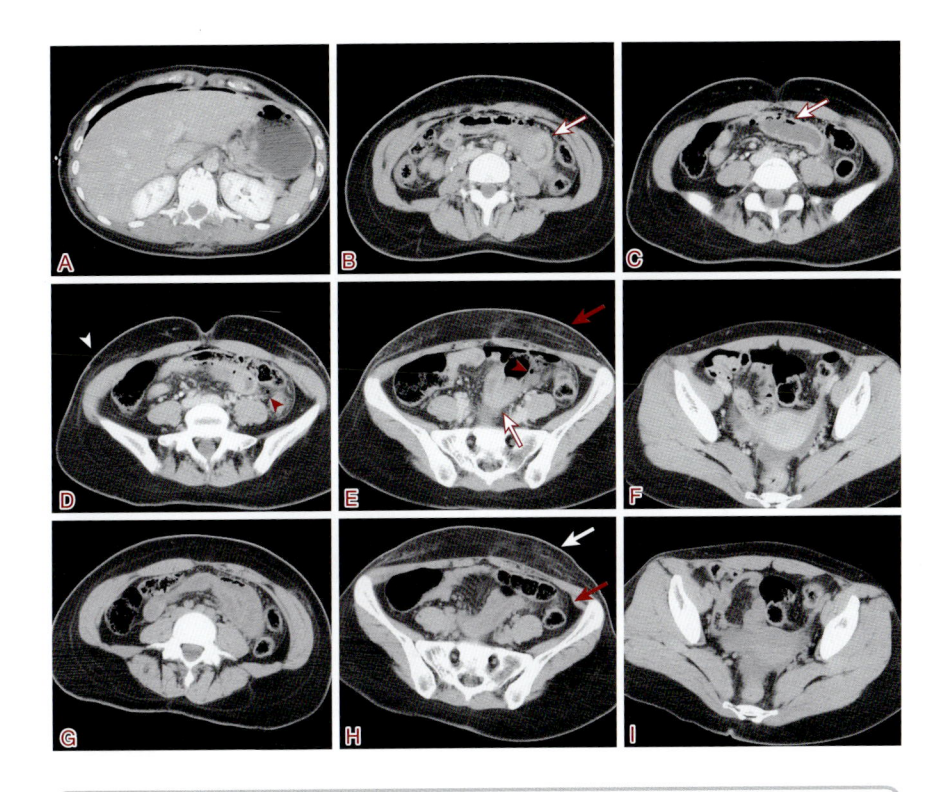

Second look!	▶その後腹痛が増悪したため，初回CTの3時間後に造影CT（A〜F：Aが頭側）が撮影された．この時点で腹腔内には遊離ガスが出現しており，外傷性の消化管穿孔が考えられた．

- 腸管壁の局在した肥厚や不連続性など明らかな穿孔の所見は得られないが，シートベルトによる挫傷とみられる皮下脂肪の濃度上昇部（白矢印）近傍の腸間膜内に気泡像（赤矢頭）があり，この付近の腸管に拡張傾向と軽度の壁肥厚（赤窓矢印）がみられる．近位小腸の穿孔が推測されたが，手術所見でも腸間膜損傷および空腸の2ヵ所の穿孔がみられた．
- G，Hは初診時の非造影CTであるが，Hでシートベルト外傷部（白矢印）の腸間膜（赤矢印）にわずかな濃度の上昇がみられる．背側には骨盤骨があるが，腸管はこれとシートベルトの間に挟まれて損傷したとみられる．G，Hなどで近傍の小腸壁はわずかに厚い程度，IとFとで腹水に有意な増加はみられない．

449

◎症例の教訓

- 外傷に伴う消化管穿孔は，受傷後初回のCTの時点でははっきりしないこともある．
- 特に高エネルギー外傷で，消化管損傷を起こしうる部位に外傷性の変化があるなら，適切な経過観察が必要である．
- 腹部鈍的外傷では衝突物と脊柱など骨の間に挟み込まれて起こる損傷がよくみられる．視診による打撲痕やシートベルト痕，CTでの皮下脂肪の濃度上昇があれば，それらと骨の間の構造を十分注意深く読影する．それにより臓器損傷やそのリスクを推測できる場合がある．**Chance骨折は要注意**．
- 重症外傷では複数の損傷部位があることが多い．身体所見でも画像診断でも1個の所見にとらわれることなく，全身を系統的に評価することが必要．

●解説

- この症例では比較的大量の気胸の緊急度が最も高かったといえる．それについては速やかにドレナージが行われた．
- 非造影CT通常ウィンドウでは右鎖骨，右第2肋骨，胸骨に骨折があることは認識可能であるが，短時間に全身を評価する必要がある重症外傷のCTでは読影の効率化も必要で肺野用ウィンドウでの観察が必須である．
- 第1腰椎の不安定型骨折も重要な損傷である．
- これも通常ウィンドウで指摘可能であるが，矢状断などでの観察を行いたい．なお，Chance骨折は膵や腸管の損傷を伴うことが多いとされる．
- 外傷性消化管穿孔は感染源となるため，適切なタイミングでの外科的治療が必要となる（緊急度，重症度とも比較的高い）．
- 外傷性消化管穿孔は内因性の穿孔と異なり，当初は遊離ガスなど内容物の腔外漏出の所見が目立たないことも多い．随伴する腸間膜損傷などから推測できれば理想的であるが，そうでない場合も受傷部位と骨の関係に着目し，リスクを的確に評価するようにしたい．
- この症例では，初回CT時に腸間膜損傷の可能性が指摘できたため，穿孔についても期を失することなく，治療できた．

症例 15 末期胃・左腎重複癌患者

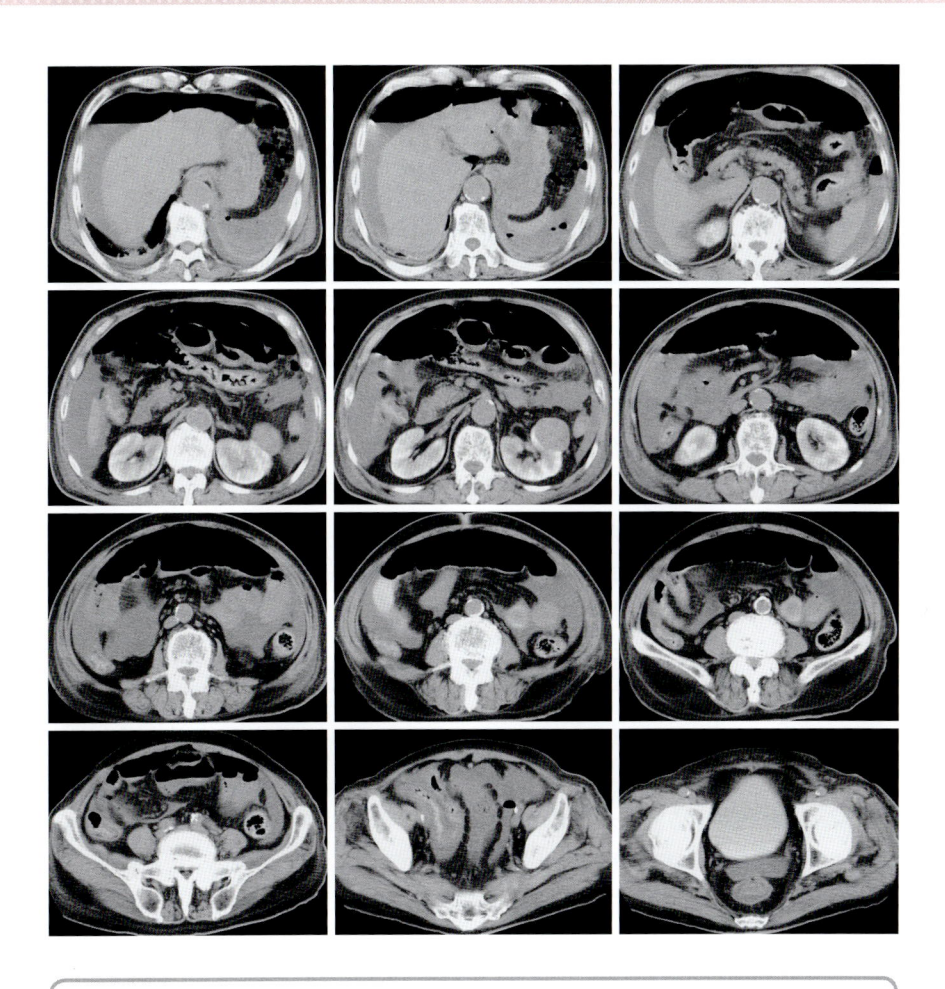

First look!	▶緩和療法のみ行っているが，2日前に診断された腫瘍部の穿孔のため，腹膜炎，敗血症となっている．

Point	この非造影CTで最も違和感のある所見はなにか？

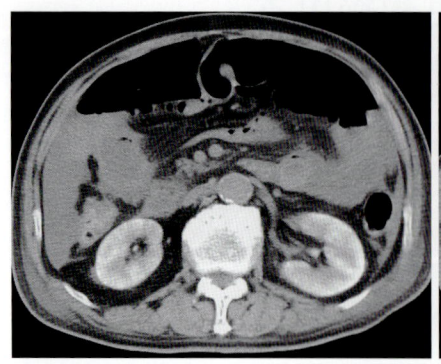

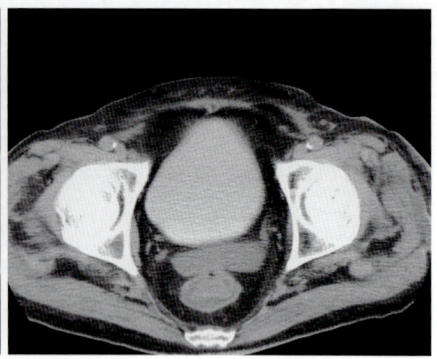

- 腎が濃染しているので一見造影後CTかと思われるが，大動脈など血管内には造影剤がみられない．膀胱内に造影剤が排泄されているが，腎の濃染は髄質が皮質より強い動脈相に類似の分布である．腎盂・尿管にはごくわずかな造影剤が分布するのみである．
- 2日前の穿孔診断時に造影CTが行われたが，これはそのときの造影剤が残存している像である．特に皮質に造影剤が残存するのは尿細管傷害によると考えられる．造影剤腎症による急性腎不全などが考えられる．

◎症例の教訓と解説

- 造影剤は100％安全な薬剤ではない．アナフィラキシー様反応や造影剤腎症が特に重要な副作用である．
- 入院やそれに準ずる治療が必要な程度以上の副作用は数千から1万件に1件程度とされるが，診断のみを目的とする薬剤としては決して低い確率ではない．
- アナフィラキシー様反応については，造影剤副作用の既往，喘息，全身状態不良などが重要な危険因子．
- 腎症については，腎機能低下，脱水，糖尿病，循環不全，その他の臓器不全，全身状態不良などが危険因子である．
- 被曝を伴うCT，副作用の可能性がある造影剤とも検査の利益が不利益を上回る場合のみその使用が正当化される．

検印省略

7つの原則から読む
救急CTの解き方
定価（本体7,000円＋税）

2014年7月2日　第1版　第1刷発行
2017年7月28日　　　同　　第4刷発行

著　者　楠井　隆
　　　　（くすい　たかし）
発行者　浅井　麻紀
発行所　株式会社 文 光 堂
　　　　〒113-0033　東京都文京区本郷7-2-7
　　　　TEL（03）3813-5478（営業）
　　　　　　（03）3813-5411（編集）

©楠井　隆, 2014　　　　　　　　　印刷・製本：公和図書

乱丁，落丁の際はお取り替えいたします．

ISBN978-4-8306-3743-8　　　　　　　　　Printed in Japan

・本書の複製権，翻訳権・翻案権，上映権，譲渡権，公衆送信権（送信可能化権を含む），二次的著作物の利用に関する原著作者の権利は，株式会社文光堂が保有します．
・本書を無断で複製する行為（コピー，スキャン，デジタルデータ化など）は，私的使用のための複製など著作権法上の限られた例外を除き禁じられています．大学，病院，企業などにおいて，業務上使用する目的で上記の行為を行うことは，使用範囲が内部に限られるものであっても私的使用には該当せず，違法です．また私的使用に該当する場合であっても，代行業者等の第三者に依頼して上記の行為を行うことは違法となります．
・JCOPY〈出版者著作権管理機構 委託出版物〉
本書を複製される場合は，そのつど事前に出版者著作権管理機構（電話 03-3513-6969，FAX 03-3513-6979, e-mail：info@jcopy.or.jp）の許諾を得てください．